主审和编辑人员简介

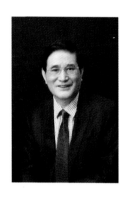

◀ 辛智科

陕西省中医药研究院、陕西省中医医院主任医师、二级教授、硕士生导师。陕西省名中医,陕西省有突出贡献专家,陕西省优秀中医工作者,全国优秀中医科技管理工作者。兼任陕西省医学会常务理事,陕西省中医药学会常务理事,陕西省中医药学会、名老中医学术经验委员会常务副主任。曾任中华中医药学会民间医学分会副主任委员、陕西省中医高级职称评审会副主任委员、陕西省医史学会主任委员。从事中医医史文献教学、科研工作和中医内科临床工作50年,擅长运用中医思维和古典经方治疗中医脾胃病、内科杂病、女性内分泌失调以及亚健康的中医调理。发表学术论文百余篇,主编和参编学术著作20余部,获省级科技奖3项,承担省级科研课题4项。

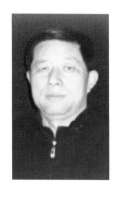

◀ 冯宗林

中医主任医师,原陕西中医学院毕业,从事中医工作50余年,对治疗慢性病有较好的临床经验,擅长应用"太白中草药"中独有的七药治疗慢性萎缩性胃炎,杀灭HP,消除不典型增生,恢复胃黏膜,并能增强免疫力,有效预防胃癌变,显示了中医治未病的优势,已经省市专家鉴定后获国家专利。曾为宝鸡市第七、第八届市政协委员,陕西省专病专科专方学术委员。现为陕西太白中草药协会理事和多家中医机构太白中草药指导专家。在省级以上学术刊物发表论文10余篇。

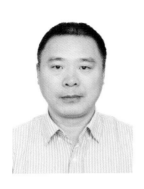

◀ 张　平

四川省南部县人,中共党员,中医骨科副主任医师,现就职于四川何氏骨科医院,从事中医骨科临床工作30余年,师从中国著名中医骨科专家何天祺教授,系何氏骨科第六代传承人,《中国骨质疏松杂志》第八届常务编委,世界中医骨科联合会会员,四川省中医骨科专委会委员,四川省医院协会社会办医分会骨肿瘤骨病专委会委员,医院省重点中医专科"腰痹病"负责人、学科带头人,参加国家十二五重大专项(云南白药)技改的临床验证工作,参与何氏骨科家传秘方的剂改和临床验证工作,参加编写的《何天祺传统中医药疗骨法》已结稿。特别擅长治疗腰椎间盘突出症、颈椎病、重型肩周炎、多发性痛风以及股骨头缺血性坏死、骨髓炎、骨结核和复杂关节骨折、脱位等疑难骨伤骨病,疗效显著,深受海内外患者信赖,其主持治疗的《腰痹病》被评为四川省中医重点专科,多次参加国家、四川省中医骨科专委会会议,在国家级专业学术期刊发表论文10余篇。

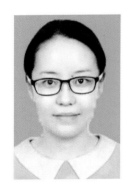

◀ 冯　瑞

出生于中医世家,在家庭氛围的熏陶下励志学医,先后求学于西安交通大学医学院、昆明医科大学,取得硕士学位后就职于西安医学院第一附属医院。致力于运用自己所学之长将珍贵的太白中草药发扬光大,为广大病患排忧解难。

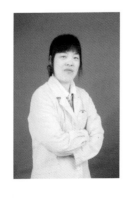

◀ 陈　松

中西医结合专业主治医师,执业药师,万田雷空疼痛专科、康恩医苑负责人,《颈肩腰腿痛》副主编。先后在山东、陕西、郑州等地多次进修学习中医疼痛及中医经方适宜技术;临床从医18年,对颈肩腰腿痛、风湿类风湿、中医内科妇科常见病、多发病有较深的研究和造诣。

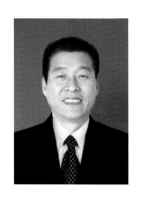

◀ 王辉锋

陕西乾县人。北京太衡脊柱病医学研究院院长,太极调衡疗法创始人,太极针发明人,并获国家双重专利,世界中医药学会、中国疑难病专业委员会专家库成员,世界脊诊整脊医学联盟委员,中国疼痛学会委员,中华针刀医师学会会员,济宁市医养结合协会理疗针灸养生养老专业委员会委员,陕西省咸阳市中铁一局医院客座教授,陕西省西安市第二人民医院客座教授。

毕业于陕西中医药大学,从事临床科研工作潜心钻研20余年,师从中华针刀医师学会会长施晓阳教授,松筋针创始人朱国庆教授,针刀元老庞继光教授,陕西省汉中市勉县博爱医院院长陈斌老师,"一刀微创"陈一刀教授,宫氏脑针创始人宫长祥,液透疗法段尚等老师。专业理论扎实,具有丰富的临床经验,对复杂疑难疼痛病问题手到病除。在不断地临床实战和学习过程中,逐渐摸索、创新出太极调衡疗法,对人体疾病中的疼痛进行整体治疗,安全、高效、简单、无痛,易学易用,为医患带来福音。

已在全国举办太极调衡疗法培训班40余期,培训医务人员二千余人,有1000多家医疗机构引进该项技术,为数万名患者解除病痛。

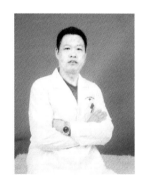

◀ 王雷空

本科,主治医师,王氏中医微创松解疗法创始人。《颈肩腰腿痛》主编,仲景国医导师、河南中医药大学研究生导师、南阳张仲景医学研究所所长、中国医促会全国健康养生专业委员会副主任委员、政协委员刘世恩教授亲传弟子。现任中华针刀医师学会理事,中华水针刀医师学会委员,河南省中医药学会中医疼痛分会豫南专业学术组常务委员。曾先后在国内(上海、北京、南京、石家庄等)跟随水针刀发明人吴汉卿教授,松筋针发明人朱国庆教授,刀针发明人田纪均教授学习进修。参加20多次专业技术培训和进修,发表10多篇论文并获优秀论文奖;被中国骨伤微创水针刀学术委员授予"微创针刀名医"荣誉称号。主要擅长治疗各型颈腰椎间盘突出症、膝关节骨关节炎滑膜炎、跟骨骨刺、网球肘、扳机指等脊柱劳损伤病和相关疾病。

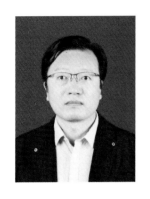

◀ 杨小康

主治医师,毕业于西安交通大学医学院,北京汉章针刀医学研究院陕西学术部常务委员,原勉县博爱中西结合医院骨科主任,现勉县红十字医院疼痛科专家,援助巴基斯坦国红十字小组骨病专家,进修于温州医学院附属医院骨科。《颈肩腰腿痛》副主编,《类风湿关节炎医案精选——娄氏虚邪瘀理论治顽痹启示录》编委。擅长颈肩腰腿痛、外科、脊柱相关病等疾病的诊断和治疗,在针刀、臭氧、骨空针、整脊手法、悬吊牵引等方面有较深的研究。特别在颈肩腰腿痛的治疗中运用整体和局部结合思路,对该类疾病诊疗有突破性进展。

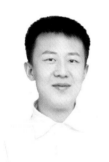

◀ 陈宣蓉

医学博士。《类风湿关节炎医案精选——娄氏虚邪瘀理论治顽痹启示录》主编。利用分子生物学和表观遗传学的相关实验技术对疾病的发生、发展进行解读,以发现相关生物标志物和药物治疗靶点。对中草药的药用、药效进行分子层面的机制研究。

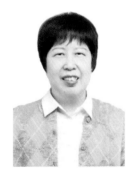

◀ 陈兆茹

副主任医师,勉县博爱中西医结合医院副院长,"陈氏中医骨空针"疗法创始人之一。《类风湿关节炎医案精选——娄氏虚邪瘀理论治顽痹启示录》主编、《颈肩腰腿痛》编委。毕业于河南南阳理工学院国医国药系(原张仲景国医大学)、先后进修于河南省中医院、南阳市中医院、西京医院。在30余年工作中积累了扎实的理论及丰富的临床经验,对于儿科、胃炎、胆囊炎、高血压、冠心病、糖尿病、慢阻肺、风湿四病、脊柱病等疾病的治疗有丰富的经验。

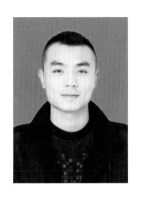

◀ 陈林

凯萝美脊创始人,凯萝无痛徒手整形项目研发人,凯萝徒手整骨塑形学院院长,《类风湿关节炎医案精选——娄氏虚邪瘀理论治顽痹启示录》编委、《颈肩腰腿痛》编委。全国徒手塑形专业委员会委员,产后骨盆矫正专家,中华中医药学会整脊分会青年委员,专注徒手矫正技术16年。

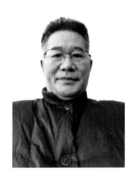

◀ 陈富春

河南南阳市理工学院国医系(原张仲景国医大学)中医内科本科毕业。河南南阳市镇平县城关镇雪枫路陈富春中医馆馆长,中医内妇儿科专家。从医三十多年,三代中医传承,医名誉满县内外。

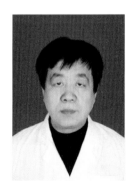

◀ 杭福存

陕西省榆林市神木市神木镇水龙路杭大夫诊所,主任医师。杭氏中医技艺获非物质文化遗产保护项目,杭福存也成为第五代传承人。

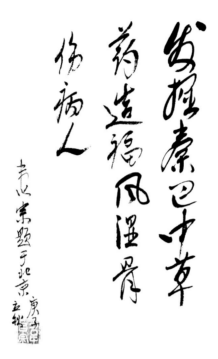

发掘素巴中草
药造福风湿骨
伤病人

韦以宗题于北京 庚子立秋

世界中医药学会联合会脊柱健康专业委员会主任委员、中华中医药学会整脊分会创会主任委员、中国整脊学创立人、中国骨伤名师、首都国医名师韦以宗教授

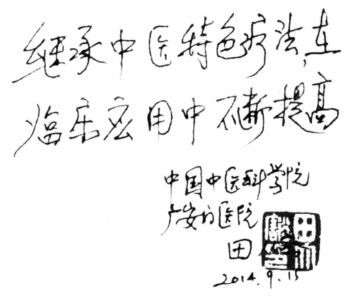

继承中医特色疗法，在临床应用中不断提高

中国中医科学院广安门医院

田丛豁

2014 年 9 月 13 日

春色紫来早

医者有仁心

黄昕君陕西勉县政协主席（2020 年 8 月 1 日）

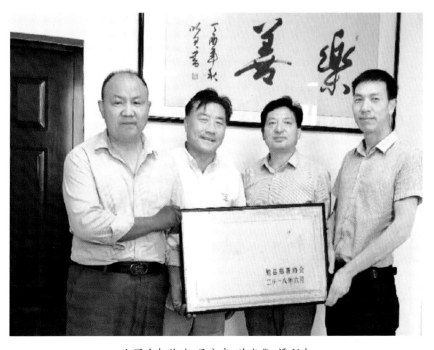

上图左起陈斌、吕安宁、关晓华、谭彩忠

天造　神品
賜福　蒼生

為陳斌先生、太白中草药精萃和驗方·出版
恭賀 己亥年夏日
王保全書

王保全是陈斌的同学

良醫

勉县博爱医院院长陈斌先生，医术精湛，医德高尚，口碑甚佳。又乐善好施，热衷慈善，捐款捐物，义诊义疗，扶贫济困，人称良醫。

神农立业心医界，疾；
山景技初良善顽；
效温追精铭做有除；
药已方贤亚世爱手；
识奉尊尊懸濟博妙。

吕安宁于己亥仲夏

吕安宁原勉县政协副主席,现勉县慈善总会会长

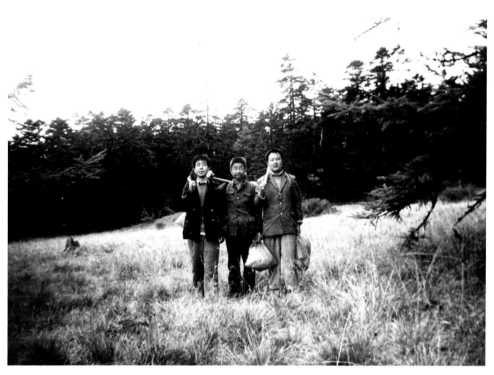

在山上采挖草药标本

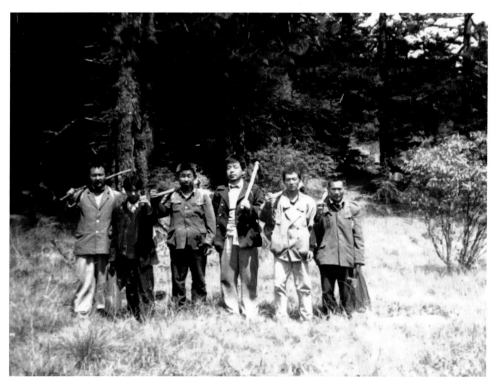

在山上采挖草药标本

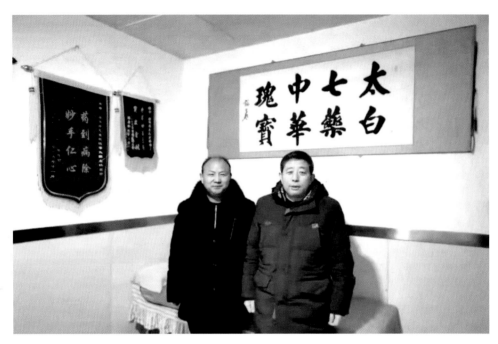

陈斌和冯宗林老师合影

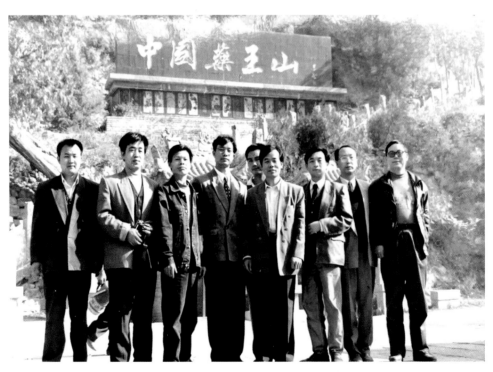

和同学在耀县药王山研学

风湿骨伤骨病中医特色疗法系列丛书

太白中草药精华和验方

陈 斌 张 平 冯 瑞 主编

陕西新华出版传媒集团

陕西科学技术出版社
Shaanxi Science and Technology Press
————西 安————

图书在版编目(CIP)数据

太白中草药精华和验方／陈斌，张平，冯瑞主编. —西安：
陕西科学技术出版社，2021.9

（风湿骨伤骨病中医特色疗法系列丛书）

ISBN 978 – 7 – 5369 – 7760 – 0

Ⅰ.①太… Ⅱ.①陈… ②张… ③冯… Ⅲ.①太白山 – 中草
药 – 验方 Ⅳ.①R289.5

中国版本图书馆 CIP 数据核字（2020）第 012831 号

TAIBAI ZHONGCAOYAO JINGHUA HE YANFANG
太 白 中 草 药 精 华 和 验 方
陈 斌 张 平 冯 瑞 主编

责任编辑	孙雨来
封面设计	艺航创意

出 版 者	陕西新华出版传媒集团　陕西科学技术出版社
	西安市曲江新区登高路 1388 号陕西新华出版传媒产业大厦 B 座
	电话（029）81205187　传真（029）81205155　邮编 710061
	http://www.snstp.com
发 行 者	陕西新华出版传媒集团　陕西科学技术出版社
	电话（029）81205180　81206809
印　　刷	西安五星印刷有限公司
规　　格	787mm×1092mm　16 开本
印　　张	23　插页 10
字　　数	469 千字
版　　次	2021 年 9 月第 1 版
	2021 年 9 月第 1 次印刷
书　　号	ISBN 978 – 7 – 5369 – 7760 – 0
定　　价	168.00 元

风湿骨伤骨病中医特色疗法 系列丛书之

《太白中草药精华和验方》

编委会名单

主　审　辛智科　冯宗林

主　编　陈　斌　张　平　冯　瑞

副主编　陈　松　王辉锋　王雷空

　　　　杨小康　陈宣蓉

编　委　陈兆茹　陈　林　陈富春

　　　　杭福存

内容提要

在陕西省汉中市西部勉县,有一个行医七世的陈氏家族,世代传承,医名卓著,以治疗风湿类疾病、颈肩腰腿痛、骨伤骨病、疔毒恶疮、皮炎顽癣、临床其他疑难病等见长,不仅在当地颇有影响,且远传周边县市,以陕南、川北、甘南等地为多,治愈了无数病人,积累了丰富的治疗经验。本书编者为陈氏六世、七世孙和他们的合作团队,近些年来特在行医余暇致力于陕西秦巴中草药的研究和临床应用,特别是对高山药、太白中草药的研究和临床应用研究颇深,积累了丰富的经验,首次提出"中、草、西"3结合用药治病理念。同时精选多年来在中医内、妇、儿、外、眼、皮肤、五官、风湿、骨伤、颈肩腰腿痛等病种,在祖传师传膏药和直肠给药、透皮给药新技术方面有效的经验方,把这些临床验方和太白草药精华结合起来编辑成册。本书对医家验证可参考,对研习者可参阅,病家也可按方检治。但应在医师、药师和草药师指导下灵活选用,千万不可生搬硬套。本书着重适用,利国利民!

序

民间医药源远流长,它是中医药发展的重要来源,也是中医学的重要组成部分。民间中医是中医不可忽视的一支重要力量。他们以师承家传、自学等不同形式学习传统中医,运用他们学习和掌握的中医传统技能或一技之长服务于人民大众的健康事业。我国被国际上公认的中医药成果大多来自民间,屠呦呦发现的青蒿素治疟,张亭栋用砒霜提取的三氧化砷治疗急性粒细胞性白血病,皆来自中医民间医家的实践或受民间医家著作的启发。屠呦呦因青蒿素研究2011年获美国拉斯克奖,2015年获诺贝尔生理学医学奖。张亭栋2015年9月获得求是杰出科学家奖。驰名中外的云南白药、季德胜蛇药等,都来源于民间,造福于人类,民间中医这个群体中卧虎藏龙,不乏高手和绝技。

近年来,我任中华中医药学会民间传统诊疗技术与验方整理分会副主任委员,陕西省非物质文化遗产保护项目评审专家,有机会结识很多民间中医朋友,他们有很多独到的见解和方法,他们在基层实践中取得的成绩,令我大开眼界,从内心敬佩他们用独特的思维和方法解决了很多疑难杂症。

陈斌医师是我多年前在学术会议上相识的中医朋友,他出身于一个行医七世的中医世家,世代相传,口传心授,从小受中医药知识的熏陶,成年后又入高等医药院校深造,毕业后长期扎根基层,服务民众健康。他热爱中医事业,勤于学习,善于钻研,在风湿类疾病等方面治有专长,对太白草药的临床应用情有独钟,用力甚勤,运用太白中草药治疗一些疑难病症,取得显著疗效,深受当地百姓的欢迎和认可。陈斌医师在繁忙的诊务之暇,结合自己的临床经验,广泛收集太白草药的有关资料,亲自上山采药,到处寻访民间草医药人员,挖掘有用资料,认真整理。同时又广泛收集中医各科临床验方,在实践中验证,有些验方是他下各种工夫学到的。还把太白中草药广泛应用到临床各科各病种中去,实属难能可贵!现将收集资料,分门别类,编著成《太白中草药精华和验方》出版。该书内容翔实,资料丰富,是一部实用性强的草药专著和临床验方实录。值得一读,乐为之序。

2015年10月30日于陕西省中医药研究院

编写说明

　　随着社会文明进程步伐的加快，人类疾病谱也随之发生变化。现行基层医疗机构(卫生院、社区门诊部、专科医院、卫生所、医疗站、个体诊所等)是中医活跃的最后一道防线，最后一块阵地，最后一个基础单位。基层社区中老年人又偏多，风湿病、骨伤病、颈肩腰腿痛发病率又偏高，同时又伴随一系列的内科疾病。这就需要我们把基层社区风湿骨伤病方面的常见病、多发病、难治病总结归纳，把中医的特色留住并发挥出来。用中医特色疗法诊断和治疗，并且效果好，费用不高，负担不重，使老百姓乐意接受，不需要到大医院住院开刀做大手术，把这些病种抓住抓紧。这就是中医和中医特色能在基层社区生存的根基和灵魂。

　　为了追求这样的目标，我们扎根在基层社区的中医爱好者自愿组织起来，把基层社区风湿骨伤病方面的常见多发病分类编辑成：风湿病中医特色疗法、骨伤病中医特色疗法、颈肩腰腿痛中医特色疗法、太白中草药精华和验方，组成系列丛书。把我们近些年来所学到的知识积累和实践经验，围绕编辑本系列书的目的，贯穿在每本书里面，对学医同行有所帮助，使亚健康人群有保健预防强身意识，让患者可以借鉴使用。不需要进大医院，基层社区医生就在我们身边，用中医的特色诊疗方法解决老百姓的常见风湿骨伤病。我们编写的这套丛书，仅供大家参考选用，一定要在医师指导下正确使用，千万不可生搬硬套。

　　本套《风湿骨伤骨病中医特色疗法系列》丛书编写 200 余万字。适用于广大社区临床医师和全国高等医药院校的风湿病专业、骨伤病专业、颈肩腰腿痛专业、疼痛康复专业的中医专业大学生等阅读参考。

　　我们非常荣幸请到了中华中医药学会民间传统诊疗技术与验方整理分会副主任委员、陕西省非物质文化遗产保护项目评审专家、陕西省中医药研究院辛智科教授为本书主审、把关和作序；请到了中国中医科学院研究员、北京广安门医院针灸科主任医师、中华针灸学会常务理事、副秘书长、北京国际针灸临床培训中心教授、首都名老中医特诊部教授、首都国医名师、全国第二届国医大师候选人田从豁教授为本书题词；请到了陕西太白县中医院冯宗林主任医师对本书主审和亲自编写了本书最精彩的内容上篇的第 3 章、第 4 章和第 5 章；请到了世界中医药学会联合会脊柱健康专业委员会主任委员、中华中医药学会整脊分会创会主任委员、中国整脊学创立人、中国骨伤名师、首都国医名师、全国第二届国医大师提名候选人韦以宗教授为本书提写了书名和题词；请到了原勉县政协主席黄昕君为本书题写"秦巴无杂草,医者看仁心"的题词;请到了原勉县政协副主席现勉县慈善协会会长吕安宁为本书赋词一首,并和吕安宁、关晓华、谭彩忠合影留念;请到了勉县书法协会王保全为本书题词。在此一并表示衷心的感谢!

由于我们的认识和实践水平有限疏漏缺点在所难免,希望广大读者提出宝贵意见。

编者
2021 年 7 月 11 日

前　言

陈斌医师在临床、科研、教学工作30余年，毕业于河南南阳市张仲景国医大学和陕西中医学院，家传师授，学有渊源。

毛主席说："中国医药学是一个伟大的宝库，应当努力挖掘，加以提高。"

在步入医学殿堂之日，就暗下决心，誓以救死扶伤为己任，振兴中医事业为天职。近些年来不断外出学习和参加各种学习班、各种学术研讨会，吸取国内外医学新技术、新理论、新成果，博览群书，识见广邃，精于医理，勤于积累，渐有所获。本书分为简述、上篇、下篇和附录4大部分。

简述是太白中草药简述，把太白中草药从起始、形成、成长、发展的艰难漫长过程做些简介。

上篇是太白中草药精华和核心部分，这是本书的重点。第一章，按主治病证功效分类方法，把太白中草药按病证和功效结合分类法来分类药物。第二章，用现代中药药理学新成果来分类，太白中草药究竟有哪些药理学作用。第三章，从五脏等方面把常用太白中草药功效与主治精选出来，增强学习草药的信心。第四章，列举太白中草药对脏腑病证辨证论治的精华，奠定太白中草药能治疗各种疑难病的基础。第五章，收集整理太白中草药反药、妊娠禁忌药、小儿禁用药和用药注意事项，警示我们要灵活掌握，下功夫在实践中苦学草药，千万不可生搬硬套，防止误差发生！

下篇是综合集成太白中草药名医名家公布的典型实用方药汤剂，利于参考学习选用，奠定了太白中草药究竟能治哪些疑难病的基础，揭开了太白中草药神秘不外传的面纱。编者历年来收集归纳中医内、妇、儿、外、眼、皮肤、五官、风湿、骨伤、颈肩腰腿痛、家传师授膏药、直肠给药、透皮给药等方面有效的经验方分门别类，汇集在一起，利于我们辨病辨证论治，灵活多变，参考选用。

附录部分是杂论汇编包括民间草药汤头歌诀选、部分中医药学理论浅谈、杂病论文选和部分新闻报道。可以了解到编者部分中医药学理论浅谈，研究太白中草药的心路历程。

本书把家传、师授、其他临证中验之有效的经验方归类收集整理，利于学习参考、选用、借鉴。有些经验方是编者下各种工夫学到的，实在是"千方易得，一效难求"。有些验方是参考、选用、吸取了当代很多作者相关方面的先进观点和科研成果，为保持原作者的科学性、真实性,基本原貌呈现,少数对修饰语和某些字词做了删节和改动,敬请原作者谅解,并在此向诸位原作者、编者的辛勤劳动致以衷心的感谢!

本书重点在于秦巴中草药精华和临床应用,书名本应是《秦巴中草药精华和验方》,因对太白山高山药情有独钟,故书名定为《太白中草药精华和验方》。

本书历经数年,数易其稿,由于资料收集不够全面,编者学识水平所限,错误缺点在所难免,希望读者朋友多提宝贵意见,批评指正,以利于下次修订。

编者于陕西汉中市勉县定军山下沔水之阳

2019 年 5 月 4 日

目 录

下篇 太白中草药验方

附　录　杂论汇编

太白中草药简述

一、神奇秦巴,医药启源

秦岭自西向东横亘千里,北坡陡而南坡缓,主峰太白山海拔高度3767m,有六月积雪奇观,它是中国地理气候南方和北方的天然分界线。巴山绵延于陕、川、鄂边境,西部为米仓山,主峰海拔高度2533m,东部为大巴山,主峰海拔高度2617m,山间多小型平坝。汉江谷地较为开阔,四季葱绿,具有南国风光。秦巴山地的中心汉中盆地,山川秀丽,森林茂密,珍贵的动植物种类繁多,境内有国家太白山自然保护区。战国时期名医扁鹊入秦行医采药隐居城固,现该地有"扁鹊城""扁鹊观"遗址和石碑。秦汉三国时期这里是著名的古战场,刘邦明修栈道,暗度陈仓,萧何月下追韩信,成就了汉家天下,始把汉族、汉语、汉服、汉文化发扬光大。诸葛亮六出祁山从这里发兵,军需药物采自秦巴山区,这里更成就了诸葛亮人生的辉煌,演义的千古传奇,他成了中华民族智慧的化身。陕南亚热带季风气候,四季分明,雨量充沛,河流纵横,汉江上游成了我国南水北调中线的发源地。

秦岭主峰太白山,以其巨大的高山落差,成就了中国古代龙脉,太白山是龙脉的龙头主脉,被人民亲切地称为父亲山,海拔3676.2m,是中国大陆东半壁的最高山峰,秦岭是我国南北气候分界线,也是长江、黄河两大水系的分水岭,太白山以其巨大的高山落差使其气候垂直,变化明显,在海拔620~3500m的山地范围内,分布了地球上数千千米范围内才有的气候带、植物带和动物带,共有3个植物带、71个植物亚带、15个植被群系在内的最完整的山地植被,垂直带谱,根据气候和植被的特点,由下向上分为暖温带、温带、寒温带、寒带、高山寒带5个明显气候带,太白山独特的自然环境繁育了丰茂的多种多样的生物种群,已知太白山有种子植物126科,597属,1850余种,还有蕨类植物110种,苔藓类植物257种,太白山物种种类繁多,起源古老的天然植物基因库,有极高的科学研究价值,素有亚洲天然植物园、中国天然博物馆、中国三大药山之一之称。在陕西有一句名言叫"秦地无闲草",一是说明秦岭太白山的一草一木都有药用价值,二是说明千百年来人类同疾病做斗争和对草药深入研究的成就。相传上古时代的"神农尝百草,一日遇七十毒"就发生在秦岭北坡。唐代著名的上林苑是皇家种药狩猎的场地,就在终南山脚下的鄠邑区、周至沿山一带。具有草药王国之称的秦岭太白山,生长着许多疗效独特的药用植物。单从其名称就能看出千百年来人们从认识草药、研究草药、应用草药防治疾病的成就。如唐代伟大的医药学家孙思邈在太白山种药著书时常做茶喝的一种植物,被后世起名为药王茶。太白山境内多溪流谷峪,大部分地区为崎岖山地,地形复杂,气候多变,地理环境独特,使其成为华北、东北、华中和青藏地区系植物分布区,加之落叶低腐,土地肥沃,河流纵横,利于多种植物生长,尤以药用植物最为突出,被赞誉为:秦巴山上无闲草,满山遍地都是宝;神农扁鹊孙思邈,开创医药传薪火。太白山被人们称为"药山""神山",也是我国中医药学的祖山之一。

二、地道药材,天然药库

中草药的质量性能,很大程度上取决于一定的自然条件,诸如土壤、气候、水分、光照等自然因素,正如《神农本草经集注》指出的"诸药所生,皆有境界",强调中草药质地与自然条件的关系,因此,人们把具有地区特色的、质地优良的、疗效卓著的药材称为地道药材。太白中草药实属地道药材,在太白山一带进行医药活动的代表人物有神农氏,亦称烈山氏,他和其族人早先生活在姜水(今陕西岐水)流域,秦岭北麓,《淮南子·修务训》曰:"神农……尝百草之滋味,水泉之甘苦,令民知所,避就,当此之时,一日而遇七十毒。"《史记》:"神农氏……始尝本草,始有医药。"《神农本草经》是我国现有最早的本草学专著,也是我国医药学术最早的经典著作之一,这部收载了365种药物的著作,被后世视为不可改易的经典,辗转流传,至今仍熠熠生辉。《神农本草经》根据当时医学实践情况,将药物分为上药、中药和下药3类,即后来所说的三品分类法,其中上品120种,可以养命以应天;中品120种,可以养性以应人;下品125种,可以治病以应地。这种分类方法,虽然在后世被更加合理的分类方法所替代,但却真实地反映了当时人们对人体、自然和疾病3者之间的关系的一种认识,关于药物的配合,其书提出了单行、相须、相使、相畏、相恶、相反、相杀,统称七情。七情的观点概括了药物之间的配合、应用的各种情况,并指出了怎样使药物发挥治疗作用,避免不良反应的方法,时至今日,仍然是中医临床用药的主要理论之一,关于药物的性质,提出药物有酸、苦、甘、辛、咸五味和寒、热、温、凉四气,五味和四气是不同的中草药具有不同治疗作用的主要依据,还提出药物有毒与无毒的概念,而且认为有毒的药物可以通过炮制来降低其毒性,关于药物的应用,提出"凡欲疗病,先察其源,候其病机",即用药必须根据病因、病机的需要,而不是凭借简单的经验和盲目的诊病。还提出了方剂组成君臣佐使的概念,以及药物加工和服用的很多细节,对后世药物学的发展产生了根本性的影响。

孙思邈是中国古代伟大的医药学家,他不仅是医学家,还是具有高深文化造诣的学者,并撰写过《会三教论》,在《备急千金要方》和《千金翼方》中,也隐约流露着他思想的博大和深邃,他好道亦好佛,可他最爱的是医及通过医所体现的仁心,早年隐居太白山,从事医药活动 20 多年,采集太白中草药,为民治病,精于医理,勇于实践。所著《千金翼方》收入 800 多种药物中有太白中草药 200 多种,并记载了种植、功能、主治,后世尊他为药王。太白山上至今还有其居住的地方"药王洞",采药的地方"药王坪"和后世人们纪念他的多处"药王庙"。宋代唐慎微在《经史证类备急本草》中写道"宁得一把五加,不用金玉满车",对太白五加医疗价值给予肯定。清代李喜绩在《太华太白记游略》中说:"太白山人将太白茶当茶饮,用金背枇杷疗疾。"清代张志重纂眉县志中,通典京北府贡酸枣仁,说明太白酸枣仁因其粒大、饱满、完整、有光泽,作为朝廷贡品。古人认为,太白大黄有夺关斩将之功,有犁庭扫穴之能,称其为"大将军",唯有太白大黄有大黄胆、大黄虫,有消积化瘀、软坚散结之力,历代后世名医都对太白中草药做过很高的评价,太白山无愧为"地道药材的名片、天然药材的宝库"。

三、太白独有,品种繁多

太白中草药据有关文献记载,一般品种 1600 余种,生长在海拔 620 ~ 3500m 之间,分布于阔叶林、针叶林和亚高山灌丛草甸 3 大植物被谱带,海拔在 2500 ~ 3500m 的药物,其中以太白命名的有 40 余种,如太白米、太白花、太白茶、太白树、太白洋参、太白鹿角、太白三七、太白艾。又如金丝带、金刷把、天蓬草、头发七,这些药绝大部分属太白特产。其他地区未见分布,或很少分布,药物疗效奇特。如:太白花,清热生津,安神养心,对高血压、糖尿病有奇特疗效。太白米,理气止痛,治疗慢性胃炎,具有可喜的疗效。但因仅产太白山,药源极少,这也给人们提出了一个有意义的题目,如何保护,如何引种,如何利用和开发。对于常用中药品种基本齐全,如柴胡、党参、天麻、黄芩、猪苓、葛根、山茱萸。关于山茱萸还有一个美丽的传说:相传孙思邈隐居太白山时,居住在太白山下的青峰山庙宇中,常下山去给桃川河一带村民治病疗伤,看到村民勤劳朴实,心地善良,将栽种山茱萸的技术传授给他们,村民们对药王所授栽种的山茱萸,勤灌水,多施肥,除杂草,山茱萸生长成林后,果实累累,引来了长安城的药商,为京城送去了优良药材,换回了村民日常生活用品,山茱萸栽种最多的地方如今还叫枣园。对收购、销售山茱萸和给村民看病的地方叫灵丹庙。一日,药王回长安时,当走在一个叫"老爷岭"的山顶休息时,回头看到众多山茱萸,低头向他跑来,这时,他轻轻一挥手,山茱萸立即停在原地,今天看到山茱萸树时,它们的枝梢都向东偏着。每年的秋季,当你步行在桃川河两岸、高坡沟畔时,山茱萸树上 3 粒一排,7 粒一束,挂满像肾形小灯笼一样的果实,又像七仙女一般,鲜艳夺目,光彩照人。据研究,太白桃川的山茱萸肉,含药物有效成分高,微量元素多,是上佳的补肾药品。中药临床应用,其收敛五脏精液,滋养五脏六腑,但不吸收浊液,促使肾脏排毒,并营养肾脏。太白山药用植物主要分布在草本植物中,许多药用植物都有着有趣的民间传说。"手儿参"植物名"凹舌兰",块茎呈圆锥状,常分数个叉,白色,状如手掌,故名手儿参,有滋补强壮、补脾润肺的功能,与人参相似。相传人参原来生长在太白山,因被人发现后,连夜逃跑。药王孙思邈闻讯后,立即带人追赶,一直追到长白山才追上,药王下令将人参用绳倒绑双手带回太白山,可回到太白山一看,只剩下人参的两只断手,从此以后,人参便在长白山落户,而太白山就只有手儿参了。而具有补肾壮阳、祛风除湿等功能的鹿蹄草则相传是一只金鹿的杰作。相传很久以前,王母娘娘足前的一只金鹿私自跑到太白山游玩,王母娘娘发现后立即派神兵捉拿,金鹿使尽神力,跃起四蹄,奔向天涯海角,直到海南岛的南端才被玉索套住拉回。金鹿奔驰时,留在太白山上的蹄印变成鹿蹄草,又名鹿寿草、长生不老草、鹿衔草。而金鹿被捉住的地方,至今仍叫鹿回头。因此说,太白山品种繁多的独特中草药是天然赋予我们的药物宝地,应该善待它的真谛。

四、人间珍品,太白七药

神奇的太白山,太白七药,具有特色的药材资源,引起了人们广泛关注,记载最早见于1590年《本草纲目》草部第12卷之"三七,此后少数志,著略有记载"。如《本草推陈》仅记载有纽子七、菊花七、土三七3种七药,著名草医总结出七药72种,编成歌诀,在民间广为传颂,之后,随着人们在中药疾病防治中,对中药作用认识的不断增强,对民间草药的研究不断增多,对其研究及记述也在逐渐增多,如《中华本草》中,共记载七药208种,其中的许多七药在太白山都有分布,《陕西中草药》中已正名收载七药48种,《太白中草药》(太白县卫生局油印本)收载七药50种,《秦岭巴山天然药物志》也已正名和异名记述的七药品种102种,《中国中药资源》记载太白七药104种,历版药典对七药也有记载,如1977年版中药药典收载的七药有三七、红毛七、纽子七、桃儿七等数种。2005年《中国药典》收载的珠儿七即为纽子七。

此外,国内学者对七药的研究做了大量的总结、整理。20世纪80年代,聂佰纯调查研究认为,太白七药品种已有176种之多,涉及50科,102属,有163正种、11变种和2变形,全国有280种,而太白山则有176种,占全国七药的80%之多,所以七药在太白山的分布最集中,使用也是最广泛的。七药是中药中的一个最年轻,最有活力的新家族,它将被更多的人所关注,所以以更快的速度向前发展,其后有人对太白山七药的发展历史、名称、种类、应用类群及在中医药中的地位,七药理论体系等进行了多方面的整理,分析并提出了七药群的概念,认为七药群中同一类群的药用植物的药用部分、部位、有效成分、性味、功能等方面具有某种程度的相关性。

何谓七药？李时珍《本草纲目》曾对七药的"鼻祖"三七解释道："言其叶左三右四,故名三七,……或云本名山漆,谓其能合金疮,如漆粘物也。"今人对七药的含义有多种解释,一曰:七药功效类如三七,具有止血散瘀、消肿止痛、祛风除湿、活血调经、清热解毒等功效;二曰:七药长于治疗五劳七伤而谓之,五劳者乃五脏之受损,七伤者乃伤气、伤血、伤筋、伤骨、伤形、伤肉、伤志,七伤也是"七"字,故称为七药;三曰:七药合金疮如胶似漆,七乃漆之谐音。亦有草医习惯称太白草药为七药。

太白山"七药"是秦岭太白山中草药的精华。每味"七药"既可单味治病,也可复方组合,疗效非常独特。如铁牛七、灯台七、桃儿七、尸儿七、头发七、红毛七、朱砂七、荞麦七、葫芦七、纽子七等。很多药材名称也具有特色,如依颜色命名的有"红三七、黑三七、黄三七、白三七";以金属命名的有"金刷巴、银柴胡、铜棒锤、铁牛七";以四季命名的"椿白皮、夏枯草、秋菊花、冬青";以数字命名的有"一支箭、二色补血草、三角枫、四叶瓦、五股牛、六月寒、七叶一枝花、八角莲、九斤锤、十大功劳、百步还阳丹、千里光、万年青"等;以太白山起名的有"太白花、太白茶、太白树、太白三七、太白贝母、太白米、太白鹿角、太白艾、太白紫苑、太白红杉、太白杜鹃、太白丽参、太白洋参、太白人参、太白鸟头、太白黄芪、太白韭菜、太白葱、太白黄连、太白蓼"等;以动物起名的有"龙葵、虎杖、羊膻七、牛毛七、象树枝、蛇倒退、鸡屎藤、青蛙七、狗骨头、鱼腥草、鸭跖草、马牙七、猪苓、蝎子七、狮子七、兔儿伞、蚂蟥七";以形态起名的有"窝儿七、红毛七、盘龙七、石豇豆、铁丝七、四块瓦、竹根七、偏头七、云雾七、石霜、天蓬草、金丝带、独叶草、红石耳、黑石耳、爬山虎、四季青、卷柏、上天梯、叶上珠、空洞参、老龙皮、还阳草"等;以具有特殊疗效起名的有"接骨丹、润喉丹、止血丹、补血草、追风七、伸筋草、贯众、防风、偏头七、葶苈、活血丹、见肿消";具有神话传奇的有"刘寄奴、百步还阳丹、白马桑、捆仙绳、大救驾"等。秦岭太白山无论是高山、河道、山体,还是石崖、树木上到处都是草药的海洋,天然的药库。太白七药已引起了学术界的关注,其功效大致可分为下列7类:其一,有活血化瘀、消肿止痛作用。用于治疗各种肿块、疼痛等证。其二,祛风除湿、解表散寒作用。用于治疗风湿痹痛、风寒感冒等。其三,清热解毒,消肿利水。主治跌打损伤、痈疽疮疖、湿热泻痢、白带。其四,熄风镇痉、养阴清热。用于神昏谵语,低热,心烦不寐,外伤出血证。其五,祛风通络、调经止带。主治月经不调、痛经、半身不遂。其六,止血生血、顺气止痛。主治脘腹疼痛、胸胁胀满、腰腿疼痛。其七,健脾利湿、收敛固涩。主治腹胀腹泻、消化不良、咳嗽气喘。每味药既可单独服用,又可配伍后复方应用,民间相传的谚语叫:"打得满地爬,离不开祖师麻;要得虚劳好,离不开凤尾草;家有羊红膻,牛羊栓满圈;认得四块瓦,能够伴蛇耍;腰疼腿麻快找尸儿七。"祖师麻植物名黄瑞香,是一种落叶灌木,有祛风除湿、温中散寒、活血止痛的功效,民间有"打得顺地爬,离不开祖师麻"的谚语。百步还阳丹植物名鸟巢兰,是一种多年生草本植物,可强心兴奋、活血散瘀、接骨生肌,有使垂危病人回生的功能。尖叶小羽藓是一种重要的药用藓,从这种藓中可以提取重要的青苔素,其消炎作用不亚于青霉素。地蓬草可以补肾健肝、清心明目,对于眼睛疾病有较好的疗效。近年来还发现植物名黄底石耳的红石耳不仅是一种健胃良药,而且还具有抗癌的功能。满天星植物名细叶泥炭藓,不仅具有清热明目、消肿的功能,而且这种藓吸水性极强,因而还可做代用药棉。桃儿七植物名鬼臼,其中所含的足叶草树脂、足叶草毒等物质有抑制癌细胞分裂和抑制肿瘤生长的功能,对治疗皮肤癌有效;民间也常用于治疗子宫癌和食道癌。裸子植物粗榧是一种常绿小乔木。其中含有三尖杉碱、高三尖杉碱等抗癌物质,对白血病有较好的疗效。以上足以说明它们的神奇疗效。

由于太白七药奇特而广泛的疗效,被民间称为"药中之宝",被誉为陕西中医药在全国最重要的亮点、特色和名片。其中桃儿七为七药之王;红毛七为七药之国老,专司调节百药;桃儿七、红毛七、芋儿七、长春七、金牛七、朱砂七、太白三七和纽子七为八大金刚,是草药中的要药。太白米有7种味道(酸、苦、甘、辛、咸、麻、辣)能治几种胃病,是太白草药中的珍品。

五、天赐瑰宝,自然造就

历史步入新时代,由于化学药品的毒副作用,人们已经寄希望于天然药物中开发更为安全有效的新药,以替代化学合成药物来减少药物性疾病的发生,具有几千年天然药物自然疗法悠久历史的太白中草药能够弥补化学药物的缺憾,顺应人们的要求,并有自主知识产权、无公害、绿色、有机性药物的特点。

太白中草药是秦巴山地太白地区人民群众长期医药活动实践的智慧结晶,在发展过程中,融汇了中华民族优秀传统文化,蕴含着丰富的哲学思想和人文精神,他们论述了天地万物生长和变化的规律,大到宇宙,小到人身和草木,并将人体与万物以阴阳五行相互联系、相互适应,融为一体,自然界阴阳失调,五气失常,则旱涝不均,灾害频发;若人体阴阳失调,五行失和,生克失调,乘侮相争,疾病而生。这种宇宙观、人生观的伟大哲学思想是万古不变的真理。自古太白山是道教名山,草医草药大多由道家相传并总结民间经验,他们采药根据四季不同的变化,收集有效部分,如春天采收芽药,夏季采收根药,秋季采集叶药,冬季采集藤药。因这些药在其季节生长最为旺盛,应季、应人、应病,这种天、地、人相应之观点,贯穿在病因病机、治疗用药的各个方面,《内经》《伤寒论》《神农本草经》《周易》《道德经》的哲学思想,对草医草药影响最深,其理之深,值得继承研究。

太白七药经过长期的临床实践及师徒的口传心授,在民间已形成了独特的理论体系,其理论基础与中医理论一脉相承,如草医认为病有 7 因:风、寒、暑、湿、郁、损、衰;治疗有 7 法:补、泻、宣、通、理、散、收;在应用上也采用"四气五味""升降沉浮""归经补泻""阴阳五行""辨证论治""理法方药"等中医理论指导。可以了解到编者部分中医药学理论浅谈和研究太白中草药的心路历程。

他们采药识药,认真假,品其味,知其功效和比类取象的方法,自采自用药物时,必须亲自上山采集,口传心授,平日秘而不传,要想学习采药,首看你的品德,再看你的信心,次看你的身体素质,先上浅山,再上中山,后上高山。认药时,看其形,尝其味和观察其生长环境,或阴坡、阳坡,或山梁、水边。阴坡之药,其性多寒。阳坡之药,其性多热。山梁之品,性多温燥。水边之品,性多渗湿。有关药的形态、质地,藤多伸筋,仁多润便,含白色汁,能清热解毒。流红色汁,多能补血活血。在品尝气味,芳香化湿,腥味入肾,味辛祛风散寒,甜味补脾胃,但凡毒药,入口伤人之药,只用舌尖品尝,切忌入喉下咽。凡是越山涧,宿旷野,饮溪水,历经千辛万苦,饱尝辛辣酸甜,通过亲身体验的人们,才能对太白中草药药性熟知,这一宝贵的实践经验,真有神农和药王古风精神。

太白七药配伍与中药配伍一样,根据具体病情需要,按照用药法则,选择 2 种或 2 种以上的药物合用,以充分发挥治疗效果。中药配伍不传之秘妙在加减变化和药物剂量,而太白七药的"四梁八柱"犹如中药方剂配伍中的君臣佐使,临床使用时也可随症加减。这里所说的四梁即君梁,指桃儿七、长春七、铁牛七、金牛七 4 种七药;八柱指臣柱、佐柱、使柱,分别包括若干味药,如臣柱指尸儿七、朱砂七、红毛七、盘龙七、太白三七、竹根七、凤尾七、大救驾;佐柱指纽子七、蜈蚣七、青蛙七、追风七、荞麦七、阿儿七等;使柱指螺丝七、黄三七、金毛七、葫芦七、飞天蜈蚣七等。

人们都说太白中草药疗效好,我们也加入了品尝其味的队伍中,拜民间草医草药师为师,去太白山采药,从山岔峡起步,头一天沿河道,趟河水,过十八道弯,水浅处到膝盖,水深处齐腰部,夜宿河滩,身下均是鸡蛋大小的鹅卵石,背部疼痛难忍,心里想着这是天然按摩器,他们为人舒筋活络,为明天储备体力,身背麻袋,内装御寒的衣服,所食物品就是枕头,身边放着挖药的铁镐,帮你驱赶蚊虫。第二天继续上山,走的是羊肠小道,落脚在一个叫药王洞的石崖下,放下行李,来到药王庙前,先烧香,再叩头,期盼药王保佑采药人一路平安。第三日走到艰苦的地段叫阎王砭,路面松软,头顶石块,小石子不断向下飞落,小心翼翼走过此段险道,最后到了跑马梁脚下,在一个叫凉水泉的地方安营扎寨,傍晚全锅造饭,做出了 3 天来的头一次可口饭菜。在山上不能直呼名称,只能尊称,水叫"亮子",碗叫"盘子",筷子叫"莲花"。晚上点燃篝火,一是防虫兽伤害,二是御寒,在夏季山下,骄阳似火,动则汗出,山上夜间,零下 4～5℃,早晨起来后,白雪覆盖大地,太阳升起后,才能挖药,走路时,把山上的毛草之道叫"线子",见到石头叫"胡基",天上的云彩叫"雾子",下雨了叫"洒洒",收工时人走散了,这时大声呼叫号子3声,此情此景,今生今世难以忘怀。这儿离不开对太白中草药热爱的精气神。

下山后,分别把药物晒干,分装在纸袋中,大家还要讨论挖药时的感受,并根据药物的功效,相对比使用,易于掌握,也讲药物的相须、相畏、相杀,组方中,以活血化瘀、舒筋通络的药物为多,因此对慢性病、疑难病有较好的治疗效果。

我们怀着一颗赤诚的心,肩负着中医人员应有的责任,几十年来,拜10多位草医草药师为师,向他们虚心学习,不断扩大视野,每年6~9月份,利用节假日时间,上山采药,走遍了太白山下的7大梁,2大川,5大河,4大峡,用自己的血和汗采集标本,收集验方,撰写论文,有一分耕耘,就有一分收获。1995年冯宗林用太白中草药研制的"护胃灵胶囊"治疗慢性萎缩性胃炎100例,发表在《陕西中医杂志》第七期中,慢性萎缩性胃炎,HP感染,不典型增生,是胃病癌前病变,农村患此病高30%~40%,应用护胃灵胶囊,在不同区域、不同人群中进行了2000多人次观察,对资料完整的100例进行了总结,结果是100例中治愈91例,占91%,有效7例,占7%,无效2例,占2%,总有效率98%。实践证实,太白中草药制成的护胃灵胶囊,可以杀灭HP消除不典型增生,恢复胃黏膜,并能增强免疫力,有效预防胃病癌变,显示了中医治未病的思想,以防为先,防癌于前,防治结合,由专家通过评审,获得了宝卫制字号并获得国家专利。

陈斌大夫应用太白中草药治疗风湿类疾病,收到了非常好的疗效,应用凤尾七、追风七、红毛七、长春七、纽子七等30味太白中草药组成的风湿定痛酒治疗风寒湿痹200例,观察治疗风湿类疾病。结果治愈138例,显效37例,有效23例,无效2例,总有效率98%;同时用铁牛七、金牛七、长春七、追风七等30味太白中草药制成的风湿2号定痛擦剂,治疗风湿寒痹100例。本组100例中,男性44例,女性56例,年龄6~55岁,平均44岁,病程6~40年,平均6.2年,治疗结果,治愈65例,显效27例。有效6例,无效1例,总有效率99%,主要用于患者穴位外擦,不能内服,得到了患者的好评。

太白中草药特别七药是中华民族的瑰宝,太白中草药文化不仅体现了太白中草药的本质特色,也是民族优秀传统文化的载体,是我们文化实力的重要体现,太白中草药文化天地一体,天人合一,天地人和,和而不同"道法自然"的思想基础,整体观、系统观、辨证论治观的指导原则,以人为本,神农尝百草,大医精诚的核心价值体现了我们的认知方式和价值取向,具有超前性和先进性,受到越来越多的人认同,太白中草药治疗胃肠病、风湿病具有独到的特殊作用。为此我们提出了中药、草药、西药三结合治病的论点,即"中、草、西"三结合,在临床实践中,慢性难治病处方里灵活选用一二味太白草药,治疗效果显著提高。

六、名医辈出，千年传承

太白中草药是全国中草药流派家族中的佼佼者，陕西省卫生厅认为太白中草药是我省在全国医药界的一个亮点。

太白山与其他名山不同之处，一是太白山山高，多属特产，仅以"太白"冠名的药物就有40余种，如太白米、太白茶、太白花、太白树等，还有百余种"七药"，如桃儿七、红毛七、纽子七等，在全国医药之林形成了一个独特的"七药"体系。二是太白山为一座道教名山，几千年来一直存在道医，他们虽以中医药理论为主，但自有一套富有道家思想的独特的中医药理论，是一支庞大的草医药人员队伍，人数多，范围大。草医一般口传心记，秘不外传，新中国成立后，随众多道人还俗传入民间，带师授徒，应用范围扩大，除陕西外还波及四川、甘肃、河南、湖北，形成了一个太白中草药草医文化圈。

太白山地区一直活跃着一批以应用太白山中草药为主的草医队伍，常年扎根基层采药、识药、用药，积累了丰富的草药临床应用经验，又形成了各自的用药特色，为解除当地百姓的病痛做出了巨大贡献，有的甚至对一些各大医院都束手无策的疑难大病也显露出特效，具有"简、便、验、廉"的特点，深受当地乃至省内及周围数省患者的欢迎，得到了国内植物学家及药物学家的高度重视。但是，目前草医药应用的市场大为萎缩，草医药人员青黄不接，宝贵经验得不到及时整理，一些偏方、验方濒临失传，甚至已经失传。

太白中草药名医辈出，老一辈的有李白生、叶春发、徐家成、张维岗、闵启莲、华志刚、华先奎、杨治元、毛培良、王世元、余存禄、杨彦明、郭孝义、张举、曹天佑、肖颖文、殷玉玺、岳洪顺等草医草药专家，他们为太白中草药做出了毕生的贡献，他们为我们留下了极其宝贵的太白中草药理论精华、精神财富和文化财富，我们将永远怀念他们。

新一代太白中草药名家后继有人，以曾久成、何子冀、穆毅、李世全、宋小妹、余海静、肖学忠、辛智科、梁素清、冯宗林、马海荣、华有、张满存、吴谦、魏喜来、吴松永、穆健康、邓绍常、王林群、张天军、解海鹏、杨锦禄、李心吾、吕天申等老中青结合的太白中草药名医名家队伍，他们正在挑大梁、扛大旗，继承创新传播太白中草药是他们的艰巨任务。

穆毅、辛智科在他的《太白本草》书中，根据前辈人的口传心授和师传经验，结合自己几十年对太白中草药的反复研究，提出了"四梁八柱""善用风药""喜用血药""早用涩药""少宜用平、中宜用削、老宜用通""巧用佐药、应季药、顺脏药""和冠八法""药对配伍法"等创新太白中草药理论。这些经典理论的提出，为我们点亮了明灯，指明了方向，太白中草药形成了独特的理论体系。

我们总结的《太白中草药精华和验方》从临床开发、利用、研究的角度出发，治疗慢性难治病是顽疾起沉疴，是我们对中医学、太白草医学无私的奉献。可以这样说：上对得起敬爱的太白父亲山，下对得起汉水渭水，更对得起广大患者对我们的信任，唤起中医和民间草医对我们这项事业的理解和认可，以增强我们坚定的信念，"医者道也"，"医者仁术也"是我们的心愿。

地球上北纬35°左右的地理位置，造就了大秦岭是当之无愧的中华龙脉，太白山是龙脉中的主脉，独特的气候环境，奇特的地形地貌，丰富多样的动植物资源，富饶的矿产资源，天然的药都药库，这些大自然的恩赐造就了一方太白中草药医药文化的传承者和实践者，更增添了我们对太白山的爱护、敬畏和敬仰。太白山是我们生命健康的祖山和靠山！

在大秦巴这片神奇的土地上，有这么多祖辈终生奋斗的草医草药人员，他们名医辈出，千年传承，他们终身创新的医疗实践，丰富了太白中草药医药文化圈的繁荣和延续，他们才是我们生命健康的真正守护神！

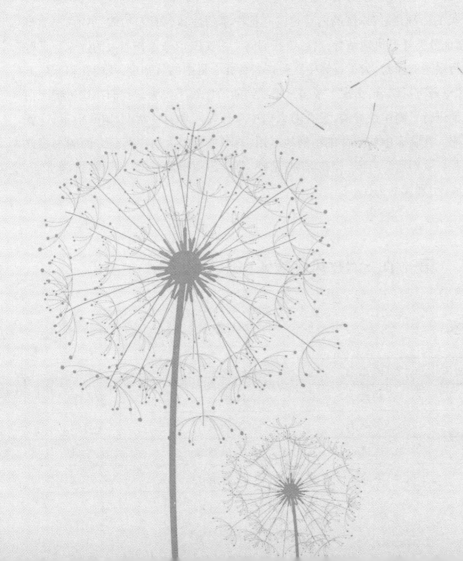

上 篇

太白中草药精华

第一章

太白中草药按主治病证功效分类药物名录

我们在学用太白中草药的时候,发现药物分类不统一,没有模式,没有规律。

《陕西中草药》是按药物功效分类的,《太白中草药》是按入药部位分类的,《全国中草药汇编》是按笔画顺序编写分类的,而《秦巴天然药物志》和《太白山本草志》也是按入药部位(根类、根茎类、茎藤树脂类、皮类、叶类、花类、果实类、种子类、全草类、藻地衣类、菌类、动物类、矿物类等)分类的;我们师传口授的内容也没有把中草药性味、归经、功效、主治、注意事项和临床分科、病证分类等有机地结合,这就给我们的学习实践带来了相当大的困难。近些年来我们不断进行艰辛的探索,为了提高中医药在老百姓心目中的认知度,我们在临床处方用药时,把中药和草药有机结合,出现了很多意想不到的治疗效果。为此我们在这里把太白中草药按主治病证进行了简单的分类,意在对太白中草药爱好者有些帮助,抛砖引玉,这就是我们最大的心愿。在临床中如何详细精确地应用,请参考相关太白中草药方面的书籍或请教太白草药老师。我们所学有限,应在医师、药师、草药药师指导下,整体辨体辨病辨证,千万不可生搬硬套,出现大的失误。

第一节　治疗风湿病太白中草药名录

一、太白草药

毛独活	窝儿七	铁包金	拐枣七
竹根七	长春七	铁牛七	金牛七
桃儿七	金刚七	捆仙绳	石南藤
独一味	追风七	金背祖师麻	追骨风
四大天王	石泽兰	透骨消	石豇豆

麻柳皮	楤木根皮	刺楸皮	两面针
金丝带	太防风	太羌活	白细辛
朝天子	太野当归	追骨风	黄龙七
金荞麦	排风藤	刺黄柏	十大功劳
八皮散	五皮散	偏头七	石瓜米
纽子七	小救驾	九节菖蒲	狮子七
朱砂七	芋儿七	太白三七	景天三七
红毛七	红三七	太赤芍	太丹参
茱苓草	大接骨丹	见血飞	三百棒
葫芦七	牛皮洞	石枣子	石龙
金石斛	云雾七	太白洋参	竹叶参
牛毛七	金钱鹿寿草	心叶淫羊藿	穿山龙
络石藤	金毛狗脊	大肉伸筋	太白芷
猪牙皂	黄荆根	太白乌头	雷公藤
地胡椒	壮筋草	接筋草	九龙盘
丁木皮	铜棒锤	爬地蜈蚣	锦鸡儿根
丁公藤	松针	松果	

二、中药

五加皮	秦艽	桑寄生	透骨草
豨莶草	追风藤	伸筋草	筋骨草
虎杖	红藤	天南星	关白附
汉防己	西河柳	桑枝	升麻
猪牙皂	黄荆根	苍术	八里麻
夜交藤	松节	青风藤	蚕砂
蕲蛇	马钱子	金钱白花蛇	蛇蜕
千年健			

第二节 治疗骨伤骨病太白中草药名录

一、太白草药

拐枣七	金牛七	铁牛七	茴香七
窝儿七	长春七	竹根七	桃儿七
红毛七	五花七	金刚七	追风七
盘龙七	偏头七	纽子七	芋儿七
太三七	红三七	朱砂七	凤尾七
毛独活	铁包金	五加皮	雪山林
急性子	金祖师麻	追骨风	飞龙掌血
石龙	四叶瓦	石泽兰	石寄生
石豇豆	石防风	石米	石岩枫
透骨消	麻柳皮	鸡骨香	宽筋藤
春木根皮	刺楸皮	金丝带	古铜钱
石枣子	红孩儿	一口血	一口钟
岩柏枝	穿山龙	八爪龙	春不见
石上柏	叶上珠	金不换	了歌王
三叉苦	云雾七	女儿茶	元宝草
闹羊花	冷水丹	羊蹄根	穿破石
接骨木	蝮蛇	大伸筋草	大接骨丹
小接骨丹	接筋草	壮筋草	见血飞
飞天蜈蚣	三百棒	柳树根丝	萱麻根
白杨树根皮	朝天子	追骨风	金荞麦
石英	石黄	石霜	甜瓜子
药王茶	五皮散	八皮散	八百力
小救驾	大救驾	太白大黄	

二、中药

三七	丹参	红花	赤芍
苏木	桃仁	血竭	泽兰
姜黄	王不留行	益母草	蒲黄
五灵脂	紫荆皮	刘寄奴	生地
玄参	丹皮	茜草	紫草
仙鹤草	乳香	没药	鸡血藤
牛膝	续断	骨碎补	土鳖虫
自然铜	蝮蛇	碎蛇	狗脊
螃蟹	泽泻	白及	陈皮
青皮	枳壳	木香	香附
郁金	厚朴	川芎	元胡
小茴香	乌药	人参	党参
黄芪	山药	白术	熟地
紫河车	寄生	首乌	沙参
麦冬	枸杞	石斛	山茱萸
女贞子	旱莲草	白芍	杜仲
龟板	鹿茸	补骨脂	巴戟天
淫羊藿	肉苁蓉	锁阳	韭菜子
仙茅	菟丝子	葫芦巴	益智仁
羌活	独活	川乌	草乌
秦艽	海桐皮	木瓜	苍术
附子	干姜	肉桂	伸筋草
舒筋草	豨莶草	臭梧桐	茯苓
牵牛子	白花蛇	乌梢蛇	松节
千年健	灵仙	僵蚕	全蝎
地龙	蜈蚣	甘遂	大戟
夜交藤	桂枝	白芷	猪苓
银花	连翘	葛根	天花粉
芙蓉叶	地骨皮	麝香	冰片
石菖蒲	樟脑	鸡内金	半夏
白附子	白芥子	穿山甲	三棱
莪术	大黄	芒硝	泻叶
虎杖			

第三节　治疗颈肩腰腿痛太白中草药名录

一、太白草药

金牛七	铁牛七	桃儿七	红毛七
竹根七	长春七	盘龙七	朱砂七
凤尾七	五花七	追风七	偏头七
黑虎七	纽子七	红三七	太三七
芋儿七	牛毛七	马牙七	天王七
葫芦七	窝儿七	石龙	石枣子
石米	羊桃根	石寄生	石泽兰
石防风	石岩枫	夏天无	石豇豆
石黄	石霜	金丝带	太白茶
牛皮洞	石英	铁包金	雪山林
太羌活	太防风	追骨风	透骨消
金荞麦	虎杖	天南星	五皮散
八皮散	雪莲花	鹿寿草	八里麻
石花	刺五加	太白洋参	还阳草
竹节参	赶山鞭	十大功劳	

二、中药

鹿茸	鹿骨	鹿角霜	鹿角胶
续断	淫羊藿	巴戟天	狗脊
骨碎补	肉苁蓉	寄生	独活
五加皮	杜仲	冬虫夏草	阳起石
蚂蚁	韭菜子	海狗肾	菟丝子
蛇床子	葫芦巴	龟甲	鳖甲
枸杞子	当归	熟地	白芍
首乌	鸡血藤	黄芪	白术
甘草	人参	西洋参	党参

山药	穿山甲	地龙	乌蛇
黄柏	黄芩	栀子	黄连
忍冬藤	葛根	杏仁	白花蛇
海马	千年健	青风藤	透骨草
路路通	伸筋草	筋骨草	附子
肉桂	干姜	细辛	丁香
苏子	马钱子	川乌	草乌
茯苓	薏苡仁	车前子	木通
泽泻	草薢	土茯苓	金钱草
虎杖	木瓜	苍术	厚朴
松节	木香	香附	橘红
夜交藤	壁虎	全蝎	蜈蚣
僵蚕	三七	川芎	丹参
元胡	红花	鸡血藤	乳香
没药	姜黄	桃仁	红花
麝香	三棱	莪术	血竭
儿茶	自然铜	刘寄奴	白芥子
天南星	旋覆花	半夏	天麻
胆星			

第四节　治疗脾胃病肠胃病太白中草药名录

一、太白草药

太白米	盘龙七	八皮散	金柴胡
七叶一枝花	八爪龙	地苦旦	大黄虫
金不换	岩柏枝	肺筋草	十大功劳
登云鞋	铁扁担	地胡椒	马蹄香
地仙桃	太白药茴香	太藿香	五皮散
南天竹	红石耳	老龙皮	青蛙七

桦灵芝	九牛造	大黄胆	太大黄
三百草	窝儿七	铁包金	追风七
石豇豆	纽子七	太白花	太白茶
菖蒲	罗汉藤	枇杷芋	秋葵子
太白及	水仙桃	朱砂七	二灰散
太赤芍	一口血	茱苓草	红毛七
牛皮洞	鸡血七	寥子七	云雾七
太黄精	白何首乌	太白洋参	太孩儿参
茴茴蒜	遏蓝菜	打碗花	水寥
鬼见愁	石板菜	东方寥	连香草
大菖蒲	土枳实	龙舌箭	羊藿姜
子午虫	小茴香虫	千年化骨丹	

二、中药

鱼腥草	甘草	丹参	玉竹
芦根	半夏	北山楂	商陆
石菖蒲	益母草	桃仁	公英
白芍	虎杖	苍术	厚朴
砂仁	白豆蔻	草果	草豆蔻
红豆蔻	附子	干姜	肉桂
吴茱萸	丁香	母丁香	小茴香
高良姜	胡椒	陈皮	香附
木香	乌药	沉香	檀香
川楝子	荔枝核	佛手	九香虫
柿蒂	山楂	神曲	鸡内金
麦芽	莱菔子	槟榔	蒲黄
五灵脂	降香	血余炭	灶心土
白术	山药	乳香	没药
元胡	三七	黄芪	

第五节　治疗肾病太白中草药名录
（肾炎、水肿、膀胱炎、尿道炎、尿路感染等）

一、太白草药

小苦苣	蓝天鹅	凤尾草	尿溜溜
铁筷子	墓回头	南蛇藤	金刚七
天葵	一柱香	金荞麦	罗汉藤
白英	水菱角	龙葵	三匹风
五月霜	太黄芩	太黄柏	太苦参
太金钱草	水灵苔	石剑	石豇豆
酢浆草	女儿茶	荠菜	水芹菜
盘龙七	老龙皮	桦灵芝	九牛造
红商陆	大黄胆	乌柏皮	头发七
五皮散	草海金沙	蜈蚣七	土黄芪
猪鬃七	太白鹿角	太瞿麦	苎麻根
二白草	蜀葵花	狗尾草	五转七
铁丝七	透骨消	见肿消	水葫芦
见血愁	小蓟	米腊参	土人参
红三七	景天三七	马鞭草	铁线莲
菜苓草	葎草		

二、中药

鱼腥草	牛膝	益母草	鱼眼草
山茱萸	猪苓	地肤子	泽泻
车前草	玉米须	水灯芯	怀木通
葶苈子	汉防己	白茅根	茜草
五倍子	五加皮	青风藤	威灵仙
桑寄生	小蓟		

第六节 治疗结石病太白中草药名录
(胆、肾、输尿管、膀胱等结石)

一、太白草药

金柴胡	太黄连	大黄胆	白毛夏枯草
参叶子	马鞭草	牛皮洞	透骨消
蓝天鹅	酸浆草	草珊瑚	狗尾草
飞天蜈蚣	太白洋参	太黄芪	枇杷芋
凤尾七	盘龙七	狮子七	八皮散
太白米	八月瓜	五皮散	长春七
桃儿七	祖师麻	朱砂七	桦黄
红粉	五香草	千层皮	红石耳
黑石耳			

二、中药

茵陈	金钱草	海金沙	玉米须
虎杖	车前草	蒲公英	连翘
黄芩	黄柏	栀子	车前子
秦艽	半夏	枳实	罗汉果
白芍	鸡内金	龙骨	牡蛎
金礞石	银礞石	海浮石	龙齿
珍珠母	石决明	琥珀	石韦
元胡	川楝子	木香	佛手
香附	三七	血竭	乳香
没药			

第七节　治疗男性病太白中草药名录
（遗尿、遗精、阳痿、早泄等病）

一、太白草药

土人参	大夜关门	五皮散	赶山鞭
仙茅参	九重根	牛王盘	太三七
索骨丹	金鹿茸	手儿参	金丝带
刺猬皮	金雀花	草苁蓉	隔山撬
钟乳石	大叶山楂	枸树果	鹿寿草
铜骨七	紫梢花		

二、中药

山药	五倍子	龙骨	鳖甲
黄连	沙苑子	沙苑子	补骨脂
鸡内金	芡实	金樱子	海螵蛸
益智仁	核桃仁	益母草	芦巴子
桑螵蛸	莲须	覆盆子	台乌
柿蒂	韭菜子	五味子	淫羊藿
金钱草	山茱萸	巴戟天	肉苁蓉
杜仲	首乌	蜈蚣	阳起石
牡蛎	黑芝麻	菟丝子	肉桂
桑椹	女贞子	刺五加	鹿角
鹿角胶	仙茅	雄蚕蛾	海狗肾
锁阳	冬虫夏草	紫河车	蛤蚧
枸杞子	葫芦巴	何首乌	海龙

第八节 治疗肺系疾病太白中草药名录
（肺炎、气管炎、支气管哮喘、肺气肿、肺脓肿、肺结核、肺空洞等病）

一、太白草药

小苦苣	大桦头草	蓝天鹅	狼巴草
锦灯笼	春不见	金钱吊乌龟	白鹤仙
母猪藤	红桦头草	太白美花草	马齿苋
遏蓝菜	蓦回头	石瓜米	羊耳蒜
羊桃	菱角	排风藤	龙葵
三匹风	太黄芩	太黄连	太黄柏
毛黄柏	白毛夏枯草	太菖蒲	牛皮洞
水紫菀	一碗水	地柏枝	狗牙七
太白小紫菀	冬花	水麦冬	金背枇杷叶
马蹄香	野酒花	桦灵芝	桦黄
铃兰草	扁担七	金刚七	捆仙绳
朴松实	兔儿风	乌金草	小救驾
酸枣树根皮	合欢皮	黄瓜菜	太白茶
竹叶细辛	太阳针	蓼子七	红丝毛
一口血	葫芦七	芝麻七	十大功劳

二、中药

半枝莲	鱼腥草	白芥子	葎草
肺经草	金荞麦	苦参	海螵蛸
芦根	海风藤	桑螵蛸	冬花
水麦冬	远志	九节菖蒲	白及
白茅根	丹参	矮脚茶	生半夏
生南星	石菖蒲	白附子	关白附
皂角刺	皂荚	白前	前胡

桔梗	栝楼仁	栝楼皮	竹茹
竹沥	天竺黄	海藻	昆布
海蛤蚧	海浮石	礞石	杏仁
苏子	百部	桑白皮	葶苈子
白果	罗汉果	炙甘草	蜂蜜
三七	冬虫夏草	人参	黄芪
白术	紫河车	核桃仁	阿胶
沙参	百合	金石斛	枸杞子
银耳	黑芝麻	龟板	鳖甲
旱莲草	杜仲	山茱萸	五味子

第九节 治疗心脏病太白中草药名录

一、太白草药

小苦苣	大桦头草	蓝天鹅	石瓜米
锦灯笼	太白及	蓼子七	红丝毛
母猪藤	红桦头草	太白美花草	牛皮洞
遏蓝菜	狼巴草	墓回头	大菖蒲
太白肺经草	白玉仙	罗汉藤	竹叶细辛
金线吊乌龟	排风藤	水菱角	龙葵
三匹风	太黄连	刺黄柏	一口血
毛黄连	白毛夏枯草	芋儿七	葫芦七
水紫菀	一碗水	地柏枝	狗牙七
太白小紫菀	水麦冬	金背枇杷叶	太白茶
马蹄香	桦灵芝	铃兰草	钓鱼竿
金刚七	雪山林	朴松实	兔儿风
乌金草	小救驾	酸枣根皮	黄瓜菜
夹竹桃叶	土黄芪	太阳针	竹叶参
太白黄精	头发七	凤尾七	人头七

二、中药

半枝莲	鱼腥草	马齿苋	苏合香
檀香	黄芩	苦参	灵脂
芦根	海风藤	红花	冬花
酸枣仁	合欢皮	太子参	麦冬
天冬	远志	石菖蒲	牛黄
白及	白茅根	紫丹参	九节菖蒲
丹参	川芎	延胡索	桃仁
珍珠	麝香	冰片	

第十节　治疗肝病太白中草药名录
（甲肝、乙肝、丙肝、戊肝、肝腹水等病）

一、太白草药

黄水枝	蓝天鹅	见肿消	追风七
狗尾草	铁杆蒿	角蒿	老爷刀
石板菜	太黄芩	太黄连	牛皮洞
刺黄柏	金钱草	酸浆菜	接筋草
水灵苔	岩柏枝	白接骨木	辰砂草
九牛七	大黄胆	乌柏根皮	太白茶
草海金沙	朱砂七	荞麦七	算盘七
三白草	草珊瑚	铁包金	太白茶
飞天蜈蚣七	汉中参叶	盘龙七	纽子七

二、中药

金柴胡	柴胡	连翘	忍冬藤
蒲公英	半枝莲	鱼腥草	茵陈
栀子	伸筋草	十大功劳	夏枯草

萹蓄草	车前草	玉米须	虎杖
小蓟	白茅根	马鞭草	大青叶
白鲜皮	板蓝根	透骨草	甘遂
大戟	莞花	大腹皮	垂盆草
积雪草	溪黄草	香加皮	泽漆
蝼蛄	草薢	厚朴	苍术
砂仁	白豆蔻	草豆蔻	草果
薏苡仁	茯苓	白术	青蒿
地骨皮	胡黄连	川楝子	青皮
穿山甲	延胡索		

第十一节 治疗高血压病太白中草药名录

一、太白草药

小贯众	白毛夏枯草	草黄连	木槿花
荠菜	珍珠草	水芹菜	盘龙箭
石瓜米	刺楸皮	太黄精	牛毛七
清明菜	独根车前草	震天雷	太阳针
红窝儿七须根	大肉伸筋	小金毛狗脊	铃兰草
朴松实	乌金草	太白花	见血愁
太白茶	朱砂七	侧柏叶	水仙桃
荞麦七	天蓬草	红毛七	臭牡丹
红景天	绞股蓝	头发七	羊角参

二、中药

白头翁	一枝蒿	生地	紫草
白薇	地骨皮	石菖蒲	玉米须
汉防己	豨莶草	桑寄生	钩藤
桑寄生	苍耳子	冰片	茯神木
辰砂	龙骨	姜黄	丹参

川芎	延胡索	桃仁	红花
酸枣仁	远志	柏子仁	合欢花
合欢皮	五灵脂	夜交藤	石决明
珍珠母	羚羊角	麝香	牛黄
天麻	地龙	全蝎	蜈蚣
僵蚕			

第十二节　治疗肠炎痢疾太白中草药名录

一、太白草药

盘儿草	凤尾草	见肿消	太白黄芩
朱砂七	刺黄柏	太白黄连	蓝天鹅
生何首乌	独根车前草	五皮散	太白菊
九牛七	青蛙七	盘龙七	索骨丹

二、中药

莱菔子	鱼腥草	白茅根	十大功劳
黄精	番泻叶	泽泻	当归
忍冬藤	大黄	火麻仁	神曲
白芍	天冬	小茴香	赤芍
薏苡仁	葛根	黄芩	黄柏
黄连	银花	公英	麦芽
红藤	白头翁	马齿苋	秦皮
鸦胆子	胡黄连	地骨皮	藿香
苍术	厚朴	砂仁	茯苓
车前子			

第十三节　治疗癌症太白中草药名录
（食道癌、胃癌、贲门癌、宫颈癌、肝癌、肺癌、肠癌、乳腺癌、宫颈癌、膀胱癌、淋巴癌等）

一、太白草药

七叶一枝花	孩儿茶	五花七	长春花
追风七	石上柏	蓦回头	魔芋
石见穿	排风藤	鱼虱子	枇杷芋
白药子	朱砂七	虾子草	苏铁
草贝母	通关散	金刚七	水菱角
观音坐莲台	白洋桃	四足蛇	鸡血七
遏兰菜	雷公藤	壁虎	了哥王
三匹风	罗汉藤	黄药子	喜树
大黄胆	大黄虫	茴香虫	白石耳
黑石耳	独叶草	桦黄	星星草
石霜	石黄	降龙草	八角七
九牛七	桃儿七	小竹根七	小人血七
马牙七	长春七	五花七	芋儿七
纽子七	扫帚七	竹根七	红毛七
蛇莓	和尚七	铁牛七	海金沙
金刚刺	蛇六谷	银莲花	麻布七
景天三七	窝儿七	算盘七	蝎子七
鹿寿草	茴香七	桦灵芝	秤杆七
灯台七	蝎子七	石蒜	白英
猴头菌	红石耳	太白米	桑黄

二、中药

半枝莲	金钱白花蛇	龙葵	白花蛇舌草
壁虎	芫花	斑蝥	蒲黄
大戟	乌蛇	蜈蚣	全蝎
僵蚕	土鳖	三七	蟾酥
旋覆花	代赭石	金荞麦	牛黄

半边莲	三棱	莪术	冰片
麝香	乳香	没药	元胡
香附	狼毒	砒霜	甘遂

第十四节　治疗妇科病太白中草药名录

一、太白草药

金柴胡	五花七	竹根七	女儿茶
八皮散	朱砂七	索骨丹	云雾草
红益母草	小血藤	紫荆皮	破血丹
六月寒	白毛夏枯草	牛皮洞	臭牡丹
太白清明菜	地胡椒	太白药茴香	石豇豆
偏头七	朴松实	大菖蒲	五香草
太白芍	凤尾七	红孩儿	大红粉
茱苓草	天蓬草	狮子七	二色补血草
大对筋草	小对筋草	红毛七	三白草

二、中药

赤芍	海风藤	芡实	防风
白果	白术	山药	薏苡仁
牡蛎	龙骨	白芷	苍耳子
蝉蜕	栀子	苦参	白鲜皮
椿皮	蒲公英	延胡索	败酱草
土茯苓	青蒿	白薇	胡黄连
芒硝	大黄	苍术	厚朴
砂仁	茯苓	泽泻	滑石
通草	萹蓄	瞿麦	地肤子
石韦	海金沙	萆薢	虎杖
附子	肉桂	干姜	丁香
木香	枳壳	乌药	香附

川楝子	五灵脂	三七	仙鹤草
血余炭	鸡冠花	艾叶	郁金
桃仁	红花	三棱	莪术
巴戟天	肉苁蓉		

第十五节　治疗乳腺病太白中草药名录

一、太白草药

苦荬菜	石白菜	桦头草	米口袋
野黄菊花	魔芋	铁箍散	黄水枝
饿蚂蟥	鹅肠草	石吊兰	灯台七
蓝天鹅	地苦胆	秃疮花	太白鹿角
墓回头	千里光	五匹风	万年青
追骨风	白鹤仙	一柱香	阴阳扇
土贝母	荞当归	罗汉七	倒扎龙
排风藤	龙葵	黄柏	太黄连
刺黄柏	天蓬草	案板菜	五皮散
索骨丹	六月寒	辰砂草	黄花菜根

二、中药

白芷	牛蒡子	金柴胡	红藤
柴胡	银花	连翘	地丁
漏芦	穿山甲	半枝莲	鱼腥草
一支箭	天葵	山慈姑	黄柏
夏枯草	生地	半夏	白附子
海桐皮	丝瓜络	路路通	通草
天花粉	大贝母	血竭	藏红花
乳香	没药	天花粉	佛手
枳壳	壁虎	蜈蚣	冰片
麝香	三七	瓜蒌	王不留行

第十六节　治疗外科病太白中草药名录
（疮痈、疔毒、恶疮等）

一、太白草药

六月寒	草龙胆	九斤锤	东方蓼
石白菜	米口袋	芙蓉花	刺黄柏
五花七	铁线莲	大桦头草	降龙木
龙含珠	八爪龙	蝙蝠葛	土黄连
三面刀	地苦胆	东方蓼	天蓬草
太白及	红桦头草	铁筷子	刺黄连
鬼针草	蛇倒退	糯米藤	石头菜
金不换	翻白草	五匹风	罗汉藤
太黄芩	太黄连	鸡血七	土三七
朴松实	王不留行	大人血七	小人血七
迎春花	石霜	石黄	蛇莓
金莲花	银莲花	桦叶	墓头回

二、中药

牛蒡子	银柴胡	地龙	老颧草
忍冬藤	银花	连翘	蒲公英
射干	鱼腥草	龙葵	金钱草
半夏	地榆	虎杖	地丁
七叶一枝花	半枝莲	蛇舌草	密陀僧
斑蝥	蜈蚣	全蝎	乌蛇
壁虎	僵蚕	蟾酥	大黄
冰片	麝香	樟脑	乳香
没药	天花粉	轻粉	升药
狼毒	赤石脂	银朱	砒石

第十七节 治疗肛肠病太白中草药名录
（痔疮、肛瘘等）

一、太白草药

鹅肠草	灯台七	朱砂七	金牛七
铁箍散	黄水枝	蓝天鹅	铁牛七
秃疮菜	春不见	兰叶母猪藤	凤尾草
遏兰菜	白头翁根	火草根	见肿消
破铜钱	金不换	白玉仙	见血飞
一柱香	盘龙参	太黄连	紫荆皮
太黄柏	刺黄柏	凤凰窝	酸浆草
黄金钱	椿白皮	掐不齐	索骨丹
三角枫	麻柳皮	丁木根皮	猪溜油
三百棒	小血藤	八角莲	鸡血七
罗汉藤	还阳草	臭牡丹根	老虎姜

二、中药

忍冬藤	银花	半枝莲	银朱
土茯苓	大黄	斑蝥	赤石脂
虎杖	合欢皮	槐米	槐花
槐角	麝香	冰片	蟾酥
轻粉	红粉	狼毒	苦参
珍珠	象皮	地榆	无花果

第十八节 治疗毒蛇百虫咬伤太白中草药名录

一、太白草药

六月寒	水蜈蚣	华佗草	饿蚂蝗
薜菜	大华佗草	蓝天鹅	凤尾草
鬼见愁	角蒿	山麻杆	张口草

叶上花	五匹风	天南星	盘龙箭
雪见草	震天雷	路边草	九牛七
苎麻根	铁牛七	见肿消	罗汉七
辰砂草	小人血七	大对经草	降龙草
蛇倒退	牛皮洞	一碗水	石仙桃
水红袍	臭牡丹	蝎子花	蓒草
一枝蒿	一支箭	朱砂七	灯台七

二、中药

土茯苓	芒硝	苦参	天葵
虎杖	黄柏	半枝莲	黄芩
蛇舌草	黄连	冰片	牛黄
麝香	蟾酥	壁虎	全蝎
蜈蚣	大黄	樟脑	雄黄
硫黄	银花	蒲公英	八角莲

第二章

太白中草药现代药理学归类简介

本章内容用现代中药药理学新成果来分类药物,提示重视药理学理论的学习,正确掌握四气五味、性味归经、功效主治、注意事项等中草药的性能,防止药物不良反应的发生,杜绝医源性药源性疾病的出现。对民间中草药的传统惯性,要在药理学指导下正确应用,尊重科学,取其精华去其糟粕。有了中药药理学的指导,就给我们指明了太白中草药究竟有哪些药理学作用? 有了指路明灯,教会我们少走弯路,按章法按规律办事。

一、对风湿病有作用的中草药药理学归类

(1)镇痛:菖蒲、马钱子、天南星、天竺黄、天仙子、天麻、五加皮、五味子、五倍子、木贼、石蒜、火麻仁、丹参、北豆根、白芍、白屈菜、百部、牛黄、牛膝、升麻,冰片、瓦楞子、黄芪、全蝎、苍耳子、金钱白花蛇、牡丹皮、北沙参、桔梗、马鞭草、赤芍、冬凌草、苦豆子、苦参、人地金牛、栀子、胖大海、独活、苦杏仁、珠子参、灵芝、樟脑、闹洋花、蜈蚣、臭梧桐、桑白皮、洋金花、延胡索、没药、乳香、柴胡、薤白、青木香、贯叶连翘、虎杖、羚羊角、苏合香、菊三七、虻虫、降香、蝉蜕、重楼、绞股蓝、野菊花、威灵仙、秦艽、徐长卿、鹿茸、络石藤、墨旱莲、罂粟壳、藁本、露蜂房、麝香。

(2)免疫抑制:人参芦、小叶莲、山茱萸、石决明、天花粉、白果、郁金、锦鸡儿、苦豆子、乳香、桑寄生、紫杉、北沙参、南沙参、穿心莲、熟地黄、鬼臼、积雪草、绞股蓝、胡黄连、蒲黄、豨莶草。

(3)免疫增强:人参芦、九里香、女贞子、大蒜、大黄、山茱萸、山药、川牛膝、广枣、天麻、五加皮、五味子、白芍、白扁豆、白首乌、银耳、赤芍、黄芪、红花、青黛、板蓝根、灵芝、刺五加、珠子参、益母草、阿胶、龙眼肉、何首乌、桑椹、麦冬、龟甲、明党参、地黄、鱼腥草、沙棘、芦笋、冬瓜子、桑枝、紫苏叶、北沙参、南沙参、积雪草、绞股蓝、夏枯草、胡黄连、斑蝥、蒲公英、鹿茸、酸枣仁、墨旱莲、蟾酥、鳖甲。

(4)抗变态反应:大枣、女贞子、木蝴蝶、牡丹皮、蛇床子、灵芝、徐长卿、黄芩。

(5)促进脾细胞白细胞介素Ⅱ产生:鸡血藤。

（6）增强淋巴细胞活性：升麻、黄芪。

（7）过敏反应：马勃、天花粉。

（8）抗过敏、抗组胺：山柰、天仙子、毛茛、白果、龙胆草、乌梅、西河柳、合欢皮、苏合香、辛夷、防己、秦艽、桃仁、猪胆汁、珍珠母、钩藤、牡荆叶、野菊花、鹅不食草、樟脑、麝香。

（9）抗炎：九里香、了哥王、三七、大青叶、大黄、山柰、山豆根、山茱萸、川楝子、广枣、女贞子、马鞭草、五倍子、五灵脂、五加皮、北豆根、水牛角、白前、天麻、牛膝、牛黄、竹节参、冰片、木芙蓉叶、石蒜、乳香、没药、穿山甲、虻虫、入地金牛、苦豆子、旋覆花、苦木、密蒙花、苏木、栀子、银耳、海蛤壳、忍冬藤、地黄、唐松草、木蝴蝶、苍耳子、白附子、连翘、金银花、紫草、牡丹皮、红芪、野菊花、鱼腥草、夏枯草、射干、秦艽、锦鸡儿、独活、苦杏仁、臭梧桐、鹿茸、徐长卿、肉豆蔻、斑蝥、硫黄、冬凌草、血竭、辛夷、枇杷叶、白芍、鸡血藤、岩白菜、月见草子、白屈菜、龙胆草、苦参、芒硝、郁李仁、娑罗子、升麻、柴胡、青木香、莪术、菊三七、姜黄、槐花、地榆、黄芩、虎杖、丹参、桔梗、桃仁、藁本、红花、血余炭、蒲黄、蜈蚣、豨莶草、露蜂房、蟾酥、麝香。

（10）抑制结缔组织增生：鳖甲。

（11）防止糖皮质激素副作用：绞股蓝。

（12）作用于风湿性关节炎的药物：丁香、八角枫、马钱子、白芷、地黄、寻骨风、蕲蛇、穿山龙。

（13）作用于痛风的药物：络石藤、山慈姑、金钱草。

（14）作用于类风湿关节炎的药物：地黄、昆明海棠、洋金花、细辛、祖师麻、附子、寻骨风、雷公藤、蕲蛇、豨莶草。

（15）作用于系统性硬皮病的药物：川芎、丹参。

（16）作用于强直性脊柱炎的药物：雷公藤。

二、对肺病有作用的中草药药理学归类

（1）呼吸抑制：秋水仙、蓖麻子。

（2）呼吸兴奋：土牛膝、牛膝、辛夷、入地金牛、络石藤、款冬花。

（3）解热：大青叶、山豆根、水菖蒲、升麻、牛黄、石膏、石蒜、白芍、地龙、北沙参、西河柳、牡丹皮、苦木、苦参、苦豆子、金银花、知母、赤芍、穿心莲、玄参、没药、连翘、秋水仙、浮萍、柴胡、桔梗、荠菜、紫草、紫苏叶、野菊花、栀子、蝉蜕、淡竹叶、射干、徐长卿、铃羊角、酸枣仁、黄芩、藁本、露蜂房。

（4）镇咳：马钱子、马鞭草、马兜铃、川贝母、五味子、水菖蒲、牛黄、木槿皮、白前、白屈菜、百部、石菖蒲、西河柳、半夏、北豆根、竹沥、华山参、艾叶、虎杖、黄柏、灵芝、猪胆汁、鱼腥草、刺五加、杜荆子、苦杏仁、棉花根、含羞草、桔梗、桃仁、柴胡、侧柏叶、茜草、苍耳子、鹅不食草、旋覆花、桦木皮、闹羊花、忍冬藤、明党参、穿心莲、罂粟壳、鼠曲草、紫苏叶、紫杜鹃、泡桐果、

紫菀、枇杷叶、款冬花、暴马子、矮地茶、檀香、蟾酥。

（5）中枢兴奋：马钱子、半边莲、金银花、松节油、忍冬藤、紫杜鹃、紫石英、夏天无、樟脑、麝香。

（6）中枢抑制：五加皮、山豆根、丹参、甘松、百部、半边莲、苏木、问荆、黄连、青黛、郁金、浙贝母、洋金花、桑白皮、松节油、麝香。

（7）扩张支气管平滑肌：川贝母、山豆根、水菖蒲、白屈菜、白前、白果叶、石菖蒲、百部、艾叶、虎杖、锦鸡儿、灵芝、华山参、猪胆汁、旋覆花、苦参、香茅、桦木皮、地龙、明党参、忍冬藤、侧柏叶、蛇床子、鱼腥草、泡桐果、防己、苦杏仁、枇杷叶、牡荆子、胡颓子、矮地茶、斑蝥、款冬花、薸菜、鹅不食草、藁本、暴马子。

（8）祛痰：川贝母、广枣、马钱子、天南星、白前、白果、白屈菜、半夏、牛黄、石蒜、百部、艾叶、苏合香、灵芝、刺五加、棉花根、水菖蒲、远志、牡荆子、华山参、含羞草、南沙参、桔梗、皂荚、猪牙皂、葱白、牡荆叶、旋覆花、苦参、桦木皮、前胡、栝楼、五味子、竹沥、明党参、忍冬藤、硫黄、松节油、蛇床子、半枝莲、紫杜鹃、北豆根、泡桐果、紫菀、款冬花、枇杷叶、侧柏叶、黄柏、矮地茶、鹅不食草、暴马子、薸菜。

（9）流行性感冒：大青叶、广藿香、马鞭草、灯芯草、苍术、板蓝根、茵陈、贯众、鸭跖草、葱白、藁本、九香虫、了哥王根、大枣、川贝母、毛茛、白屈菜、白毛夏枯草、半边莲、艾叶、生姜、冬虫夏草、地龙、百部、农吉利、冰片、延胡索、华山参、芫花、白芥子、虎杖、花生衣、罗布麻、牡荆叶、青蒿、泡桐果、苦参、苦杏仁、松萝、松香、牡荆子、枇杷叶、陈皮、刺五加、泽漆、茜草、荔枝草、威灵仙、吡石、重楼、臭梧桐、独活、洋金花、秦皮、牡荆子、枇杷叶、莪术、桔梗、射干、徐长卿、党参、狼毒、商陆、猪胆汁、淫羊藿、椒目、棉花根、硫黄、暴马子、蛤蚧、紫苏、紫杜鹃、紫河车、雄黄、锦鸡儿、矮地茶、寄生、蟾皮、麝香。

（10）抗矽肺：三颗针、防己。

（11）光敏反应：天竺黄。

（12）放射增强作用：牡蛎。

（13）麻疹：牛膝、胡荽。

（14）水痘：牡蛎、青黛、滑石。

三、对脾胃病有作用的中草药药理学归类

（1）兴奋胃肠平滑肌：三棱、大黄、小叶莲、山药、白术、石蒜、石膏、全蝎、西红花、农吉利、秋水仙、番泻叶、羚羊角、柴胡、蒲黄、蜂蜜、鹿茸。

（2）抑制胃肠平滑肌：八角莲、土牛膝、干漆、大青叶、小蓟、川贝母、山药、山柰、广枣、水菖蒲、北豆根、半枝莲、乌梅、石膏、石菖蒲、白术、白芍、白果叶、升麻、甘松、茜草、鱼腥草、诃子、赤芍、忍冬藤、独活、入地金牛、华山参、罗汉果、卷柏、美人蕉、灵芝、花生衣、紫杜鹃、徐长

卿、虻虫、禹余粮、麦冬、牡蛎、秋水仙、密蒙花、夏天无、藁本、蜂蜜、蒺藜、檀香。

（3）抑制胃酸分泌：瓦楞子、牡丹皮、乌贼骨。

（4）抗幽门螺杆菌：蒲公英。

（5）催吐：大风子、白附子、石蒜、半夏、瓜蒂、半边莲、青木香、胆矾。

（6）泻下：了哥王根、大黄、小叶莲、羊蹄、栝楼、郁李仁、芦荟、金边龙舌兰、芒硝、亚麻子、胖大海、轻粉、硫黄、何首乌、苦杏仁、番泻叶、黑芝麻、桃仁、蜂蜜、蓖麻子。

（7）久泻：罂粟壳。

（8）止泻：黄连、薤白。

（9）促进消化：马钱子、乌梅、石菖蒲、肉豆蔻、紫苏叶。

（10）抗溃疡：五味子、半夏、白芍、白术、牡丹皮、北豆根、栝楼、桔梗、银耳、乳香、延胡索、柴胡、卷柏、地龙、绞股蓝、苦参、牡蛎、珍珠母、金银花、洋金花、黄连、积雪草、海藻、海螵蛸、蒲公英、鹿茸、麝香。

（11）抗自由基：大蒜、女贞子、白首乌、五灵脂、明党参。

（12）钙通道阻滞剂：苍耳子、鹅不食草。

（13）收敛：五倍子、木贼、羊蹄、瓦楞子、松花粉、贯叶、连翘、没药、辛夷、密陀僧、炉甘石、藕节。

（14）抑制 Na、K – ATP 酶：知母、桑椹。

（15）呃逆：丁香、山楂、肉桂、防风、赤小豆、皂荚、吴茱萸、韭菜子、威灵仙、蜂蜜。

（16）重症呕吐：生姜。

（17）胃痛：毛茛、胡椒、甜杏仁、藁本。

（18）腹痛：葱白、藁本。

（19）幽门螺杆菌感染：槟榔。

（20）急性胃炎：干姜、车前子、金果榄、砂仁、黄芩、黄连、猪胆汁。

（21）慢性胃炎：车前子、甘草、白芷、白芍、白矾、延胡索、鸡内金、沉香、砂仁、枸杞子、绞股蓝、滑石、蒲公英。

（22）胃下垂：升麻、艾叶、白术、附子。

（23）胃扭转：厚朴。

（24）消化性溃疡：儿茶、大枣、小茴香、车前子、瓦楞子、龙骨、四季青、白芷、白及、白矾、白鲜皮、白头翁、地龙、血余炭、红花、牡蛎、沉香、肿节风、枳实、砂仁、莪术、黄芪、蒲公英、椿皮、蜂蜜。

（25）上消化道出血：三七、大黄、五倍子、白及、地榆、血竭、当归、羊蹄、赤石脂、苎麻根、花蕊石、虎杖、侧柏叶、金荞麦、海螵蛸、蒲黄、紫珠、番泻叶、椿皮、矮地茶、藕节。

（26）吸收不良综合征：肉桂、肉豆蔻。

（27）急性肠炎：山楂、徐长卿。

（28）滴虫性肠炎：马齿苋。

（29）霉菌性肠炎：儿茶。

（30）溃疡性结肠炎：儿茶、艾叶、煅石膏、白及、白矾、地榆、赤石脂、苍术、阿胶、青黛、珍珠、荷叶、桂枝、海螵蛸、黄连、蒲黄、槐花、五倍子。

（31）慢性结肠炎：马齿苋、天仙子、乌梅、石榴皮、白头翁、羊蹄、赤石脂、穿心莲、萹草、蒲公英。

（32）放射性肠炎：五倍子。

（33）便秘：白芍、玄参、决明子、当归、芦根、昆布、莱菔子、猪胆汁、番泻叶、蒲公英。

（34）慢性腹泻：丁香、肉豆蔻、草果、茜草、蜂蜡。

（35）清洁肠道：番泻叶。

（36）十二指肠炎：白矾。

（37）胆道蛔虫病：大血藤、巴豆霜、乌梅、花椒、茵陈、金钱草、萹蓄、雄黄、槟榔。

（38）急性肠梗阻：大黄、巴豆霜、甘遂、木香、当归、沉香、皂荚、皂角刺、枳实、厚朴、猪胆汁、莱菔子、葛根、番泻叶。

（39）蛔虫性肠梗阻：乌梅、花椒、苦楝皮、葱白、蜂蜜。

（40）嵌闭性小肠疝：小茴香。

（41）胃十二指肠溃疡急性穿孔：甘遂、海螵蛸。

（42）抗绦虫：石榴皮、皂荚。

（43）抗疟原虫：木贼、天胡荽、砒石、常山、柴胡、青蒿。

（44）抗阿米巴原虫：大黄、白矾、鸡冠花、蛇床子、苦参。

（45）胃大部切除后吻合口出血：白及。

（46）腹胀：延胡索、厚朴、葛根。

四、对妇科病有作用的中草药药理学归类

（1）兴奋子宫：八角莲、九里香、大青叶、大蓟、马鞭草、川贝母、王不留行、牛黄、牛膝、石膏、片姜黄、艾叶、地龙、全蝎、羊角拗、郁金、断血流、荠菜、茜草、黄药子、桃仁、枸骨叶、胡黄连、柴胡、远志、虻虫、龟甲、辛夷、西红花、黑芝麻、益母草、急性子、金银花、蜂蜜、蒲黄。

（2）抑制子宫：川贝母、白芍、石膏、灵芝、牡丹皮、啤酒花、凌霄花。

（3）促进乳汁分泌：马鞭草、王不留行。

（4）增强催乳素分泌：牛黄。

（5）避孕：枸骨叶。

（6）雌激素样作用：五加皮、丹参、啤酒花、牡荆子、刺五加、鹿茸、蜂蜜、覆盆子。

（7）黄体生成素及卵泡激素：刀豆。

（8）抗滴虫：大黄、白矾、鸡冠花、蛇床子、苦参。

（9）功能失调性子宫出血：川芎、川牛膝、白头翁、地榆、芒麻根、羊蹄、鸡冠花、党参、莱菔子、重楼、地黄、棉花根、雷公藤。

（10）闭经：山楂。

（11）痛经：山楂、白芍、白芥子、金荞麦、斑蝥。

（12）阴道炎：大蒜、大黄、马齿苋、马鞭草、广藿香、无患子、木芙蓉叶、仙鹤草、百部、冰片、花椒、苦楝皮、补骨脂、鸦胆子、蛇床子、远志、苦参、按叶、决明子、海蛤壳、硼砂、莪术、虎杖、紫花地丁、紫草、紫珠、荔枝草。

（13）子宫颈糜烂：大黄、山豆根、马钱子、五倍子、白矾、虎杖、鱼腥草、荔枝草、莪术。

（14）盆腔炎：大黄、白花蛇舌草、野菊花。

（15）流产：阿胶。

（16）妊娠剧吐：山药、生姜、半夏、枸杞子、黄芩。

（17）重症妊娠反应：乌梅。

（18）妊娠水肿：茯苓。

（19）妊娠高血压综合征：地龙、钩藤、豨莶草。

（20）胎位不正：川芎、车前子、生姜、当归、桑寄生。

（21）扩宫引产：牛膝。

（22）中期妊娠引产：甘遂、芫花、威灵仙。

（23）产褥感染：黄柏。

（24）子宫复位不全：小蓟、五灵脂。

（25）产后大出血：人参、荆芥炭。

（26）产后瘀滞腹痛：山楂、泽兰。

（27）妇产科出血性疾病：马齿苋、益母草、补骨脂、紫苏。

（28）子宫肌瘤：川贝母、棉花根。

（29）子宫脱垂：三白草根、升麻、白矾、金樱子、枳壳、牡蛎、茺蔚子。

（30）子宫内膜异位症：棉花根。

（31）外阴瘙痒：艾叶、花椒、苦杏仁、蒲公英。

（32）外阴白斑：马钱子、补骨脂。

（33）外阴溃疡：儿茶。

（34）白带增多：白毛藤、墓头回。

（35）回乳：芒硝、麦芽、建曲、番泻叶、蒲公英。

（36）缺乳：赤小豆、紫河车、露蜂房、穿山甲、王不留行。

(37)乳头皲裂:丁香、川贝母、花蕊石、炉甘石、黑芝麻、寒水石。

(38)不孕症:生姜、菟丝子。

五、对高血压病有作用的中草药药理学归类

(1)扩张血管:白芍、前胡、美人蕉、珠子参、穿山甲、桃仁、凌霄花、缬草。

(2)降低血压:三颗针、三七、山豆根、川芎、川贝母、广枣、木贼、丹参、水牛角、苦木、火麻仁、天竺黄、天麻、无患子、龙胆草、白芍、白屈菜、石蒜、水菖蒲、牛黄、半边莲、花生衣、月见草子、瓜蒂、牡荆子、常山、玄参、徐长卿、闹羊花、长春花、农吉利、红花、积雪草、缬草、羚羊角、臭梧桐、北豆根、海蜇、威灵仙、远志、防己、独活、黄芩、黄芪、莲子心、胖大海、昆布、黄连、决明子、浙贝母、麻黄根、海藻、野菊花、黄柏、连翘、芹菜、苦参、青葙子、钩藤、牡丹皮、牡荆叶、罗布麻、蜈蚣、忍冬藤、夏枯草、问荆、唐松草、牛膝、入地金牛、辛夷、桦木皮、景天三七、夏天无、茺蔚子、鸡血藤、西红花、梧桐子、虎杖、断血流、侧柏叶、槐角、荠菜、柴胡、青木香、甘松、延胡索、薤白、藁本、酸枣仁、蒺藜、蓖麻子、熟地黄、大蓟、白果、牡蛎、络石藤、桑白皮、豨莶草、珍珠、美人蕉、秦艽、锦鸡儿、刺五加、露蜂房。

(3)升高血压:怀牛膝、小蓟、北豆根、浮萍、贯叶连翘、含羞草、款冬花。

(4)降血脂:土鳖虫、大蒜、大黄、山豆根、川牛膝、女贞子、水蛭、水飞蓟、水牛角、木蝴蝶、木贼、无患子、白果叶、白首乌、亚麻子、火麻仁、牛黄、没药、延胡索、姜黄、娑罗子、虎杖、丹参、红花、苦豆子、决明子、罗布麻、何首乌、西洋参、绞股蓝、向日葵子、枫香脂、徐长卿、黄芩、金银花、余甘子、鸡血藤、紫苏子、黄连、明党参、黑芝麻、问荆、银耳、昆布、海藻、拳参、夜交藤、沙棘、芦笋、乳香、月见草子、香薷、槐角、蒲黄、酸枣仁。

(5)高脂蛋白血症:三七、大蒜、大黄、女贞子、山楂、丹参、天南星、玉竹、水蛭、余甘子、芹菜、虎杖、姜黄、郁金、没药、柴胡、决明子、党参、麦芽、刺五加、绞股蓝、泽泻、茵陈、僵蚕、葛根、萆薢。

(6)抗甲状腺功能减退:昆布。

(7)抑制甲状腺功能:龟甲。

(8)抗甲状腺功能亢进:昆布、黄药子。

(9)垂体功能减退症(席汉综合征):甘草。

(10)单纯性肥胖:白芥子、枸杞子。

(11)用于低血压的药物:五味子、甘草、肉桂、党参、茯苓、黄精。

六、对心脏病有作用的中草药药理学归类

(1)减慢心率:广枣、水牛角、丹参、玄参、浙贝母、积雪草、秦艽。

(2)加快心率:附块、人参。

（3）抗休克：三七、山茱萸、艾叶、麦冬、阿胶、蟾酥。

（4）抗心律失常：人参芦、三七、三颗针、山豆根、广枣、天仙子、水芹、水菖蒲、牛黄、红花、地龙、北豆根、半夏、羊角拗、延胡索、甘松、柿蒂、苦豆子、夏天无、唐松草、前胡、钩藤、牡丹皮、栝楼、黄柏、莲子心、苦参、黄连、洋金花、西洋参、徐长卿、蛇床子、沙棘、牡蛎、闹羊花、酸枣仁、鹿茸、缬草。

（5）抗心肌缺血：了哥王、三七、三颗针、川芎、水飞蓟、五灵脂、丹参、白茅根、石菖蒲、红花、冰片、苦参、牡丹皮、玄参、甘松、刘寄奴、赤芍、瓜蒌、防己、盐肤木、何首乌、益母草、徐长卿、穿心莲、绞股蓝、灵芝、苏合香、黄连、刺五加、麦冬、玫瑰花、郁金、墨旱莲、酸枣仁、野菊花、蒲黄、蒺藜、蟾酥、麝香。

（6）抗动脉粥样硬化：牛黄、赤芍、牡丹皮、何首乌、鸡血藤、昆布、绞股蓝、啤酒花、徐长卿、蒲黄、薤白、蒺藜。

（7）增加脑血流量：川芎、水飞蓟、白果叶、珠子参。

（8）增加毛细血管通透性：蜈蚣。

（9）降低毛细血管通透性：水牛角、白茅花、白茅根、蝉蜕。

（10）改变血液流变性：广枣、水飞蓟、水蛭、地龙、半边莲、降香。

（11）神经肌肉阻断：川楝子。

（12）兴奋骨骼肌：仙鹤草。

（13）改善微循环：栝楼、泽兰、松节油。

（14）强心、增强心肌收缩力：八角莲、川芎、土牛膝、水牛角、地黄、五味子、半边莲、入地金牛、红花、羊角拗、忍冬藤、全蝎、诃子、浮萍、苦参、麦冬、灵芝、牛黄、夹竹桃、何首乌、蜈蚣、南沙参、枸骨叶、罗布麻、黄柏、黄芪、夏枯草、槐角、鹿茸、蟾酥、露蜂房、樟脑、麝香。

（15）慢性肺源性心脏病：卫矛、水蛭、丹参、泽兰。

（16）病毒性心肌炎：半夏、淫羊藿。

（17）心悸：太子参、南沙参、苦参。

（18）充血性心力衰竭：人参、万年青、车前子、罗布麻、茯苓、葶苈子、蟾酥。

（19）心律失常：人参、甘草、石菖蒲、半夏、红花、苦参、延胡索、茵陈、郁金、泽泻、黄连、蟾酥。

（20）窦房结综合征：人参、补骨脂、鹿茸。

（21）冠状动脉粥样硬化性心脏病：三七、山楂、天南星、水蛭、丹参、半夏、栝楼、麦冬、赤芍、穿山龙、淫羊藿、栀子、菊花、降香、桃仁、娑罗子、蒲黄、墨旱莲。

（22）心绞痛：川芎、王不留行、丹参、刘寄奴、虻虫、防己、桑寄生、葛根、穿山龙。

七、对肝胆病有作用的中草药药理学归类

（1）抑制单胺氧化酶：山奈。

（2）抑制胆汁分泌：石膏、鹅不食草。

（3）抑制胰蛋白酶：冬瓜子、栀子。

（4）保肝利胆：三七、儿茶、大黄、大蒜、土鳖虫、小蓟、川楝子、川牛膝、广枣、女贞子、五倍子、五味子、水芹、水牛角、水飞蓟、牛黄、牛膝、木蝴蝶、木瓜、丹参、白术、白芍、石决明、地龙、地黄、胡黄连、连钱草、柴胡、贯叶连翘、羊蹄、玫瑰花、艾叶、美人蕉、半边莲、穿心莲、威灵仙、胆矾、姜黄、龙胆草、栀子、诃子、芦荟、连钱草、秋水仙、升麻、莪术、洋金花、黄芩、珍珠母、旋覆花、问荆、决明子、赤芍、金银花、垂盆草、沙棘、何首乌、西河柳、北豆根、灵芝、银耳、青黛、连翘、瓜蒂、郁金、荔枝核、蒲公英、密蒙花、墨旱莲。

（5）病毒性肝炎：人参、大青叶、大黄、大枣、马鞭草、马齿苋、山楂、山豆根、小蓟、五味子、木贼、木瓜、乌梅、毛茛、丹参、凤尾草、甘草、田基黄、白茅根、白矾、白茅藤、地锦草、刘寄奴、麦芽、鸡骨草、连翘、忍冬藤、苦参、板蓝根、垂盆草、郁金、虎杖、绞股蓝、柴胡、鸭跖草、黄芪、猪胆汁。

（6）黄疸：车前子、水芹、乌桕、白花蛇舌草、瓜蒂、鱼腥草、泽漆、茵陈、栀子、鬼针草、穿心莲、美人蕉、夏枯草、溪黄草、蒲公英、豨莶草。

（7）慢性肝炎：三七、大枣、川芎、川乌、当归、草乌、茜草、桃仁、黄芪、豨莶草。

（8）肝硬化：土鳖虫、山慈姑、千金子、田基黄、半边莲、苦参、京大戟、穿山甲、葱白。

（9）抑胆碱酯酶：石蒜、柴胡。

（10）拟胆碱作用：胡荽。

八、对结石病有作用的中草药药理学归类

（1）化石、排石：茜草、金钱草、鸡内金。

（2）胆道系统感染胆石症：大黄、木香、甘遂、石榴皮、赤小豆、金钱草、虎杖、威灵仙、番泻叶。

（3）尿路结石：小茴香、车前草、白茅根、关木通、石韦、冬葵子、苎麻根、预知子、金钱草、滑石、海金沙、海金藤、威灵仙、番泻叶。

九、对糖尿病有作用的中草药药理学归类

（1）降血糖：儿茶、大蒜、山药、山茱萸、女贞子、五加皮、天花粉、天胡荽、地黄、牛膝、白术、知母、银耳、紫草、昆布、拳参、苦杏仁、桑白皮、灵芝、香茅、麦冬、苍耳子、桔梗、赤石脂、黄连、黄柏、黄药子、夏枯草、黑芝麻、蜂蜜、荔枝核、僵蚕。

（2）升血糖：玄参、淡竹叶、秦艽、槐角。

（3）治疗糖尿病的药物：山茱萸、五倍子、苎麻根、冬瓜皮、地骨皮、泽泻、荔枝核、葛根、僵蚕。

十、对泌尿系病有作用的中草药药理学归类

（1）利尿脱水：大青叶、大黄、广防己、山豆根、木蝴蝶、芒硝、连钱草、川芎、石膏、浮萍、白茅根、半边莲、罗布麻、牡丹皮、地龙、淡竹叶、黄芪、鱼腥草、金边龙舌兰、射干、桑寄生、桑白皮、羊角拗、忍冬藤、络石藤、娑罗子、蒺藜、薤白、槐花、蒲公英、檀香、露蜂房。

（2）抗利尿：怀牛膝、五加皮、西洋参、威灵仙。

（3）慢性肾功能衰竭：丹参、冬虫夏草、牡蛎、附子。

（4）急性肾功能衰竭：灯芯草。

（5）慢性肾炎：大蒜、山楂、车前草、石韦、白茅根、玉米须、西河柳、京大戟、芡实、蜈蚣、琥珀、雷公藤、黄芪。

（6）急性肾炎：石韦、四季青、连翘、灯芯草、益母草、穿心莲、昆明山海棠、蝉蜕。

（7）紫癜性肾炎：琥珀。

（8）尿路感染：马齿苋、猪胆汁、菟丝子、槐角。

（9）急性膀胱炎：香附。

（10）膀胱大出血：白矾。

（11）乳糜尿：山楂、车前草、白茅根、泽漆、射干、荠菜、海藻、桑叶、萹蓄、槟榔、糯稻根、萆薢、冬瓜子、莲子。

（12）血尿：马鞭草、琥珀。

（13）尿潴留：大黄、甘遂、生姜、白芥子、青蒿、桔梗、淡竹叶、硼砂、蝉蜕。

（14）遗尿：干姜、生姜、补骨脂。

十一、对血液病有作用的中草药药理学归类

（1）溶血：人参芦、大风子、皂荚、虻虫、壁虎。

（2）抗血小板活化因子：白果叶、款冬花。

（3）促进红细胞凝集：九里香。

（4）破坏骨髓干细胞：喜树。

（5）降白细胞：水牛角。

（6）抑制骨髓反射：苍耳子。

（7）抗凝血、抗血栓：九里香、三颗针、三七、三棱、土鳖虫、大蒜、山茱萸、川芎、川牛膝、天仙子、天竺黄、五灵脂、木贼、水蛭、水牛角、牛黄、丹参、石决明、龙骨、龙齿、北豆根、白术、白芍、白扁豆、栝楼、西红花、地龙、全蝎、决明子、红花、防己、赤芍、苏合香、牡蛎、牡丹皮、灵芝、枫香脂、昆布、明党参、泽兰、板蓝根、罗布麻、茜草、香薷、金钱白花蛇、虻虫、穿山甲、穿心莲、绞股蓝、前胡、凌霄花、豨莶草、益母草、蜈蚣、钩藤、黄连、黄柏、黄芩、紫苏叶、野菊花、鸡血

藤、虎杖、薤白、银耳、禹余粮、皂角刺、壁虎、盐肤木、海藻、磁石、桃仁、莪术、浮萍、姜黄、夏天无、熟地黄、僵蚕、蟾酥。

(8)促凝血、止血：三七、干漆、土荆皮、大黄、大蓟、马勃、小蓟、五倍子、水牛角、白矾、白及、白茅根、白茅花、白果叶、石膏、艾叶、羊蹄、辛夷、花蕊石、地榆、苏木、西洋参、血余炭、仙鹤草、侧柏叶、断血流、槐花、苎麻根、阿胶、贯叶连翘、荠菜、花生衣、梧桐子、灶心土、虎杖、桃仁、金银花、景天三七、茜草、重楼、紫草、紫珠、紫苏叶、拳参、松花粉、禹余粮、蒲黄、菊三七、棕榈炭、藕节、番泻叶、墨旱莲、露蜂房。

(9)促进造血、抗贫血：三七、女贞子、桑椹、何首乌、阿胶、银耳、黑芝麻、熟地黄、鳖甲。

(10)促进白细胞增生：九里香、三颗针、山豆根、莪术、茜草、斑蝥、虎杖、桑椹、墨旱莲。

(11)再生障碍性贫血：老鹳草、海参、紫河车。

(12)缺铁性贫血：皂矾、党参。

(13)白细胞减少症：女贞子、石韦、补骨脂、罗布麻、绞股蓝、鸡血藤、刺五加、黄精、黄芪、淫羊藿。

(14)嗜酸性粒细胞增多症：贯众。

(15)血液病：鹿茸。

(16)慢性粒细胞白血病：三尖杉、青黛。

(17)血小板减少症：绞股蓝。

(18)原发性血小板减少性紫癜：水牛角、甘草、肿风节、商陆。

(19)非血小板减少性紫癜：大枣。

(20)过敏性紫癜：甘草、白及、青黛、滑石、琥珀、紫草、雷公藤、蒲黄。

(21)淋巴细胞转化率低下：桑枝。

(22)增强记忆力：人参芦、五味子、白果叶、芹菜、远志、紫苏子、柏子仁、鹿茸。

十二、对骨伤骨病有作用的中草药药理学归类

(1)促进创伤愈合：山药、丹参、姜黄、麻油、芦荟、苏合香、地榆、鹿茸。

(2)促进骨折愈合：丹参、砒石、自然铜、海螵蛸。

(3)促进生长：西洋参、阿胶、鹿茸。

(4)促进新陈代谢：九香虫、五加皮、地龙。

(5)颞下颌关节紊乱症：三七、车前子。

(6)颞合关节紊乱症：车前子。

(7)颈椎病：三七、红花、当归、葛根。

(8)肩关节周围炎：土鳖虫、川乌、木香、山茱萸、生姜、全蝎、草乌。

(9)网球肘：丁香、斑蝥。

（10）狭窄性腱鞘炎：丁香、肉桂、红花、徐长卿。

（11）腰扭伤：大黄、川芎、川乌、生姜、冰片。

（12）慢性腰背痛：干姜、丹参、肉桂、入地金牛、丝瓜络、黄芪、鳖甲、何首乌、薏苡仁。

（13）膝关节扭挫伤：马钱子、山楂、木香、五倍子、毛茛、白芷、白蔹、石膏、半夏、冰片、入地金牛、郁金、茜草、洋金花、延胡索、栀子、桔梗、景天三七、黄柏、硼砂、鹅不食草、葛根。

（14）踝关节扭挫伤：花椒、葱白。

（15）（外伤、结节性）关节炎：丁香、祖师麻。

（16）腓肠肌痉挛：龙骨、白芍、甘草。

（17）大骨节病：石膏、芒硝、松节、菊三七。

（18）关节痛：川乌、防己、桑枝、斑蝥。

（19）急性骨髓炎：巴豆霜、鸡矢藤、黄连、款冬花、蜈蚣、蟾酥。

十三、对男科病有作用的中草药药理学归类

（1）增强肾上腺皮质功能：干漆、牡荆叶、穿心莲。

（2）雄激素样作用：蛇床子、鹿茸、僵蚕、麝香。

（3）抗雄激素作用：丹参。

（4）性强壮：蒺藜。

（5）抑制腺体分泌：天仙子、全蝎、麻黄根、蟾酥。

（6）促进腺体分泌：石膏、白芥子、葱白。

（7）抗生育：了哥王根、九里香、土荆皮、王不留行、五倍子、天花粉、片姜黄、半夏、木槿皮、姜黄、水蛭、牛膝、急性子、穿心莲、冰片、朱砂、合欢皮、白屈菜、棉花根、牡荆子、紫草、茶子心、地龙、金边龙舌兰、蛇床子、鸡冠花、威灵仙、柿蒂、鸡血藤、郁金、牡丹皮、石榴皮、徐长卿、蒲黄、莪术、豨莶草、麝香。

（8）抗衰老：人参芦、山药、银耳、乌梅、蛇床子、绞股蓝、红花、天麻、罗布麻、黄芪、龟甲、何首乌、阿胶、向日葵籽、黑芝麻、乌骨鸡、栝楼、珍珠、麦冬、蒺藜、鹿茸、松花粉。

（9）阳痿：人参、巴戟天、甘草、白芍、当归、补骨脂、海马、细辛、蛤蚧、蜈蚣、鹿茸。

（10）不射精：功劳木、酸枣仁。

（11）遗精：五倍子、泽泻、金樱子、刺猬皮、萹蓄。

（12）前列腺炎：大黄、半夏、吴茱萸、胡椒、鬼针草、琥珀、野菊花、麝香。

（13）老年性前列腺增生症（包括尿潴留）：川贝母、水蛭、肉桂、穿山甲、苦参、琥珀、党参。

（14）睾丸炎：木芙蓉叶。

（15）急性附睾炎：生姜。

（16）附睾郁积症：白花蛇舌草。

（17）鞘膜积液：小茴香、五倍子、龙骨、白矾、莲房、萹蓄、薏苡仁。

（18）阴囊湿疹：百部。

（19）少精子症：淫羊藿、蛤蚧、功劳木。

（20）免疫性不育症：枸杞子。

（21）男性节育：棉花根。

（22）抑制肾上腺皮质功能：龟甲、黑芝麻。

十四、对癌症有作用的中草药药理学归类

（1）抗肿瘤：了哥王、了哥王根、儿茶、九香虫、三七、三棱、三颗针、小叶莲、土鳖虫、土荆皮、大蒜、大枣、大黄、山豆根、川楝子、刀豆、马蔺子、五味子、五倍子、丹参、白芍、白术、白及、地榆、荠菜、羊蹄、预知子、虎杖、蝉蜕、全蝎、蜈蚣、赤芍、乌骨鸡、紫草、板蓝根、地龙、青黛、海蛤壳、红花、穿心莲、金银花、农吉利、银耳、入地金牛、天花粉、昆布、淡竹叶、海藻、牛黄、灵芝、苏木、长春花、喜树、秋水仙、紫杉、葱白、天南星、半夏、栝楼、卷柏、猪芽皂、水红花子、苍耳子、辛夷、绞股蓝、鱼腥草、半枝莲、射干、独活、挂金灯、蜂蜜、防己、刺五加、苦杏仁、鹿茸、石蒜、鬼臼、肉豆蔻、冬凌草、壁虎、斑蝥、芦荟、莪术、雄黄、毛茛、瓜蒂、海螵蛸、龙眼肉、香蕈、苦参、黄芩、远志、牡蛎、珍珠、白屈菜、马兜铃、木瓜、白首乌、缬草、北豆根、唐松草、合欢皮、棉花根、忍冬藤、诃子、地黄、枇杷叶、柴胡、青木香、菊三七、姜黄、仙鹤草、玫瑰花、茶子心、紫苏子、紫菀、芦笋、墨旱莲、蒲公英、椿皮、鳖甲、僵蚕、藤黄、蓖麻子、蟾酥。

（2）提高耐缺氧能力：三棱、广枣、女贞子、天麻、甘松、石决明、地黄、刘寄奴、红花、穿山甲、白芍、西洋参、红花、阿胶、麦冬、栝楼、牡蛎、娑罗子、延胡索、羚羊角、海藻、槐角、墨旱莲、麝香。

（3）抗氧化：三颗针、山茱萸、山药、刀豆、女贞子、牛膝、天南星、诃子、西洋参、白术、竹节参、胡荽、何首乌、地黄、月见草子、徐长卿、黄芩、珍珠母、珍珠、紫苏子、薤白、柴胡、熟地黄、槐角。

（4）细胞毒作用：木蝴蝶。

（5）消除结块：鳖甲。

（6）局部刺激：斑蝥。

（7）腐蚀作用：山奈。

（8）防腐作用：苏子、啤酒花。

（9）抗疲劳：马勃、白术、乌梅、龙眼肉、松节粉、松花粉、西洋参、阿胶、蒺藜、蜂蜜、刺五加、芦笋、天花粉。

（10）抗应激：五加皮、龙眼肉、西洋参、明党参、阿胶、刺五加、绞股蓝、黄芪。

（11）抗突变：大枣、女贞子、北沙参、向日葵子、白芍、蛇床子、苦杏仁、香蕈、墨旱莲、鹅不食草。

（12）致癌：马兜铃、水菖蒲、雄黄。

（13）致畸：水菖蒲、洋金花、雄黄。

（14）抗辐射：了哥王根、川芎、乌梅、水飞蓟、银耳、阿胶、刺五加、灵芝、柿蒂、酸枣仁、柴胡、海螵蛸、蟾酥。

（15）消化道癌：蜈蚣、麝香。

（16）食管癌：半夏、北豆根、急性子、黄药子、斑蝥、瞿麦、礞石。

（17）胃癌：儿茶、急性子、卷柏、重楼、猕猴桃根、蟾皮。

（18）大肠癌：卷柏。

（19）原发性肝癌：冬凌草、卷柏。

（20）肾癌：卷柏。

（21）膀胱癌：地榆、山豆根、仙鹤草。

（22）甲状腺癌：急性子。

（23）肺癌：卷柏、景天三七。

（24）鼻咽癌：卷柏、仙鹤草。

（25）乳腺癌：卷柏。

（26）宫颈癌：山慈菇、天南星、白矾、卷柏、椿皮、仙鹤草。

（27）皮肤癌：卷柏、砒石。

（28）恶性滋养叶细胞瘤：天花粉。

（29）恶性淋巴瘤：三尖杉。

（30）肿瘤所致胁痛：川乌、草乌。

（31）放化疗反应：白及、败酱、威灵仙、金银花。

十五、对外科病有作用的中草药药理学归类

（1）防止手术粘连：白及、秋水仙、麻油。

（2）保护细胞膜：天仙子。

（3）抗菌：儿茶、了哥王根、九香虫、大蒜、大青叶、大风子、大蓟、大黄、山茱萸、山豆根、山奈、川楝子、广防己、广枣、五灵脂、五倍子、马勃、马钱子、小蓟、女贞子、天花粉、水牛角、木芙蓉叶、木瓜、石菖蒲、白扁豆、白术、白矾、白果叶、白茅根、白果、白屈菜、白芍、白及、白附子、乌梅、芦荟、番泻叶、连钱草、余甘子、浮萍、连翘、金银花、紫花地丁、地龙、紫菀、石榴皮、诃子、姜黄、露蜂房、血竭、冬凌草、桑白皮、西河柳、皂荚、凌霄花、玄参、石决明、暴马子、莪术、猪牙皂、徐长卿、北豆根、稀莶草、地榆、贯叶连翘、铁苋菜、预知子、羊蹄、虎杖、艾叶、蒲黄、仙

鹤草、紫草、麦冬、景天三七、红花、蒲公英、野菊花、板蓝根、青黛、鱼腥草、辛夷、独活、威灵仙、百部、苦杏仁、泡桐果、蕹菜、络石藤、硫黄、没药、柴胡、甘松、知母、木贼、升麻、断血流、血余炭、侧柏叶、槐花、芒麻根、紫珠、紫苏叶、薤白、檀香、葱白、栀子、夏枯草、淡竹叶、鹅不食草、入地金牛、香茅、鸭跖草、谷精草、唐松草、旋覆花、青葙子、积雪草、桦木皮、苏木、卷柏、急性子、牡丹皮、决明子、蜈蚣、僵蚕、青木草、牡蛎、龙胆草、竹茹、半边莲、半枝莲、秦皮、射干、栝楼、前胡、拳参、重楼、赤芍、龙眼肉、含羞草、水菖蒲、岩白菜、冰片、苏合香、穿心莲、蜂蜜、忍冬藤、海藻、啤酒花、胡颓子、牡荆子、天胡荽、远志、合欢皮、夜交藤、朱砂、黄连、黄柏、苦参、紫苏子、紫杜鹃、苦木、猪胆汁、刺五加、鼠曲草、挂金灯、锦鸡儿、秦艽、棉花根、黄药子、何首乌、枇杷叶、矮地茶、黄芩、茜草、苍耳子、覆盆子、雄黄、砒石、红粉、轻粉、铅丹、炉甘石、硼砂、密陀僧、蟾酥。

（4）抗病毒：大青叶、大蒜、大蓟、刀豆、牛黄、木贼、石蒜、石榴皮、白扁豆、百部、升麻、青木香、贯叶连翘、玫瑰花、虎杖、柴胡、金银花、蒲公英、紫草、含羞草、黄连、西洋参、防己、刺五加、赤芍、牡蛎、连翘、紫花地丁、野菊花、板蓝根、鱼腥草、金樱子、斑蝥、蛇床子、松花粉、藤黄、矮地茶、胡颓子、桑寄生、苦参、辛夷、喜树、夏枯草、棉花根、海藻、黄芪、秦皮、射干、稀莶草。

（5）抗真菌：土荆皮、大黄、山奈、马兜铃、马钱子、五味子、白芍、白术、石榴皮、地黄、胡黄连、郁金、没药、升麻、谷精草、北沙参、茶子心、艾叶、连翘、辛夷、苍耳子、龙胆草、月季花、自然铜、决明子、金银花、蜈蚣、半边莲、紫花地丁、野菊花、鱼腥草、斑蝥、蛇床子、血竭、芦荟、黄连、芦笋、益母草、南沙参、射干、紫草、葱白、栀子、藁本、蒲公英、壁虎、樟脑。

（6）疖：马勃、五倍子、乌梢蛇、冰片、木芙蓉叶、鱼腥草、猪胆汁、蜈蚣。

（7）痈：冰片、蜈蚣、露蜂房。

（8）毛囊炎：五倍子、白蔹、知母、夏枯草、蒺藜、藤黄。

（9）疔疮：木芙蓉叶、石榴皮、百部、赤小豆、吴茱萸、轻粉、铅丹、菊花、绿豆、蛇床子、重楼、野菊花、僵蚕。

（10）外伤化脓：干姜、大蒜、小蓟、断血流、寒水石。

（11）急性淋巴结炎：石榴皮。

（12）急性淋巴管炎：冰片。

（13）丹毒：土茯苓、马钱子、木鳖子、地龙、冰片、芒硝、鸭跖草、野菊花。

（14）急性蜂窝组织炎：五倍子、木芙蓉叶、巴豆霜、半边莲、白葱、蒺藜。

（15）脓肿（深部）：苦杏仁、滑石。

（16）手部急性化脓性感染：山慈姑、蜈蚣。

（17）急性感染：五倍子、石榴皮、白及、红花、芒硝、泽漆、鱼腥草、蜈蚣。

（18）创伤性感染：白矾、壁虎。

（19）破溃性颈淋巴结结核：阿胶。

（20）念珠菌病：小茴香。

（21）单纯性甲状腺肿：五倍子、丝瓜络、黄药子。

（22）急性阑尾炎：大黄、大蒜、巴豆霜、乌柏、石榴皮、白花蛇舌草、朱砂、芒硝、败酱、没药、乳香、鬼针草。

（23）阑尾脓肿：三棱、白毛夏枯草、冰片、芒硝。

（24）急性胰腺炎：大黄、甘遂、番泻叶。

（25）血栓闭塞性脉管炎：丹参、松香。

（26）结节性浅静脉炎：金果榄、甘草、冰片、红花、水蛭、重楼、垂盆草。

（27）烧伤：大黄、五倍子、甘草、石榴皮、白及、地骨皮、地榆、地龙、四季青、全蝎、虎杖、刘寄奴、连钱草、龟甲、苦参、侧柏叶、绿豆、枸杞子、黄柏、莪术、炉甘石、密陀僧、紫珠、寒水石、蜈蚣、蜂蜜、蒲公英、罂粟壳。

（28）冻伤：大黄、花生衣。

（29）疮疡：白矾、白毛夏枯草、芦荟、青黛、绿豆、猪胆汁、雷公藤。

（30）各种溃疡（皮肤）：小蓟、五倍子、白鲜皮、四季青、入地金牛、蜈蚣、莪术、紫珠、紫河车、麝香。

（31）陈旧性溃疡：石膏、炉甘石、铅丹。

（32）结核性溃疡：鳖甲。

（33）下肢溃疡：马齿苋、马钱子、四季青、南瓜子、桉叶、铅丹、海螵蛸、蜂蜡。

（34）褥疮：地榆、红花、卷柏、海螵蛸、猪胆汁、白矾。

（35）慢性炎性窦道：壁虎。

（36）肌注致硬结：大蓟、冰片、红花、细辛、垂盆草、紫草。

（37）淋巴结肿大：白矾、雄黄。

（38）外伤性血肿：土鳖虫、红花、赤小豆。

（39）颅外伤及血肿：三七、水蛭。

十六、对毒蛇蚊虫蜂咬伤及其他中毒病有作用的中草药药理学归类

（1）抗蛇毒：半边莲、苦木、穿心莲、柿蒂、紫花地丁、野菊花、麝香。

（2）毒蛇咬伤：千金子、五灵脂、半边莲、佩兰、蜈蚣、黄药子、重楼、雄黄。

（3）蜂类蜇伤：垂盆草、景天三七、重楼。

（4）抗血吸虫：茶子心、栀子、雄黄。

（5）杀昆虫：川楝子、木芙蓉叶、百部、闹羊花、硫黄、黄柏、鬼臼、旋覆花。

（6）灭蚊、灭蝇：浮萍、黄柏。

（7）抗艾滋病病毒：天花粉、香薷、忍冬藤、夏枯草、蓖麻子。

（8）驱虫：山柰、贯众、连翘、乌梅、葱白、青木香。

（9）灭螺：合欢皮、砒石、柴胡、连翘、紫花地丁、板蓝根、栀子、野菊花。

（10）乙醇中毒：葛根花。

（11）农药中毒：绿豆。

（12）铅中毒：贯众、萆薢。

（13）砷中毒：防风。

（14）毒蕈中毒：防己。

（15）氯氮平所致流涎：竹沥、麦芽。

（16）链霉素毒性反应：骨碎补。

（17）嗜盐菌感染性食物中毒：仙鹤草、苦参。

（18）急性高原反应：刺五加、红景天。

（19）中暑：刘寄奴、藿香。

（20）维生素 D 缺乏病（佝偻病）：硼砂、豨莶草、苍术。

（21）过敏性疾病：卫矛。

十七、对儿科病有作用的中草药药理学归类

（1）脊髓灰质炎后遗症：鸡内金。

（2）流行性乙型脑炎：大青叶、地龙、板蓝根。

（3）流行性腮腺炎：天花粉、木芙蓉叶、车前草、白矾、半枝莲、全蝎、冰片、灯芯草、地龙、赤小豆、连钱草、虎杖、败酱、鱼腥草、侧柏叶、泽漆、威灵仙、重楼、海金沙藤、柴胡、积雪草、黄柏、绿豆、萱草根、雄黄、野菊花、萹蓄、蒲公英、藤黄。

（4）小儿病毒性肝炎：降香、佛手。

（5）婴幼儿隐孢子虫病：大蒜。

（6）厌食：皂荚。

（7）婴幼儿消化不良：儿茶、大蒜、山药、山楂、车前子、白术、苍术、胡椒、砂仁、麦芽、硫黄、神曲。

（8）小儿疳积：山药、决明子、鸡内金。

（9）小儿食积腹痛：雷丸、槟榔。

（10）小儿幽门痉挛症：牛膝。

（11）小儿肠炎：石膏、莱菔子、寒水石。

（12）婴幼儿腹泻：干姜、山药、山楂、马齿苋、木香、车前子、五倍子、乌梅、石榴皮、白芍、白术、肉桂、肉豆蔻、灯芯草、败酱、吴茱萸、鸡内金、金樱子、茯苓、神曲、络石藤、柿蒂、金银

花、麻黄、莲子、胡椒、麦芽、莱菔子、葱白、黄芩、鬼针草、葎草、蒺藜、罂粟壳。

(13)婴幼儿便秘：甘草、胖大海。

(14)小儿脱肛：五倍子。

(15)口腔炎：五倍子、地肤子、肉桂、吴茱萸、白芥子、莱菔子。

(16)小儿鹅口疮：地龙、铅丹、吴茱萸。

(17)小儿流涎：天南星、白术、肉桂、吴茱萸、茯苓。

(18)上呼吸道感染：青黛、僵蚕。

(19)小儿支气管炎：土牛膝、吴茱萸。

(20)小儿支气管哮喘：黄芪、荆芥、雷公藤。

(21)小儿咳喘：竹沥、牡荆子。

(22)小儿肺炎：人参、土牛膝、大蒜、山药、北沙参、鱼腥草。

(23)小儿夏季急性胸膜炎：滑石、黄连。

(24)小儿急性感染性中毒性心肌炎：丹参。

(25)肾病综合征：玉米须、鱼腥草、雷公藤。

(26)小儿泌尿系感染：木瓜。

(27)智能迟缓：石菖蒲、珍珠母。

(28)遗尿症：山药、益智仁、桑螵蛸、硫黄。

(29)夏季热：牛黄、麦冬、栀子、熊胆。

(30)小儿夜啼：五倍子、灯芯草、钩藤、蝉蜕。

(31)小儿虚汗：大枣、五倍子、太子参、龙骨、浮小麦。

(32)小儿海绵状血管瘤：冰片、雄黄。

(33)小儿睾丸鞘膜积液：农吉利、母丁香。

(34)小儿过敏性阴茎包皮水肿：青木香、栀子。

(35)小儿疝气：母丁香。

(36)小儿烧伤：冰片。

(37)婴幼儿湿疹：苍术、苦参、茵陈、蛇床子、滑石、硫黄。

(38)小儿带状疱疹：当归、板蓝根。

(39)婴幼儿臀部皮炎：紫草。

(40)小儿急性结膜炎：黄柏。

(41)胎儿心律失常：绞股蓝。

(42)新生儿窒息：人参。

(43)新生儿颅内出血：人参。

(44)新生儿肺出血：人参。

（45）新生儿溶血症：茵陈。

（46）新生儿黄疸：金钱草、虎杖、秦艽。

（47）新生儿硬肿症：人参、石菖蒲、附子。

（48）新生儿丹毒：牛黄。

（49）新生儿胆道阻塞：茵陈。

十八、对传染病有作用的中草药药理学归类

（1）白喉：大蒜、万年青、马鞭草、朱砂、巴豆霜、白矾、白牛膝、诃子。

（2）百日咳：大蒜、马鞭草、马齿苋、川贝母、甘草、甘遂、白及、白屈菜、百部、地龙、全蝎、芫花、何首乌、青黛、鱼腥草、京大戟、侧柏叶、珍珠母、胡椒、钩藤、黄药子、猪胆汁、羚羊角、浙贝母、款冬花、海蛤壳、蜈蚣、赭石、薄荷、礞石、蟾酥、僵蚕。

（3）伤寒、副伤寒：田基黄、白及、地榆、苍耳草、穿心莲、黄连。

（4）细菌性痢疾：土茯苓、大青叶、大黄、大蒜、山楂、马鞭草、马齿苋、天胡荽、木槿皮、木香、木瓜、车前草、凤尾草、乌梅、艾叶、石榴皮、四季青、五倍子、白蔹、白矾、生姜、仙鹤草、地榆、地锦草、老鹳草、刘寄奴、苍耳子、忍冬藤、诃子、松萝、牡荆子、青果、苦豆子、苦参、侧柏叶、鱼腥草、金荞麦、泽漆、秦皮、胡黄连、胖大海、前胡、香附、穿心莲、桦木皮、桉叶、夏枯草、铁苋菜、徐长卿、拳参、黄药子、黄芪、猪胆汁、萹草、番泻叶、蒿蓄、滑石、椿皮。

（5）肺结核：儿茶、大蒜、大蓟、五倍子、白及、白花蛇舌草、白矾、地锦草、百部、朱砂、花蕊石、白芥子、牡蛎、连翘、侧柏叶、桉叶、夏枯草、狼毒、拳参、黄连、黄精、野菊花、啤酒花、蜈蚣、矮地茶、壁虎、阿胶。

（6）麻风病：苍耳草、穿心莲。

（7）钩端螺旋体病：土茯苓、大青叶、山豆根、穿心莲。

（8）阿米巴病：大蒜、石榴皮、白头翁、荜澄茄、厚朴、椿皮。

（9）疟疾：丁香、马鞭草、甘草、地骨皮、何首乌、青蒿、臭梧桐、徐长卿、海螵蛸、常山、雄黄、滑石、豨莶草、藜芦。

（10）血吸虫：五倍子、花椒、皂荚、南瓜子、黄芪、槟榔。

（11）蛔虫病：川楝子、南瓜子、使君子、牵牛子、紫苏子、椿皮、槟榔、鹧鸪菜、苦楝皮。

（12）蛲虫病：百部、冰片、花椒、吴茱萸、苦杏仁、苦参、枇杷叶、牵牛子、黄精、葱白、硫黄、雄黄、雷丸、槟榔。

（13）姜片虫病：牵牛子、槟榔。

（14）绦虫病：山楂、南瓜子、雷丸、榧子、槟榔。

（15）脑囊虫病：槟榔。

（16）钩虫病：马齿苋、乌梅、白矾、苦楝皮、桉叶、雷丸、榧子、鹤虱、槟榔。

（17）丝虫病：马鞭草、干漆、地龙、刘寄奴、苍术、青蒿、威灵仙、桑枝、糯稻根、榧子。

（18）毛囊虫病：白矾、蜂蜡。

（19）肠滴虫病：苦参、雷丸。

（20）肠道鞭毛虫病：槟榔。

（21）梅毒：土茯苓。

（22）尖锐湿疣：八角莲、木贼。

十九、对乳腺病有作用的中草药药理学归类

（1）急性乳腺炎：大蒜、大蓟、大血藤、马齿苋、川楝子、巴豆霜、甘草、地肤子、冰片、半夏、全蝎、玄明粉、陈皮、芒硝、皂荚、远志、丝瓜络、皂角刺、蜈蚣、桦木皮、砂仁、核桃仁、急性子、寻骨风、郁金、葱白、海金沙藤、鹿角、槐花、蒲公英、橘核、橘叶、薄荷、露蜂房、蒺藜、僵蚕、蟾皮、丹参。

（2）乳腺增生症：天冬、巴豆霜、全蝎、栝楼、老颧草、麦芽、商陆。

（3）男子乳房异常发育：天仙子、桃仁、橘叶。

（4）乳房纤维腺瘤：天冬、远志。

（5）乳腺结核：蜈蚣。

二十、对神经和精神系统疾病有作用的中草药药理学归类

（1）眶上神经痛：白芷。

（2）三叉神经痛：川芎、白芷、白芍、寻骨风。

（3）面神经炎：朱砂、防风、皂荚、蜈蚣、斑蝥、牛蒡子。

（4）周围性面瘫：马钱子、火麻仁、巴豆霜、牛蒡子、朱砂、白芥子、防风、桂枝、蜈蚣、血竭、斑蝥、麝香、艾叶。

（5）坐骨神经痛：川乌、毛茛、全蝎、皂角刺、鸡血藤、蜈蚣、硫黄、蕲蛇。

（6）癫痫：天南星、石菖蒲、白矾、地龙、朱砂、全蝎、吴茱萸、胡椒、荜拨、芫花、乌梢蛇、硼砂、牵牛子、神曲、磁石、蜈蚣、狼毒。

（7）脑梗死：山楂、徐长卿。

（8）脑出血：丹参。

（9）脑血管意外：水蛭、地龙、红花。

（10）脑血管意外后遗症：白薇、瓜蒂、伸筋草、豨莶草。

（11）外伤性瘫痪、失语：蛤蚧、蕲蛇。

（12）轻微脑功能障碍综合征：远志。

（13）重症肌无力：马钱子。

（14）头痛:芫花、菊花。

（15）偏头痛:牛蒡子、全蝎、紫河车、钩藤。

（16）神经痛:细辛。

（17）顽固性疼痛:雷公藤。

（18）糖尿病性多发性神经炎:丹参、鸡血藤。

（19）精神分裂症:水牛角、地龙、何首乌、芫花、郁金、夜交藤、茯苓、磁石、藜芦。

（20）躁狂抑郁症:白矾、苦参、藜芦。

（21）神经官能症:芫花、菊花。

（22）神经衰弱:五加皮、五味子、石菖蒲、百合、刺五加、淫羊藿、徐长卿。

（23）癔症:芫花、磁石。

（24）失眠:丹参、酸枣仁、僵蚕、夜交藤。

（25）眩晕:白薇、地龙、冰片、雄黄。

（26）催眠:了哥王、三七、水菖蒲、艾叶、石蒜、龙骨、龙齿、地黄、合欢花、红花、朱砂、珠子参、牡荆子、延胡索、侧柏叶、荠菜、虎杖、入地金牛、苏木、灵芝、苦豆子、降香、牡丹皮、秋水仙、菊三七、鱼腥草、牡荆叶、夜交藤、赤芍、绞股蓝、蛇床子、盐肤木、缬草、酸枣仁、壁虎。

（27）安定:三七、菊三七。

（28）抗癫痫:硼砂。

（29）镇吐:半夏、地榆、连翘、灶心土。

二十一、对眼科病有作用的中草药药理学归类

（1）睑腺炎:全蝎、淡竹叶、金银花、姜黄、鸭跖草、黄芩、樟脑。

（2）溢泪:苍术、菊花。

（3）泪道疾患:全蝎。

（4）结膜炎:桑叶、穿心莲。

（5）春季卡他性结膜炎:天胡荽、车前子、龙胆草、水蛭、板蓝根、熊胆。

（6）干燥性角结膜炎:苍术。

（7）沙眼:大蒜、猪胆汁。

（8）角膜炎:石决明、桑叶、柴胡、决明子。

（9）浅层点状角膜病变:丹参。

（10）单纯疱疹病毒性角膜炎:老鹳草。

（11）角膜溃疡:玄明粉、蜂蜜。

（12）角膜混浊:蒲公英。

（13）角膜白斑:珍珠母。

（14）慢性虹膜睫状体炎：羚羊角。

（15）原发性闭角性型青光眼：丁香、丹参、芦荟、牵牛子、磁石。

（16）中心性浆液性脉络膜视网膜病变：益母草。

（17）视网膜震荡：昆布。

（18）眼外伤前方出血：三七。

（19）玻璃体混浊：昆布。

（20）外伤性玻璃体积血：三七。

（21）近视眼：红花、白芥子、夏天无、黄精。

（22）眼色素膜炎：柴胡。

（23）夜盲症：苍术、豨莶草。

（24）扩瞳：天仙子、洋金花、青葙子。

（25）升高眼压：天仙子。

（26）降低眼压：女贞子、石蒜、青葙子。

（27）抑制腺体分泌：天仙子、全蝎、麻黄根、蟾酥。

（28）促进腺体分泌：石膏、白芥子、葱白。

二十二、对皮肤病有作用的中草药药理学归类

（1）单纯疱疹：鱼腥草。

（2）带状疱疹：赤小豆、马齿苋、马钱子、王不留行、升麻、地龙、白矾、半边莲、龙胆草、海金沙、海金沙藤、虎杖、伸筋草、蜈蚣、雄黄、雷公藤。

（3）张力性疱疹：紫草。

（4）传染性软疣：大青叶、五倍子、冰片、骨碎补、薏苡仁。

（5）痣：血余炭、海螵蛸。

（6）疣：八角莲、三七、木贼、大蒜、大青叶、千金子、马齿苋、乌梅、艾叶、白屈菜、半夏、地肤子、红花、花椒、补骨脂、板蓝根、鸡内金、香附、柴胡、紫苏、急性子、海螵蛸、斑蝥、蒲公英、藜芦、薏苡仁。

（7）掌跖脓疱病：昆明山海棠。

（8）脓皮病：鱼腥草。

（9）黄水疮：吴茱萸、松香、莲房。

（10）渗液性皮肤病：赤小豆、蛇床子。

（11）手足癣：马钱子、百部、甘草、苦豆子、黄柏、黄精。

（12）手癣：苦豆子、青蒿、鸦胆子。

（13）脚癣：木瓜、苦豆子、青蒿、鸦胆子、葛根。

（14）头癣：大蒜、木瓜、甘草、白矾、芫花、何首乌、苦豆子、青蒿、铅丹、轻粉、鸦胆子、葛根。

（15）体癣：竹沥、青蒿。

（16）汗斑：砒石、海螵蛸、密陀僧、硫黄。

（17）面部蠕形螨病：百部。

（18）脸部隐翅虫皮炎：黄柏。

（19）酒渣鼻：大黄、石膏、百部、轻粉、硫黄、海蛤壳。

（20）冻疮：马勃、山楂、甘草、生姜、肉桂、陈皮、芫花、胡椒、黄柏、雄黄、花椒、辣椒、茄根。

（21）接触性皮炎：乌桕、甘草。

（22）湿疹：五倍子、地肤子、地榆、吴茱萸、蛇床子、穿心莲、铅丹、鸡屎藤、核桃仁、黄柏、黄连、蒲黄、诃子。

（23）荨麻疹：卫矛、大蓟、大风子、马齿苋、乌梢蛇、地肤子、全蝎、苦参、茵陈、蚕沙、麻黄、葱白、蝉蜕、薄荷、徐长卿。

（24）红斑性狼疮：大血藤、地黄、鸡血藤、昆明山海棠花、青蒿、锦鸡儿、黄芪、雷公藤。

（25）多形红斑：甘遂、柴胡、黄连。

（26）银屑病：大黄、大枣、马钱子、丹参、白芷、农吉利、轻粉、砒石、青黛、枸杞子、狼毒、商陆、松香、昆明山海棠、胡椒、黄药子、槐花、雷公藤。

（27）神经性皮炎：马钱子、山楂、冰片、皂荚、穿心莲、鸡矢藤、轻粉、苦参、密陀僧、雄黄、斑蝥、徐长卿。

（28）脂溢性皮炎：大黄、山柰、侧柏叶、甘松。

（29）湿疹样皮炎：地榆。

（30）水田皮炎：艾叶、松节、密陀僧、射干。

（31）玫瑰糠疹：甘草、紫草、雷公藤。

（32）结节性红斑：昆明山海棠。

（33）斑秃：半夏、何首乌、当归、侧柏叶、柏子仁、茯苓、硫黄、卷柏。

（34）神经性脱发：补骨脂、墨旱莲。

（35）白发：何首乌、熟地黄。

（36）黄褐斑：刺五加。

（37）白癜风：马齿苋、乌梅、白芷、补骨脂、蒺藜。

（38）皮肤划痕：乌梅、地骨皮。

（39）腋臭：丁香、石膏、白矾、红粉、轻粉。

（40）汗脚症：白矾、葛根。

（41）瘢痕疙瘩：三七、金钱草。

（42）胼胝：地骨皮、红花。

（43）鸡眼：大蒜、地骨皮、半夏、红花、花椒、硇砂、蜈蚣、葱白。

（44）手足皲裂：甘草、栝楼。

（45）手脱皮：玄参。

（46）皮肤瘙痒：甘草、鸡屎藤、蛇床子、葱白、蒺藜、蝉蜕、熟地黄。

（47）肛门瘙痒症：槟榔。

二十三、对耳鼻喉科病症有作用的中草药药理学归类

（1）外耳道炎：蟾酥。

（2）耳疖：黄姜、虎杖。

（3）耳膜穿孔：大蒜。

（4）外伤性鼓膜穿孔：沙棘。

（5）中耳炎：苦参。

（6）急性非化脓性中耳炎：白矾、白术、冰片、地龙、全蝎、使君子、虎耳草、泽泻、穿心莲、鱼腥草、黄连、硼砂、麝香。

（7）慢性非化脓性中耳炎：大蒜、黄柏、猪胆汁。

（8）中耳积脓：茯苓、泽泻。

（9）梅尼埃病：龙眼肉、白术、半夏、仙鹤草、泽泻、酸枣仁、瞿麦。

（10）链霉素中毒致眩晕耳鸣：香附、柴胡。

（11）耳鸣：苍术。

（12）神经性耳鸣：草乌。

（13）突发性耳聋：丹参。

（14）鼻前庭炎：硫黄。

（15）鼻腔异物：皂荚。

（16）慢性鼻炎：辛夷、瓜蒂、苍耳子、蜂蜜。

（17）急性鼻炎：穿心莲、黄芪、斑蝥、露蜂房。

（18）萎缩性鼻炎：大蒜、丹参、芦荟、鱼腥草。

（19）过敏性鼻炎：丹参、辛夷、徐长卿、牡荆子、牡丹皮、降香、蔓荆子、鹅不食草、僵蚕。

（20）鼻窦炎：广藿香、辛夷、穿心莲、黄连。

（21）额窦炎：白芷、黄芩。

（22）鼻出血：大黄、小蓟、马勃、五倍子、白茅根、白及、白鲜皮、百合、仙鹤草、灯芯草、芦荟、青黛、海螵蛸、梧桐子、铁苋菜、槐花、黄芩。

（23）鼻息肉：五味子、乌梅、白芷、苍术、雄黄、藕节。

（24）急性咽炎：昆布、金果榄、黄连、葶苈子、蒲公英。

（25）慢性咽炎：甘草、玄参、板蓝根、昆布、枇杷叶、射干。

（26）急性扁桃体炎：儿茶、大黄、马鞭草、车前草、北豆根、冬凌草、全蝎、朱砂、鬼针草、皂角刺、荔枝草、金果榄、桉叶、胖大海、重楼、锦灯笼、黄芩、蒲公英、麝香。

（27）咽异感症：马兜铃、斑蝥。

（28）慢性咽喉溃疡：冰片、牛黄、麝香。

（29）骨头鲠喉：山楂、乌梅、灵仙。

（30）失声：椿皮。

（31）声带息肉：山楂。

（32）耵聍栓塞：皂荚。

（33）慢性非化脓性中耳炎：大蒜、黄柏、猪胆汁。

二十四、对口腔科病症有作用的中草药药理学归类

（1）牙痛：了哥王根、马蹄金、毛茛、白芷、白头翁、花椒、半夏、细辛、徐长卿、茜草、苍耳子、秦艽、胡椒、荜茇、萹蓄、樟脑、露蜂房。

（2）牙龈出血：白芍、地黄。

（3）牙髓炎：地骨皮、砒石、蜈蚣。

（4）干槽症：白及。

（5）急性牙周脓肿：黄连。

（6）口腔炎：山药、马鞭草、五倍子、白及、细辛。

（7）复发性口疮：三七、大黄、车前草、牛黄、白及、关木通、灯芯草、绿豆、青黛。

（8）口疮：儿茶。

（9）口腔黏膜白色念珠菌病：巴豆霜、吴茱萸、板蓝根。

（10）口腔黏膜扁平苔藓：青蒿。

（11）口腔内出血：海螵蛸、重楼。

（12）拔牙后出血：地榆、茜草。

二十五、对肛肠科病症有作用的中草药药理学归类

（1）痔：儿茶、大枣、五倍子、龙骨、白矾、半夏、花椒、赤芍、北豆根、赤小豆、没药、滑石、猪胆汁、蜈蚣。

（2）结核性肛瘘：蟾酥、干漆。

（3）肛裂：冰片、红粉、赤小豆、轻粉、滑石、黄连。

（4）肛管直肠脱垂：参芦、党参、蝉蜕。

第三章

太白中草药功效与主治精选

本章内容是全书的精华之一。冯宗林,陕西中医学院毕业,毕生研究中医药和太白草药有机结合,临证心得颇深。本章内容是他把太白中草药与五脏六腑病证有机结合的精华部分,精选于后,起到抛砖引玉的作用,利于我们学习、参考和选用。

第一节　心系病药物

1. 红毛七

性味:苦,微辛,性平。

功效:活血散瘀,舒筋通络。

主治:胸痹,腹痛,胸胁疼痛,关节肿痛,跌打损伤。

用量:3～15g。

炮制:炒。

2. 金刷把

性味:甘,苦,平。

功效:熄风镇惊,养心安神,收敛固涩。

主治:失眠健忘,头目眩晕,心型水肿。

用量:6～15g。

炮制:捡净杂质,洗净晾干。

3. 金丝带

性味:苦,性平。

功效:镇惊安神,健脾和胃。

主治:精神失常,半身不遂,劳伤腰痛。

用量:3~15g。

炮制:洗净晾干。

4. 朴松实

性味:味涩,微辛,性平。

功效:平肝熄风,安神定志。

主治:头痛头昏,月经不调。

用量:6~15g。

炮制:炒黄。

5. 太白茶

性味:性淡,微苦。

功效:安神养心,清热解渴。

主治:心悸失眠,口渴口干,小便黄赤。

用量:6~12g。

炮制:洗净晾干。

6. 白毛夏枯草

性味:味甘、苦,性寒。

功效:凉血消肿,止咳化痰。

主治:头晕头昏,喉咙肿痛。

用量:10~30g。

炮制:洗净。

7. 水芹菜

性味:味甘微辛,性凉。

功效:清热凉血,利尿消肿。

主治:头昏头晕,白带。

用量:10~15g。

炮制:晾干。

8. 酸枣仁

性味:微酸,性平。

功效:养心安神,虚烦不眠。

主治:心悸,心慌,失眠多梦。

用量:6~15g。

炮制:炒黄。

9. 天麻

性味:甘,微咸。

功效:祛风止痉,平肝熄风。

主治:眩晕,肢体麻木,头昏眼花。

用量:3~10g。

炮制:切片。

10. 凤尾七

性味:味甘,微苦,性温。

功效:养血安神,调经止带。

主治:头昏头痛,月经不调。

用量:6~15g。

炮制:切片。

第二节 肝系病药物

1. 追风七

性味:味甘,辛,性平。

功效:散瘀消肿,除湿利胆。

主治:胸疼胁胀,跌伤肿痛。

用量:6~12g。

炮制:切段。

2. 景天三七

性味:味苦,性凉。

功效:平肝利水,止血止痛。

主治:胸胁胀满,外伤出血,吐血便血。

用量:6~10g。

炮制:切段。

3. 茱苓草

性味:味苦,性平。

功效:清肝明目,通利小便。

主治:眼目干涩,小便不利。

用量:6~10g。

炮制:切段。

4. 十大功劳

性味:味苦,性寒。

功效:清热利胆,宣肺平喘。

主治:黄疸,咳嗽,气喘。

用量:6～15g。

炮制:切片。

5. 虎杖

性味:甘,苦,性凉。

功效:利湿,退黄,消肿止痛。

主治:黄疸,无名肿痛。

用量:3～15g。

炮制:切片。

6. 凤尾草

性味:味淡,微苦,性平。

功效:黄疸,除湿,利水,镇静,安眠。

主治:黄疸,失眠多梦。

用量:9～15g。

炮制:切段。

7. 过路黄

性味:微酸,性平。

功效:疏肝利胆,利尿排石。

主治:肝胆结石,外伤肿痛。

用量:9～15g。

炮制:切段。

8. 金柴胡

性味:味苦,微辛,性凉。

功效:清肝利胆,发表解热。

主治:肝气不舒的黄疸,感冒发热。

用量:6～10g。

炮制:切段。

9. 金刚七

性味:味苦,微辛,性平。

功效:消肿散结,活血解毒。

主治:胸腹疼痛,疮疡肿胀。

用量:6~15g。

炮制:切片。

10.捆仙七

性味:味苦,微辛,性凉。

功效:疏肝止痛,清热除烦。

主治:黄疸,失眠,烦躁。

用量:6~15g。

炮制:切段。

第三节　脾系病药物

1.朱砂七

性味:味苦,微湿,性凉。

功效:健脾强胃,活血祛瘀。

主治:胃脘疼痛,跌打损伤。

用量:6~10g。

炮制:切片。

2.盘龙七

性味:味湿,微苦,性平。

功效:补脾健胃,除湿利水。

主治:胃痛,痢疾,浮肿乏力。

用量:6~10g。

炮制:切片。

3.老龙皮

性味:淡,微苦,平。

功效:健脾利水,消肿除满。

主治:腹痛泄泻,小便不利。

用量:6~10g。

炮制:切段。

4. 纽子七

性味:味苦,甘,性平。

功效:理气健胃,舒筋活血。

主治:胃痛胃胀,消除肿块。

用量:6～15g。

炮制:净选。

5. 秤杆七

性味:涩,苦,微甘。

功效:收敛固涩,收精敛阴。

主治:腹泻,痢疾,吐血。

用量:6～10g。

炮制:炒黄。

6. 蝎子七

性味:苦,涩,凉。

功效:凉血,清热,止泻,止带。

主治:各种出血,便血,吐血。

用量:6～10g。

炮制:切片。

7. 荞麦七

性味:苦,涩,平。

功效:健脾渗湿,收敛止血。

主治:泄泻止痛,各种出血。

用量:6～10g。

炮制:切片炒黄。

8. 太白米

性味:辛,温。

功效:行气止痛,温中止呕。

主治:胃脘疼痛,咳嗽气喘。

用量:1～3g。

炮制:晾干。

9. 桦黄

性味:辛,味咸,平。

功效:和胃止泻,软坚散结。

主治:胃肠积滞,月经不调。

用量:6~10g。

炮制:切片。

10. 金不换

性味:味苦,性寒。

功效:活血散瘀,润肠通便。

主治:大便秘结,脘腹胀痛。

用量:9~10g。

炮制:切片。

第四节　肺系病药物

1. 羊膻七

性味:辛,苦,平。

功效:疏风散热,芳香通窍。

主治:风热感冒,痰热咳嗽。

用量:10~15g。

炮制:切段。

2. 女儿茶

性味:苦,甘,平。

功效:清热解毒,宣肺止咳。

主治:感冒鼻塞,咳嗽,气喘。

用量:10~15g。

炮制:切段。

3. 一碗水

性味:辛,苦,温。

功效:止咳化痰,祛风。

主治:风寒咳嗽,气喘,肺结核。

用量:6~10g。

炮制:切片。

4. 金背枇杷叶

性味:辛,苦,温。

功效:止咳平喘,理气化痰。

主治:各种咳嗽,气喘。

用量:6～5g。

炮制:蜜炙。

5. 地柏枝

性味:苦,平。

功效:化痰止咳,清热利湿。

主治:感冒咳嗽,各种出血。

用量:6～10g。

炮制:切段。

6. 太白洋参

性味:甘,苦,咸。

功效:滋阴益气,生津止渴。

主治:咳嗽咳血,大便干燥。

用量:6～15g。

炮制:切片。

7. 萹草

性味:甘,苦,咸。

功效:宣肺化痰,止咳平喘。

主治:咳嗽咳痰,小便不利。

用量:15～30g。

炮制:切段。

8. 野酒花

性味:性平,味苦。

功效:清热解毒,利水消肿。

主治:发热咳嗽,咳痰吐血。

用量:10～15g。

炮制:切段。

9. 枇杷芋

性味:味辛,微苦,性温。

功效:止咳祛痰,补肺平喘。

主治:咳嗽痰多,胸闷气短,气喘水肿

用量:3~10g。

炮制:蜜制。

10.太白贝母

性味:甘,苦。

功效:润肺止咳,化痰消肿。

主治:咳嗽痰干,痈肿疮疡。

用量:10~15g。

炮制:晒干。

第五节　肾系病药物

1.芋儿七

性味:辛,甘,温。

功效:补肝壮肾,劳伤腰痛。

主治:腰酸腿痛,止疼止血,跌打损伤。

用量:6~10g。

炮制:切片。

2.隔山撬

性味:甘,辛,平。

功效:补肾益精,补肝益血。

主治:腰膝酸软。月经不调,便秘。

用量:6~15g。

炮制:切片。

3.鹿寿茶

性味:甘,苦,平。

功效:补肝益肾,养心安神。

主治:腰膝酸软,心悸失眠。

用量:10~20g。

炮制:切段。

4. 头发七

性味:甘,淡,平。

功效:滋阴补肾,清热降火。

主治:腰痛腿酸,心悸失眠。

用量:10～15g。

炮制:切段。

5. 牛毛七

性味:甘,平。

功效:滋阴补肾,安心养血。

主治:五劳七伤,心悸失眠。

用量:10～15g。

炮制:切段。

6. 偏头七

性味:甘,辛,温。

功效:补肾益精,祛风止疼。

主治:腰痛,腿痛,风湿疼痛。

用量:3～10g。

炮制:切片。

7. 手儿参

性味:甘,平。

功效:滋阴补肾,润肺止咳。

主治:一切虚劳,咳嗽气喘。

用量:6～10g。

炮制:切片。

8. 猪鬃七

性味:淡,平。

功效:补肾调经,利水通淋。

主治:肾虚水肿,小便不利。

用量:10～15g。

炮制:切片。

9. 石豇豆

性味:淡,苦,平。

功效:滋阴清热,润燥生津。

主治:热病低热,小便不利。

用量:6~10g。

炮制:切片。

10.山茱萸

性味:酸涩,微温。

功效:补肝肾,涩精敛汗。

主治:腰膝酸软,小便频数,虚汗不止。

用量:3~10g。

炮制:去核。

第六节　风湿病药物

1.老鹳草

性味:辛,苦,平。

功效:祛风除湿,舒筋活络。

主治:风湿疼痛,跌打损伤。

用量:6~10g。

炮制:切段。

2.祖师麻

性味:辛,苦,温,有小毒。

功效:止痛除湿,祛风通络。

主治:腰腿疼痛,跌打损伤。

用量:1~3g。

炮制:切片,煅。

3.香五加

性味:辛,苦,温,有小毒。

功效:祛风除湿,止疼化瘀。

主治:风湿痹痛,水肿,小便不利。

用量:1~3g。

炮制:切片。

4.穿山龙

性味:苦,微寒。

功效:祛风除湿,舒筋通络。

主治:风湿痹痛,肢体麻木。

用量:10~15g。

炮制:切片。

5. 毛独活

性味:辛,苦,微温。

功效:祛风湿,痛痹止痛。

主治:风湿疼痛,腰膝酸软。

用量:6~10g。

炮制:切片。

6. 桃儿七

性味:辛,苦,温,有毒。

功效:祛风除湿,活血化瘀,止咳化痰。

主治:风寒湿痹,跌打损伤。

用量:1~3g。

炮制:黄土炒。

7. 铁牛七

性味:苦,大辛,热,有毒。

功效:止痛,祛风散寒,活血化瘀,攻毒散结。

主治:各种疼痛,风寒湿痹,跌打损伤,劳伤。

用量:0.1~0.3g。入丸剂。

炮制:土炒。

8. 筋骨草

性味:辛,微苦,凉。

功效:祛风除湿,清热解毒,止咳化痰。

主治:风湿痹证,风热咳嗽,哮喘,跌打损伤。

用量:3~10g。

炮制:切段。

9. 白屈菜

性味:苦寒,有毒。

功效:清热解毒,止痛,止咳。

主治:跌打损伤,脘腹痛,肠胃不利。

用量:3~10g。

炮制:切段,炒微黄。

10. 鬼针草

性味:苦,辛,平。

功效:清热解毒,活血消肿。

主治:目赤肿痛,跌打肿痛,利水消肿。

用量:10~15g。

炮制:切段,炒微黄。

第四章

太白中草药辨证论治精要

本章内容是太白中草药辨证论治五脏六腑病证的精华,临床实践中怎样才能在五脏病证、六腑病证的辨证治疗中加入太白草药,使疗效得到极大的提高？且看中医主任医师冯宗林,临床50年中药加草药辨证论治的精彩呈现吧！

同时他研制的"护胃灵""护肠灵""养心茶""消糖茶""通络汤""消瘤汤"等纯中药加草药制剂治疗慢性难治病有独特的疗效,形成了治疗专科专病系列验方。

第一节　心系病证辨治精要

1. 心火亢盛

症状:心烦失眠,口渴,舌尖红,脉数。

治法:清心泻火。

方剂:凉膈散。

加药:太白茶、太白花、茱苓草、灵兰草。

2. 心血瘀阻

症状:心前区疼痛,心悸不宁,舌暗红,脉涩。

治法:活血化瘀。

方剂:血府逐瘀汤。

加药:红毛七、竹根七、长春七。

3. 痰蒙心窍

症状:意识不清,心悸不寐,舌质红,脉滑数。

治法:豁痰开窍。

方剂:礞石滚痰汤。

加药:朴松实、水芹菜、太白贝母。

4. 心阳虚

症状:心悸气短,形寒肢冷,面色苍白,舌质淡,脉细弱。

治法:温通心阳。

方剂:附子汤。

加药:金丝带、鹿寿草。

5. 心气虚

症状:心悸气短,自汗乏力,舌质淡,脉虚。

治法:补益心气。

方剂:养心汤。

加药:金刷把、手掌参。

6. 心阴虚

症状:心悸怔忡,失眠心烦,舌质红,脉细数。

治法:育阴宁神。

方剂:天王补心丹。

加药:太白洋参、药王茶。

7. 心血虚

症状:心悸怔忡,失眠健忘,舌质淡,脉细。

治法:养血安神。

方剂:四物汤。

加药:金丝带、手儿参。

第二节　小肠病证辨治精要

1. 小肠实热

症状:心胸烦热,口舌生疮,舌红脉数。

治法:清心泻火。

方剂:导赤散。

加药:水芹菜、朴松实。

2. 小肠虚寒

症状:肠鸣泄泻,小腹隐痛,舌淡苔白,脉搏细而缓。

治法:温通小肠。

方剂:吴茱萸汤。

加药:八月瓜、太白洋参。

第三节　肝系病证辨治精要

1.肝气郁结

症状:胁痛呃逆,便后不爽,舌苔白,脉弦。

治法:疏肝解郁。

方剂:柴胡疏肝散。

加药:追风七、朴松实、太白龙胆草、虎杖。

2.肝火上炎

症状:面红目赤,心情急躁,舌苔黄,脉弦数。

治法:清肝泻火。

方剂:龙胆泻肝汤。

加药:茱苓草、虎杖、太白柴胡、防风。

3.肝阳上亢

症状:头痛眩晕,烦躁易怒,舌红,脉弦。

治法:平肝潜阳。

方剂:天麻钩藤饮。

加药:朴松实、白毛夏枯草。

4.肝风内动

症状:昏厥,麻木,头痛,颤动,舌质红,脉弦。

治法:熄风镇痉。

方剂:羚羊钩藤汤。

加药:景天三七、朴松实。

5.肝经寒凝

症状:少腹胀痛,睾丸肿大,舌苔滑,脉沉弦。

治法:暖肝镇痉。

方剂:暖肝煎。

加药:八月瓜、手儿参、太白艾叶。

6.肝血虚

症状:眩晕眼花,闭经失眠,舌淡脉细。

治法:补肝血。

方剂:一贯煎。

加药:凤尾草、凤尾七。

7.肝阴虚

症状:头目眩晕,耳鸣耳聋,舌红,脉细弦。

治法:养肝阴。

方剂:杞菊地黄丸。

加药:金柴胡、荜草。

第四节　胆系病证辨治精要

1.胆虚证

症状:虚眠不寐,短气乏力,舌质红,舌苔薄白,脉细。

治法:养肝清胆。

方剂:酸枣仁汤

加药:捆仙七、凤尾草。

2.胆实证

症状:目眩耳鸣,胸满胁胀,口苦,舌苔黄腻,脉弦滑。

治法:清肝利胆。

方剂:黄连温胆汤。

加药:过路黄、虎杖。

第五节　脾系病证辨治精要

1.脾湿困土

症状:胸闷纳呆,体倦身重,大便溏薄,舌苔白,脉濡。

治法:化湿健脾。

方剂:胃苓汤。

加药:盘龙七、荞麦七。

2.脾胃湿热

症状:胸闷纳呆,恶心呕吐,舌苔腻,脉濡数。

治法:清化湿热。

方剂:五苓散。

加药:金不换、蝎子七。

3.脾气虚弱

症状:神疲乏力,腹胀不舒,便溏,舌苔白,脉濡。

治法:健脾益气。

方剂:黄芪建中汤。

加药:太白米、秤杆七。

4.脾阳不振

症状:神疲乏力,脘腹冷痛,便溏,舌苔白,脉沉。

治法:温中健脾。

方剂:理中丸。

加药:荞麦七、凤尾七。

5.脾虚气陷

症状:脘腹坠胀,子宫脱垂,脱肛,舌淡,脉缓。

治法:补中益气。

方剂:补中益气汤。

加药:太白洋参、手掌参。

第六节　胃病证辨治精要

1.胃寒

症状:胃脘疼痛,绵绵不止,喜热喜按,舌苔白,脉迟。

治法:温胃散寒。

方剂:良附丸。

加药:桦黄、捆仙七。

2. 胃热

症状：口渴，欲饮，呕吐，牙痛，舌红，脉弦数。

治法：清胃热。

方剂：清胃散。

加药：荜草、八月瓜。

3. 食滞胃脘

症状：脘腹胀满，嗳腐吞酸，不思饮食，舌苔厚腻，脉滑。

治法：消食导滞。

方剂：保和丸。

加药：金不换、桦黄。

4. 胃阴虚

症状：咽干口渴，知饥不食，呕吐，舌红少苔，脉细数。

治法：养胃阴。

方剂：益胃汤。

加药：纽子七、老龙皮。

第七节　肺系病证辨治精要

1. 风寒束肺

症状：咳嗽声重，痰白，恶寒发热，舌苔薄白，脉浮紧。

治法：宣肺散寒。

方剂：小青龙汤

加药：羊膻七、一碗水。

2. 痰浊阻肺

症状：咳嗽痰多，痰白气喘，舌苔白腻，脉滑。

治法：泻肺祛痰。

方剂：二陈汤。

加药：金背枇杷、地柏枝。

3. 风热犯肺

症状：咳嗽痰黄，口渴咽痛，舌尖红，脉浮数。

治法：清肺化痰。

方剂:桑菊饮。

加药:萆草、太白贝母。

4.燥热伤肺

症状:干咳无痰,不易咳出,咽干鼻燥,舌红,脉浮细。

治法:清肺润燥。

方剂:清燥救肺汤。

加药:太白洋参、竹根七。

5.肺气虚

症状:咳嗽气短,声音低微,自汗乏力,舌质淡,脉细弱。

治法:补益肺气。

方剂:补肺汤。

加药:十大功劳、手掌参。

6.肺阴虚

症状:干咳无痰,声音嘶哑,痰少黏稠,舌红,脉细数。

治法:滋阴养肺。

方剂:沙参麦冬汤。

加药:枇杷芋、地柏枝。

第八节 大肠病证辨治精要

1.大肠实热

症状:口燥唇干,大便秘结,舌苔黄燥,脉沉有力。

治法:清热导滞。

方剂:大承气汤。

加药:太白大黄、女儿茶。

2.大肠湿热

症状:腹痛,里急后重,发热身重,舌苔黄,脉滑数。

治法:清化湿热。

方剂:白头翁汤。

加药:金不换、萆草。

3.大肠虚寒

症状:久泻不止,喜温喜按,四肢欠温,舌苔白,脉细弱。

治法:温阳散寒。

方剂:理中汤。

加药:太白米、太白洋参。

4. 大肠津亏

症状:大便干燥,难以排出,口臭,舌红,脉细。

治法:润肠通便。

方剂:麻子仁丸。

加药:十大功劳、太白洋参。

第九节　肾系病证辨治精要

1. 肾阳虚

症状:畏寒肢冷,阳痿,腰膝酸软,舌淡,脉沉迟。

治法:温补肾阳。

方剂:左归丸。

加药:隔山撬、鹿寿草。

2. 肾气不固

症状:面色淡白,遗精早泄,尿后余沥,舌苔白,脉细。

治法:固肾涩精。

方剂:大补元煎。

加药:头发七、偏头七。

3. 肾不纳气

症状:畏寒肢冷,动则气喘,腰膝酸软,舌苔淡,脉虚。

治法:温肾纳气。

方剂:参蛤散。

加药:山茱萸、手掌参。

4. 肾阴虚

症状:头昏目眩,五心烦热,腰酸遗精,舌苔红,脉细数。

治法:滋阴补肾。

方剂:六味地黄丸。

加药:牛毛七、葏草。

第十节　膀胱病证辨治精要

1. 虚寒证

症状:小便频数,清长,排出无力,舌苔白,脉沉细。

治法:固摄肾气。

方剂:桑螵蛸散。

加药:猪鬃七、手掌参。

2. 湿热证

症状:尿频尿急,或有血,或有沙石,腰痛发热,舌苔黄,脉数。

治法:清热利湿。

方剂:八珍散。

加药:头发七、老龙皮。

第十一节　风湿病证辨治精要

1. 行痹

症状:关节肌肉疼痛游走,时而上肢时而下肢,舌苔白,脉浮。

治法:祛风通络。

方剂:防风汤。

加药:毛独活、祖师麻。

2. 痛痹

症状:肌肉疼痛,痛有定处,得热痛减,舌苔白,脉浮紧。

治法:温经散寒。

方剂:乌头汤。

加药:香五加、红毛七。

3. 着痹

症状:肌肉酸痛,皮肤麻木,关节重着,舌苔白腻,脉濡缓。

治法:除湿通络。

方剂:薏苡仁汤。

加药:老鹳草、松节。

4. 热痹

症状:肌肉疼痛,关节灼热,发热口渴,舌红脉数。

治法:清热通络。

方剂:白虎桂枝汤。

加药:鹿寿茶、萆草。

5. 痰瘀阻络

症状:久痹不愈,关节肿大,强直畸形,舌有瘀点,脉涩。

治法:通络祛痰。

方剂:桃红饮。

加药:红毛七、鹿寿草。

6. 气血亏损

症状:久痹不愈,肢体倦怠,腰背冷痛,舌苔淡,脉细。

治法:祛风除湿。

方剂:独活寄生汤。

加药:穿山龙、香五加皮。

第五章

太白中草药反药和用药注意事项

　　收集整理太白中草药反药、妊娠禁忌药、小儿禁用药,注意事项等内容。警示我们对太白中草药要灵活掌握,在实践中苦学,千万不可生搬硬套,防止小误大错发生!

第一节　太白中草药反药

　　(1)太细辛:凡气虚有汗,阴虚阳亢之头痛,阴虚咳嗽者禁用;反藜芦。

　　(2)苦参:脾胃虚寒者不宜用;反藜芦。

　　(3)云雾草:忌生姜。

　　(4)半夏:反川乌、草乌;孕妇慎用。

　　(5)狗牙七:反乌头。

　　(6)金背枇杷:叶反芋儿七,叶背绒毛有毒可引起头晕目眩,内服时要刷去。

　　(7)黄荆子:反鸡蛋、鸡肉;与韭菜根同用可使人中毒。

　　(8)乌头:孕妇忌用,生品禁内服;反白及、贝母、白蔹、半夏、栝楼,忌大剂量使用。

　　(9)九牛七:反乌头、甘草,若服过量则上吐下泻,可用生姜汁解。

　　(10)铁棒锤:服药时忌热食物、烟酒2h;若中毒可用桃儿七、枣树皮水煎凉服;或生绿豆捣汁凉水冲服,或服浆水、米泔水、凉甘草水、生萝卜汁、童便可解毒。

　　(11)金牛七:服药后忌烟酒、浆水及辛辣食物2h;若中毒可服长春七、米泔水或浆水解毒;高热及孕妇禁服。

　　(12)枇杷玉(芋):本品反芋儿七;此药性猛烈不可多用,多用则头昏。

　　(13)白及:反乌头。

　　(14)天蓬草:忌生姜。

　　(15)芋儿七:反枇杷芋、金背枇杷叶、猪油。

（16）丹参：本品反藜芦，孕妇慎用。

（17）赤芍：反藜芦。

（18）五角叶葡萄：反大葱。

（19）小血藤（铁箍散）：根茎反甘草。

（20）鸡血七（红孩儿）：反鸡冠花、钩藤。

（21）铜棒锤：反金牛七。

（22）华山参：忌铁器，反灵脂、皂荚、黑豆、紫豆、卤水、藜芦等。

（23）土人参：反五灵脂、藜芦。

（24）鲜生马先蒿：反藜芦。

（25）太子参：反藜芦。

（26）手儿参：反藜芦。

（27）党参：反藜芦。

（28）甘草：反甘遂、大戟、芫花、海藻；湿盛胀满、浮肿者忌服。

（29）白芍：反藜芦。

（30）太白洋参：反藜芦，忌生冷饮食及浆水。

（31）长春七：反尸儿七（芋儿七、神仙一把爪、蜘蛛七）；可与枇杷芋同用。

第二节　太白中草药妊娠禁忌药

（1）红藤：孕妇忌用。

（2）漏芦：孕妇忌用。

（3）射干：孕妇忌用，脾胃虚寒者不宜用。

（4）锦灯笼：孕妇忌服。

（5）野棉花：孕妇禁用。

（6）鬼箭羽：孕妇禁用。

（7）天南星：孕妇忌用。

（8）白附子：孕妇忌用及阴虚中风。

（9）猪牙皂：孕妇和咯血者忌用。

（10）青蛙七：孕妇忌服；反长春七；中毒后可服甘草水解。

（11）商陆：本品性较猛烈，能堕胎，故脾胃虚弱者及孕妇忌用。

（12）地肤子：孕妇忌用。

（13）淮木通：凡精滑气弱，小便频数，内无湿热，温病伤津及孕妇忌用。

（14）石竹：孕妇忌用。

（15）钓鱼竿：孕妇忌用。

（16）旱楸蒜苔：孕妇禁用。

（17）窝儿七：孕妇禁用，忌热物。

（18）金牛七：孕妇禁用。

（19）威灵仙：气血虚者及孕妇忌用，服药期间忌茶及大麦。

（20）祖师麻：孕妇禁用，生姜可解其毒，故使用时多配生姜。

（21）八角风：孕妇及体弱者忌服；中毒时水煎萝卜籽 3 钱可解。

（22）透骨消：血虚及孕妇忌用。

（23）透骨草：孕妇忌用。

（24）橡根皮：孕妇慎用。

（25）夹竹桃叶：体虚及孕妇忌服。

（26）狮子七：孕妇禁用，过量破血。

（27）朱砂七：孕妇慎用，少数病人服药后可出现轻度腹胀、恶心、呕吐、手麻等，用量过大可出现幻觉、头闷。

（28）槐实：孕妇忌用。

（29）茜草：孕妇慎用。

（30）益母草：孕妇忌用。

（31）刘寄奴：孕妇忌用。

（32）王不留行：孕妇忌用。

（33）小六月寒：孕妇忌用。

（34）三百棒（飞龙掌血、见血而亡）：孕妇禁用。

（35）桃仁：孕妇禁用。

（36）卷柏（还阳草）：孕妇忌服。

（37）狼尾巴草：孕妇忌服。

（38）牛膝：孕妇忌服。

（39）矮脚茶：孕妇忌用。

（40）鹿衔草：孕妇忌服；忌酒及刺激性食物。

第三节　太白中草药小儿禁用药

铁筷子:小儿禁用。　　　　冷水丹:小儿禁用。

金牛七:小儿禁用。　　　　祖师麻:小儿禁用。

朱砂七:小儿禁用。　　　　八角莲:小儿禁用。

蜣螂:小儿禁用。　　　　　长春七:小儿禁用。

太细辛:小儿禁用。　　　　乌头:小儿禁用。

九牛七:小儿禁用。　　　　商陆:小儿禁用。

苦楝皮:小儿禁用。　　　　铃兰:小儿禁用。

淮木通:小儿禁用。　　　　萱草根:小儿禁用。

铁棒锤:小儿禁用。

第四节　太白中草药注意事项

(1)防风:凡血虚挛急及头痛而无风邪者忌用。

(2)紫花地丁:阴虚忌用。

(3)米口袋:阴疽忌用。

(4)大青叶:无热毒者忌用。

(5)地苦胆:非实热者不宜用。

(6)母猪藤:内服时忌酒。

(7)白头翁:虚寒下痢者忌用。

(8)扇子七:服本品后忌热酒热饭。

(9)马牙七:忌酸辣性食物。

(10)秦皮:脾胃虚寒者忌用。

(11)马桑根:若中毒后可用甘草或石膏水解毒。

(12)酸浆草:内服后忌油腻。

(13)女儿茶:生品内服过多则腹痛。

(14)红丝毛:禁忌各种参类、辛辣、浆水、生冷食物。

（15）旋覆花：阴虚劳咳，燥咳无痰者忌用；体虚及大便溏泄者忌服。

（16）杏仁：阴虚咳嗽及大便溏泄者不宜用。

（17）太白米：生姜水冲服时必须放凉用，否则服后会呕吐。

（18）八月瓜：忌生冷饮食及醋。

（19）大黄：胎前产后、经期、哺乳期慎用，老年便秘者勿用。

（20）椿白皮：无湿热及积滞未尽者不宜用。

（21）山萸肉：本品温补收敛，故肾火盛、有湿热及小便不利者忌用。

（22）五味子：有实热及表邪未解者忌用。

（23）苦楝皮：过量可引起头昏、恶心、呕吐、腹痛、面红、周围神经炎、四肢麻木等中毒症状，可用甘草水加白糖解毒。

（24）泽泻：肾虚滑精者忌用。

（25）铃兰：本品有毒勿过量；急性心肌炎、心内膜炎忌用。

（26）车前子：肾虚滑精者忌用。

（27）葶苈子：用于实证，凡肺虚咳喘、脾虚肿满者皆不宜用。

（28）萱草根：内服用量 5～15g，汤剂；外用适量，鲜品捣烂外敷；内服用量过多可损害视力、小便失禁。

（29）五转七：忌烟酒。

（30）竹根七：忌烟酒、辣椒、酸性食物和醋。

（31）桃儿七：忌生冷及酸性食物。

（32）五加皮：阴虚火旺者忌用。

（33）大伸筋草：忌生冷及酸性食物。

（34）石寄生：忌生冷、鸡蛋、浆水。

（35）刺石榴：忌铁器（本品炒黄使用，成人 5g，红白糖为引）。

（36）红毛七：忌生冷饮食及荤油。

（37）葫芦七：忌浆水，阴虚、肺热干咳者禁用。

（38）八角莲（一碗水、九龙盘、八角七）：服药后 2h 内忌热饮食、油腻及吸烟；如中毒可服米泔水或绿豆汤解毒。

（39）破血丹（土三七、散血丹）：忌生冷及浆水。

（40）蓑衣藤（怀木通、小木通）：消化性溃疡禁用。

（41）乌蔹藤（母猪藤）：外用时勿敷于乳腺的乳头及其周围。

（42）黄芪：实证、阳亢及阴虚阳盛者忌用。

（43）黄精：风痰湿壅滞、便溏者不宜用。

（44）何首乌：忌铁器、葱、蒜、萝卜。

（45）隔山撬：不能与胡桃同服。

（46）阳鹊花：忌生冷及酸性饮食。

（47）麦冬：脾胃虚寒、大便溏泄及有湿者忌服。

（48）天冬：脾胃虚寒、腹泻者忌服。

（49）女贞子：脾胃虚寒、腹泻者及阳虚者忌服。

（50）茴茴蒜：本品外敷后可使局部起泡，注意预防感染。

（51）蜣螂（屎壳郎）：夏季捕捉，清洗后用开水烫化焙干用或鲜用。味咸，性寒，有毒，除热定惊，化积通便，散毒祛瘀，祛腐生肌。

主治：夜惊、小儿疳积、便秘、血淋、痢疾、脱肛、疔疮等。

禁忌：羊肉及石膏，体虚者忌服。

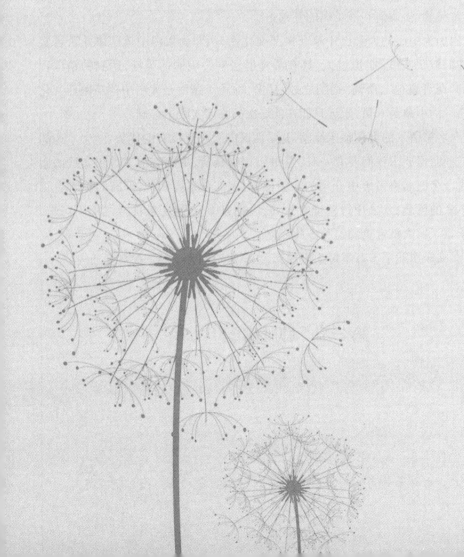

下 篇

太白中草药验方

第一章

太白中草药名医名家方药汇编

本章内容是全书的重点和精华之一,我们把收集到的太白中草药资料和名医名家公布的经典实用方药汤剂,用分类归纳、综合集成的方法,按病证相结合的思路,根据太白中草药名医名家献出的方药汤剂,归纳到临床对应的科目病种中去,并注明出处和写出每位草医草药名家的名字,增强了资料的真实性和可靠性,利于我们参考、学习和选用。这些成就奠定了太白中草药能治常见病、多发病和疑难病的基础。

千百年来以太白山为中心的大秦巴中草药医药文化圈,祖辈为太白中草药事业苦苦实践的名医名家们,他们敢于实践,胆识过人,具有儒释道医融会贯通的灵性,达到的精深程度,就是中医常讲的"医者意也",所谓"运用之妙,存乎一心"。这就是太白中草药医药文化的灵魂,一个缺少悟性的中草药人员,永远只能在低层次的临床实践中徘徊。

太白中草药古今名家留下的大量临床经验,是学西医的人永远没有的优势,学中草药的人,有书读,有资料查阅,但要求我们要有一双"慧眼",识得真货,更要有前人敢于实践的胆识,看准了就用。古今名医名家医著中介绍的效验良方,大部分是可靠的,但有时也难免掺杂水分,或有夸大不实的可能,拿来用过验证有效的,成我囊中宝物,无效的弃之而不可惜,久而久之,我们就积累了一大批宝贵的经验方药汇集。

这就需要我们在临床实践中千万不可生搬硬套,在草医草药师指导下灵活变通为要!

第一节　肺脏病

一、感冒鼻炎

(一)风寒感冒

(1)风寒感冒:倒挂牛5g,六月寒9g,虎杖6g。水煎服。

(李世全《秦岭巴山天然药物志》,第334页)

(2)感受风寒,兼有周身疼痛及咳嗽,舌淡苔白,脉浮紧:长春七 10g,羊膻七 6g,偏头草 10g,葫芦七 10g,透骨消 10g,太白米 1g,生姜 6g。水煎温服。

(穆毅《太白本草》穆毅方,第 11 页)

(3)风寒感冒,头痛,咳嗽:长春七 10g,偏头草 10g,透骨消 10g,太白米 1g,鼠曲草 15g,葫芦七 6g,陈皮 8g。水煎服。

(穆毅《太白本草》赵天全方,第 11 页)

(4)风寒感冒,咳嗽,痰多,身痛:四叶瓦 6g,偏头草 10g,长春七 10g,金柴胡 12g,大头翁 10g,葫芦七 10g,生姜 3 片。水煎服。

(穆毅《太白本草》穆毅方,第 17 页)

(二)风热感冒

(1)外感风热,咳嗽:羊膻七 30g,荆苏麻 10g,长春七 10g,透骨消 10g,川芎 10g,紫苏 10g,生姜引;有痰加半夏 15g,玉米须 20g。水煎服。

(穆毅《太白本草》张存良方,第 20 页)

(2)感冒风热,兼有咳嗽痰多夹黄,全身困重疼痛:太白茶 6g,灯台七 10g,晕鸡头 10g,偏头草 10g,长春七 10g,金柴胡 12g,生姜 3 片。水煎温服。

(穆毅《太白本草》穆毅方,第69页)

(三)流行性感冒

(1)流行性感冒:爵床、白英、一枝黄花各 30g。水煎服。

(李世全《秦岭巴山天然药物志》,第 767 页)

(2)治流感发热:铁线蕨 60g,鸭舍草 30g,黄芩 15g,生石膏 30g。水煎。每 d 分 3 次服。

(宋小妹、刘海静《太白七药研究与应用》,第 131 页)

(3)消感饮:主治流感,腮腺炎。青金柴胡(金柴胡苗)12g,红透骨消 15g,天蓬草 12g。水轻煎,或泡水当茶饮。

(穆毅《太白本草》叶春发方,第 18 页)

(四)暑湿感冒

(1)长春发表汤:发汗祛湿;主治湿气在表,头痛头重,腰脊肿痛或一身尽痛,不能转侧,恶寒微热,苔白,脉浮者。长春七 10g,偏头草 10g,天王七 10g,金柴胡 10g,天蓬草 6g,太羌活 10g。水煎服。

(穆毅《太白本草》叶春发方,第 11 页)

(2)夏季贪风乘凉,所致的风寒夹湿,头痛脘闷,呕恶食少,身重乏力:偏头草 10g,地胡椒 10g,陈皮 6g,苍术 10g。水煎服。

(穆毅《太白本草》穆毅方,第 14 页)

(五)阴虚感冒

(1)风热感冒后所致肝郁发热、骨蒸、身痛:金柴胡 10g,八月瓜 10g,生香附 10g,老君须

10g,鹿寿茶 10g,太白茶 10g,盘龙七 15g,隔山橇 10g,透骨消 10g,纽子七 3g,桂枝 15g,生姜 15g。水煎服。

(穆毅《太白本草》吴谦方,第 19 页)

(六)少阳感冒

(1)三七解和汤:主治寒热往来,胸胁苦满,不欲饮食,心烦喜呕,口苦咽干,目眩,舌苔薄白,脉弦。长春七 10g,红毛七 10g,黄三七 10g,八月瓜 15g,七寸金(地耳草)10g,红石耳 10g,陈皮 6g,生姜 3 片。水煎温服。

(穆毅《太白本草》叶春发方,第 12 页)

(2)金葛解肌汤:主治外感风邪,身热不解,头痛口干,目痛鼻干,咳嗽咽痛,脉浮数。金柴胡 10g,葛根粉 10g,六月寒 5g,桔梗 12g,甘草 3g。水煎服。

(穆毅《太白本草》叶春发方,第 18 页)

(七)鼻炎

(1)急性鼻炎、副鼻窦炎:辛夷 3g,知母、黄柏各 9g,木香 3g。水煎服。

(李世全《秦岭巴山天然药物志》,第 381 页)

(2)慢性鼻炎,副鼻窦炎、下鼻甲肥大:辛夷、苍耳子各 9g,水煎成浓汁,凉后滴鼻。3~4 次/d,随用配制,最多用 2d,也可内服。

(李世全《秦岭巴山天然药物志》,第 381 页)

二、咳嗽

(一)风热咳嗽

(1)治风热咳嗽:石豇豆、青鱼胆草、岩白菜各 15g。水煎服。

(《贵阳中草药》)

(2)外感发烧、风热咳嗽:排风藤、透骨草、癞子草各 12g。水煎服。

(李世全《秦岭巴山天然药物志》,第 697 页)

(二)肺热咳嗽

(1)治肺热咳嗽,肺结核咯血:竹林消 15g,天冬 15g,枇杷叶 15g,鱼腥草 15g,三白草根 15g,百部 9g。水煎服。

(宋小妹、刘海静《太白七药研究与应用》,第 131 页)

(2)肺热久咳:棣棠花、五匹风、紫苏花、淫羊藿各 9g。水煎服。

(李世全《秦岭巴山天然药物志》,第 396 页)

(3)长春解肌汤:主治外感风寒,咳嗽气喘,寒热俱重,身痛,脉浮紧。长春七 10g,透骨消 12g,鱼腥草 12g,枇杷芋 6g。水煎 15min,分 2 次服。

(穆毅《太白本草》叶春发方,第 11 页)

(三)风寒咳嗽

(1)风寒咳嗽,劳伤咳嗽:长春七 10g,透骨消 12g,天王七 10g,捆仙绳 6g,桃儿七 3g,胡秃子 6g,太白米 1g,玉竹 12g,五味子 6g。水煎服,3 次/d,忌辛辣。

(穆毅《太白本草》李白生方,第 11 页)

(2)风寒咳嗽,劳伤咳嗽:四大天王 10g,桃儿七 3g,三钻风 10g,荆苏麻 10g,太羌活 10g,羊膻七 10g,陈皮 6g,生姜 3 片。水煎服。

(穆毅《太白本草》吴谦方,第 17 页)

(四)阴虚咳嗽

(1)劳伤咳嗽:紫背天葵 6g,桑白皮 15g,黄精 12g,血通、破骨风各 15g。水煎服。

(李世全《秦岭巴山天然药物志》,第 53 页)

(2)肺虚燥咳:羊角参 9g,桑皮 12g,天冬 9g,杏仁 3g。水煎服。

(李世全《秦岭巴山天然药物志》,第 221 页)

(五)痰喘咳嗽

(1)咳嗽气喘:款冬花、杏仁、桑白皮各 9g,知母、贝母各 6g。水煎服。

(李世全《秦岭巴山天然药物志》,第 398 页)

(2)咳嗽痰喘:水红花子、杏仁、陈皮各 9g,白果、黄芩各 6g。水煎服。

(李世全《秦岭巴山天然药物志》,第 420 页)

三、气管支气管炎

(一)急性期

(1)痰喘:金背枇杷 6g,追风七 9g,竹根七 6g,盘龙七 6g,伸筋草 6g,木通 3g。水煎服。

(李世全《秦岭巴山天然药物志》,第 363 页)

(2)哮喘:曼陀罗花(洋金花)、烟叶各等分搓碎,作烟吸,喘止即停。此法限于成年人、老年人哮喘,作为临床平喘用,用量最多 0.06~0.24g,不可过量,以防中毒。儿童禁用。

(李世全《秦岭巴山天然药物志》,第 3 页)

(二)慢性期

(1)慢性气管炎:华山参生药粗粉 0.2g,大枣粉 0.2g,胆汁浓缩液 0.01mL,赋形剂及防腐剂适量,片重 0.5g。3 次/d,每次 1 片,10d 为 1 个疗程。

(李世全《秦岭巴山天然药物志》,第 70 页)

(2)慢性气管炎:曼陀罗花 0.9g,金银花、远志、甘草各 5g,共研末,加适量蜂蜜制成蜜丸。每次服 1 丸,2 次/d,连服 30d。

(3)咳嗽气喘:鼠曲草 10g,大头翁 10g,长胜七 10g,葫芦七 10g,杏仁 10g,前胡 10g,贝母 5g,甘草 3g,麻黄 3g。水煎服。

(穆毅《太白本草》王慧明方,第 144 页)

（4）咳嗽气喘：鼠曲草 20g，大头翁 10g，五味根皮 10g，杏仁 10g，葫芦七 10g，枇杷果 10g，淫羊藿 10g。水煎服。

（穆毅《太白本草》穆毅方，第 144 页）

四、肺炎

（1）大叶性肺炎、急慢性支气管炎：虎杖 30g，十大功劳 9g，枇杷叶（去毛）6g。水煎服。

（李世全《秦岭巴山天然药物志》，第 236 页）

（2）慢性肺源性心脏病并发心力衰竭：葶苈菜种子 3～6g。研细末，分 3 次饭后冲服。

（李世全《秦岭巴山天然药物志》，第 490 页）

（3）肺炎、支气管炎、阑尾炎及一般急性炎症：野菊花 30g，一点红 15g，忍冬藤 30g，积雪草 15g，地丁草 15g，白茅根 15g。水煎服，1～2 剂/d。

（穆毅《太白本草》许民发方，第 21 页）

五、肺结核

（1）肺痨咳血：太白洋参 12g，竹根七 6g，炙太白米 1g，灯台七 10g。水煎服。

（穆毅《太白本草》李白生方，第 200 页）

（2）黑参饮：养阴润肺，主治虚劳干咳，咽燥咳血。太白洋参 12g，七叶子 10g，八月瓜 15g，虾背石斛 15g，瓜子金钗 15g，生地 20g，冰糖 30g。水煎服。

（穆毅《太白本草》王林祥方，第 200 页）

（3）肺结核吐血，咳血：地柏枝 10g，翻白草 20g，鱼腥草 15g，空筒参 20g，大蓟 20g，金背枇杷叶 15g，芦根 20g。水煎服。

（穆毅《太白本草》李白生方，第 155 页）

六、肺痈

（1）治肺脓溃疡：石吊兰 30g，天花粉、野豇豆根各 15g，七叶一枝花 9g。米泔水煎服。

（宋小妹、刘海静《太白七药研究与应用》，第 76 页）

（2）肺痈：金荞麦 30g，鱼腥草 30g，半枝莲 30g，紫金牛 30g。水煎服。

（穆毅《太白本草》党翰文方，第 64 页）

七、胸膜炎

渗出性胸膜炎：葶苈子、白芥子、车前子（另包）、川楝子、延胡索各 9g，大枣 4 枚。水煎服。同时吞服"控涎丹"1.5g。

（李世全《秦岭巴山天然药物志》，第425 页）

第二节　高血压病

(1)高血压:羊角参60g,手儿参、太白黄精、朱苓草各9g。共为细粉。

(李世全《秦岭巴山天然药物志》,第221页)

(2)肝阳上亢:头昏眩晕:纽子七10g,晕鸡头10g,太白花10g,太白洋参10g,木通6g。水煎服。

(穆毅《太白本草》穆毅方,第49页)

(3)高血压:羊角参10g,手儿参10g,晕鸡头15g,纽子七12g,空筒参10g。水煎服。

(穆毅《太白本草》肖学忠方,第52页)

(4)血管硬化综合征:药王茶6g,太白花6g,太白鹿角10g,太白树10g,参叶子5g。水煎服。

(穆毅《太白本草》肖学忠方,第71页)

(5)高血压方:参叶12g,太白茶10g,鹿寿茶12g,枸杞15g,五味子10g,羊角参12g。水煎服,3次/d,空腹服。

(穆毅《太白本草》叶春发方,第94页)

(6)高血压巩固方:参叶12g,鹿寿草10g,八月瓜15g,隔山橇15g,太白花10g,鸡头参20g,百花根15g。水煎服。

(穆毅《太白本草》叶春发方,第94页)

(7)肝肾不足所致的头昏头晕:竹根七6g,晕鸡头10g,羊角参12g,纽子七10g,太白茶10g,木通6g,女贞子20g。水煎服。

(穆毅《太白本草》穆毅方,第103页)

(8)老年眩晕:凤尾草15g,天蓬草6g,太白花10g,鹿寿草12g,羊角参15g,枸杞15g,五味子6g,麦冬12g。水煎服,3次/d,忌辛辣。

(穆毅《太白本草》叶春发方,第121页)

(9)定风化痰散:健脾燥湿,化痰息风,用于痰饮上逆,眩晕头痛。天蓬草6g,朴松实10g,南蛇风10g,纽子七10g,定风草15g,葫芦七15g,红六月寒12g。共为细末,每服10g,生姜水送下,或水煎服。

(穆毅《太白本草》叶春发方,第183页)

第三节 脾胃病

一、消化不良

（1）治消化不良：九牛七 3g，红石耳 12g，老龙皮、鱼腥草、枳实各 9g，茱苓草 6g，通木 3g，甘草 1.5g。水煎服。

（宋小妹、刘海静《太白七药研究与应用》，第 8 页）

（1）治脾胃虚弱，消化不良：苦荞头 30g，隔山撬 30g，糯米草根 30g，鸡屎藤 30g，鸡内金 9g。共研细末，每服 3～6g。温水调服，或压制成片剂服。

（宋小妹、刘海静《太白七药研究与应用》，第 217 页）

（3）少腹胀痛：老龙皮 10g，红石耳 10g，枇杷芋 3g，鱼腥草 6g，空心萝卜 1 个。水煎服。

（穆毅《太白本草》李白生方，第 110 页）

（4）消痞丸：健脾胃，消痞满；用于心下痞闷，饮食不振，神气懒倦，或胸腹痞胀，食不消化，大便不畅等。红石耳 10g，太白米 1g，青蛙七 10g，桦黄 10g，金石斛 10g，杨梅 15g，隔山撬 15g，见血飞 10g。共为细末，水泛为绿豆大丸，早晚每服 10g，温开水送下。

（穆毅《太白本草》叶春发方，第 124 页）

（5）石耳平胃汤：燥湿健脾；用于脾胃不和，不思饮食，脘腹胀满，恶心呕吐，口中无味，怠情嗜卧，体重困痛，大便溏薄，舌苔白腻。红石耳 10g，地胡椒 10g，南蛇风 10g，太白米 1g，盘龙七 12g，桃儿七 3g，生姜 6g。水煎服。

（穆毅《太白本草》叶春发方，第 124 页）

（6）温中汤：用于中焦虚寒，自利不渴，呕吐腹痛，腹满不适等证。地胡椒 10g，太白米 1g，大臭草 15g，盘龙七 12g，炙铁牛七 0.5g，长春七 10g，长胜七 10g，生姜 6g。水煎，早晚服，共服 5 次。

（穆毅《太白本草》叶春发方，第 137 页）

（7）太朱汤：主治脘腹胀满疼痛，不思饮食及回食。炙朱砂七 10g，木香 10g，大头翁 10g，大黄 10g，枇杷芋 10g，太白米 1g，木通 6g，黄柏 10g，菖蒲 10g。水煎服。若：气滞疼痛加莪术 10g，台乌 10g；血瘀疼痛加桦黄 10g，破血丹 10g，苏木 10g；食积成块加石耳子 10g，青蛙七 6g；咳嗽腹胀加紫菀 10g，白芍 10g，沙参 15g；妇女经血不和加逍遥散；寒痛加官桂 3g，白胡椒 3g；风痛加长春七 6g，细辛 6g。此方加减在医者之变化。

（穆毅《太白本草》李白生方，第 175 页）

（8）盘龙汤：主治脾胃不和，胃痛腹胀。盘龙七 10g，朱砂七 10g，太白黄精 10g，臭党参

10g,山楂 10g,大头翁 10g,木香 6g,大黄 6g,木通 3g,生姜 3 片引。水煎服。

（穆毅《太白本草》李白生方,第 178 页）

（9）三参益气汤:益气健脾,用于脾胃气虚,运化力弱,食少便溏,面色萎黄,言语轻微,四肢无力,脉细软,或沉缓等证。太白洋参 15g,大党参 10g,鸡头参 10g,红石耳 10g,地仙桃 10g,八月瓜 15g,荞蓼子 12g。水煎,分 5 次服。

（穆毅《太白本草》叶春发方,第 200 页）

二、胃痛

（1）胃痛、吐酸水;苦豆子 5 粒,生姜 3g,蒲公英 6g,氢氧化铝 0.6g。共研细粉,开水冲服。亦可单用苦豆子 5 粒,研末冲服。

（李世全《秦岭巴山天然药物志》,第 624 页）

（2）胃痛:大头翁 9g,鱼秋串根 9g,苍术 6g,太白紫菀 9g,长胜七 9g,山楂 9g,姜朴 9g,官桂 6g。水煎服。

（穆毅《太白本草》李白生方,第 146 页）

（3）寒凝胃脘胀痛:见血飞 12g,铁扁担 3g,太白米 1g,生姜 10g。水煎服。

（穆毅《太白本草》殷钰玺方,第 164 页）

（4）灵芝枇杷汤:主治心胃疼痛,脉沉数。桦菌芝 10g,枇杷芋 10g,太白米 1g,炙朱砂七 3g。水煎服。

（穆毅《太白本草》李白生方,第 169 页）

（5）胃脘疼痛,胀满,伴有烧灼感,口干苦欲呕,食欲缺乏;胃镜检查:浅表胃炎伴胆汁反流;脉弦,舌质暗,苔白浊:朱砂七 10g,索骨丹 10g,半夏 10g,丹参 15g,百合 15g,枳壳 10g,八月瓜 10g,娑罗子 10g,蒲公英 15g,浙贝母 10g,木香 8g,鸡屎藤 15g。水煎服。

（穆毅《太白本草》赵天全方,第 175 页）

（6）胃脘疼痛,呕苦吞酸,大便秘结,舌苔黄腻,脉弦细:朱砂七 10g,秤杆七 10g,甘松 10g,娑罗子 12g,川楝子 8g,黄连 6g,吴茱萸 3g,大腹皮 10g,枳壳 8g,鸡屎藤 15g,隔山橇 12g,半夏 10g,陈皮 8g,苏梗 10g,竹茹 4g。水煎服。

（穆毅《太白本草》赵天全方,第 176 页）

（7）用于伤食引起的嗳气、胃痛:太白米 10 粒,地仙桃 10 粒。口嚼,即缓解。

（穆毅《太白本草》李白生方,第 132 页）

三、胃及十二指肠溃疡

（1）胃及十二指肠溃疡:天花粉 30g,贝母 15g,鸡蛋壳 10 个。研面,每服 6g,白开水送下。

（李世全《秦岭巴山天然药物志》，第23页）

（2）胃溃疡病、胃炎：马牙七、延胡索、浙贝母、白及各9g，乌贼骨6g，南五味根15g。水煎服，1剂/d。

（李世全《秦岭巴山天然药物志》，第199页）

（3）呕吐反胃，胃溃疡：太白米5g，朱砂七、八爪龙、太羌活各6g，炙祖师麻1g，陈皮9g。水煎服。

（李世全《秦岭巴山天然药物志》，第204页）

（4）十二指肠溃疡：朱砂七10g，八月瓜10g，石霜10g，刺黄连6g，隔山橇10g，盘龙七10g，白术10g，茯苓10g，甘草6g。水煎服。

（穆毅《太白本草》毛培良方，第141页）

（5）胃溃疡：一口血10g，朱砂七15g，盘龙七10g，荞麦七10g，海螵蛸12g，白及12g，黄连6g。水煎服。

（穆毅《太白本草》穆毅方，第185页）

四、上消化道出血

（1）胃出血：白茅根、生荷叶30g，侧柏叶、藕节各9g，黑豆少许。水煎服。

（李世全《秦岭巴山天然药物志》，第214页）

（2）消化系统出血：矮脚茶1000g，锦鸡儿500g，白及150g。共煎成500mL，每次25mL，2次/d。

（李世全《秦岭巴山天然药物志》，第301页）

（3）胃、十二指肠溃疡出血：旱莲草、灯芯草各50g。水煎服。

（李世全《秦岭巴山天然药物志》，第612页）

第四节　肝胆病

一、急性肝炎

（1）急性乙型肝炎：蛇莓、鬼针草各30g，黄瓜根10～15g，千里光、翠云草各15g，马蹄厥、鸡屎藤、糯稻秆各20g，木贼10g。3剂/d，水煎加白糖适量分3～4次服。连服1～3个月。

（宋小妹、刘海静《太白七药研究与应用》，第128页）

（2）乙型病毒性肝炎、丙肝携带者：金柴胡20g，飞天七10g，虎杖10g，垂盆草20g，珍珠草10g，蛇舌草20g，丹参30g，赤芍10g，白芍10g，郁金10g，半枝莲15g，黄芪30g，当归10g，茵陈 20g,山楂 15g。水煎服,15 剂为 1 疗程。

（穆毅《太白本草》赵天全方,第 19 页）

(2)退黄汤:健脾和胃,消食化积,主治急性肝炎。八月瓜 20g,菊花 6g,搬倒甑 20g,麦冬 10g,五味子 10g,红石耳 6g,茵陈 15g,太白花 6g,太白茶 6g,石膏 10g。水煎服。

（穆毅《太白本草》闵启连方,第 141 页）

二、慢性肝炎

(1)治慢性肝炎:流苏虾脊兰 6g,丹参 15g,紫金牛 15g。水煎服,1 剂/d,连服 2 周为 1 个疗程。

（宋小妹、刘海静《太白七药研究与应用》,第 29 页）

(2)慢性肝炎:马牙七 6g,丹参 15g,紫金牛 15g。水煎服,1 剂/d,连服 2 周为 1 疗程。

（李世全《秦岭巴山天然药物志》,第 170 页）

(3)清肝汤:用于慢性肝炎,肝肾阴虚,肝火偏盛,舌边红,苔白兼黄,脉弦数。太白花 6g,太白茶 6g,金柴胡 6g,虎杖 12g,珍珠草 20g,蛇舌草 20g,淡竹叶 6g,太白洋参 10g,五味子 10g,白芍 12g。水煎服。

（穆毅《太白本草》穆毅方,第 95 页）

(4)茱苓泻肝汤:用于肝经湿火,胁痛口苦,目赤肿痛,耳聋;或肝经湿热下注,小便淋浊、阴肿、阴痒、囊痛、便毒。茱苓草 10g,太白花 10g,黄胆树 10g,青鱼胆 10g,鹿寿草 10g,七叶子 10g,枳壳 10g,白术 10g。水煎服。

（穆毅《太白本草》叶春发方,第 96 页）

(5)肝炎,胸胁痛:虎杖 12g,金柴胡 15g,茵陈 15g,十大功劳 12g,青蛙七 10g,紫金牛 10g。水煎服。

（穆毅《太白本草》华有方,第 116 页）

三、黄疸肝炎

(1)黄疸型肝炎:小人血七 3g,蒲公英、商陆、臭草根各 9g,茵陈 15g。水煎服。

（李世全《秦岭巴山天然药物志》,第 479 页）

(2)黄疸型肝炎:铃茵陈 30g,金丝桃 30g,地柏枝 30g,老萝卜根 15g。水煎服。

（穆毅《太白本草》任彭辉方,第 101 页）

四、肝硬化

(1)治肝硬化腹水:开口箭根状茎 3g,田基黄、马鞭草各 30g。水煎服。

（宋小妹、刘海静《太白七药研究与应用》,第 128 页）

（2）胸胁胀痛，胃脘痞满疼痛：蜘蛛香 6g，地胡椒 6g，枇杷芋 6g。水煎或研末服。

（穆毅《太白本草》穆毅方，第 56 页）

（3）臌胀，胸腹胀满，浮肿气急：红石耳 10g，老龙皮 10g，飞天蜈蚣七 10g，荞麦七 10g，枇杷芋 6g。水煎服。

（穆毅《太白本草》穆毅方，第 124 页）

（4）胸膜炎（胸腔积液）：小桃儿七 3g，鱼腥草 25g，透骨消 15g，鹿寿茶 10g，枳壳 6g，地胡椒 10g。忌辛辣，水煎，3 次/d。

（穆毅《太白本草》叶春发方，第 129 页）

（5）胁下阵发剧痛，痛及肩背，呕吐苦水，食少或见黄疸：醋朱砂七 10g，大头翁 10g，长胜七 10g，枇杷芋 10g，九牛七 1g。水煎服。

（穆毅《太白本草》穆毅方，第 175 页）

（6）肢体浮肿、少尿：黑牵牛（炒）120g，大黄 60g，甘遂（醋制）、红牙大戟（醋制）、青皮、陈皮各 30g，木香、槟榔各 15g，轻粉 3g（另研）。共为细粉，水泛小丸，滑石为衣，每服 3g，2 次/d。温水送下。

（李世全《秦岭巴山天然药物志》，第 423 页）

五、肝昏迷

（1）肝昏迷：虎杖 60g，射干 9g。煎液加猪胆汁、甜酒服。

（李世全《秦岭巴山天然药物志》，第 349 页）

六、胆囊炎

（1）气滞胸痛：牌楼七、四块瓦、红毛七各 6g 荞麦七 9g。水煎加黄酒服。

（李世全《秦岭巴山天然药物志》，第 268 页）

（2）胆囊炎：金钱草 45g，鸡内金 30g，郁金 10g，香附 10g，元胡 6g。水煎服。

（李世全《秦岭巴山天然药物志》，第 636 页）

（3）急性胆囊炎：线纹香茶菜 30g，龙胆草 9g，山栀子 12g。水煎服。

（李世全《秦岭巴山天然药物志》，第 650 页）

第五节　结石病

一、胆结石

（1）胆结石：金钱草 60～120g，千层皮 60g。水煎服。1 剂/d，服 2～3 个月。对严重胆结石症病人,可使胆结石阴影消失,临床症状消除。

（李世全《秦岭巴山天然药物志》,第 638 页）

（2）胆结石:石豇豆 12g,川大黄 6g,朴硝 6g,搬到甑 12g,金钱草 12g,玉米须 20g。水煎服。

（穆毅《太白本草》华有方,第 112 页）

二、肾结石

（1）肾结石:石韦 9g,海金沙 15g,金钱草、鱼腥草、车前草、半枝莲、玉米须各 30g。水煎服。

（李世全《秦岭巴山天然药物志》,第 353 页）

（2）肾结石:金钱草、车前草各 15g,滑石 30g,生地、续断、桑寄生各 12g,补骨脂、杜仲、丹参、香附各 9g。水煎服。

（李世全《秦岭巴山天然药物志》,第 638 页）

（3）肾及膀胱结石:鲜连钱草 30g。水煎服。连服 1～2 个月,逐日减量,增至 180g 为止。

（李世全《秦岭巴山天然药物志》,第 673 页）

三、尿结石

（1）治尿道结石、尿道炎:铁扇子、车前草、海金沙各 15g,木通 12g,萹蓄 9g,水灯草 30g。水煎服。

（宋小妹、刘海静《太白七药研究与应用》,第 246 页）

（2）尿路结石,水肿,小便不利:挂金灯果 15g,龙胆对经 10g,车前草 15g,茯苓草 15g,石豇豆 12g,草薢 10g。水煎服。

（穆毅《太白本草》陈鑫方,第 65 页）

（3）石淋,尿路结石:石豇豆 10g,葎草 15g,金钱草 10g,海金沙 10g,三白草 10g,猪鬃七 10g。水煎服。

（穆毅《太白本草》郑建强方,第 112 页）

（4）热淋或石淋:虎杖 15g,金钱草 20g,瞿麦 10g,石豇豆 10g。水煎服。

（穆毅《太白本草》穆毅方,第 116 页）

（5）尿路结石:天胡荽 20g,石豇豆 30g,半边莲 30g,海金沙 30g,瞿麦 30g。水煎服。

（穆毅《太白本草》穆毅方,第 65 页）

第六节　肾脏病

一、肾炎

(1)治肾炎:肺形草12g,灯芯草15g,玉米根30g。水煎服,1剂/d。

(宋小妹、刘海静《太白七药研究与应用》,第207页)

(2)急性肾炎:玉米须60g,西瓜皮30g,蝼蛄7g,生地黄15g,肉桂1.5g。水煎服。隔日1剂,连服4~5剂。症状消退后,服济生肾气丸,2次/d,每次6~9g。

(李世全《秦岭巴山天然药物志》,第376页)

(3)肾盂肾炎:一点红500g,狗肝菜500g,车前草250g,水煎500mL。成人3次/d,每次10mL。

(李世全《秦岭巴山天然药物志》,第500页)

(4)急慢性肾炎:血满草15g,酒瓶花根30g,山皮条、石椒草各12g。水煎服。

(李世全《秦岭巴山天然药物志》,第599页)

二、水肿

(1)治水肿:鹿角七9g,商陆6g,茅根6g,钩藤6g,夏枯草。水煎服。

(宋小妹、刘海静《太白七药研究与应用》,第269页)

(2)浮肿:盘龙七、竹根七各3g,老龙皮、红石耳、鹿寿草、金丝带各6g,羌活9g,木通3g。水煎服。

(李世全《秦岭巴山天然药物志》,第269页)

(3)下肢浮肿:蜈蚣七12g,头发七10g,牛膝5g,老龙皮20g,三白草12g,泽泻10g,陈皮12g。水煎服。

(穆毅《太白本草》李白生方,第47页)

(4)下肢水肿:蜈蚣七6g,老龙皮6g,红石耳6g,秦艽6g,枇杷芋5g,陈皮9g,牛膝9g,木瓜9g,冬瓜皮30g。水煎服。

(穆毅《太白本草》肖学忠方,第48页)

(5)老龙利水汤:主治水湿壅盛,小便不利,水肿癃闭等证。老龙皮10g,透骨消15g,隔山撬15g,桂枝10g,白术12g。水煎服。

(穆毅《太白本草》叶春发方,第110页)

(6)老龙皮汤:主治风湿水肿。老龙皮12g,太羌活10g,茯苓草15g,大黄10g。水煎服。

（穆毅《太白本草》李白生方，第 110 页）

三、淋证

（1）治淋病：头发七 15g，八月瓜 12g，荣苓草 9g。水煎服，黄酒为引。

（宋小妹、刘海静《太白七药研究与应用》，第 82 页）

（2）尿路感染淋证：天青地白 30g，蒲公英 15g，车前草 9g。水煎服。

（李世全《秦岭巴山天然药物志》，第 533 页）

（3）金沙荣苓汤：主治淋证，尿血。荣苓草 6g，海金沙 3g，桑白皮 6g，青木香 6g，黄柏 6g，草薢 10g，车前子 10g，生地 10g，白糖为引。水煎服。

（穆毅《太白本草》李白生方，第 96 页）

（4）淋证：荣苓草 15g，石霜 15g，木通 15g。水煎服。

（穆毅《太白本草》李白生方，第 97 页）

四、尿路感染

（1）尿路感染，急性肾炎：女儿茶 15g，葎草 15g，凤尾草 12g，荣苓草 10g，石豇豆 10g，景天三七 12g。水煎服。

（穆毅《太白本草》穆毅方，第 187 页）

（2）尿路感染，急性肾炎，尿血：凤尾草 10g，荣苓草 10g，石韦 10g，女儿茶 15g，葎草 12g，小桃儿七 3g。水煎服。

（穆毅《太白本草》华有方，第 121 页）

五、肾虚

（1）参柏汤：主治肾虚，骨蒸劳热。太白洋参 30g，黄柏 10g，竹根七 6g，炙太白米 1g，灯台七 10g。水煎服。

（穆毅《太白本草》李白生方，第 200 页）

（2）肾虚骨蒸潮热：太白洋参 12g，竹根七 10g，黄柏 15g，手儿参 10g，鹿寿茶 12g，十大功劳 15g，黄三七 10g。水煎服。

（穆毅《太白本草》华有方，第 200 页）

（3）肾阴虚损引起的头晕目眩：头发七 10g，鹿寿茶 12g，瑞苓草 10g，石花 15g，太羌活 10g，藁本 10g。水煎服。

（穆毅《太白本草》穆毅方，第 205 页）

第七节 虚劳贫血病

一、虚劳贫血

(1)病后虚损:蛹虫草3~5枚,老雄鸭1只,去肚杂,将鸭头劈开,纳药于中,仍以线扎好,加酱油等调料,蒸烂食之。

(李世全《秦岭巴山天然药物志》,第815页)

(2)阴虚烦躁不安,四肢无力,身困体乏:雪山林10g,太白茶10g,鹿寿茶15g,索骨丹12g,手儿参10g,青蛙七6g,焦三仙12g。水煎服。

(穆毅《太白本草》华有方,第33页)

(3)百花汤:用于气血不足,神经衰弱,病后虚弱。鸡屎藤根100g,当归身100g,熟地100g,生地100g,太白洋参100g,太黄精100g,大头党100g。炖猪肉食用。

(穆毅《太白本草》李白生方,第43页)

(4)神经衰弱,心悸心慌,失眠多梦,遗精:金刷把6g,茱苓草12g,太白花12g,加四物汤(当归15g,川芎6g,白芍10g,生地12g)。水煎服。

(穆毅《太白本草》叶春发方,第51页)

(5)三参汤:主治气虚,气羸弱。手儿参50g,太白洋参50g,大党参50g。加黄酒炖乌鸡,加盐少许,吃肉喝汤。

(穆毅《太白本草》李白生方,第189页)

(6)隔山橇汤:主治肾虚四肢无力,妇女白带,虚羸诸症。隔山橇12g,山萝卜12g,飞天蜈蚣七12g,党参12g,太白洋参12g。炖猪肉食之,或水煎服。

(穆毅《太白本草》李白生方,第198页)

(7)九味双补汤:补养气血,用于失血过多,气血两虚,头目眩晕,心慌气短,羸瘦纳差。太白洋参12g,大党参10g,棒槌参15g,隔山橇15g,百花根15g,八月瓜15g,南蛇风10g,大臭党15g,鸡爪参15g。水煎,饭前服。

(穆毅《太白本草》叶春发方,第200页)

二、白细胞减少症

(1)治白细胞减少症:制黄精30g,黄芪15g,炙甘草6g,淡附片、肉桂各4.5g。水煎服。

(宋小妹、刘海静《太白七药研究与应用》,第174页)

(2)白细胞减少症:绞股蓝30g,女贞子30g,鸡血藤30g,补骨脂15g。水煎服。

（穆毅《太白本草》庞定涛方，第 154 页）

第八节　各种出血

一、吐血

（1）黄虎地丹汤：用于湿热内蕴而为黄疸；邪火内炽，迫血妄行以致吐血、便血、溲赤；三焦积热，眼目赤肿，口舌生疮等症。黄三七 10g，虎杖 15g，地下花 6g，索骨丹 10g，白花蛇舌草 20g。水煎服，3 次/d。

（穆毅《太白本草》叶春发方，第 82 页）

（2）茱砂地黄汤：清热解毒，凉血散瘀，主治湿热入营血，热盛动血，吐血，大便黑而易解者，以及蓄血发为狂，神昏谵语，斑色紫黑，舌绛起刺者。茱苓草 10g，朱砂七 10g，太白花 10g，红毛七 6g，生地 12g，黄三七 6g，七叶子 10g。水煎服。

（穆毅《太白本草》叶春发方，第 164 页）

（3）吐血：见血飞 9g，一口血 3g，茅根 15g。水煎服。

（穆毅《太白本草》李白生方，第 164 页）

（4）吐血：索骨丹 10g，百草霜 10g，朱砂七 10g。水煎服。

（穆毅《太白本草》李白生方，第 177 页）

（5）加味四红散：凉血止血；主治血热妄行，吐血，衄血，便血，崩漏。盘龙七 12g，朱砂七 10g，荞麦七 10g，凤尾七 10g，大臭草 15g，石豇豆 15g。水煎，服 3 次。

（穆毅《太白本草》叶春发方，第 177 页）

（6）吐血：一口血 10g，尸儿七 10g，秤杆七 10g，焦三楂 10g，广木香 3g。水煎服。

（穆毅《太白本草》李白生方，第 186 页）

（7）吐血：一口血 6g，见血飞 6g，血余炭 3g，童便 1 盅，乳汁 1 盅。煎服。

（穆毅《太白本草》李白生方，第 186 页）

二、鼻血

（1）鼻血、牙龈出血：铺地红子、生地、大蓟各 9g，血余炭 3g。水煎服。

（李世全《秦岭巴山天然药物志》，第 168 页）

（2）鼻血：鲜山白菊根、白茅根、万年青根、球子草各 9g。水煎服。

（李世全《秦岭巴山天然药物志》，第 507 页）

（3）鼻衄：空筒参 10g，蝎子七 6g，黄芩 10g，侧柏炭 9g，血余炭 1g。水煎服。

（穆毅《太白本草》闵西军方，第 143 页）

三、肺痨咯血

（1）治肺痨咯血：支柱寥 12g，土马鬃 6g，石耳子 9g。水煎服。

（李世全《秦岭巴山天然药物志》，第 150 页）

（2）肺痈吐血，咯血：一口血 10g，紫金牛 12g，白屈菜 12g，枇杷果 10g，葫芦七 10g，松塔 10g，芦根 15g。水煎服。

（穆毅《太白本草》华有方，第 185 页）

四、血崩（崩漏）

（1）治血崩：支柱寥 9g，仙鹤草 30g，檫树根皮 15g，大枣 10 枚。水煎服。

（李世全《秦岭巴山天然药物志》，第 150 页）

（2）大红丹：主治崩漏，吐血，衄血。蝎子七 10g，朱砂七 10g，大血藤 10g，盘龙七 10g，地骨皮 10g，生地 10g，菖蒲 10g，黄柏 10g，太白洋参 10g，黄酒引；衄血加：构树皮 10g，茅根 10g；血崩加：当归 30g，熟地 15g，官桂 6g。

（穆毅《太白本草》李白生方，第 180 页）

五、刀伤出血

（1）治刀伤出血：铁棒锤、芋儿七各 9g，冰片 1.5g，麝香 0.3g。共为细末，外敷伤处。

（宋小妹、刘海静《太白七药研究与应用》，第 250 页）

（2）外伤及金刃伤出血：天蓬草、菊三七、苎麻根、石花各等量，研细末，撒患处。

（穆毅《太白本草》吴谦方，第 183 页）

（3）止血粉：石霜 12g，金刷把 10g，天蓬草 10g，金丝带 10g，尸儿七 10g，太白花 6g。共为细末，外敷伤处。

（穆毅《太白本草》叶春发方，第 184 页）

（4）石龙丹：专治金疮出血，生肌敛口。石霜 30g，龙骨 60g，麝香 0.6g。共为极细末装瓶备用。

（穆毅《太白本草》李白生方，第 96 页）

六、尿血

（1）尿血：铁扇子 6g，木通 3g，参叶 1.5g。水煎服。

（李世全《秦岭巴山天然药物志》，第 681 页）

（2）尿血便血：草血竭、朱砂七各 9g，地骨皮、椿白皮各 12g，白茅根 30g。水煎服。或草血竭(炒)、索骨丹各9g,水煎丹12g。水煎服。

(李世全《秦岭巴山天然药物志》,第257页)

七、呕血

呕血,便血:高粱根60g,苦荬根30g,积雪草15g,红糖少许。水煎服。

(李世全《秦岭巴山天然药物志》,第67页)

八、胃肠道出血

胃肠道出血,崩漏:荞麦七8g,虎杖10g,大血藤10g,土大黄5g,地榆8g,参叶1.5g。水煎服。

(李世全《秦岭巴山天然药物志》,第117页)

九、咯血

(1)咳嗽、咳血:獭肝、仙鹤草、虫草、石斛、白及各9g。水煎服。

(李世全《秦岭巴山天然药物志》,第826页)

(2)咳血、咯血:仙桃草、棕树子、藕节各9g。水煎服。

(李世全《秦岭巴山天然药物志》,第574页)

(3)咯血:旱莲草50g,荷叶15g,干侧柏叶9g。水煎分3次服。

(李世全《秦岭巴山天然药物志》,第621页)

(4)咯血,衄血,痢疾便血:铁苋菜20g,地锦草20g,大叶藜20g,马齿苋15g,翻白草10g,还阳草10g。水煎服。

(穆毅《太白本草》赵天全方,第187页)

第九节　糖尿病

(1)桃树胶,为桃树干上流出的树脂。夏秋两季,晒干。功能:和血、益气、止渴。可治糖尿病,乳糜尿,小儿疳积,用量9~10g。

(李世全《秦岭巴山天然药物志》,第2页)

(2)糖尿病:鲫鱼1条,去肠留鳞,以茶叶填满腹腔,纸包煨熟食。

(李世全《秦岭巴山天然药物志》,第2页)

(3)糖尿病:药王茶6g,薄荷2g,翻白草6g,桑叶3g,葫芦巴6g,卫矛6g。水煎服。

（穆毅《太白本草》张维岗方，第71页）

（4）糖尿病初期：药王茶6g，薄荷2g。每日泡水作茶饮。

（穆毅《太白本草》何子翼方，第71页）

（5）糖尿病：翻白草10g，卫矛10g。泡水当茶喝。

（穆毅《太白本草》肖学忠方，第90页）

（6）糖尿病不饥不渴：翻白草15g，委陵菜10g，红线麻10g。水煎常服。

（穆毅《太白本草》张维岗方，第90页）

（7）暑热烦渴，食欲不振：石枣子10g，朱砂七10g，长胜七12g，太白茶10g，枇杷芋6g。水煎服。

（穆毅《太白本草》陈鑫方，第209页）

第十节　头痛中风偏瘫

一、头痛

（1）头痛头晕：牛尾菜60g，娃儿藤根15g，鸡蛋2个。水煎，服汤食蛋。

（李世全《秦岭巴山天然药物志》，第32页）

（2）肝阳头痛、眩晕：白蒺藜、菊花、苦丁茶、钩藤各9g，白芍12g。水煎服。

（李世全《秦岭巴山天然药物志》，第422页）

（3）风热头痛：水牛角30g，钩藤、菊花、石决明各15g，桑叶、藁本、川芎各9g。水煎服。

（李世全《秦岭巴山天然药物志》，第824页）

（4）劳心过度引起的头痛头晕：偏头草15g，晕鸡头12g，太白茶12g，太白花15g，大血藤12g，鹿寿茶10g，朱砂七10g。水煎服。

（穆毅《太白本草》华有方，第14页）

二、偏头痛

（1）偏头痛：铁牛七秧（钻天七）12g，白芷15g，长春七10g，川芎10g。水煎服，2次/d。

（穆毅《太白本草》杨洪波方，第30页）

（2）偏头痛：爬山虎30g，长春七10g，偏头草12g，川芎6g。水煎服。

（穆毅《太白本草》陈鑫方，第44页）

（3）头晕目眩，偏头痛：纽子七15g，偏头七15g，鹿寿茶10g，晕鸡头10g，太白茶12g，太白花10g。水煎服。

（穆毅《太白本草》华有方，第 49 页）

（4）偏头痛：太白花 12g，偏头草 10g，隔山橇 12g，太白洋参 10g，血三七 12g，太羌活 10g。水煎服。

（穆毅《太白本草》华有方，第 53 页）

三、四肢麻痹

（1）面神经麻痹：鲜天南星、醋各适量，磨醋取汁，于睡前搽患处。

（李世全《秦岭巴山天然药物志》，第 200 页）

（2）四肢麻木、肿痛：金刚刺 10g，筋骨草 15g，大救驾、大血藤各 10g。水煎服。或见肿消 15g，透骨草 20g，千里光 30g，金刚刺 15g。捣烂外敷。

（李世全《秦岭巴山天然药物志》，第 237 页）

（3）四肢麻木：炙祖师麻 9g，五加皮 16g，木耳 9g，红活麻根 6g。水煎服。

（李世全《秦岭巴山天然药物志》，第 311 页）

四、口眼歪斜

（1）中风口眼歪斜：禹白附 60g，全蝎、僵蚕各 30g，研粉，每服 3g，开水送服。

（李世全《秦岭巴山天然药物志》，第 213 页）

（2）口眼歪斜、风湿疼痛：豨莶草 120g，研粉，蒸晒 9 次，以蜜为丸，每次 6g，2 次/d。

（李世全《秦岭巴山天然药物志》，第 758 页）

五、中风昏迷

（1）中风不语：山胡椒干果 30g，黄荆子 30g。共捣碎，开水泡服。

（李世全《秦岭巴山天然药物志》，第 406 页）

（2）中风昏迷：皂角、细辛、薄荷、南星、半夏、雄黄各 3g，研细末，取少许吹鼻取嚏。

（李世全《秦岭巴山天然药物志》，第 450 页）

（3）中风昏迷：猪牙皂、细辛、薄荷、南星、半夏、雄黄各 3g，冰片 1g，麝香 0.1g。研细末，取少许吹鼻取嚏。

（4）中风不醒：麝香 0.2g，研末，入清油 60g，和均灌服。

（李世全《秦岭巴山天然药物志》，第 850 页）

六、偏瘫

（1）风湿麻木、瘫痪：天麻 30g，纽子七 30g，羌活 5g，独活 5g，白酒（40 度）500mL，浸泡 7d，早、晚适量服用。

（李世全《秦岭巴山天然药物志》，第 201 页）

（2）腰腿酸痛、半身不遂：狗脊 15g，牛膝、海风藤、木瓜各 12g，桑枝、川续断、杜仲、秦艽各 9g，桂枝 6g。水煎服。

（李世全《秦岭巴山天然药物志》，第 238 页）

（3）关节炎、半身不遂：凌霄花根 500g，白酒 2.5kg，密封泡 20d，早晚饭前服 1 酒杯。

（李世全《秦岭巴山天然药物志》，第 392 页）

（4）瘫痪、手足疼痛不止：米壳（蜜炒）3g，陈皮 15g，壁虎、乳香、没药、甘草各 6g，上为末，每次服 9g。

（李世全《秦岭巴山天然药物志》，第 848 页）

第十一节　肠炎痢疾

一、肠炎

（1）治疗溃疡性结肠炎：朱砂七 15g，蜈蚣七 15g，血见愁 30g，二色补血草 30g，白及 9g，炒地榆 30g，小蓟 30g，索骨丹 150g，加水浓缩成 150mL，分 2 次服用。1 次/d，每次 70～100mL，药液保留灌肠，1 月为 1 疗程，平均 2 个疗程即可。共治疗 39 例，基本治愈 25 例，占 64.1%；好转 13 例，占 33.3%；无效 1 例，占 2.6%。

（宋小妹、刘海静《太白七药研究与应用》，第 256 页）

（2）急性肠炎：铁苋菜 30g，瓜子金、青蒿各 15g。水煎服。

（李世全《秦岭巴山天然药物志》，第 710 页）

（3）肠炎：荞麦七 15g，红三七 12g，朱砂七 15g，地榆 20g，马鞭草 12g，蒲公英 20g。水煎服。

（穆毅《太白本草》姚敬轩方，第 181 页）

（4）湿热腹泻，便下清水：黄三七 10g，朱砂七 10g，盘龙七 10g，索骨丹 10g，长胜七 12g，长春七 6g，老龙皮 6g。水煎服。

（5）腹痛泄泻：蝎子七 10g，朱砂七 12g，冷水丹 10g，地胡椒 12g。水煎服。

（穆毅《太白本草》李白生方，第 180 页）

二、痢疾

（1）细菌性痢疾：红大粉 15g，索骨丹、盘龙七各 12g，朱砂七、赤芍、盐木瓜、大黄、菖蒲、苍术、厚朴、酸石榴皮各 19g，香木、木通、黄柏各 6g，红痢白糖为引，白痢红糖为引。水煎服。

（2）噤口痢：菖蒲、石莲子、党参、茯神各9g，黄连5g。水煎服。

（李世全《秦岭巴山天然药物志》，第261页）

（3）水泻不止：罂粟壳1枚（去蒂膜），乌梅肉、大枣肉各10枚。水1杯，煎7分，温服。

（李世全《秦岭巴山天然药物志》，第459页）

（4）湿热泻痢：老鹤草500g，金牛七100g，铁牛七苗100g，火焰子苗100g。煎水外洗，并覆盖患处，出汗即见效。

（穆毅《太白本草》胡丙杰方，第36页）

（5）湿热痢疾：黄三七10g，蝎子七10g，索骨丹10g，朱砂七10g，铁扁担3g，白芍12g，焦山楂10g。水煎服。

（穆毅《太白本草》穆可风方，第82页）

（6）苓砂汤：主治湿热里急后重，红白痢疾，腹痛，小便不利。茱苓草6g，石耳子6g，朱砂七9g，太羌3g。水煎服。

（穆毅《太白本草》李白生方，第97页）

（7）鸡鸣泻，痢疾：红毛七10g，长胜七10g，虎杖10g，鹿寿茶10g，太白黄芪15g。水煎服。

（穆毅《太白本草》李白生方，第158页）

（8）红白痢疾：狮子七10g，索骨丹10g，朱砂七10g，蝎子七10g，荞麦七10g。水煎服。

（穆毅《太白本草》李白生方，第161页）

（9）红粉汤：主治泄泻，红白痢疾。蝎子七10g，索骨丹12g，盘龙七12g，朱砂七10g，赤芍10g，盐木瓜10g，大黄6g，苍术10g，厚朴10g，陈皮10g，木通6g，木香6g，白痢红糖引，红痢白糖引。水煎服。

（穆毅《太白本草》李白生方，第180页）

三、阿米巴痢疾

（1）阿米巴痢疾：椿根皮100g，加水至600mL，煎汁浓缩至100mL。3次/d，每次10mL，7天1疗程，疗效卓著。

（李世全《秦岭巴山天然药物志》，第338页）

（2）阿米巴痢疾：委陵菜30g，铁苋菜30g。水煎服。

（穆毅《太白本草》刘萍方，第91页）

第十二节 阳痿遗精

一、阳痿

（1）阳痿、遗精：柘桑、莲须、结香根各9g。水煎服。

（李世全《秦岭巴山天然药物志》，第109页）

（2）肾虚、阳痿、四肢无力、虚劳：隔山橇、太白洋参、葱木、党参各12g。炖猪肉吃。

（李世全《秦岭巴山天然药物志》，第171页）

（3）阳痿、遗精：蛹虫草15～20g，炖肉或炖鸡服。

（李世全《秦岭巴山天然药物志》，第816页）

（4）黑虎壮阳汤：补肾壮阳，主治阳痿。黑虎七15g，隔山橇20g，淫羊藿10g，太白黄精15g，手儿参15g，制首乌20g，鹿寿茶15g，大头党10g，肉苁蓉6g。水煎服。

（穆毅《太白本草》闵启连方，第46页）

（5）洋参补阴汤：滋阴补肾，用于肝肾阴虚，腰腿酸软，骨蒸劳热，虚火上炎，头晕目眩，耳鸣耳聋，自汗盗汗，梦遗滑精，舌燥喉痛。太白洋参15g，鹿寿草10g，七叶子12g，三百根30g，瓜子金钗15g，枸杞15g，人头参12g，杨梅15g，鸡头参15g。水煎服。

（穆毅《太白本草》叶春发方，第200页）

（6）凤尾鹿寿汤：主治肾虚阳痿，遗精，心惊失眠。凤尾七15g，鹿寿草15g，太白茶15g，生地12g，荞麦七3g。水煎服。

（穆毅《太白本草》肖学忠方，第202页）

（7）益肾汤：温肾壮阳，强筋健骨。用于腰酸背痛，两腿痿软，头晕耳鸣，阳痿滑精，背部畏寒，五更泻，脉沉迟，舌淡白。鹿衔草12g，长胜七15g，尸儿七10g，兔子拐棍15g，淫羊藿15g，手掌参30g，金重楼15g，八月瓜根15g，菟丝子12g。水煎服；或研细末，炼蜜为丸，每丸10g，每服1丸。

（穆毅《太白本草》叶春发方，第203页）

二、遗精

（1）二金四红丹：主治遗精，遗尿，白带，月经不调，崩漏。金刷把10g，金丝带10g，荞麦七10g，朱砂七10g，秤杆七10g，蝎子七10g。水煎或制丸服。

（2）遗精，阴虚盗汗：猪鬃七12g，头发七12g，隔山橇15g，凤尾七15g，鹿寿茶15g。水煎服。

（穆毅《太白本草》穆可风方，第 114 页）

（3）滑精，神经衰弱，梦遗：石霜 10g，隔山撬 12g，何首乌 15g，女贞子 12g，山茱萸 10g，龙骨 10g，牡蛎 10g。水煎服。

（穆毅《太白本草》李白生方，第 184 页）

（4）遗精、滑精：石霜 6g，头发七 10g，尸儿七 10g。水煎服。

（穆毅《太白本草》李白生方，第 184 页）

（5）肾虚腰痛，甚者梦遗滑精，盗汗，四肢无力：隔山撬 15g，太白洋参 12g，淫羊藿 15g，何首乌 12g，芋儿七 10g，朱砂七 10g，血三七 10g，党参 10g。水煎服。

（穆毅《太白本草》穆毅方，第 198 页）

（6）神经衰弱，心悸怔忡，遗精盗汗，腰痛：头发七 15g，鸡头参 10g，凤尾七 12g，隔山撬 15g，朱砂七 10g，金丝带 6g。水煎服。

（穆毅《太白本草》穆毅方，第 205 页）

（7）骨蒸劳热，盗汗遗精，失眠多梦：凤尾七 12g，鹿寿茶 10g，熟地 12g，竹根七 6g，太白洋参 10g，黄柏 6g。水煎服。

（穆毅《太白本草》穆毅方，第 202 页）

第十三节　内科杂病

（1）潜在型及慢性克山病：羊红膻根、细叶马先蒿各 9g。水煎服。1 剂/d，分 2 次服。3 ~5d 为 1 疗程，休息 15 ~20d 再进行第 2 个疗程。（或用羊红膻草 30g，黄精 15g。水煎，每 d 分 2 次服亦可）

（李世全《秦岭巴山天然药物志》，第 73 页）

（2）花茶息风汤：凉肝息风，增液舒筋，主治热病邪传厥阴，壮热神昏，惊厥，手足抽搐，舌质干降，脉弦而数。太白茶 10g，鹿寿茶 10g，纽子七 10g，茱苓草 10g，太白花 10g，太羌活 10g，羊角参 15g，天蓬草 6g，红毛七 12g。水煎服，分 3 次服。

（穆毅《太白本草》叶春发方，第 70 页）

（3）太白寿草汤：主治阳明热盛，口干舌燥，烦渴引饮，面赤恶热，大汗出，脉洪大有力。太白茶 10g，鹿寿茶 10g，七叶子 10g，青蛙七 6g，鱼腥草 15g，半枝莲 15g，羊角参 15g。水煎服。

（穆毅《太白本草》叶春发方，第 70 页）

（4）甲状腺肿大：黄药子 10g，玄参 10g，牡蛎 10g，鸡内金 10g，射干 9g，金银花 15g，白芍

10g。水煎服。

（穆毅《太白本草》蒋林春方，第 80 页）

（5）热盛风动,惊风抽搐:参叶 6g,钩藤 10g,偏头七 15g,羊角参 15g,天麻 10g,灯台七 10g,龙胆草 10g,野菊花 10g。水煎服。

（穆毅《太白本草》穆毅方,第 94 页）

（6）肝肾阴虚,骨蒸劳热:参叶 10g,竹根七 10g,十大功劳 12g,黄三七 8g,凤尾七 10g。水煎服。

（穆毅《太白本草》华有方,第 94 页）

（7）青翁金牛汤:峻下热结,用于阳明腑实,大便不通,舌苔焦黄起刺,脉迟滑有力;或热结旁流,下痢清水臭秽,脐腹疼痛,按之坚硬有块,脉滑实有力;或里热实证,热结疼痛发狂。青蛙七 6g,大头翁 10g,金丝大黄 10g,九牛七 2g,红石耳 10g,隔山橇 15g,鱼腥草 15g,青牛胆 6g,水 500mL。煎 20min,2 次/d,以利为度。

（穆毅《太白本草》叶春发方,第 125 页）

（8）消食导滞丸:消食导滞,清利湿热,用于积滞内阻,生湿蕴热,胸脘痞闷,下痢;或泄泻腹痛后重;或大便秘结,小便黄赤,舌红苔黄腻,脉沉实。青蛙七 10g,大头翁 10g,红石耳 10g,青牛胆 10g,隔山橇 15g,八月瓜 15g,鱼腥草 15g,刺莓 12g,共为细末,炼蜜为丸,每丸 10g,早晚各服 1 丸,温开水送下;或做汤剂水煎服。

（穆毅《太白本草》叶春发方,第 126 页）

（9）疝气,小腹胀痛:冷水丹 6g,盐炙八月瓜 20g,小茴香 10g,木香 6g,良姜 6g,川楝子 10g。水煎服。

（穆毅《太白本草》王伟方,第 136 页）

（10）疝气疼痛:枇杷芋 6g,八月瓜 12g,炙祖师麻 1g。水煎服。

（穆毅《太白本草》赵天全方,第 135 页）

（11）疝气:未炸开八月瓜 15g,木瓜 15g,海带 15g,木通 6g,官桂 6g,小茴香 15g,木香 10g,苦楝子 10g。水煎服。

（穆毅《太白本草》李白生方,第 141 页）

（12）清热利湿汤:清热解毒,化浊利湿,主治湿温初起,邪在气分,身热肢楚,胸闷腹胀,无汗神烦;或有汗热不退,溺赤便秘;或泻而不畅,有热臭气,舌苔淡白或厚腻,或干黄;以及暑湿时疫,颐肿咽痛,吐泻,疟疾,黄疸等证。八月瓜根 30g,虎杖 15g,鱼腥草 10g,开喉箭 10g,半枝莲 15g,老龙皮 10g,大臭草 15g,铁苋菜 20g,地胡椒 10g。水煎服。

（穆毅《太白本草》叶春发方,第 141 页）

（13）肚胀如鼓,不能饮食,大小便不通:一碗水 6g,桃儿七 3g,贝母 2g,焦三楂 12g,焦麦芽 12g,焦神曲 12g,共为末,每次服 2～3g,黄酒下。服后几分钟呕吐,不用惊怕,吐完即可饮食。

（穆毅《太白本草》李白生方,第 147 页）

（14）金虎见红汤:破血下瘀,攻逐蓄血,主治下焦蓄血,少腹胀痛,大便色黑,小便自利,谵语烦渴,至夜发热,其人如狂;或妇女经水不利,少腹急结,硬满疼痛拒按者。红毛七 10g,金丝桃 10g,见血飞 10g,虎杖 15g,太白茶 10g,鱼腥草 15g,乌金草 15g。水煎服,3 次/d。

（穆毅《太白本草》叶春发方,第 158 页）

（15）耳聋耳鸣:天蓬草 10g,晕鸡头 10g,长胜七 10g,纽子七 10g,石斛 15g,丹参 15g,石菖蒲 10g,远志 10g,凤尾七 10g,鹿含草 10g,磁石 20g,神曲 15g。水煎服。

（穆毅《太白本草》赵天全方,第 183 页）

（16）养阴除蒸汤:滋阴养血,清热除蒸,主治骨蒸劳热,肌肉消瘦,唇红颊赤,困倦盗汗,咳嗽,脉细数。手儿参 12g,金重楼 15g,枸杞 12g,七叶子 12g,太白茶 10g,金柴胡 6g,竹根七 10g。水煎,分 3 次服。

（穆毅《太白本草》叶春发方,第 189 页）

（17）理气回阳汤:主治阳虚寒湿逆阻,四肢厥逆,气滞血瘀,舌苔白、厚腻而滑,脉涩,心口痛甚者。芋儿七 6g,三百棒 9g,隔山撬 9g,橡木根 15g,透骨草 10g,苍术 6g,盘龙七 15g,桦菌芝 10g,石耳子 10g,木香 6g,三钻风 10g,红毛七 10g,附子 10g,良姜 10g。水煎服。

（穆毅《太白本草》吴谦方,第 196 页）

（18）骨蒸潮热:牛毛七 12g,十大功劳 10g,参叶 10g,纽子七 8g,竹根七 12g,凤尾七 10g。水煎服。

（穆毅《太白本草》姚敬轩方,第 210 页）

第十四节　妇科病

一、月经不调

（1）治月经不调,骨蒸痨热,头晕目眩:凤尾七、夏枯草各 12g,天蓬草、透骨草、鹿衔草、鱼腥草各 9g。猪苓炖水煎服,黄酒为引。

（宋小妹、刘海静《太白七药研究与应用》,第 67 页）

（2）七草汤:主治妇女月经不调,腰背骨蒸困顿,头晕目眩。凤尾七 12g,鸭跖草 12g,茱苓草 12g,天蓬草 10g,透骨草 10g,鹿寿草 10g,狗心草 10g。黄酒煎服。

（穆毅《太白本草》穆毅方,第 202 页）

（3）凤尾七汤:主治虚劳骨蒸,月经不调或干血痨,头晕目眩。凤尾七 10g,麦穗七 15g,

棉花根 30g,竹叶参 10g,五味子 10g,白芍 10g,盘龙七 10g,荣苓草 10g,地瓜藤 10g,太白茶 5g。水煎服。

(穆毅《太白本草》闵启连方,第 202 页)

(4)凤尾七汤:主治骨蒸,干血痨或月经不调,更年期综合征。凤尾七 15g,七叶子 15g,捆仙绳 20g,女儿茶 20g,太白黄精 10g,二色补血草 10g,隔山橇 10g,夏枯草 12g,地骨皮 10g,赤芍 10g,黄酒引,煎服。失眠烦躁者,加酸枣仁 15g,大救驾 10g,金刷把 10g;血虚甚者,加熟地 20g,当归 12g;气虚者,加红芪 30g,山茱萸 12g;阳虚者,加淫羊藿 10g,金丝带 6g。

(穆毅《太白本草》穆毅方,第 202 页)

(5)窝儿七散:主治妇女月经不调,身痛,腰腿痛。窝儿七 6g,青蛙七 10g,长春七 10g,松节 10g,太白洋参 10g,朱砂七 6g,苍术 6g,桃儿七 3g,淫羊藿 9g。黄酒引。

(穆毅《太白本草》穆毅方,第 170 页)

(6)月经前期,量多、心烦、脉弦数,乳痛:对经草 20g,捆仙绳 12g,凤尾七 10g,女儿茶 15g,女贞子 20g,旱莲草 20g,朴松实 10g,丹皮 10g。水煎服。

(穆毅《太白本草》李白生方,第 162 页)

(7)红毛七汤:和血调经,主治阴血虚少,血滞血瘀;证见面色㿠白,头晕眼花,妇女月经不调,下肢疼痛,崩漏及瘀血身痛,腰痛,关节不利等证。红毛七 6g,雪山林 15g,隔山橇 12g,补血草 10g。水煎温服。

(穆毅《太白本草》李白生方,第 158 页)

(8)月经不调,气血不和,心烦失眠:红毛七 9g,朱砂七 12g,朴松实 10g,鹿寿茶 9g,酒白芍 10g,窝儿七 6g,当归 12g,炒枣仁 15g。水煎服。

(穆毅《太白本草》李白生方,第 157 页)

(9)月经不调,时有烦躁易怒,胁痛,脉涩:红毛七 10g,金柴胡 10g,川芎 10g,八月瓜 10g,石泽兰 10g,透骨消 10g,三钻风 15g,鸡屎藤 30g,陈皮 6g,黄酒引。水煎服。

(穆毅《太白本草》吴谦方,第 157 页)

(10)妇女月经不调,崩漏:空筒参 10g,朱砂七 12g,蝎子七 10g,红毛七 8g,凤尾七 12g,血三七 10g,侧柏叶(炒炭)8g,金柴胡 10g。水煎服。

(穆毅《太白本草》华有方,第 143 页)

(11)空筒参汤:主治妇女血脉不调,气血不和。空筒参 10g,太白洋参 6g,泡沙参 15g,大血藤 15g,木通 6g,桃儿七 3g,天麻 6g。水煎服。

(穆毅《太白本草》李白生方,第 143 页)

(12)太白夏枯散:主治骨蒸干血痨,妇女月经不调,周身疼痛。太白茶 9g,青蒿 9g,七叶子 9g,地骨皮 9g,石龙藤 9g,丹皮 9g,窝儿七 6g,竹根七 6g,夏枯草 15g,酸枣仁 15g,黄酒引。水煎服。

（穆毅《太白本草》李白生方，第 70 页）

二、痛经

（1）痛经：一口血 10g，红毛七 10g，铁扁担 3g，朴松实 10g。水煎服。

（穆毅《太白本草》李白生方，第 186 页）

（2）痛经，月经不畅，闭经：酒窝儿七 6g，红毛七 10g，酒朱砂七 10g，捆仙绳 12g，长春七 6g。水煎服。

（穆毅《太白本草》闵启连方，第 170 页）

（3）闭经，经前疼痛：茱苓草 15g，制香附 10g，醋炒八月瓜 15g，醋炒桦黄 10g，大对经草 10g，白芍 10g，黄酒 20g。水煎服。

（穆毅《太白本草》梁素清方，第 97 页）

（4）天王对经汤：主治瘀血阻滞所致的痛经、闭经、月经不调。四大天王根 6g，红毛七 10g，对经草 10g，朴松实 10g，铁扁担 3g，红糖、黄酒为引。水煎温服。

（穆毅《太白本草》李白生方，第 17 页）

三、闭经

（1）闭经，经前疼痛：茱苓草 15g，制香附 10g，醋炒八月瓜 15g，醋炒桦黄 10g，大对经草 10g，白芍 10g，黄酒 20g。水煎服。

（穆毅《太白本草》梁素清方，第 97 页）

（2）瘀血阻滞，痛经，闭经：见血飞 12g，捆仙绳 10g，红毛七 10g，朴松实 10g，铁扁担 3g，香附 10g，黄酒为引。水煎服。

（穆毅《太白本草》穆可方，第 164 页）

（3）闭经腹痛，癥瘕痞块：桦黄 10g，破血丹 10g，青蛙七 6g，八月瓜 15g，长胜七 10g，红毛七 10g，三棱 10g，莪术 10g。水煎服。

（穆毅《太白本草》穆毅方，第 168 页）

（4）闭经腹痛，癥瘕痞块：桦菌芝 10g，破血丹 10g，青蛙七 6g，八月瓜 15g，长胜七 10g，红毛七 10g，三棱 10g，莪术 10g。水煎服。

（穆毅《太白本草》梁素清方，第 169 页）

（5）月经不调，少腹疼痛，胁胀：臭牡丹根 12g，破血丹 10g，红毛七 12g，红三七 10g，荞麦七 8g。水煎服。

（穆毅《太白本草》王伟方，第 173 页）

四、安胎

（1）安胎：白药子 30g，白芷 15g，上为细末。每服 6g，紫苏汤调下。或胎热心烦闷，入砂糖少许煎。

（《普济方》铁军散）

（2）孕妇有热、胎动不安：黄芩、当归、芍药、白术各9g。水煎服。

（李世全《秦岭巴山天然药物志》，第147页）

五、崩漏

（1）崩漏：悬钩子根、地榆、侧柏炭、贯众炭、枣树根、红鸡冠花各12g，益母草、陈艾叶各9g。水煎服。

（李世全《秦岭巴山天然药物志》，第155页）

（2）崩漏：蝎子七、鹿衔草各9g，金丝带、太羌活、狮子七各6g。水煎服。

（李世全《秦岭巴山天然药物志》，第246页）

（3）崩漏、白带：朴松实、茱苓草、鹿衔草各9g，四块瓦12g，三白草、对经草各15g，升麻6g，芋儿七5g。水煎服。

（李世全《秦岭巴山天然药物志》，第404页）

（4）崩漏、白带：石豇豆、三白草各13g，太白花、金丝带、红三七各1g，柴胡0.7g。水煎服，甜酒为引。

（李世全《秦岭巴山天然药物志》，第554页）

（5）石花参苓汤：主治肝肾虚损，水不养木，肝火旺而血不藏，妇女崩漏带下。石耳子15g，手儿参15g，鹿寿茶10g，太白花9g，桦灵芝9g，太白米1g。水煎服。

（穆毅《太白本草》李白生方，第124页）

（6）崩漏：见血飞15g，艾叶10g，陈棕炭12g，百草霜12g，索骨丹10g，白糖为引。水煎服。

（穆毅《太白本草》李白生方，第164页）

（7）妇女崩漏带下：蝎子七10g，艾叶10g，百草霜10g，浮小麦10g，红者白糖引，白者红糖引。水煎服。

（穆毅《太白本草》李白生方，第180页）

六、经行腹痛

治经期少腹结痛：红毛七9g，小茴香15g，荞当归9g，川芎6g。水煎服，黄酒为引。

（宋小妹、刘海静《太白七药研究与应用》，第156页）

七、带下病

（1）治白带：猪鬃七15g，石霜、凤尾七、盘龙七各9g，黑豆6～15g，（捣碎）。水煎服。

（宋小妹、刘海静《太白七药研究与应用》,第 281 页）

（2）白带:云雾草 9g,金丝带 6g,三白草、白芍、八月瓜、升麻各 15g,当归、黄芪各 12g。水煎,分 7 次服,2 次/d。

（李世全《秦岭巴山天然药物志》,第 732 页）

（3）妇女白带:翻白草 15g,白鸡冠花 15g,猪鬃七 10g,炙黄芪 12g,白术 10g,枸杞 10g,香附 6g,鱼腥草 12g,黄酒引。水煎服。

（穆毅《太白本草》李白生方,第 89 页）

（4）妇女肾虚白带过多:石白菜 10g,盘龙七 15g,鹿寿茶 10g,狮子七 10g,蝎子七 10g,太白洋参 15g,太白黄精 15g,苦参 10g。水煎服。

（穆毅《太白本草》闵启连方,第 109 页）

（5）妇女带证:石白菜 10g,石豇豆 10g,狮子七 15g,荞麦七 12g,娑罗子 10g,白术 15g。水煎服。

（穆毅《太白本草》闵启连方,第 109 页）

（6）妇女白带:凤尾草 15g,八月瓜 15g,隔山消 15g,加四物汤（全当归 10g,白芍 12g,川芎 6g,生地 15g）。水煎服,3 次/d。

（穆毅《太白本草》叶春发方,第 121 页）

八、子宫出血（宫血）

（1）功能性子宫出血:地榆 9g,龙芽草、娄斗菜各 15g。水煎服。

（李世全《秦岭巴山天然药物志》,第 62 页）

（2）少女功能性子宫出血:补血草 30g,女儿茶 15g,铁苋菜 15g,景天三七 15g,大蓟 30g。水煎服。

（穆毅《太白本草》党翰文方,第 208 页）

（3）功能性子宫出血:补血草 30g,朱砂七 15g,索骨丹 15g,蝎子七 12g,狮子七 18g。水煎服。

（穆毅《太白本草》华有方,第 208 页）

（4）功能性子宫出血:地锦草 15g,鹿寿茶 15g,益母草 12g,墓头回 10g,大对经草 12g,景天三七 10g,朱砂七 10g。水煎服。

（穆毅《太白本草》肖学忠方,第 120 页）

（5）功能性子宫出血:大对经草 12g,鹿寿茶 15g,益母草 12g,墓头回 10g,朱砂七 10g,景天三七 10g。水煎服。

（穆毅《太白本草》李白生方,第 99 页）

九、阴道炎滴虫病

（1）阴道滴虫:苦参、木槿皮、黄柏各 150g,枯矾 24g。共研细粉,每 50g,细粉加凡士林

100g,蛇床子油适量,调制成膏。每次用 1~2g,纱布包扎塞阴道。2 次/d,连用 15d。

(李世全《秦岭巴山天然药物志》,第 96 页)

(2)妇女阴道炎,盆腔炎,少腹胀痛,赤白带下:金荞麦 30g,墓头回 15g,土茯苓 20g,凤尾七 12g,朴松实 12g。水煎服。

(穆毅《太白本草》梁素清方,第 64 页)

十、倒经

倒经:倒生根、白茅根各 30g,侧柏炭、墨旱莲各 12g。水煎服。

(李世全《秦岭巴山天然药物志》,第 137 页)

十一、妇女干血痨

(1)妇女虚劳,干血痨:凤尾七 10g,当归 10g,捆仙绳 10g,红毛七 10g,对经草 10g,鹿寿草 10g。水煎服。

(穆毅《太白本草》穆毅方,第 202 页)

(2)凤尾七汤:主治骨蒸,干血痨或月经不调,更年期综合征。凤尾七 15g,七叶子 15g,捆仙绳 20g,女儿茶 20g,太白黄精 10g,二色补血草 10g,隔山撬 10g,夏枯草 12g,地骨皮 10g,赤芍 10g,黄酒引。煎服。失眠烦躁者,加酸枣仁 15g,大救驾 10g,金刷把 10g;血虚甚者,加熟地 20g,当归 12g;气虚者,加红芪 30g,山茱萸 12g;阳虚者,加淫羊藿 10g,金丝带 6g。

(穆毅《太白本草》穆毅方,第 202 页)

(3)凤尾七汤:主治虚劳骨蒸,月经不调或干血痨,头晕目眩。凤尾七 10g,麦穗七 15g,棉花根 30g,竹叶参 10g,五味子 10g,白芍 10g,盘龙七 10g,茯苓草 10g,地瓜藤 10g,太白茶 5g。水煎服。

(穆毅《太白本草》闵启连方,第 202 页)

(4)凤尾汤:主治骨蒸虚劳热,干血痨。凤尾七 15g,青蒿 10g,生地 10g,地骨皮 10g,丹皮 12g,秦艽 12g,石龙藤 12g,夏枯草 30g,羌活 10g,赤芍 10g,当归 20g,黄酒引,服后要出汗为宜。

(穆毅《太白本草》李白生方,第 202 页)

十二、习惯性流产

预防习惯性流产:在怀孕期以后,每天取 1 个玉米的玉米须煎汤代茶饮,至上次流产的怀孕月份,加倍用量,服到足月为止。

(李世全《秦岭巴山天然药物志》,第 351 页)

十三、流产子宫脱垂

（1）子宫脱垂：八月扎鲜果 150g，升麻 6g，益母草 60g，棕树根 150g，炖母鸡 1 只，去药渣，服汤食。分数次服，服药期间应卧床休息 1 周。

（李世全《秦岭巴山天然药物志》，第 399 页）

（2）子宫脱垂：金丝带 15g，炙黄芪 20g，天蓬草 12g，太白艾 15g，牛毛七 10g，鹿寿茶 12g。水煎服。

（穆毅《太白本草》李白生方，第 194 页）

（3）子宫下垂，脱肛：可用炒秤杆七 30g，白矾 6g，冰片 1g，研细末，醋调外涂脱出部位。

（穆毅《太白本草》李白生方，第 177 页）

（4）子宫脱垂：朱砂七 6g，太白洋参 15g，鹿寿茶 10g，盘龙七 6g，八月瓜 12g，八月瓜根 15g，太白黄精 10g，金柴胡 6g，姜枣引。水煎服。

（穆毅《太白本草》毛培良方，第 176 页）

第十五节　乳腺病

一、乳痈初期

（1）乳痈：土贝母 10g，白芷 6g，墓头回 10g。水煎服；或作散剂用。

（穆毅《太白本草》马新建方，第 62 页）

（2）乳痈已破：土贝母 10g，核桃隔 10g，金银花 10g，连翘 10g。水煎服。

（穆毅《太白本草》穆可风方，第 62 页）

（3）乳痈：一支箭 10g，地丁 12g，蒲公英 12g。水煎服；同时捣烂敷患处。

（穆毅《太白本草》肖学忠方，第 75 页）

（4）慈姑通结散：主治妇女奶结。山慈姑 20g，（研细末）、核桃肉（捣泥），温水冲服。

（穆毅《太白本草》闫启连方，第 81 页）

二、乳腺炎

（1）乳腺炎：漏芦、蒲公英、金银花各 15g，土贝母 9g，甘草 6g。水煎服。

（李世全《秦岭巴山天然药物志》，第 123 页）

（2）乳腺炎：冬青 60g，夏枯草、木芙蓉各 45g，捣烂如泥敷患处。

（李世全《秦岭巴山天然药物志》，第 242 页）

（3）乳腺炎：绿豆瓣、蒲公英、金银花各 9g。水煎服。

（李世全《秦岭巴山天然药物志》，第 590 页）

（4）乳腺炎：苣荬菜、雷公根各适量，加酒糟少许，共捣烂，敷患处。

（李世全《秦岭巴山天然药物志》，第 607 页）

三、乳腺增生

乳腺增生：桦黄 15g，重楼 20g，山慈姑 20g，土贝母 20g，莪术 20g，窝儿七 10g，青皮 10g，冰片 1g，研细末用鸡蛋清、香油调敷患处。

（穆毅《太白本草》何子翼方，第 168 页）

第十六节　儿科病

一、消化不良

（1）消化不良、腹泻：地椒 15g，滑石 30g，甘草 6g，麦芽 12g。水煎服。

（李世全《秦岭巴山天然药物志》，第 590 页）

（2）消化不良：红石耳 15g，太白茶、太羌活各 6g，开水泡胀，油菜炒后加开水服。

（李世全《秦岭巴山天然药物志》，第 778 页）

二、小儿惊风

（1）治小儿急惊风，高热抽搐：①鲜九节菖蒲 9g，捣烂滤汁加姜汁数滴，灌服。②九节菖蒲、远志各 3g。水煎服。

（宋小妹、刘海静《太白七药研究与应用》，第 238 页）

（2）小儿急惊风：丝编草 9g，钩藤 9g。水煎服。

（李世全《秦岭巴山天然药物志》，第 532 页）

（3）小儿急惊：荔枝草汁半盅，水飞朱砂 0.3g，和均服之。

（李世全《秦岭巴山天然药物志》，第 664 页）

（4）小儿惊风：①五加皮 12g，土升麻 9g，辰砂草 6g，银花藤 6g，土瓜根 6g，水煎服。②五皮风 9g，全蝎 1 个，僵蚕 1 个，朱砂 1.5g。各药研成细末，混合成散剂，开水吞服。

（李世全《秦岭巴山天然药物志》，第 700 页）

（5）小儿惊风：纽子七 30g，荆芥 30g，金柴胡 30g。共为末，水泛丸如绿豆大，每次服 3 粒。

（穆毅《太白本草》李白生方,第 49 页）

（6）小儿惊风:羊角参 10g,金柴胡 10g,大菖蒲 3g,定风草 7g。水煎服。

（穆毅《太白本草》赵天全方,第 52 页）

三、高热抽搐

（1）小儿高热抽搐:鲜凤尾草 30g,鲜茅根 15g。共捣烂,加冷水开擂后取汁,分 2 次服。

（宋小妹、刘海静《太白七药研究与应用》,第 549 页）

（2）小儿高热抽搐、小儿脐风:瓜子金 15g,六月雪 9g,茜草 60g。水煎服。

（李世全《秦岭巴山天然药物志》,第 583 页）

（3）小儿抽搐:韩信草 30g,灯芯 8 根。水煎服。

（李世全《秦岭巴山天然药物志》,第 730 页）

（4）小儿高热惊厥,抽搐:纽子七 10g,灯台七 10g,太白茶 10g。水煎服。

（穆毅《太白本草》王林祥方,第 49 页）

四、疝气

（1）小儿疝气:香叶树 12g,仙桃草、阴桃子、吴芋根、双肾草、算盘子各 6g。水煎服。

（宋小妹、刘海静《太白七药研究与应用》,第 121 页）

（2）治疝气:八月扎嫩果 9g(晒至半干,用烧酒蒸,切成片),小茴香 15g,锦灯笼 30g,桃（自然枯落）30g,隔山橇 6g,苍耳子 9g。水煎服。

（宋小妹、刘海静《太白七药研究与应用》,第 404 页）

（3）疝气,小腹胀痛:冷水丹 6g,盐炙八月瓜 20g,小茴香 10g,木香 6g,良姜 6g,川楝子 10g。水煎服。

（穆毅《太白本草》王伟方,第 136 页）

（4）疝气疼痛:枇杷芋 6g,八月瓜 12g,煅祖师麻 1g。水煎服。

（穆毅《太白本草》赵天全方,第 135 页）

（5）疝气:未炸开八月瓜 15g,木瓜 15g,海带 15g,木通 6g,官桂 6g,小茴香 15g,木香 10g,苦楝子 10g。水煎服。

（穆毅《太白本草》李白生方,第 141 页）

五、腮腺炎

（1）急性腮腺炎、乳腺炎:蛆芽草 15g(鲜品 60g)。水煎服。

（李世全《秦岭巴山天然药物志》,第 698 页）

（2）腮腺炎:灯台七 10g,夏枯草 12g,朱砂七 6g,追风七 10g。水煎服。

（穆毅《太白本草》张维岗方，第 73 页）

（3）腮腺炎：土贝母 10g，夏枯草 15g，牛蒡子 10g，灯台七 10g，雄黄七 10g。水煎服。

（穆毅《太白本草》王飞鹏方，第 62 页）

六、百日咳

（1）治百日咳：菜籽七根 15～30g，小儿减半。水煎，分 3 次服；或晒干研粉，用蜂蜜拌服。

（宋小妹、刘海静《太白七药研究与应用》，第 263 页）

（2）百日咳：天冬、麦冬、百部、栝楼各 6g，陈皮、贝母各 3g。水煎服。

（李世全《秦岭巴山天然药物志》，第 23 页）

（3）百日咳：荔枝草 50g，透骨草 30g，一枝蒿 30g，鱼腥草 50g，大头翁 30g，陈皮 20g，甘草 20g，食糖 100g。加水 2000mL，煎煮 2 次，合并滤液浓缩为 450～500mL，小儿每次服 5～15mL，3～4 次/d，连服 4d。

（穆毅《太白本草》何子翼方，第 25 页）

七、麻疹

（1）麻疹、斑疹不透：升麻、赤芍、甘草各 3g，葛根 6g。水煎服。

（李世全《秦岭巴山天然药物志》，第 204 页）

（2）麻疹稀疏不透：鲜荸荠 90g，鲜嫩柳枝叶 30g，鲜葛根粉 60g。水煎，分 3 次服。

（李世全《秦岭巴山天然药物志》，第 246 页）

（3）小儿麻疹未透：水麻 15g，红牛皮菜 9g。水煎服。

（李世全《秦岭巴山天然药物志》，第 281 页）

（4）麻疹透发不畅：荇菜（水荷叶）、牛蒡子各 9g。水煎服。

（李世全《秦岭巴山天然药物志》，第 660 页）

八、伤风咳嗽

（1）治疗小儿久咳不愈：玄参、麦冬各 12g，桔梗、牛蒡子、射干、薄荷、木蝴蝶、僵蚕各 10g，枇杷叶、苦荞头各 15g，法半夏 6g。连服 4 剂，咳嗽止，食欲增，诸证告愈。

（宋小妹、刘海静《太白七药研究与应用》，第 221 页）

（2）小儿风寒咳嗽：太白小紫菀 15g，一碗水 10g，太白米 1g，枇杷芋 6g，香樟木 15g。水煎服。

（穆毅《太白本草》李白生方，第 149 页）

（3）小儿食积，发热，便秘，咳嗽，扁桃体炎：隔山撬 6g，鸡屎藤 6g，金柴胡 6g，红石耳 4g，杏仁 4g,陈皮 3g,槟榔 3g,大青叶 3g,黄芩 3g,枳壳 3g,甘草 3g。水煎服。

(穆毅《太白本草》赵天全方,第 198 页)

九、小儿杂病

(1)小儿克山病:绛梨木根、鱼腥草各 12g,陆英(全草)、石菖蒲各 9g,竹凌霄(全草)18g。水煎,制成 250mL,分 3 次服,1 剂/d(此为 2~5 岁小儿剂量,较大儿童和成人酌情加量),连服 2~3 个月。

(宋小妹、刘海静《太白七药研究与应用》,第 128 页)

(2)小儿急性扁桃体炎:十大功劳、朱砂七、岗梅、栀子、淡竹叶、木通、射干、甘草各 9g,生石膏 12g。水煎 2 次,约 100mL,每服 50mL,成人倍量。

(李世全《秦岭巴山天然药物志》,第 170 页)

(3)消积化虫散:用于小儿疳积,虫积。大头翁 10g,青蛙七 10g,红石耳 6g,太白米 1g,扁担七 3g。共为细末,温开水冲服,每次 1g,3 次/d,忌大油、白糖。此方有化虫作用,但无驱虫作用。

(穆毅《太白本草》叶春发方,第 146 页)

(4)朱砂石耳汤:主治小儿寒气血凝,疳积,面黄肌瘦,腹痛腹胀。石耳子 9g,朱砂七 6g,太白米 1g,广木香 3g。水煎服。

(穆毅《太白本草》李白生方,第 124 页)

第十七节　食积疳积虫证

一、食积

(1)治疗食积:苦荞头 40g,鱼鳅串 30g,枳实 30g,槟榔 30g,厚朴 20g。小儿药量酌减,食积发热者加生大黄 9g,一般 1~2 剂即可见效。本方消食导滞作用较酵母、胰酶之类消化药疗效满意。不宜久服,中病即止。

(宋小妹、刘海静《太白七药研究与应用》,第 48 页)

(2)食积腹胀,不思饮食:姜青蛙七 10g,黄荆子 10g,长胜七 10g,朱砂七 10g。水煎服。

(穆毅《太白本草》穆毅方,第 126 页)

(3)小儿食积:桦黄 15g,红石耳 12g,山楂 10g,麦芽 10g,神曲 10g。水煎服。

(穆毅《太白本草》华有方,第 167 页)

(4)小儿食积,发热,便秘,咳嗽,扁桃体炎:隔山橇 6g,鸡屎藤 6g,金柴胡 6g,红石耳 4g,

杏仁 4g,陈皮 3g,槟榔 3g,大青叶 3g,黄芩 3g,枳壳 3g,甘草 3g。水煎服。

(穆毅《太白本草》赵天全方,第 198 页)

二、疳积

(1)小儿脾胃虚弱,疳积,宿食不消:隔山橇 10g,鸡内金 10g,鸡矢藤 10g,马蹄香 6g,鱼腥草 10g。水煎服,或研末作丸服。

(穆毅《太白本草》穆毅方,第 198 页)

(2)小儿疳积:娑罗子 6g,红石耳 6g,桦灵芝 10g,黄荆子 10g,手儿参 10g,长胜七 10g,黄三七 3g。水煎或作丸,散服。

(穆毅《太白本草》李白生方,第 140 页)

(3)消积化虫散:用于小儿疳积,虫积。大头翁 10g,青蛙七 10g,红石耳 6g,白石耳 6g,桦黄 1g;太白米 1g,扁担七 3g。共为细末,温开水冲服,每次 1g,每 d3 次,忌大油、白糖。此方有化虫作用但无驱虫作用。

(穆毅《太白本草》叶春发方,第 146 页)

(4)小儿疳积:大头翁 6g,红石耳 6g,荞麦七 10g,手儿参 10g,鸡内金 10g,焦山楂 6g。水煎服。

(穆毅《太白本草》王伟方,第 146 页)

(5)小儿疳积汤:用于小儿食少,面黄肌瘦,蛔虫。红石耳 12g,桦黄 10g,八月瓜 6g,焦三仙 10g,青蛙七 6g,盘龙七 10g,白石耳 6g。水煎服。

(穆毅《太白本草》华有方,第 124 页)

(6)朱砂石耳汤:主治寒气血凝,疳积,面黄肌瘦,腹痛腹胀。石耳子 9g,朱砂七 6g,盘龙七 6g,太白米 1g,广木香 3g,桦黄 1g。水煎服。

(穆毅《太白本草》李白生方,第 124 页)

三、虫证

(1)丝虫病:干漆 300g(炒至烟净为度),地龙、苍术各 500g。共研细,水泛为丸(漆龙丸),每服 1.5g,早、晚饭后服。

(李世全《秦岭巴山天然药物志》,第 96 页)

(2)驱蛔虫、蛲虫:鹤虱、槟榔、使君子各 9g。水煎服。

(李世全《秦岭巴山天然药物志》,第 176 页)

(3)血吸虫病:鲜麻柳叶 0.5kg,加水 0.75kg。煮沸 15min,取药液分 6 次服,3 次/d,20～30d 为 1 个疗程。

(李世全《秦岭巴山天然药物志》,第 341 页)

（4）蛔虫性肠梗阻：花椒 9g，麻油 120g，花椒油煎后去掉，一次服完。有肠坏死和阑尾炎蛔虫者不宜用。

（李世全《秦岭巴山天然药物志》，第 428 页）

（5）钩虫病：苦楝皮 30g，槟榔 15g。制成糖浆 60mL，睡前一次服（儿童酌减），连服 2d。

（李世全《秦岭巴山天然药物志》，第 435 页）

（6）驱绦虫：南瓜子 60～120g，去皮生食，或微炒研末，早晨空腹服下，30～60min 后，再用槟榔 60～120g。水煎服。2h 后如不大便，可用芒硝 6～9g，开水冲服。

（李世全《秦岭巴山天然药物志》，第 440 页）

第十八节　外科病

一、急慢性阑尾炎

（1）治急、慢性阑尾炎，阑尾脓肿：红藤 60g，紫花地丁 60g。水煎服。

（宋小妹、刘海静《太白七药研究与应用》，第 48 页）

（2）急性阑尾炎：大黄 12g，丹皮、元胡粉各 9g，冬瓜子、桃仁各 15g。1 剂/d，水煎分 2 次服。

（李世全《秦岭巴山天然药物志》，第 8 页）

（3）阑尾炎前期未溃腹痛难忍者：鬼针草 12g，墓头回 10g，败酱草 15g，金不换 10g，蒲公英 10g，朴硝 10g，米口袋 15g。水煎服。

（穆毅《太白本草》华有方，第 77 页）

（4）慢性阑尾炎：墓头回 30g，龙葵全草 10g，虎杖 30g，荔核 10g，索骨丹 10g。水煎服。

（穆毅《太白本草》王效宇方，第 88 页）

（5）肠痈脓未成：土贝母 10g，长胜七 15g，虎杖 15g，九牛七 3g，铁扁担 6g。水煎服。

（穆毅《太白本草》穆毅方，第 62 页）

（6）四圣散：主治肠痈便毒，肿毒痈疽。螺丝七、蝎子七、红白石膏各等分，共为细末，醋调敷之。

（穆毅《太白本草》李白生方，第 73 页）

（7）肠痈脓未成：鬼针草 30g，朱砂七 10g，九牛七 3g，铁扁担 6g。水煎服。

（穆毅《太白本草》穆可风方，第 77 页）

（8）肠痈尚未成脓：九牛七 3g，灯台七 10g，朱砂七 10g，铁扁担 6g，大黄 10g。水煎服。

（穆毅《太白本草》穆毅方，第 128 页）

二、痈疽

（1）根治痈疽：鲜烂泥巴树（去粗皮）、透骨消（连钱草）、刺老包皮、泡桐树皮适量，葱白10根，活鳖虫、活螃蟹各7个，面粉少许，用醋捣烂，敷患处。

（宋小妹、刘海静《太白七药研究与应用》，第52页）

（2）痈肿：虎杖15g，灯台七10g，千里光10g，黄三七10g。水煎服。

（穆毅《太白本草》王伯恒方，第116页）

（3）痈疽肿毒：配牛黄、雄黄、珠粉、蟾酥、冰片各适量外涂。

（李世全《秦岭巴山天然药物志》，第850页）

（4）华氏生肌散：铁牛七5g，芋儿七12g，鸡血七12g，白枯矾10g，石霜12g，天蓬草10g。研粉外用。

（穆毅《太白本草》毛培良方，第30页）

（5）疮疖肿痛：雄黄七12g，米口袋10g，蒲公英10g，地丁10g，三白草12g，金银花10g。水煎服；雄黄七、蒲公英、地丁（或千里光）可捣烂外敷。

（穆毅《太白本草》王慧明方，第85页）

三、黄水疮

（1）治黄水疮：头发七、雄黄、白矾、烧炕之烟灰各适量。研成细粉，撒布患处。

（出自《陕西中草药》）

（2）治蛇窜丹：蛇泡草适量，雄黄0.15g，大蒜1个。共捣烂，布包，外搽。

（3）黄水疮：黄柏10g，盘龙七10g，老龙皮6g，冰片少许。研末外敷。

（穆毅《太白本草》郑建强方，第83页）

四、无名肿毒

（1）治无名肿毒：老龙七、雄黄、明矾各3g，冰片1.5g。菜油调敷。

（李世全《秦岭巴山天然药物志》，第86页）

（2）治无名肿毒、关节肿及疔毒等症：金牛七、铁棒锤、蚯蚓适量，捣烂敷患处。

（李世全《秦岭巴山天然药物志》，第102页）

（3）无名肿毒：汉中防己、一支箭、天花粉各9g，紫花地丁、干油菜（旱菜）、夏枯草、土茯苓各15g。水煎服。

（李世全《秦岭巴山天然药物志》，第60页）

（4）疮疖肿毒：金牛七、生南星各等分，捣烂外敷。

（穆毅《太白本草》王飞鹏方，第31页）

五、烧烫伤

（1）烧伤、烫伤：竹根七、地榆各等量，焙存性，研末，油调外搽。

（宋小妹、刘海静《太白七药研究与应用》，第 128 页）

（2）烧伤：黄连、黄柏、黄芩、地榆、大黄、寒水石各 30g，冰片 0.3g。共研细粉，以 40% 药粉加 60% 香油调成糊状。先用 1% 冰片溶液浸泡伤口 3～10min，即将上药用棉签蘸涂创面，敷药期间可暴露创面。

（李世全《秦岭巴山天然药物志》，第 261 页）

（3）烧伤：松香、黄蜡、铜绿粉、樟丹、铅粉、龙骨粉各 30g，冰片 18g，芝麻油 250g。将芝麻油放砂锅内用文火加热至沸，先入松香、黄蜡使溶，再依次加入铜绿粉、红丹、铅粉，边加边搅拌，加龙骨粉使砂锅离火，放在凉水盆中，加速搅拌，待无泡沫时再继续加热，30min 后撤火，再过 40min 加入冰片搅匀。成品滴水成珠色黑。清疮后，将药膏摊在麻纸上，敷于创面，外用敷料包扎，轻者每 d 一换，重者每 d 换药 2 次。

（李世全《秦岭巴山天然药物志》，第 291 页）

（4）烫火伤：虎皮草、刺黄连根各适量，水煎熬膏，涂搽患处。

（李世全《秦岭巴山天然药物志》，第 362 页）

六、腮腺炎

（1）治腮腺炎：山当归、夏枯草、车前草、板蓝根各 15g。水煎服。

（宋小妹、刘海静《太白七药研究与应用》，第 142 页）

（2）腮腺炎、疮疖、跌打损伤：柘桑叶、野菊花、夏枯草适量，捣烂外敷。

（李世全《秦岭巴山天然药物志》，第 108 页）

（3）痄腮：雄黄七、黄三七、凤尾草、夏枯草，鲜品各等量，捣烂外敷。

（穆毅《太白本草》穆毅方，第 85 页）

七、带状疱疹

（1）治带状疱疹：鲜蛇莓 30～100g，活地龙 5～15 条（洗净），共捣烂取汁外涂患处，4～8 次/d；另取蛇莓 50g。水煎服。治疗期间忌烟酒、辛辣煎炒食品。

（宋小妹、刘海静《太白七药研究与应用》，第 182 页）

（2）带状疱疹：灯台七 2 份，雄黄 1 份，共研细末，外敷患处。

（穆毅《太白本草》王飞鹏方，第 73 页）

（3）带状疱疹，丹毒：鲜天胡荽 250g，洗净切碎，加 75% 酒精 100mL，浸 1d，再捣绞汁，加雄黄末 6g，调匀，涂患处，2～3 次/d；或鲜天胡荽 100g，捣烂绞汁 1 杯，加雄黄末 3g，调匀，涂患处,2~3次/d。

(穆毅《太白本草》何子翼方,第118页)

八、颈痈瘩背

(1)治颈部蜂窝状疮(发际疮):金牛七、铁棒锤、独角莲、荞麦面等量和为浆,散贴患处。

(宋小妹、刘海静《太白七药研究与应用》,第146页)

(2)治瘩背:盘龙七4.5g,刺老包、红岩百合各3g,鲜百味连、天南星各2.4g。同捣绒,拌鸡蛋1个,用布包在疮上。

(宋小妹、刘海静《太白七药研究与应用》,第272页)

(3)手发背:土贝母(土炒)15g,皂角刺8g,半夏5g,知母8g,炮山甲8g,甘草6g,生姜3片。酒引。水煎服。

(穆毅《太白本草》穆可风方,第62页)

九、淋巴结核

(1)颈淋巴结核:猫爪草15g,夏枯草15g,皂角9g,天冬、麦冬、百部各6g,何首乌、白芍各9g;气血不足或疮疡溃久不收加党参、黄芪、当归各9g;肝火亢盛加丹皮9g。1剂/d,连服30剂。此外尚可用内消瘰疬丸,每服9g,2次/d,温开水吞服。

(李世全《秦岭巴山天然药物志》,第157页)

(2)颈淋巴结核:鲜猫儿眼2kg,龙葵2kg,生半夏0.5kg。水煎2次,浓缩,加白矾、面粉适量制成膏外敷;猫儿眼草适量,熬膏外敷。

(李世全《秦岭巴山天然药物志》,第719页)

(3)治痰核瘰疬:苦荞头30g,夏枯草30g,九子连环草15g,金刚藤15g,山当归9g。水煎服。

(李世全《秦岭巴山天然药物志》,第221页)

(4)瘰疬溃烂:桦黄10g,水红豆30g,百草霜10g,冰片0.5g。为末,鸡子白调敷,先以车前草、艾叶、桑皮煎水洗,后敷药。

(穆毅《太白本草》李白生方,第168页)

(5)瘰疬:老虎姜(生)15g,灯台七15g,昆布12g,皂角刺20g,醋浸泡7d,金牛七1g,磨汁混匀,涂敷患处。

(穆毅《太白本草》华有方,第207页)

十、肠梗阻

(1)轻型肠粘连、不完全性肠梗阻:炒莱菔、厚朴各9~16g,木香、乌药、桃仁、赤芍、番泻叶各 9g,芒硝 6g,(冲服)。可随症加减。水煎服。同时可按病情给输液、抗生素、胃肠减压等。

(李世全《秦岭巴山天然药物志》,第 483 页)

(2)急性机械性粘连性及蛔虫性肠梗阻(气胀较重者):大黄(后下)、赤芍各 15g,炒莱菔子、厚朴各 30g,枳壳、桃仁各 9g,芒硝 9~15g(冲服)。水煎服。

(李世全《秦岭巴山天然药物志》,第 8 页)

十一、疔疮

(1)金疮散:铁牛七、尸儿七、冰片各等分,麝香少许,共为极细末,敷贴之。

(穆毅《太白本草》李白生方,第 30 页)

(2)清热败毒饮:清热解毒,凉血救阳,用于一切火毒之证。鱼腥草 15g,生地 10g,七叶子 15g,牛毛七 15g,朱砂七 10g,大臭草 10g,天蓬草 6g,鹿寿茶 15g,羊角参 15g。水煎服。

(穆毅《太白本草》叶春发方,第 61 页)

(3)下焦湿疮,梅毒:灯台七 10g,刺黄连 10g,黄柏 6g,苍术 10g,透骨消 6g,蜈蚣七 6g,一枝蒿 6g,盘龙七 10g,太白茶 6g,薏仁 10g,蒲公英 10g。水煎服。

(穆毅《太白本草》毛培良方,第 73 页)

(4)二黄解毒汤:用于诸恶疮毒。黄三七 10g,大黄 10g,太白洋参 10g,窝儿七根须 6g,荞麦七 10g,夏枯草 10g,太白茶 6g,盘龙七 6g,红毛七 6g。水煎服。

(穆毅《太白本草》魏苏雄方,第 82 页)

十二、甲状腺肿

甲状腺肿:黄药子 120g,研末,白酒 500mL,浸泡 1 星期,每次 30mL,每 d 服 2~3 次。或黄药子 15g,夏枯草 30g,海藻、牡蛎各 24g,浙贝、香附各 9g。水煎服。

(李世全《秦岭巴山天然药物志》,第 262 页)

十三、冻伤

冻伤:槲寄生 1000g,防风 500g,艾叶 250g,茄秆 2500g。共熬成膏外涂。

(李世全《秦岭巴山天然药物志》,第 303 页)

十四、臁疮

(1)臁疮:地钱(焙干)、头发(烧存性)各等量,共研细粉,菜油调敷患处。

(李世全《秦岭巴山天然药物志》,第 589 页)

(2)湿热性臁疮腿:一枝蒿 12g,瓜子金 20g,蜈蚣七 15g,灯台七 30g,刺黄连 10g,竹根七

30g。研粉,油调外涂。

(穆毅《太白本草》毛培良方,第 74 页)

(3)臁疮溃烂,久不收口:石霜3g,生天灵盖(甘草水洗,香油炙)3g,细辛1.5g。共为细末,干敷之。

(穆毅《太白本草》李白生方,第 184 页)

十五、脱发

(1)脱发:侧柏叶 120g,当归 60g。烘干共研细粉,水泛为丸。每服 9g,淡盐送下,1 次/d,连服 20d 为 1 个疗程。必要时连服 3 ~ 4 个疗程。

(李世全《秦岭巴山天然药物志》,第 363 页)

(2)头疮白秃脱发:鲜天胡荽 10g,牛耳大黄 10g,木槿皮 10g。捣烂涂搽患处。

(穆毅《太白本草》刘庆华方,第 118 页)

十六、鸡眼

(1)脚鸡眼:以荸荠汁同荞麦面调敷,治脚鸡眼。3d,鸡眼疔即拔出。

(李世全《秦岭巴山天然药物志》,第 479 页)

(2)鸭蛋子去壳,仁放胶布上贴鸡眼上,1 次/d,至脱落为止。

十七、静脉曲张

下肢静脉曲张:爬山虎30g,路路通30g,筋骨草30g。水煎,熏洗患处。

(穆毅《太白本草》张志旭方,第 44 页)

十八、破伤风

(1)破伤风:天南星、羌活、大黄、川芎、清半夏、白芷、川芎、草乌、防风、蜈蚣、全蝎、天麻、僵蚕、蝉蜕、甘草各9g,制白附子12g。水煎成 600mL,分 3 次服,1 剂/d。另以琥珀6g,朱砂3g。研粉,分 3 包,每次冲服 3 ~ 6 剂,并肌肉注射破伤风抗毒素 3 万 ~ 6 万单位。必要时服用少量镇静剂。

(李世全《秦岭巴山天然药物志》,第 200 页)

(2)破伤风、身体强直:乌蛇(项后取)白花蛇各 2 寸(项后取,先酒浸,去骨,并酒炙),蜈蚣 1 条(全者)。上 3 味,为细散。每服 3 ~ 6g,煎酒小沸调敷。

(李世全《秦岭巴山天然药物志》,第 843 页)

(3)破伤风:蜈蚣、南星、防风各 2g。煎服。

(李世全《秦岭巴山天然药物志》,第 842 页)

第十九节　肛肠病

一、痔疮

（1）痔疮：刺梨、槐花、水案板棍、苍耳子各12g，银花30g，红糖60g。炖猪大肠食。

（李世全《秦岭巴山天然药物志》，第93页）

（2）痔疮肿痛：香加皮30g，苦参30g，马兰30g。水煎，熏洗患处。

（穆毅《太白本草》张志旭方，第37页）

（3）痔疮出血：委陵菜20g，还魂草10g，三颗针10g，槐角10g，地榆10g，痔疮草10g。水煎服。

（穆毅《太白本草》穆可风方，第91页）

（4）痔疮：老龙皮10g，鬼针草15g，青蛙七30g，马鞭草30g。煎水外洗。

（穆毅《太白本草》胡丙杰方，第111页）

（5）痔疮出血：地锦草15g，槐角15g，地榆30g。水煎服。

（穆毅《太白本草》华有方，第120页）

（6）痔疮，大便秘结：鲜无花果生吃，或干果10枚，猪大肠1段。水煎服。

（穆毅《太白本草》肖颖文方，第206页）

二、脱肛

（1）脱肛：石榴皮适量，陈壁土适量加白矾少许，浓煎熏洗；再加五倍子炒研，敷托之。

（李世全《秦岭巴山天然药物志》，第315页）

（2）脱肛：配硝石、肉桂、鳖甲为末，食前温水调服。

（李世全《秦岭巴山天然药物志》，第832页）

（3）脱肛：荔枝草60g，乌梅7个，水煎。先熏后洗坐浴。

（穆毅《太白本草》穆可风方，第209页）

（4）脱肛，泻血不止：桦黄30g（微炙），香附30g。研细，炼蜜为丸，如梧桐子大小，每于食前，以粥饮下20丸。

（穆毅《太白本草》华有方，第167页）

三、便秘

（1）津亏、肠燥、便秘：火麻仁、枳实、白芍、生地、厚朴、杏仁各9g。水煎服。

（李世全《秦岭巴山天然药物志》，第 418 页）

（2）大便燥结：郁李仁、火麻仁、柏子仁、松子仁 12g，桃仁 9g。水煎服。

（李世全《秦岭巴山天然药物志》，第 476 页）

（3）润下小桃儿汤：用于气血双虚，内热化火伤津的便秘。小桃儿七 3g，鱼腥草 30g，生首乌 15g，全当归 15g，隔山橇 20g。水煎，饭前服，2 次/d。

（穆毅《太白本草》叶春发方，第 128 页）

（4）润肠通便：隔山橇 15g，八月瓜 15g，鱼腥草 10g，鸡头参 15g，枸杞子 10g，金丝大黄 10g，羊角参 10g。水煎服。

（穆毅《太白本草》叶春发方，第 198 页）

四、便血

（1）便血：草血竭、朱砂七各 9g，地骨皮、椿白皮各 12g，白茅根 30g。水煎服。或草血竭（炒）、索骨丹各 9g。水煎服。

（李世全《秦岭巴山天然药物志》，第 242 页）

（2）大便后出血：叶上珠 18g，白及 9g，柿饼 3 枚，三月泡根 12g，黄花根（黄花菜）30g。水煎服。

（李世全《秦岭巴山天然药物志》，第 385 页）

（3）肠风下血：蝎子七 12g，白芥子 6g，小六月寒 6g，太羌活 10g，木通 10g，木香 5g，白椿树皮 30g，甜酒引。水煎服。

（穆毅《太白本草》李白生方，第 180 页）

（4）便血：蝎子七 12g，朱砂七 12g，地榆 12g，槐花 10g。水煎服。

（穆毅《太白本草》穆毅方，第 180 页）

第二十节　眼科病

一、白内障

（1）白内障：老鼠刺、水皂角、一朵云各 15g，桑叶 6g，翳子草 30g，煨水服，另用适量煨水熏眼部，治白内障。

（李世全《秦岭巴山天然药物志》，第 65 页）

（2）菊花除障汤：用于目赤内障诸症。野菊花 30g，金柴胡 10g，散血草 10g，天蓬草 10g，木贼 5g，白芍 15g，盘龙七 10g，飞天蜈蚣七 10g，白芥子 9g。水煎服。

（穆毅《太白本草》吴谦方，第 21 页）

（3）肝经风热，上攻眼目，翳膜遮睛，目赤肿痛：羌活、甘菊、谷精草、白蒺藜、防风、密蒙花、决明子、蔓荆子、荆芥穗、木贼各等分，研为细末，每服 6g，开水或荆芥汤入茶少许送服。

（李世全《秦岭巴山天然药物志》，第 844 页）

二、近视眼

黄精 45kg，黑豆 5kg，白糖 5kg，治成 1mL 含黄精 1g 的糖浆。每人每次 20mL，开水冲服。另设空白对照组，不做任何治疗，只定期作视力检查。治疗时间分别为 12～25d。学生照常学习。视力在原基础上增进 1 排为进步，增进 2 排以上为显效。黄精糖浆组观察 82 例，显效 26 例，进步 22 例，总有效率 58.5%，其中初中学生的有效率为 81.5%，高中组 38.63%；空白对照观察 74 例，显效 1 例，进步 8 例，自转率 12.6%。2 组结果比较有显著差异（p < 0.005）。观察表明，药物组对近视的有效范围多在 2.25d 以内，说明黄精糖浆主要适合于近视程度不深的学生。

（宋小妹、刘海静《太白七药研究与应用》，第 176 页）

三、火眼

（1）白薇 30g。水煎服，治火眼。

（李世全《秦岭巴山天然药物志》，第 59 页）

（2）鲜荸荠洗去皮，捣烂绞汁，点眼。

（李世全《秦岭巴山天然药物志》，第 253 页）

（3）金鸡尾、散血草适量，捣烂，敷眼或取汁点眼。

（李世全《秦岭巴山天然药物志》，第 637 页）

四、目赤肿痛

（1）龙胆 6g，生地 15g，黄芩、菊花、山栀子各 9g。水煎服。

（李世全《秦岭巴山天然药物志》，第 47 页）

（2）白蒺藜、黄芩各 9g，菊花 15g。水煎服。

（李世全《秦岭巴山天然药物志》，第 373 页）

五、夜盲

（1）治夜盲：苍术 9g，煎汁，猪肝汤服，连服 7～14d。

（李世全《秦岭巴山天然药物志》，第 232 页）

（2）治夜盲：茴茴蒜果晒干研末，配羊肝煮食。

（李世全《秦岭巴山天然药物志》，第 652 页）

（3）治夜盲：獭肝、石斛各 9g，2 次/d 冲服。

（李世全《秦岭巴山天然药物志》，第 821 页）

（4）治夜盲：青羊肝，焙干研末服。

（李世全《秦岭巴山天然药物志》，第 826 页）

六、结膜炎

（1）水黄连、千里光、野菊花各 15g。水煎熏洗。

（李世全《秦岭巴山天然药物志》，第 536 页）

（2）云雾草 15g，鹿衔草、茱苓草、羌活、天蓬草各 6g。水煎服。

（李世全《秦岭巴山天然药物志》，第 774 页）

（3）急性结膜炎：天蓬草 10g，太白茶 10g，金柴胡 8g，参叶 6g，千里光 15g，野菊花 15g，桑皮 8g，赤芍 10g，蝉蜕 6g，甘草 6g，黄连 4g。水煎服。

（穆毅《太白本草》赵天全方，第 183 页）

七、角膜炎

（1）木贼、桑叶、菊花、黄芩各 9g，蒲公英 15g。水煎服。

（李世全《秦岭巴山天然药物志》，第 536 页）

（2）地耳、菊花、光明草、青葙子、夜明砂、白菊花、合欢皮 9g，蒸鸡肝服。

（李世全《秦岭巴山天然药物志》，第 775 页）

八、目昏

荆芥穗、地骨皮、楮实子各等分，为细末，炼蜜为丸，桐子大。每服 20 丸，米汤送下。

（李世全《秦岭巴山天然药物志》，第 434 页）

九、流泪眼

（1）肝肾不足，头晕盗汗，迎风流泪：枸杞子、菊花、熟地黄、怀山药各 12g，山萸肉、丹皮、泽泻各 9g。水煎服。

（李世全《秦岭巴山天然药物志》，第 432 页）

（2）治目障昏蒙多泪：木贼草（去节）30g，为末，和羊肝捣为丸，桐子大。每服 20 丸，米汤送下。

（李世全《秦岭巴山天然药物志》，第 517 页）

十、角膜白斑

（1）云雾草、满天星各 12g，太白茶、木贼、千里光、太白黄连各 9g。水煎服。

（李世全《秦岭巴山天然药物志》，第 725 页）

（2）细叶鼠曲草 3g，加水 100mL 浸泡，隔水蒸沸 30min，过滤，滴眼。新患眼滴 2 次/h，陈旧性患眼 4 次/h，3 滴/次。

（李世全《秦岭巴山天然药物志》，第 651 页）

十一、其他眼病

（1）视物不清，小便不利：千日红 9g，楮实子 12g，木贼 15g。水煎服。

（李世全《秦岭巴山天然药物志》，第 338 页）

（2）各种眼病：金石斛 3g，菊花 9g，石菖蒲 9g。水煎服，或熬水洗患处。

（李世全《秦岭巴山天然药物志》，第 598 页）

（3）各种眼病：太白花、狗心草、天蓬草、木贼、细辛各等分，炖猪肺食之。

（李世全《秦岭巴山天然药物志》，第 774 页）

（4）各种眼病：千里光花 15g，太白茶、夏枯草、木贼各 30g。水煎先熏后托，再将此药服之。

（李世全《秦岭巴山天然药物志》，第 775 页）

（5）天蓬千里汤：主治一切目疾。天蓬草 30g，千里光 10g，太白茶 30g，夏枯草 30g，金银花 30g，木贼 30g。水煎后，先熏托，后服用。

（穆毅《太白本草》乔燕方，第 183 页）

第二十一节　五官科

一、牙痛

（1）治虚火牙痛：桂花根 90～60g，路边黄、地骨皮根各适量，熬水或炖五花肉。

（李世全《秦岭巴山天然药物志》，第 390 页）

（2）苕叶细辛 6g，黄花草 4g，蛆芽草 15g，藁本 9g，太白花 9g，长春七 9g，银花 12g，菊花 12g。水煎服。

（李世全《秦岭巴山天然药物志》，第 734 页）

（3）长春七 6g，透骨消 10g，细辛 3g。水煎，漱口，后喝下。

（穆毅《太白本草》李白生方，第 12 页）

（4）治风寒型牙痛：长春七 12g，透骨消 15g，铁牛七 0.5g，桃儿七 4g，五味子 15g，麦冬 15g，枸杞 5g。水煎服，1 剂，服 3 次。

（穆毅《太白本草》李白生方，第 12 页）

（5）铁扁担 3g，追风七 3g，长春七 3g。研细末，撒于痛牙处，有止痛效果。

（穆毅《太白本草》吴谦方，第 138 页）

（6）牙痛，头面肿：透骨消 15g，盘龙七 10g，橡木根皮 10g，水灯芯 6g。水煎服。

（穆毅《太白本草》吴谦方，第 108 页）

二、咽喉病

（1）八爪龙根、地苦胆、青黛、山豆根各 9g，冰片 2g。共研细粉，用少许吹咽喉部，2～3 次/d。或用八爪龙 6～9g，煎服或用醋磨汁，慢慢吞服。

（宋小妹、刘海静《太白七药研究与应用》，第 2 页）

（2）治慢性咽炎：八爪龙根、银柴胡、射干、太白黄连、追风七各 9g。水煎服。或取八爪龙根、射干、山豆根、桔梗各 9g，辛夷、羌活各 6g，水灯芯 3g。水煎服。

（宋小妹、刘海静《太白七药研究与应用》，第 2 页）

（3）治喉头肿痛：老鼠刺、牛腾、八爪金龙各 9g，水黄连 6g，白糖 30g，煨水服。

（李世全《秦岭巴山天然药物志》，第 65 页）

（4）治咽喉肿痛：红石耳 6g，黄三七 6g，大救驾 6g，八爪龙 9g，桔梗 9g，柴胡 6g。水煎服。

（穆毅《太白本草》崔建元方，第 124 页）

（4）治咽喉肿痛，声音嘶哑：石枣子 10g，太白茶 3g，药王茶 6g。泡水做茶饮。

（穆毅《太白本草》何子冀方，第 209 页）

（6）治咽喉肿痛：挂金灯 10g，蒲公英 15g，甜地丁 20g，黄水枝 10g，灯芯草 15g，甘草 6g，朱砂七 10g。水煎服。

（穆毅《太白本草》乔燕方，第 65 页）

（7）治咽喉肿痛，扁桃体炎：追风七根 10g，八爪龙 12g，黄三七 10g，螺丝七 10g，荔枝草 10g，生朱砂七 10g，牛蒡子 12g，鱼腥草 10g，大黄 6g。水煎服。

（穆毅《太白本草》乔燕方，第 39 页）

三、扁桃体炎

（1）扁桃体炎、咽喉肿痛：八爪龙根、地苦胆、青黛、山豆根各 9g，冰片 2g，共研细粉，用少许吹咽喉部，2～3 次/d。或用八爪龙 6～9g，煎服或用醋磨汁，慢慢吞服。

（李世全《秦岭巴山天然药物志》，第 2 页）

（2）扁桃炎：小桃儿七 3g，开喉箭 12g，竹根七 6g，天蓬草 10g，白糖 30g。水煎，日服 3 次，饭后服。忌辛辣生冷。

（穆毅《太白本草》谢张成方，第 129 页）

（3）扁桃体炎：红毛七 10g，八爪龙 3g。水煎，口含，亦可咽下。

（穆毅《太白本草》邓绍常方，第 158 页）

四、咽炎

（1）治咽喉炎、声音嘶哑：马勃、芒硝各 3g。水煎，加适量白糖，2 次/d。

（2）急性咽炎：小马勃、牛蒡子各 9g，蒲公英 15g，甘草 6g。水煎服。

（李世全《秦岭巴山天然药物志》，第 782 页）

（3）慢性咽炎：马牙七 3g，八爪龙 6g。水煎服。

（李世全《秦岭巴山天然药物志》，第 199 页）

五、鼻炎

（1）鼻窦炎：白芷、细辛、苍耳子各 9g。水煎服。

（李世全《秦岭巴山天然药物志》，第 56 页）

（2）鼻前庭炎：四大天王 10g，虎耳草 12g，鹅不食草 10g，苍耳子 10g，辛夷 12g。水煎服。

（穆毅《太白本草》乔燕方，第 17 页）

（3）鼻前庭炎：女儿茶 12g，虎耳草 12g，四大天王 10g，苍耳子 10g，辛夷花 12g。水煎服。

（穆毅《太白本草》乔燕方，第 60 页）

（4）鼻前庭炎：虎耳草 12g，鱼腥草 12g，龙葵 10g，青蛙七 6g。水煎服。

（穆毅《太白本草》华有方，第 68 页）

六、声带病

（1）治声音嘶哑、喉炎：马勃、芒硝各 3g。水煎，加适量白糖，2 次/d。

（2）失声不出：马勃、马牙硝等分、研末，砂糖和丸，如芡子大。

第二十二节　皮肤病

一、手足癣

（1）手足癣、体癣：羊蹄根 180g，75% 乙醇 120mL。将根碾成粗粉，加入乙醇，浸渍 7d，过滤,取滤液涂患处。

(李世全《秦岭巴山天然药物志》,第74页)

(2)顽癣:鲜雄黄七50g,用50%的酒精100mL浸泡7d,涂搽患处。

(穆毅《太白本草》王伟方,第85页)

二、湿疹

(1)疥疮,湿疹:透骨草15g,盘龙七10g,老龙皮10g,枯矾3g。水煎洗,或共研细末,香油调敷。

(穆毅《太白本草》穆可风方,第108页)

(2)湿疹,水痘,皮肤瘙痒:老龙皮10g,白鲜皮20g,墓头回20g,蒲公英20g,地丁草20g,马鞭草20g。煎水外洗。

(穆毅《太白本草》胡丙杰方,第111页)

(3)湿疹,接触性皮炎,荨麻疹,日光皮疹,痱子,丹毒,脓疱疮:老龙皮20g,朱砂七10g,石败酱(九头狮子草)20g,忍冬藤30g,千里光10g,虎杖20g,刺黄柏20g,苦参20g,白鲜皮20g,海桐皮10g,地肤子10g,白矾10g,盘龙七10g。水煎外洗。

(穆毅《太白本草》赵天全方,第111页)

三、荨麻疹

(1)荨麻疹:棣棠花、野荞麦、阳雀花(锦鸡儿)各9g。水煎服,也可单用本品煎水洗。

(李世全《秦岭巴山天然药物志》,第397页)

(2)荨麻疹:虎耳草10g,青黛6g。水煎服。

(李世全《秦岭巴山天然药物志》,第631页)

(3)荨麻疹:老龙皮30g,飞天七18g,长胜七15g,蝉蜕10g,菖蒲10g,苦参15g,胡麻18g,灵仙10g,地肤子10g,土茯苓10g。水煎服,并外洗。

(穆毅《太白本草》胡丙杰方,第111页)

(4)荨麻疹:羊膻七15g,老龙皮10g,盘龙七10g,鼠曲草15g,偏头草10g,当归10g,川芎10g。水煎温服,并用药渣外洗患处。

(穆毅《太白本草》穆可风方,第20页)

四、牛皮癣皮炎

(1)牛皮癣:秦皮30~60g,煎水洗患处,2~3次/d,每次煎水可洗3次(温洗)。

(李世全《秦岭巴山天然药物志》,第332页)

(2)神经性皮炎:鲜泽漆白浆,敷患处,或用楮树叶捣碎同敷。

（李世全《秦岭巴山天然药物志》,第 646 页）

五、疥癣

（1）癣癞:土常山、土槿皮、木鳖子、牛耳大黄各适量,研末调麻油搽。

（李世全《秦岭巴山天然药物志》,第 3 页）

（2）疥疮:狐肉、一支箭、夏枯草、蒲公英、侧耳根适量,炖汤服。

（李世全《秦岭巴山天然药物志》,第 834 页）

（3）疥癣:侧耳根(鱼腥草)、泥鳅、鱼鳅串、老君须、一支箭各适量,炖汤服。

（李世全《秦岭巴山天然药物志》,第 835 页）

六、头癣秃疮

（1）秃疮:野棉花 30g,研粉,与青胡桃皮 120g,共捣外敷。

（李世全《秦岭巴山天然药物志》,第 48 页）

（2）癞头疮:化香树叶 30g,石灰 6g。开水 1 杯泡 2h,蘸药外搽,2 次/d。

（李世全《秦岭巴山天然药物志》,第 350 页）

（3）头癣、白癣、秃疮:烟叶或全草煎水涂拭患部,2～3 次/d;或取旱烟筒中的烟油涂患部,1 日 1 次。

（李世全《秦岭巴山天然药物志》,第 686 页）

（4）头癣:蜂房、蜈蚣、明矾适量研粉,撒患处。

（李世全《秦岭巴山天然药物志》,第 842 页）

七、其他皮肤病

（1）治大风癞病,面赤疼起,手足挛急,身发疮痍,指节已落:黄精（生者）6kg,白蜜 2.5kg,生地黄（肥者）2.5kg。上 3 味,先将黄精、生地黄洗净细锉,以木石杵臼,捣熟复研烂,入水 3 斗,绞取汁,置银铜器中,和蜜搅匀煎之,成稠膏为度,每用酒调化 2 钱～3 钱,日 3 夜 1。

（《圣济总录》黄精煎）

（2）神经性皮炎:天南星适量、研粉、加入煤油调成糊状。涂搽患处。1～2 次/d。

（李世全《秦岭巴山天然药物志》,第 200 页）

（3）黄水疮:①黄柏、煅石膏各 30g,红升丹 6g,枯矾 12g,共研细粉,用麻油或菜油调涂患部。1～2 次/d。2～3d 局部见新皮时,用量酌减,继续涂用 5～7d。②黄柏粉、氧化锌粉各等量,用香油调成膏,涂患处,1～2 次/d。

（李世全《秦岭巴山天然药物志》,第 338 页）

（4）水田皮炎:小人血七、黄柏各 100g,狼毒 50g,樟脑 10g。将前 3 味药加适量水煎 1h,

过滤,反复 3 次,制成膏状,再加樟脑,涂患处。

(李世全《秦岭巴山天然药物志》,第 520 页)

(5)热病斑疹:晕鸡头 15g,太白花 10g,金柴胡 10g,太白洋参 6g。水煎服。

(穆毅《太白本草》肖学忠方,第 24 页)

(6)热毒痤疮:灯台七 10g,老龙皮 10g,夏枯草 10g,飞天七 10g,蛇舌草 10g,赤芍 15g,土茯苓 20g,虎杖 10g,桑皮 10g,生山楂 20g,月季花 10g,土贝母 10g,连翘 15g,枇杷叶 10g。水煎服。

(穆毅《太白本草》赵天全方,第 73 页)

第二十三节　精神病

一、癫痫

(1)治癫狂:山毛藓、丁香蓼、红菇各 15g,附子 3g,半夏 6g。水煎服。

(宋小妹、刘海静《太白七药研究与应用》,第 142 页)

(2)癫狂初起:天仙子 1g,大黄 15g,厚朴、枳实、当归 9g。水煎服。

(李世全《秦岭巴山天然药物志》,第 385 页)

(3)治癫痫及癫狂,胸闷,痰盛:九节菖蒲 9g,远志 4.5g,陈皮 9g,半夏 6g,枳实 9g,竹茹 9g,当归 9g,黄连 3g,茯苓 9g。水煎服。

(宋小妹、刘海静《太白七药研究与应用》,第 238 页)

(4)角参汤:主治癫痫。羊角参 30g,茱苓草 10g,太白茶 15g,天蓬草 10g,荞麦七 10g,晕鸡头 15g。水煎服。

(穆毅《太白本草》李白生方,第 52 页)

(5)癫痫,神经衰弱:羊角参 30g,晕鸡头 20g,纽子七 3g,鹿寿茶 10g,黄三七 10g。水煎服。

(穆毅《太白本草》李心言方,第 52 页)

(6)惊风抽搐,癫痫:灯台七 10g,纽子七 10g,金刷把 6g,白菖蒲 6g,太白茶 10g,钩藤 12g。水煎服或研末服。

(穆毅《太白本草》穆毅方,第 72 页)

(7)癫狂:牛毛七 15g,太白花 12g,金刷把 15g,太白茶 10g,瓜子金 10g,缬草 15g。水煎,先用搜山虎导痰,而后服之。

(穆毅《太白本草》华有方,第 210 页)

二、癔症

（1）治癔症，惊悸，失眠，烦躁惊狂：鲜土三七 60～90g，猪心 1 个（不要剖割，保留内部血液）。置瓦罐中炖熟，去草，当天分 8 次吃，连吃 10～30d。

（2）癔症：缬草根 9g，陈皮 30g。水煎服。

三、神经衰弱

（1）神经衰弱，头晕：罗布麻 10g，辰砂草 12g，太白茶 15g，偏头草 10g。水煎服。

（穆毅《太白本草》王伯恒方，第 53 页）

（2）神经衰弱，失眠健忘，癔症：缬草 12g，太白花 15g，瓜子金 10g，金刷把 10g，合欢皮 20g，夜交藤 20g。水煎服。

（穆毅《太白本草》张庆福方，第 55 页）

（3）神经衰弱，心悸失眠：瓜子金 10g，太白茶 15g，太白花 15g，缬草 10g，金刷把 10g，绒线花（合欢花）10g，朱砂七 10g，血三七 10g。水煎服。

（穆毅《太白本草》华有方，第 57 页）

（4）神经衰弱，心悸失眠：瓜子金 10g，隔山橇 10g，凤尾七 10g，茱苓草 15g，大救驾 5g，八月瓜根 10g。水煎服。

（穆毅《太白本草》吴谦方，第 57 页）

（5）神经衰弱，头晕失眠：太白茶 10g，麦穗七 15g，地瓜藤 15g，桦茵芝 10g，大救驾 3g，凤尾七 10g，捆仙绳 15g，麦冬 10g，生地 20g，晕鸡头 10g。水煎服。

（穆毅《太白本草》吴谦方，第 69 页）

四、心悸失眠健忘

（1）失眠：绞股蓝 30g，手儿参 15g，金刷把 12g，缬草 10g，太白茶 10g，瓜子金 10g，鹿寿茶 10g。水煎服。

（穆毅《太白本草》庞定涛方，第 154 页）

（2）安神汤：主治失眠健忘。朴松实 15g，金刷把 6g，羊角参 15g，太阳针 6g，淡竹叶 6g。水煎服。

（穆毅《太白本草》闵启连方，第 159 页）

（3）烦躁，失眠：景天三七 15g，金刷把 10g，大救驾 10g，金菖蒲 10g，太白茶 6g。水煎服。

（穆毅《太白本草》邓绍常方，第 160 页）

（4）心阴不足或心火偏亢引起的心悸怔忡，失眠健忘，癫狂：牛毛七 10g，狮子七 12g，纽子七 10g，金刷把 10g，鹿寿茶 10g，黄三七 10g，竹叶 3g。水煎服。

（穆毅《太白本草》穆毅方，第 210 页）

五、精神分裂症

（1）安神汤：主治神经衰弱，癫痫，精神分裂症。金刷把 10g，太白茶 10g，太白花 12g，黄三七 12g，藁本 10g，羊角参 15g。水煎服。

（穆毅《太白本草》闵启连方，第 51 页）

（2）精神分裂症：金丝带 10g，太白茶 15g，太白花 15g，金刷把 15g，天南星 10g。水煎服。

（穆毅《太白本草》华有方，第 194 页）

第二十四节　癌症

一、食道癌、胃癌

（1）山慈姑 200g，硼砂 80g，硇砂、三七各 20g，冰片 30g，沉香 50g。上药共研细末，4 次/d，每次 10g，10d1 疗程。服完 1 疗程后改 2 次/d，每次 10g，以巩固疗效。共治疗食管贲门癌梗阻 118 例。服药后，吞咽梗阻均有不同程度改善。其中 64 例显效（从滴水部入转为近流食或从流食转为食，并维持在 1 个月以上者），38 例有效（从滴水部入转为流食转为半流食，并巩固 15 天以上者），16 例（达不到上述指标）为无效，总有效率 86.44%。治疗 1 个月后，对其中 109 例进行食管 x 线摄片复查，结果与治疗前 X 线片对比，食管腔狭窄者有不同程度改善者 102 例；食管癌缩小 1~2cm 者 29 例，缩小 2~4cm 者 35 例。（治疗食管贲门癌梗阻）

（宋小妹、刘海静《太白七药研究与应用》，第 311 页）

（2）重阳木鲜叶 60~90g，肥肉 60g。炖服，连服 30 剂；或重阳木鲜叶 60g，桃寄生、苦杏仁、白毛藤、水剑草、鹿衔草各 15g。水煎 2 次，共 2 碗，1d 分 4 次，白糖冲服。（治食道癌、胃癌）

（李世全《秦岭巴山天然药物志》，第 122 页）

（3）桦黄 15g，桦菌芝 15g，龙葵 10g，山慈姑 15g，蜂房 10g。水煎服。（治食道癌、胃癌）

（穆毅《太白本草》穆毅方，第 168 页）

（4）桦菌芝 10g，桦黄 10g，龙葵 10g，金刚刺 12g，山慈姑 10g，蜂房 10g。水煎服。（治食道癌、胃癌）

（穆毅《太白本草》华有方，第 169 页）

（5）食入则膈上刺痛，反饱欲呕，饥则稍可，久成噎食。臭牡丹根 120g，独头蒜 12 个，同入童子鸡腹内炖浓汤，吃肉喝汤，24h 服完。（气裹食病即噎食病）

（穆毅《太白本草》党韩文方，第 173 页）

（6）太白米汤：用于心胃痛胀，不思饮食，回食。太白米 1g，木香 3g，炙朱砂七 9g，大头翁 9g，枇杷芋 5g，姜引。水煎服；若：①胃脘痛，加平胃散；②回食不下，加大黄 9g，二丑 6g，九牛七 3g；③气痛，加酒白芍 9g；④血痛，加桦黄 9g，破血丹 9g，狮子七 15g；⑤食积，加石耳子 6g，黄荆子 6g，青蛙七 6g；⑥咳嗽，加长胜七 9g，白芍 9g，太白紫菀 9g；⑦妇女经血不调，加红毛七 9g，茱苓草 9g，朴松石 3g；⑧风寒，加长春七 9g，飞天蜈蚣七 9g，细辛 6g；⑨胃寒痛，加地仙桃 3g，干姜 3g，官桂 3g；⑩热痛，加黄三七 6g，太白茶 9g，十大功劳 9g；⑪小便不利，加茯苓 12g，猪苓 9g，车前 9g，木通 3g。

（穆毅《太白本草》李白生方，第 132 页）

（7）朱砂平胃汤：主治胃虚中隔不利，回食诸症。炙朱砂七 10g，厚朴 10g，青皮 10g，大黄 10g，木香 10g，盘龙七 10g，菖蒲 10g，黄柏 10g，枇杷芋 10g，苍术 10g，太白洋参 12g，淫羊藿 15g，二丑 6g，太白米 1g，生姜 2 片。水煎服。

（穆毅《太白本草》李白生方，第 175 页）

（8）食道癌、胃癌：桦黄 15g，桦菌芝 15g，龙葵 10g，山慈姑 15g，蜂房 10g。水煎服。

（穆毅《太白本草》穆毅方，第 168 页）

（9）食道癌、胃癌：桦菌芝 10g，桦黄 10g，龙葵 10g，金刚刺 12g，山慈姑 10g，蜂房 10g。水煎服。

（穆毅《太白本草》华有方，第 169 页）

二、肝癌

（1）治疗肝硬化：复方山慈姑片每片含山慈姑粉 0.1g，土鳖虫 0.1g，穿山甲 0.9g，蝼蛄 0.6g，3 次/d，每次 5 片。部分病例加服健脾益气之类的汤剂，以 3 个月为 1 疗程。共治疗肝硬化 10 例。结果所有患者经 3 个月治疗，自觉症状明显改善，食欲增加，所有齿龈出血基本消失，腹胀及肝区不适也减轻。肝脾超声波复查变化不大，但有 1 例入院时脾大肋下 16.5cm，治疗后缩小至 9cm。4 例腹水经复查变化不大，但有 3 例消失。值得注意的是蛋白电泳和锌浊度有显著改变。检查 10 例血清蛋白电泳，其中有 8 例在治疗后清蛋白明显上升，有 7 例 r - 球蛋白明显下降，7 例锌浊度有明显改善。麝香草酚絮状试验也有相应的好转。1 例 Hb - sag 阳性患者，经治疗后转阴。所有患者在本治疗过程中均未见有明显副反应。

（宋小妹、刘海静《太白七药研究与应用》，第 311 页）

（2）治肝癌：三白草根、大蓟根各 90～120g。分别煎水，去渣后加白糖适量饮服，上午服三白草根，下午服大蓟根。

（李世全《秦岭巴山天然药物志》，第 185 页）

(3)治肝癌：韩信草、半枝莲、仙鹤草、金钱草、薏苡仁各 30g。水煎服。

（李世全《秦岭巴山天然药物志》，第 730 页）

(4)治肝癌：观音草 30g，鸡血藤 30g，雪莲花 15g，石南藤 20g，刺梨根 30g。共研末调蜂蜜服，每次 1g，3 次/d。

（宋小妹、刘海静《太白七药研究与应用》，第 24 页）

三、子宫癌

(1)治疗宫颈癌：用山慈姑、枯矾各 18g，炙白砒霜 9g，雄黄 12g，蛇床子、硼砂、冰片各 3g，麝香 0.9g，共研细末，用江米粉 98g，糊成长 1cm、直径 0.25cm 的钉状制剂，名催脱钉。先以 1:500 新洁尔灭溶液灌洗阴道，对宫颈鳞状上皮细胞非典型增生、原位癌和局部病变部突出的浸润癌，用催脱钉插入瘤体，两钉相间 1cm，根据瘤体大小决定用钉数，多者可达 10~20 枚。插钉后用撒有蜈蚣粉的带尾大棉球塞宫颈表面，24h 后取出，隔日 1 次，每星期 3 次，1 个月为 1 疗程。单以催脱钉治疗 89 例，辅加体外放疗 7 例。结果 96 例中近期治愈 80 例，占 83.33%；为治愈 16 例，占 16.66%。对治愈的 63 例，随访 5~9 年未见复发。

（宋小妹、刘海静《太白七药研究与应用》，第 311 页）

(2)治绒毛膜上皮癌：薏苡仁、鱼腥草、赤小豆各 30g，败酱菜 15g，黄芪、茜草、冬瓜仁、当归、党参、阿胶珠、甘草各 9g。腹中有块加蒲黄、五灵脂 9g；阴道出血加贯众炭 9g；胸痛加郁金、陈皮各 9g；咯血重加白及 15g。

（李世全《秦岭巴山天然药物志》，第 496 页）

(3)治子宫癌：桦菌芝 10g，墓头回 3g，莪术 12g，山慈姑 15g。水煎服。

（穆毅《太白本草》华有方，第 169 页）

(4)治子宫癌：桦黄 10g，半枝莲 20g，灯台七 12g，蝎子七 10g，莪术 12g，山慈菇 1g（冲服）。水煎服。

（穆毅《太白本草》穆克方，第 168 页）

(5)子宫癌：桦菌芝 10g，桦黄 10g，老龙皮 30g，莪术 12g，山慈姑 15g。水煎服。

（穆毅《太白本草》华有方，第 169 页）

四、乳腺癌

八角莲、黄杜鹃各 15g，紫背天葵 30g，加白酒 0.5kg。浸泡 7d 内服外搽，每服 9g，每服 2~3 次。

（李世全《秦岭巴山天然药物志》，第 183 页）

五、鼻咽癌

辛夷 4.5g，黄柏、白芷各 9g，生地 15g，苍耳子 6g，细辛 3g，葱白、刺桐树寄生各 30g，猪鼻

1 个。水煎服。隔天 1 剂。连服 7 ~ 8 剂后,原方加鲜萸皮树寄生、鲜苦楝树寄生各 30g。水煎服。隔 d1 剂,连服 5 ~ 7 剂。

（李世全《秦岭巴山天然药物志》,第 381 页）

六、癌症通用方

（1）治癌肿疼痛,外伤疼痛:铁牛七 3g,炒面 100g。共制成绿豆大小的糊丸,每次 1 粒,凉开水速吞服,疼痛即止。

（穆毅《太白本草》邓绍常方,第 30 页）

（2）治癌瘤疼痛:蜘蛛香 30g,白屈菜 10g,徐长卿 10g,高山白芷 20g,重楼 20g。研细末,每服 3g,2 ~ 3 次/d。

（穆毅《太白本草》张维岗方,第 56 页）

七、其他癌症

（1）用蛇莓 15g,龙葵 30g,白英 30g,海金沙 9g,土茯苓 30g,灯芯草 9g,威灵仙 9g,白花蛇舌草 30g。治疗 21 例膀胱癌,5 例生存率为 90.47%,其中肿瘤消失 4 例,肿瘤缩小或由多发变为单个 6 例,以乳头状瘤临床分期属于 T1 或 T2 期者效果较好。蛇莓 30g,八角金盘 12g,山慈姑 20g,八月扎、石见穿、败酱草、薏苡仁各 30g,黄芪、鸡血藤、丹参各 15g,大黄 6g,枳壳 10g,单用方治疗 5 例直肠癌患者（Ⅱ期 2 例,Ⅳ期 3 例）,其中 1 例Ⅱ期直肠癌患者服药 90 余 d 后,痛除泻止,饮食增加连服半年后,诸症均消,随访 7 年健在。寮刁竹 30g,入地金斗 30g,茅根 30g,蛇倒退 30g,川芎 15g,山药 15g,蛇莓 60g,生地黄 24g,葵树子 90g,制成煎剂口服,以本方为主治疗 4 例鼻咽癌患者,存活 6 年 1 例,生存 3 年 1 例。用半夏 12g,丁香 3g,旋覆花 15g,代赭石 24g,苏梗 15g,竹茹 15g,龙葵 30g,蛇莓 15g,半枝莲 15g,金刚刺 15g,治疗食管癌 21 例,显效 3 例,有效 16 例,无效 2 例,有效率 90.47%。白英 30g,龙葵 30g,蛇莓 24g,半枝莲 24g,猕猴桃根 30g,治疗 1 例喉癌（右侧声带鳞状细胞癌）,2 个月后声带增响,咽痛痊愈,喉镜检查,肿块消失。喜树根 10g,仙鹤草 90g,蛇六谷 10g,三棱 10g,莪术 10g,赤芍 10g,红花 10g,薏苡仁 12g,结合化疗治疗多发性骨髓病 10 例,其中显效 2 例,缓解 8 例,存活最长 1 例 5 年。复方白蛇酒（用白英、蛇莓、龙葵、丹参、当归、郁金等中药加蟾蜍酒混合而成）治疗肝癌、肺癌、胃癌各 11、5、7 例,其中有效各为 7、4、5 例。据临床观察,该酒可能通过对 3′,5′－cAMP 磷酸二酯的抑制,而提高癌细胞内 cAMP 水平。

（宋小妹、刘海静《太白七药研究与应用》,第 182 页）

（2）大肠癌是常见及危害严重的癌症,约占恶性肿瘤的 15%。可用人参 10g,生黄芪 30g,茯苓 10g,金荞麦 30g,女贞子 15g,枸杞子 15g,菟丝子 15g,壁虎 9g,金钱白花蛇（冲服）1 条,生麦芽 30g,鸡内金 30g,半枝莲 30g,白花蛇舌草 30g。水煎服,1 剂/d。随症加减;湿热蕴结便脓血黏液重者加地榆、槐花;肿痛出血者加三七粉、血余炭;脾虚挟湿便次多里急后重明显者加诃肉、石榴皮、槟榔;瘀毒明显者加水蛭、土鳖和七叶一枝花等。

（宋小妹、刘海静《太白七药研究与应用》,第218页）

（3）高乌甲素0.2mg/（kg，·d）,芬太尼4ug/（kg，·d）,加恩丹西酮注射液8mg,生理盐水100mL。用高乌甲素芬太尼复合药液静脉持续输注镇痛,疼痛强度显著下降,应用镇痛泵前后疼痛强度相比差异非常显著,临床观察未见其他严重不良反应。

（宋小妹、刘海静《太白七药研究与应用》,第267页）

（4）治癌瘤:先用甘草煎膏,用笔蘸涂瘤旁四周,干后复涂,凡3次;然后以大戟、芫花、甘草（等分）,研为末,用米醋调,另用别笔涂覆其中,不得接触甘草处。次日缩小,又以甘草膏涂小瘤上3次,中间仍用米醋调大戟、芫花、甘草粉如前法,即自然焦缩。

（李世全《秦岭巴山天然药物志》,第380页）

（5）治各种癌症:半枝莲、白花蛇蛇草各60g。水煎服。

（李世全《秦岭巴山天然药物志》,第585页）

（6）治口腔癌、肺癌、直肠癌:挖耳草、白蛇舌草各30g,长期煎服,对改善症状,有一定作用。

（李世全《秦岭巴山天然药物志》,第730页）

（7）治食道癌,胃癌、子宫癌:桦灵芝6～9g。水煎服,2次/d。

（李世全《秦岭巴山天然药物志》,第802页）

（8）平胃汤:用于肾虚,中膈不利,回食诸病。太白米1g,木香3g,姜朴9g,地苦旦9g,盘龙七6g,枇杷芋5g,太白洋参10g,淫羊藿10g,姜3片。水煎服。如脾积痞块,加:石耳子12g,大黄9g,二丑6g,狮子七15g。

（穆毅《太白本草》穆毅方,第132页）

（9）头翁破积汤:用于痞块,气积食聚,回食噎膈,肚痛胀满。大头翁10g,炙朱砂七10g,桦黄10g,枇杷芋6g,破血丹6g,大黄6g,生姜3片,黄酒引。水煎服。

（穆毅《太白本草》穆毅方,第146页）

八、白血病

（1）治白血病:长春七9g,何首乌15g,马齿苋30g。水煎服。

（李世全《秦岭巴山天然药物志》,第44页）

（2）治白血病:景天三七糖浆（每1mL相当于原生药2g）,3～4次/d,每次30～50mL,部分患者首服100mL;针剂（每1mL相当于原生药3g,）每次2mL,2次/d,肌内注射;鲜汁每次50～100mL,2～3次/d。共治疗白血病、再障、血小板减少性紫癜、支气管扩张出血、肺结核咯血、消化道出血等疾患47例。结果显效（对血液病指出血完全停止出血点不在表现;一般疾患出血停止,化验转阴)42 例,有效 3 例,总数有效率 75.7%。溃疡病合并消化道出血,使用糖浆 2~3d 后大便隐血即可转阴;中等量肺和支气管扩张咯血,服糖浆 1~2d 后转痰中带血,5~6d 痰血消失;对血液病也有一定疗效。针剂作用较快。部分患者服用糖浆后有上腹部不适感。

(李世全《秦岭巴山天然药物志》,第 291 页)

第二十五节　风湿病

一、风湿疼痛

(1)治风湿痛:竹叶参 18g,红孩儿根 15g,茜草根、大血藤根、虎刺根各 9g。用白酒 500mL 浸泡 7d,每次 15~60mL,早晚各 1 次。

(宋小妹、刘海静《太白七药研究与应用》,第 131 页)

(2)治疗痛风:红毛七 160g,麝香 5g,雪上一枝蒿 60g,三七 160g,多刺绿绒蒿 160g,独一味 160g,铁拐子 160g,大黄粉 60g,桑寄生 100g,九眼独活 160g,鞑新菌 160g,薄荷 30g,松节油适量。上药研粉过 100~220 目筛,过滤后用凡士林调匀为油膏。外敷药物于患部,并用胶布贴盖。每 3d 换药 1 次,直至肿痛消失痊愈。疗效:Ⅰ期治疗 1 个疗程 9d 痊愈 33 例,Ⅱ期治疗 2 个疗程为 15d 痊愈 77 例,Ⅲ期治疗 3 个疗程为 18d,痊愈 99 例。有效率达 97%。

(宋小妹、刘海静《太白七药研究与应用》,第 157 页)

(3)风寒湿痹,劳伤身痛:长春七 15g,太羌活 12g,红三七 10g,大血通 10g,尸儿七 12g,桃儿七 3g,铁牛七 0.5g。水煎服。

(穆毅《太白本草》华有方,第 12 页)

(4)风湿筋骨痛:金牛七 0.2g,桃儿七 3g,祖师麻 3g,伸筋草 12g,竹根七 10g,长春七 15g,赶山鞭 12g,朱砂七 10g。水煎服。

(穆毅《太白本草》李德喜方,第 31 页)

(5)风湿性筋骨发烧疼痛:雪山林 12g,羊膻七 10g,竹根七 12g,伸筋草 12g,长春七 10g,追风七 12g。水煎服或泡酒服。

(穆毅《太白本草》华有方,第 33 页)

(6)风湿痹证,骨节疼痛:老鹳草 20g,爬山虎 10g,红透骨消 10g,秦艽 10g,穿山龙 10g,红活麻根 15g。水煎服。

(穆毅《太白本草》冯勇方,第 36 页)

(7)风湿痹痛,关节屈伸不利:老鹳草 20g,大丁草 20g,红透骨消 10g,追风七 10g,大伸筋草 15g,见血飞 10g,五花七 10g。水煎或泡酒服。

（穆毅《太白本草》刘庆华方,第 36 页）

（8）风湿痹痛:鸡屎藤 10g,老君须 10g,桃儿七 3g,尸儿七 10g,长春七 10g,竹根七 10g,雄黄七 3g,炙祖师麻 3g。白酒泡服,每服 15mL,2 次/d。

（穆毅《太白本草》肖学忠方,第 43 页）

（9）风湿痹痛:大舒筋草 10g,筋骨草 12g,木通 3g,竹根七 6g,窝儿七 6g,红毛七 10g,鸡屎藤 15g,大血通 10g。水煎服或泡酒服。

（穆毅《太白本草》穆毅方,第 45 页）

（10）四草汤:主治风湿性关节筋骨痛。纽子七 10g,竹根七 10g,爬山虎 10g,豨莶草 15g,伸筋草 6g,透骨消 6g,筋骨草 6g。水煎服。

（穆毅《太白本草》闵启连方,第 50 页）

（11）风湿关节疼痛:一枝蒿 6g,桃儿七 3g,铁牛七 0.06g,长春七 10g,炙祖师麻 1g。白酒浸泡,每次 10mL,2 次/d。

（穆毅《太白本草》张维岗方,第 74 页）

（12）风湿热痹证,关节疼痛,屈伸不利:参叶 6g,雪山林 10g,穿山龙 10g,薏苡仁 30g,太羌活 10g,红活麻根 15g,追风藤 10g,透骨消 10g,透骨风 10g。水煎服。

（穆毅《太白本草》穆毅方,第 94 页）

（13）四肢关节痛:冷水丹 10g,追风七 10g,赶山鞭 12g,透骨消 12g,捆仙绳 10g,竹根七 6g,透骨草 10g。水煎服。

（穆毅《太白本草》穆可风方,第 136 页）

（14）风湿痹痛,关节屈伸不利:鼠曲草 20g,鹅不食草 10g,老虎草 10g,白英 15g,龙葵 10g,秦艽 10g。水煎服。

（穆毅《太白本草》刘普方,第 144 页）

（15）风湿痹证,筋骨疼痛:窝儿七 6g,长春七 10g,红毛七 10g,九眼独活 10g,穿山龙 10g,木通 6g,制朱砂七 10g,捆仙绳 10g。泡酒服或水煎服。

（穆毅《太白本草》穆毅方,第 170 页）

（16）风湿痹痛,关节屈伸不利:血当归 30g,见血飞 10g,铁扁担 10g,纽子七 10g,盘龙七 15g,伸筋草 10g,薏苡仁 30g,大救驾 8g。水煎服。

（穆毅《太白本草》黄万模方,第 172 页）

（17）风湿久痹,肝肾亏损:制朱砂七 10g,尸儿七 10g,竹根七 10g,纽子七 10g,桃儿七 3g,铁牛七 1g,红毛七 10g。泡酒服。

（穆毅《太白本草》穆毅方,第 175 页）

二、风湿麻木

(1)风湿麻木、筋骨痛:红活麻根 15g,破骨风、老鹤草各 12g,筋骨草、大血藤、白龙须、舒筋草、红牛膝、石南藤各 9g。泡酒服。

(李世全《秦岭巴山天然药物志》,第 26 页)

(2)风湿麻木、筋骨疼痛:芸香草 10g,五花七 12g,炙祖师麻 3g,朱砂七 5g,飞天蜈蚣七 12g,追风七 12g,见血飞 10g,大血通 15g。水煎服。

(穆毅《太白本草》王慧明方,第 41 页)

(3)祖师麻汤:主治冷骨风,四肢麻木,抽搐,骨节冷痛。煅祖师麻 1g,桃儿七 3g,太羌活 10g,太白米 1g,凤尾七 15g,长春七 10g,透骨消 10g,桂枝 10g,伸筋草 6g,甘草 6g。水煎服。

(穆毅《太白本草》闵启连方,第 40 页)

(4)追风丸:祛风活血,通络止痛;主治风寒湿痹,筋骨、关节、腰腿疼痛,四肢麻木或瘫痪等证。桃儿七 3g,铁牛七 0.6g,长春七 10g,煅祖师麻 1g,尸儿七 10g,竹根七 6g,窝儿七(酒炒)6g,虎杖 10g,黄姜子 10g,舒筋草 10g。共为细粉,炼蜜为丸,丸重 6g,每次 1 丸,2～3 次/d;男用烧酒,女用黄酒送下。

(穆毅《太白本草》李白生方,第 28 页)

(5)久病手足麻木,四肢无力,消化不良:长春七 10g,太羌活 10g,三钻风 10g,透骨消 10g,鸡屎藤 30g,盘龙七 15g,红石耳 10g,茱苓草 10g,手儿参 12g,土黄芪 20g,四块瓦 10g,广陈皮 6g,生姜 10g。水煎服。

(穆毅《太白本草》吴谦方,第 12 页)

(6)风湿痹证,四肢麻木,风邪偏胜:鸡屎藤 12g,长春七 10g,煅祖师麻 1g,红毛七 10g,透骨消 10g,太羌活 10g,竹根七 6g,纽子七 10g,炙朱砂七 10g。水煎服或白酒泡服。

(穆毅《太白本草》穆毅方,第 12 页)

(7)风寒痹证,四肢麻木:长春七 10g,煅祖师麻 1g,红毛七 10g,纽子七 10g,朱砂七 10g,四大天王 3g,雪山林 10g,舒筋草 12g,青木香 3g,鸡屎藤 15g,九眼独活 10g,太羌活 10g,威灵仙 10g。水煎服。

(穆毅《太白本草》赵天全方,第 12 页)

三、风湿性关节炎

(1)治风湿性关节炎:竹根七 2g,追风七、石豇豆各 9g,窝儿七、长春七、太羌活、黄精各 6g,纽子七、金丝带、红藤各 6g。水煎服。

(宋小妹、刘海静《太白七药研究与应用》,第 128 页)

(2)风湿酒:用于风湿、类风湿关节炎。金牛七 2g,尸儿七 9g,红毛七 12g,长春七 10g,

窝儿七 5g,纽子七 6g,凤尾七 15g,捆仙绳 9g,伸筋草 9g,连钱草 9g,穿地龙 12g,煅祖师麻 1g,青木香 6g,长胜七 15g。用白酒泡过药面,浸泡 7~10d,每次 5~8mL,早晚服,10d 后可酌加量。

（穆毅《太白本草》陈世贵方,第 31 页）

（3）太白祛风酒:主治风湿痹证。铁牛七 1g,桃儿七 3g,长春七 10g,煅祖师麻 1g,尸儿七 10g,制朱砂七 10g,金丝带 10g,竹根七 10g。泡酒 500mL,7d 后,服用,每次 1 小盅（25~30mL）,2 次/d。

（穆毅《太白本草》穆毅方,第 30 页）

（4）穿龙酒:主治风湿性关节炎,类风湿关节炎。穿地龙 12g,长春七 12g,金牛七 4g,尸儿七 9g,红毛七 10g,窝儿七 5g,纽子七 6g,凤尾七 15g,捆仙绳 9g,伸筋草 9g,连钱草 9g,煅祖师麻 4g,青木香 6g,长胜七 15g,白酒 1500~2000mL,浸泡 10d 后,每服 10~15mL,2 次/d。

（穆毅《太白本草》谢张成方,第 34 页）

（5）风湿筋骨病:追风七 15g,长春七 10g,尸儿七 3g,铁棒锤 0.6g,苍术 10g,茱苓草 20g,青风藤 15g;痛在下肢加钻地风 10g,竹根七 10g,木瓜 10g,除去苍术、茱苓草。水煎服。

（穆毅《太白本草》吴谦方,第 38 页）

（6）七七汤:治风湿劳伤疼痛,关节炎或感冒风寒。桃儿七 3g,追风七 10g,灯台七 10g,长春七 10g,朱砂七 10g,红毛七 10g,竹根七 6g。关节痛加木通,酒引;感冒加生姜。水煎服。

（穆毅《太白本草》穆毅方,第 38 页）

（7）六七风湿酒:用于风寒湿痹,腰腿疼痛,全身胀痛。竹根七 10g,长春七 10g,铁牛七 3g,红毛七 10g,凤尾七 10g,石楠藤 10g,纽子七 10g,红石耳 10g,太白洋参 10g。白酒 1000mL,浸泡 7~10d,每 d 早晚各服 5~8mL。

（穆毅《太白本草》李白生方,第 103 页）

（8）风寒湿痹日久,筋骨失养,屈伸不利:酒竹根七 6g,尸儿七 10g,捆仙绳 10g,透骨消 12g,当归 10g,桃儿七 3g,制铁牛七 0.6g,红毛七 10g。水煎或酒泡服。

（穆毅《太白本草》穆毅方,第 103 页）

（9）太白草药酒:用于风湿性关节炎,伤力虚劳,咳嗽,腹胀等症。竹根七 24g,血三七 12g,手儿参 12g,太白茶 24g,太白花 24g,红活麻根 8g,青风藤 5g,纽子七 6g,大菖蒲 6g,桃儿七 6g,金腰带 6g,透骨消 6g,尸儿七 6g,红石耳 6g,铁牛七 6g,杏仁 6g,虎杖 9g,大黄 9g,独活 5g,黄三七 5g,太白米 3g,地仙桃 3g,铁扁担 3g,川芎 3g,杜仲 3g,牛膝 15g,木瓜 15g,白酒 3000mL。浸泡 10~15d,每次服 15~25mL,1~2 次/d。

（穆毅《太白本草》李白生方,第 103 页）

四、类风湿关节炎

（1）类风湿关节炎:穿山龙 10g,羌活 9g,鸡血藤 15g,透骨消 15g,长春七 15g,红灵仙

20g。水煎服。

（穆毅《太白本草》张志旭方，第 34 页）

五、各种疼痛

（1）长春七汤：主治劳伤，风寒，周身疼痛。长春七 15g，伸筋草 6g，木通 6g，川芎 6g，竹根七 9g，桂枝 9g，红毛七 9g，大臭党 9g，黄芪 9g，野当归 9g，桃儿七 3g，生姜 3 片。酒引水煎服。

（穆毅《太白本草》李白生方，第 12 页）

（2）金长汤：用于风湿，劳伤筋骨痛。金牛七 0.5g，长春七 10g，川牛膝 10g，木瓜 10g，太羌活 10g，九眼独活 10g，煅祖师麻 1g，竹根七 6g，伸筋草 3g，桃儿七 3g。姜引，水煎服。

（穆毅《太白本草》李白生方，第 31 页）

（3）风湿筋骨腰膝痛：南瓜七 10g，桃儿七 3g，铜筷子 10g，铁牛七 0.5g，凤尾七 10g。腿痛加土牛膝 10g，腰痛加尸儿七 10g，跌损加红石耳 10g，白酒 2000mL，浸泡 7～10d，2 次/d，每次 10～20mL。

（穆毅《太白本草》庞邦俊、庞俊涛方，第 152 页）

（4）凤尾酒：主治各类大麻风，脱节癫痫。凤尾七 60g，大风子 60g，苦参 60g，太羌活 15g，长春七 15g，花椒根皮 15g，挖耳草 50g，太白茶 50g，羊雀根 9g，见血飞 9g，石枣子 9g，桃儿七 9g，纽子七 6g，石耳子 6g，红苋菜 12g，黄连 12g，见肿消 12g，金钱菊 12g，白酒 5000mL。浸泡 10～20d 后服用，每服 15～30mL，2 次/d。

（穆毅《太白本草》李白生方，第 202 页）

（5）凤尾蛇丸：主治各类大麻风，脱节癫痫风。凤尾七 40g，红毛七 30g，五味根皮 30g，拐枣七 30g，隔山橇 24g，大风子 12g，苍术 12g，龙须草 6g，蟾酥 6g，搜山虎 12g，白花蛇 1 条，还阳草 15g，炙朱砂七 15g，山楂 24g，神曲 24g。共研细末，炼蜜为丸，6g/丸，1 丸/次。

（穆毅《太白本草》李白生方，第 202 页）

第二十六节　骨伤骨病

一、软组织损伤

（1）治跌打损伤：九牛七、桃儿七、木通各 3g，见血飞、大黄各 9g。煎汤服。

（宋小妹、刘海静《太白七药研究与应用》，第 8 页）

（2）治跌打伤痛：白三七、算盘七、麻布七、徐长卿各 9g，八厘麻 6g。泡酒服，并用鲜茎叶捣烂外敷。

（宋小妹、刘海静《太白七药研究与应用》，第 123 页）

（3）跌打损伤：麻布七 3g，血三七 6g，景天三七、生卷柏、三白棒、红毛七各 9g。泡酒服。

（李世全《秦岭巴山天然药物志》，第 159 页）

（4）桃铁散：活血化瘀，消肿止痛；主治跌打损伤，闪挫疼痛。桃儿七 3g，铁牛七 1g，窝儿七 6g，飞天蜈蚣七 15g，虎杖 12g，土三七 10g，大救驾 6g，红毛七 9g，煅祖师麻 3g。共研细粉，每用 3g，黄酒或凉开水送下；外用适量，以醋调外敷患处。

（穆毅《太白本草》穆毅方，第 28 页）

（5）跌打损伤，闪伤，内有瘀血，气滞不行肿痛：穿山龙 15g，鸡血七 12g，金牛七 0.5g，长春七 10g，水仙桃 10g，百步还阳丹 8g，红毛七 10g，伸筋草 10g。水煎服。

（穆毅《太白本草》华有方，第 34 页）

（6）跌打损伤，周身疼痛，手足麻木：炙祖师麻 1g，虎杖 20g，菊叶三七 12g，太白大黄 6g，见血飞 10g，大血通 10g。加黄酒为引。水煎服。

（穆毅《太白本草》穆毅方，第 40 页）

（7）跌打损伤：见血飞 10g，长春七 12g，纽子七 3g，疏筋草 12g，破血丹 4g。水煎，分 6 次服，3 次/d。

（穆毅《太白本草》叶春发方，第 164 页）

二、骨伤

（1）治骨折：五加皮七、透骨消（连钱草）、刺老包根皮、泡桐树皮各适量，葱白 10 根，活螃蟹 7 个，面粉少许，用醋捣烂，敷患处。

（宋小妹、刘海静《太白七药研究与应用》，第 52 页）

（2）接骨丹：主治骨折，跌打损伤，肌肉损伤。见血飞 50g，飞天蜈蚣七 30g，朱砂七 3g，太羌活 3g，黄金散（大黄 60g，黄柏 60g，苍术 60g，白芷 30g，栀子 30g，细辛 30g，连翘 30g，郁金 30g，）以上二方共为细末，用醋调匀摊在布上，敷于患处。

（穆毅《太白本草》李白生方，第 164 页）

（3）华氏接骨丹：接骨续筋，行瘀活血，生肌祛营卫中寒气邪气，通膝理，补肝肾，坚筋强骨，滋养强壮；用于骨折、脱位、筋骨闪伤、神经麻痹等。飞天蜈蚣七 15g，小金毛狗 15g，马钱子 9 个（去皮高温炒至红色）15g，麻黄 12g，川续断 12g，没药（去油）6g，鹿角（童便炒）15g，广三七 30g，杜仲（炒）15g，大伸筋 15g。共研成细末，装瓶备用或用黄酒制成丸剂开水冲服。成人每人服 1~1.5g，小孩按年龄酌减。忌食生冷、烧酒、刺激食物及牛羊肉、黄豆等，孕妇禁用。

（穆毅《太白本草》华先魁方，第 107 页）

（4）接骨丹：

外治方：飞天蜈蚣七 30g，白芷 30g，山栀子 30g，细辛 30g，连翘 30g，郁金 30g，见血飞 50g，朱砂七 30g，太羌活 30g，大黄 60g，黄柏 60g，苍术 60g。共为细末，醋调匀，摊新布上，降骨折部位正骨后，敷患处，并用夹板固定。5～7d 换药。

内服方：如瘀血内停，气滞不通，腹内作胀，大小便不利，可服三血汤。一口血 10g，血三七 10g，见血飞 10g，桃儿七 3g，木通 6g，六月寒 9g，大血藤 9g，小血藤 9g，九牛七 3g，大黄 10g，芒硝 6g。煎服，以通为度。

恢复期酒剂：桃儿七 10g，长春七 10g，盘龙七 10g，鸡血七 10g，竹根七 10g，蜈蚣七 10g，窝儿七 6g，灯台七 6g，血三七 6g，白三七 6g，红毛七 6g，红三七 6g，广三七 6g，伸筋草 6g，铁牛七 3g，金钗石斛 3g，白酒 1000mL。浸泡 7～10d 后，每次服 20～30mL，2 次/d。

（穆毅《太白本草》李白生方，第 107 页）

（5）骨折恢复期：大伸筋草 15g，透骨草 12g，当归 10g，独活 10g，川乌 3g，草乌 3g，乳香 6g，没药 6g，花椒 6g，五加皮 10g，红花 6g，冰片 2g。煎水熏洗患处，2～3 次/d，熏洗 7～10d。

（穆毅《太白本草》何子冀方，第 45 页）

三、骨病

（1）骨痈流脓日久不收口：化香树叶 0.25kg，捣烂，水煎，随用药水洗之。

（李世全《秦岭巴山天然药物志》，第 350 页）

（2）慢性骨髓炎、骨结核：松香 500g，樟脑、血竭各 16g，银朱、铅粉各 180g，石膏 250g，冰片、蓖麻子各 60g，将上药在石白中锤成膏状（即千锤膏），外敷患部。

（李世全《秦岭巴山天然药物志》，第 291 页）

（3）骨髓炎：一朵云 6～15g。水煎服。

（李世全《秦岭巴山天然药物志》，第 602 页）

（4）骨髓炎：泽漆、秋牡丹根、铁线莲、蒲公英、紫花地丁各 6g，甘草 3g。水煎服。

（李世全《秦岭巴山天然药物志》，第 646 页）

（5）风痰、鹤膝（包括骨结核、慢性化脓性膝关节炎等）：烟丝、槟榔各 60g（以上共炒焦研末），杜牧（煅研）、白芷各 30g，共研和匀，以姜汁加面粉少许调如糊状，敷于患处，每日更换 1 次。

（李世全《秦岭巴山天然药物志》，第 686 页）

（6）骨髓炎：淡味当药、了哥王、山莓根皮各 3g，鲜珍珠菜根 60g，加黄酒 250g，隔水炖，以煮沸为度，取汁服 3 次/d，每次 30mL，药渣外敷患处。

（李世全《秦岭巴山天然药物志》，第 725 页）

（7）骨结核：青蛙一个、红糖 20 钱、白酒 20 钱、百部 9g。煮熟后 1 次食之，1 次/d。

（李世全《秦岭巴山天然药物志》,第 831 页）

四、内伤

（1）治跌打损伤、瘀血内停:长春七 9g,金牛七少许,童便 100mL 为引。水煎放凉服,每 3h 服 60mL。

（宋小妹、刘海静《太白七药研究与应用》,第 44 页）

（2）治劳伤疼痛:五转七 10g,蛇尾七 10g,太白三七 20g。水煎服。

（《土家族医药学概论》）

（3）跌打损伤、腰腿疼痛:凉水渣子、见血飞、赤芍各 3g。加水、酒各半煎服。

（李世全《秦岭巴山天然药物志》,第 124 页）

（4）跌打外伤出血,鼻腔、口腔、扁桃体手术后出血:人血七、索骨丹、白及、牛筋条各等分,洗净,烘干,过筛,混匀。外敷伤口,再用纱布加压 2~3min,即可止血。

（李世全《秦岭巴山天然药物志》,第 405 页）

（5）外伤脑震荡引起的恶心呕吐,头晕头痛,神志恍惚:头发七 10g,鸡头参 10g,凤尾七 12g,隔山橇 15g,朱砂七 10g,金丝带 6g。水煎服。

（穆毅《太白本草》穆毅方,第 205 页）

（6）劳伤药酒方:见血飞 15g,桃儿七 10g,羌活 15g,独活 15g,虎杖 15g,八爪龙 15g,铁筷子 6g,长春七 15g,防己 15g,竹根七 12g,蝎子七 6g,大救驾 6g,窝儿七 20g,铁牛七 3g,白酒 2500mL。浸泡 7~10d 后,每次服 15~30mL,服 2 次/d。

（穆毅《太白本草》李白生方,第 164 页）

第二十七节　颈肩腰腿痛

一、劳伤

（1）治五劳七伤:白及 9g,铁牛七 1g,桃儿七 3g,竹根七 9g,凤尾七 15g,太羌活 9g,青风藤 15g。泡酒服。

（宋小妹、刘海静《太白七药研究与应用》,第 150 页）

（2）桃儿寄生汤:主治劳伤腰背疼痛。桃儿七 3g,纽子七 3g,抓地虎 9g,柳寄生 9g,威灵仙 9g,见血飞 6g,独活 6g,羌活 6g,香白芷 6g,青皮 6g,红草藓 12g。水煎服。

（穆毅《太白本草》李白生方,第 28 页）

(3)劳伤腰痛,崩漏白带:石豇豆12g,三白草12g,太白花10g,金丝带10g,红毛七10g,金柴胡6g。水煎服,甜酒为引。

(穆毅《太白本草》穆毅方,第112页)

(4)劳伤腰腿痛,关节炎,跌打损伤:红毛七12g,捆仙绳10g,竹根七10g,飞天蜈蚣七12g,追风七10g,鸡屎藤20g,鸡血藤20g。水煎服。

(穆毅《太白本草》穆毅方,第158页)

(5)劳伤腰痛、风湿腰痛:狮子七15g,桃儿七3g,凤尾七10g,爬山虎15g,三角枫15g,伸筋草10g,透骨消10g,筋骨草6g,见血飞10g,当归尾12g,牛膝10g。水煎服。

(穆毅《太白本草》闵启连方,第161页)

二、腰腿痛

(1)治腰痛:荞麦七、芋儿七、桃儿七各6g。共研细粉。白酒冲服,每次3g,2次/d。

(宋小妹、刘海静《太白七药研究与应用》,第286页)

(2)腰腿疼痛、周身发痒:红活麻10g,长春七5g,见血飞9g,刺龙包10g,天蓬草9g,石枣子10g,鹰爪枫10g。水煎服。

(李世全《秦岭巴山天然药物志》,第109页)

(3)腰痛及小便过多:金毛狗脊、木瓜、五加皮、杜仲各9g。煎汤服。

(李世全《秦岭巴山天然药物志》,第238页)

三、脊柱痛

(1)尸杞汤:肾虚腰痛,脊柱痛,四肢无力。尸儿七6g,枸杞10g,大救驾6g,竹根七6g,血三七6g,桃儿七3g,柳寄生10g,川牛膝10g,淫羊藿15g。水煎服,或黄酒煎服。

(穆毅《太白本草》穆毅方,第195页)

(2)尸儿寄生汤:主治肾虚腰痛,四肢无力。尸儿七10g,枸杞10g,盐杜仲10g,党参10g,黄芪10g,菖蒲10g,茯苓10g,寄生10g,川牛膝10g,淫羊藿30g,云故纸12g,大救驾6g,竹根七6g,朱砂七6g。黄酒引,水煎服。

(穆毅《太白本草》李白生方,第195页)

(3)铁归汤:主治跌打损伤,腰腿闪崴。南瓜七9g,归尾9g,破血丹9g,尸儿七9g,桦黄9g,长春七9g,赤芍9g,大黄9g,桃儿七3g,铁牛七5g,木通5g。童便或酒引煎,冷服,每服4~5小盘,服后忌热食。

(穆毅《太白本草》李白生方,第152页)

(4)腰腿疼痛:南瓜七10g,灯台七10g,桂枝10g,追风七10,牛膝5g,大救驾6g,伸筋草

6g,桃儿七 3g,螃蟹 1 个。煎服,黄酒引。

（穆毅《太白本草》穆毅方,第 152 页）

（5）腰痛散:铁扁担、尸儿七、铁筷子、桃儿七、桑寄生各等分,共为细末,每次 3g,黄酒冲服。

（穆毅《太白本草》李白生方,第 138 页）

（6）腰腿痛,跌打损伤:虎杖 15g,煅祖师麻 1g,桃儿七 3g,太白三七 6g,大救驾 10g,牛膝 10g。童便引,煎服。

（穆毅《太白本草》李白生方,第 116 页）

（7）透骨风藤丸:主治风湿腰腿疼痛难忍。透骨草 100g,穿山甲 100g,海风藤 100g,防风 100g,当归 100g,酒白芍 120g,白蒺藜 120g,豨莶草 120g,生地 120g,伸筋草 30g,甘草 30g,陈皮 30g。共为细末,炼蜜为丸,丸重 9g,早晚各 1 丸。

（穆毅《太白本草》李白生方,第 108 页）

（8）竹长酒:主治骨蒸劳热及腰腿痛。竹根七 30g,长春七 30g,朱砂七 30g,窝儿七 15g,牛膝 15g,木瓜 15g,伸筋草 9g,尸儿七 9g,夏枯草 60g。白酒浸过药面,浸泡 24h 后,再加 1 倍量黄酒浸泡 24h 以上,每次饭前服 5～30mL,服 1 月。

（穆毅《太白本草》李白生方,第 103 页）

（9）祛风顺气汤:用于腰腿疼痛,游走疼痛,遇寒易发。竹根七 6g,太羌 6g,长春七 9g,九眼独活 9g,桃儿七 3g,木通 3g,伸筋草 3g,尸儿七 6g,川牛膝 6g。水煎服,黄酒引下。

（穆毅《太白本草》穆毅方,第 103 页）

（10）螺膝汤:主治腰腿痛。螺丝七 10g,牛膝 10g,大救驾 10g,铁筷子 2g,桂枝 10g,追风七 10g,伸筋草 6g,桃儿七 3g,螃蟹 2 个。酒引,水煎服。

（穆毅《太白本草》李白生方,第 73 页）

（11）大救驾丹:主治各种腰痛。大救驾 10g,桑寄生 10g,太白三七 3g,尸儿七 6g,桃儿七 3g,木香 6g,木通 6g,长春七 9g。黄酒引,水煎服。

（穆毅《太白本草》李白生方,第 55 页）

（12）腰酸腿痛,顽痹,四肢麻木:金刷把 10g,尸儿七 10g,红毛五加 10g,竹根七 6g,长春七 6g,桃儿七 g,红毛七 10g,纽子七 6g,红糖 250g,白酒 750mL。浸泡 7d 后,每次服 20mL,2 次/d。

（穆毅《太白本草》穆毅方,第 51 页）

（13）蜈蚣酒:主治腰腿疼痛。蜈蚣七 10g,竹根七 10g,青蛙七 10g,川牛膝 10g,尸儿七 6g,大救驾 6g,纽子七 6g,桃儿七 3g,木通 5g。泡酒服,或水煎服。

（穆毅《太白本草》穆毅方,第 47 页）

（14）麻羌散：主治腰腿痛。煅祖师麻 1g,防风 10g,铁扁担 3g,独活 10g,羌活 10g,透骨消 6g,乳香 5g,小茴香 5g。黄酒为引,水煎服。

（穆毅《太白本草》李白生方,第 40 页）

（15）腰腿疼痛：煅祖师麻 1g,透骨消 10g,太羌 6g,独活 10g,长春七 10g,土木香 3g,甘草 6g。黄酒煎,女加四物汤,男加四君子汤服用。

（穆毅《太白本草》李白生方,第 40 页）

（16）雪山林汤：用于腰膝酸痛,四肢麻木,屈伸不利,筋骨痿弱。酒雪山林 10g,竹根七 6g,鸡矢藤 10g,尸儿七 10g,长春七 10g,桃儿七 3g,纽子七 6g。水煎或泡酒服。

（穆毅《太白本草》穆毅方,第 33 页）

四、四肢关节痛

（1）治筋骨疼痛：黄金线、伸筋草、辫子七、竹叶七、木通、牛膝各 9g。水煎服。

（宋小妹、刘海静《太白七药研究与应用》,第 207 页）

（2）肩臂疼痛：青木香 9g,羌活、独活、黄姜各 6g。水煎服。

（李世全《秦岭巴山天然药物志》,第 55 页）

（3）四肢关节痛：冷水丹 10g,追风七 10g,赶山鞭 12g,透骨消 12g,捆仙绳 10g,竹根七 6g,透骨草 10g。水煎服。

（穆毅《太白本草》穆可风方,第 136 页）

五、风湿腰腿痛

（1）风湿腰膝酸痛,手足麻木拘挛：上天梯 10g,酒竹根七 10g,当归 10g,纽子七 10g,长春七 6g。水煎或研末服。

（穆毅《太白本草》冯勇方,第 193 页）

（2）风湿性腿痛：见血飞 10g,长春七 10g,铁棒锤 1g,桃儿七 3g,鸡血藤 12g,舒筋草 12g,秦艽叶 15g,虎杖 15g,鸡头参 12g,全当归 15g,黄芪 15g。水煎,分 5 次服,2 次/d。

（穆毅《太白本草》叶春发方,第 164 页）

（3）风湿腰腿痛：纽子七 10g,红毛七 10g,九眼独活 10g,制祖师麻 10g,加白酒浸泡 7d 后,1 次服 10mL,2 次/d。

（穆毅《太白本草》王飞鹏方,第 50 页）

（4）风湿腰腿痛：老颧草 20g,追风七 12g,红毛七 12g,大血藤 10g,鸡血藤 10g,竹根七 10g,朱砂七 12g。水煎服。

（穆毅《太白本草》华有方,第 36 页）

（5）风湿关节腰腿痛：追风七 15g，赶山鞭 15g，长春七 12g，竹根七 10g，红花 12g，透骨草 15g。泡酒服。

（穆毅《太白本草》华有方，第 38 页）

（6）风寒湿痹，腰腿疼痛：四大天王 12g，太羌活 12g，长春七 15g，景天三七 10g，铁扁担 5g，桃儿七 3g。水煎服。

（穆毅《太白本草》王林祥方，第 17 页）

第二十八节　蛇蚊狗咬伤、食物中毒

一、蛇咬伤

（1）治蛇咬伤：鲜还魂草、土大黄、仙茅参、明矾各适量。捣成泥状，敷伤处。

（宋小妹、刘海静《太白七药研究与应用》，第 196 页）

（2）蛇毒咬伤：鲜天葵块根 18g，七叶一枝花根状茎 15g，鲜蒲公英 30g，麦冬 9g。水煎服；并用鲜天葵全草捣烂，敷伤处，药伤处，药干后再换。

（李世全《秦岭巴山天然药物志》，第 24 页）

（3）毒蛇咬伤：汉中防己 24g，雄黄、白芷各 9g，捣烂敷伤口及肿胀处，24h 内消肿。内服汉中防己 12g，黄荆叶、白芷、五灵脂、大黄各 9g。水煎服。

（李世全《秦岭巴山天然药物志》，第 60 页）

（4）蝮蛇、银环蛇咬伤：鲜金丝桃加食盐适量，捣烂，外敷伤处。1d 换 1 次。

（李世全《秦岭巴山天然药物志》，第 103 页）

（5）毒蛇咬伤、蜂蝎刺伤：鲜菊叶三七捣烂敷患。

（李世全《秦岭巴山天然药物志》，第 141 页）

（6）毒蛇咬伤：大百合、一枝花、钓鱼竿各适量，捣烂外敷。

（李世全《秦岭巴山天然药物志》，第 190 页）

（7）蛇毒咬伤：虎杖、青蒿、铧头草各适量，捣烂外敷。

（李世全《秦岭巴山天然药物志》，第 235 页）

（8）蛇毒咬伤：①续随子鲜茎，将咬伤处消毒冲洗，然后作十字切开，折断续随子茎，将流出的白汁滴入伤口，每 5～10min1 次，并用捣烂的续随子敷伤口及红肿部位。②续随子 20～30 粒（儿童酌减），捣烂米泔水调敷，同时伤口必要处理，一般服 1 次即可，重者可 1 次/d，连服 3d。

（李世全《秦岭巴山天然药物志》，第 489 页）

（9）蛇咬伤：羊膻七100g，一枝蒿20g，二郎箭6g，金钱草25g，星星花（蓝菊花）25g。捣烂外敷。

（穆毅《太白本草》岳洪顺方，第20页）

（10）蛇犬咬伤：鸡屎藤10g，金牛七3g。为末，醋调敷。

（穆毅《太白本草》吴谦方，第43页）

（11）蛇咬伤：辰砂草30g，仙鹤草50g，二郎箭50g，小苦荬30g，紫花地丁50g。共研细末，用水、醋调敷，或鲜品捣烂外敷。

（穆毅《太白本草》何子翼方，第57页）

（12）毒蛇咬伤，无名肿毒：一支箭30g，鸡屎藤30g，金牛七2g。共为末，醋调敷创口四周，使毒液出。

（穆毅《太白本草》吴谦方，第75页）

（13）毒蛇咬伤：一支箭12g，一枝蒿10g，七叶一枝花12g，雄黄七12g。水煎服；或鲜品捣烂敷伤处周围。

（穆毅《太白本草》魏喜来方，第75页）

（14）毒蛇咬伤：鲜半枝莲60g，洗净，捣烂绞汁，调黄酒少许温服；伤口常规冲洗排毒后，用药渣敷患处。

（穆毅《太白本草》魏喜来，第78页）

（15）毒蛇咬伤内服方：半枝莲30g，灯台七10g，当归15g，赤芍15g，僵蚕10g，黄连10g，黄柏10g，黄芩10g，山栀15g，青木香6g，白芷15g，五灵脂10g，徐长卿10g。水煎服。

（穆毅《太白本草》王飞鹏方，第78页）

（16）毒蛇咬伤：墓头回20g，大黄15g，水芹菜10g，一枝蒿15g，蒲公英20g。捣烂外敷，同时水煎服。

（穆毅《太白本草》魏喜来方，第88页）

（17）蛇咬伤：马兰20g，铁杆蒿15g，补血草15g，水芹菜15g。白糖引，水煎服；药渣外敷。

（穆毅《太白本草》魏喜来方，第92页）

（18）蛇虫咬伤：九牛七、一枝蒿、半枝莲、墓头回、仙鹤草等鲜品捣烂外敷；或干粉调水外敷；同时可用九牛七根干粉1~2g，凉开水冲服泄毒；亦可用鲜品10~15g。水煎服。

（穆毅《太白本草》王飞鹏方，第130页）

（19）毒蛇咬伤、无名肿毒：九牛七（全草）6g，老鼠刺叶10g，猫儿眼叶10g，研细末，和生蜂蜜调敷患处。

（穆毅《太白本草》魏喜来方，第130页）

（20）毒蛇咬伤：水仙桃、闭口草（半夏苗）、张口草（水慈姑）、独角莲、地丁草、龙葵、白花蛇舌草各适量，捣烂，童尿调匀，敷伤口周围。

（穆毅《太白本草》魏喜来方，第 165 页）

二、蚊虫咬伤

（1）杀蝇、蛆：狼毒、白狼毒、藜芦各适量，加水浸 7d，过滤，喷洒。

（李世全《秦岭巴山天然药物志》，第 141 页）

（2）百虫入耳：莴苣捣汁，滴入自出。

（李世全《秦岭巴山天然药物志》，第 296 页）

三、狗咬伤（狂犬病）

（1）狗咬伤：马牙七、全草适量，捣烂敷伤处。

（李世全《秦岭巴山天然药物志》，第 181 页）

（2）狂犬方：主治狂犬咬伤。荞麦七 24g，黑竹根 15g，凤尾七 12g，苍术 9g，石菖蒲 10g。水煎服。

（穆毅《太白本草》李白生方，第 181 页）

（3）治狂犬病：苦荞头、抱石莲各 30g，黑竹根 15g。煎水服。

（《贵州草药》）

（4）狂犬咬伤：垂盆草 30g，辣蓼、紫竹根、小木通各 6g，制马钱子 1 粒。水煎服。

（李世全《秦岭巴山天然药物志》，第 636 页）

（5）狂犬咬伤：兖州卷柏适量。水煎服。

（李世全《秦岭巴山天然药物志》，第 643 页）

（6）疯犬咬伤：金挖耳草 9g。水煎服。

（李世全《秦岭巴山天然药物志》，第 666 页）

（7）狂犬咬伤：鲜香青兰 30g，（干品 15g，），朱砂 0.3g。水煎服。

（李世全《秦岭巴山天然药物志》，第 671 页）

四、药物食物中毒

（1）食物中毒：土黄连 60～90g。水煎服。或用鲜品加冷开水捣汁服。农药中毒可另取鲜品适量，煎汤洗触过农药部位；用野鸡尾配大血藤、茜草煎服。

（李世全《秦岭巴山天然药物志》，第 188 页）

（2）毒蕈中毒：绿豆 30～120g，蒲公英、大青叶、紫草根各 30～60g，金银花 30g，生甘草 9～15g。水煎服，1 剂/d。儿童剂量略减。也有绿豆 90g，生甘草 9g，煎服；或以生绿豆 30～120g，打碎用开水浸泡冷服。

（李世全《秦岭巴山天然药物志》，第 490 页）

（3）农药 1059、1605 等中毒:凤尾草、金银花各 120g,甘草 60g。水煎,1 次灌服 2 大碗。

（李世全《秦岭巴山天然药物志》,第 549 页）

（4）雷公藤中毒:鲜连钱草250 ~ 500g,洗净绞汁,分3 ~ 4 次服,其渣可煎汁代茶饮;并可结合输液及补充维生素 B、C。腹痛可用阿托品止痛;浮肿可用车前草、白茅根煎汤代茶饮。

（李世全《秦岭巴山天然药物志》,第 673 页）

（5）误食毒菌中毒:香菇(干品)9g,加水煮熟食用。

（李世全《秦岭巴山天然药物志》,第 799 页）

（6）误食毒蕈中毒:木耳 30g,加白糖 30g,煮食。

（李世全《秦岭巴山天然药物志》,第 842 页）

五、蜂蝎蜇伤

（1）胡蜂叮蜇:苦荬汁涂之。

（李世全《秦岭巴山天然药物志》,第 623 页）

（2）蝎蛰、毒蛇咬伤、烫伤:鲜垂盆草30g。水煎服。

（李世全《秦岭巴山天然药物志》,第 635 页）

（3）黄蜂刺伤,毛辣虫蜇伤:菊叶三七揉出汁,擦拭伤处数遍,止痛。

（穆毅《太白本草》党翰文方,第 173 页）

第二十九节　传染病

一、疟疾

（1）疟疾:土常山、柴胡、黄芩、厚朴、何首乌、椿芽、山楂、草果各9g,青蒿9g,生姜3 片。水煎服。

（李世全《秦岭巴山天然药物志》,第 7 页）

（2）疟疾:野棉花9g,青蒿9g。水煎服。

（李世全《秦岭巴山天然药物志》,第 48 页）

（3）久疟阴虚,热多寒少:何首乌为末,鳖血为丸,黄豆大、辰砂为衣,临发作前 2h 白开水送服 2 丸。

（李世全《秦岭巴山天然药物志》,第 82 页）

（4）疟疾:鸡骨头、薄荷、菊花各9g,青蒿9g。水煎服。

（李世全《秦岭巴山天然药物志》,第 88 页）

(5)疟疾:藜芦3根(每根1寸长),鸡蛋1个。将藜芦3根插入鸡蛋内煮熟,去药吃蛋,在发病前1~2h服。禁忌鱼腥,孕妇及溃疡病者忌服。

(李世全《秦岭巴山天然药物志》,第180页)

(6)间日疟:扇子七根1.5g,研粉,发疟前1h冷水送下。

(李世全《秦岭巴山天然药物志》,第258页)

(7)疟疾:穿山龙30g,枸杞15g,大枣10枚。水煎服。

(李世全《秦岭巴山天然药物志》,第249页)

(8)疟疾:鲜地骨皮30g,茶叶3g,水煎于发作2、3h服下。

(李世全《秦岭巴山天然药物志》,第318页)

(9)疟疾:毛茛适量、捣烂,在发作前6h敷大椎穴,皮肤起泡时即出去。

(李世全《秦岭巴山天然药物志》,第554页)

(10)疟疾:鲜水蜈蚣60g,鲜马鞭草30g,于发作前2~4h。水煎服。同时用鲜水蜈蚣捣烂,敷"内关"或"大椎"穴,也可塞两鼻孔。

(李世全《秦岭巴山天然药物志》,第562页)

(11)疟疾:①鲜青蒿30g。水煎服,1剂/d。②鲜青蒿捣汁,1次/d,每次服3g。

(李世全《秦岭巴山天然药物志》,第620页)

(12)疟疾:豨莶草30g,水煎2次分服,1剂/d,连服3d。

(李世全《秦岭巴山天然药物志》,第758页)

(13)解疟汤:主治疟疾,寒热往来。青蛙七10g,大头翁10g,地骨皮10g,金柴胡10g,苍术10g,生姜3片。水煎服。

(穆毅《太白本草》李白生方,第126页)

二、流行性乙型脑膜炎

(1)流行性乙型脑炎:七叶一枝花根状茎15g,用冷开水磨汁,为1d量,分3~4次;另用6~9g。水煎服,3次/d。

(李世全《秦岭巴山天然药物志》,第246页)

(2)预防流行性乙型脑膜炎:淡竹叶9g,冬瓜皮9g,荷叶9g,白茅根9g。水煎每周服1~2次。

(李世全《秦岭巴山天然药物志》,第371页)

三、克山病

(1)潜在性及慢性克山病:羊红膻根、细叶马先蒿各9g。水煎服。1剂/d,分2次服。3~5d为1个疗程,休息15~20d再进行第2个疗程。(或用羊红膻草30g,黄精15g。水煎,

1d 分 2 次服亦可。)

（李世全《秦岭巴山天然药物志》，第 73 页）

四、布鲁氏杆菌病

（1）布鲁氏菌病：苍术、甘草、五味子各 21g，桂枝 9g，干地黄、浮小麦、棉花根各 50g，大枣 4 枚。水煎服，1 剂/d，10d 为 1 疗程。

（李世全《秦岭巴山天然药物志》，第 232 页）

（2）布氏杆菌病：黄芩 30g，黄柏、威灵仙、丹参各 15g。水煎浓缩至 300mL，每服 100mL，3 次/d，15d 为 1 疗程，一般治疗 1~2 个疗程。

（李世全《秦岭巴山天然药物志》，第 147 页）

五、钩瑞螺旋体病

（1）钩瑞螺旋体病：土茯苓 60g，甘草 9g。水煎服。

（李世全《秦岭巴山天然药物志》，第 187 页）

（2）钩瑞螺旋体病：爵床（鲜）240g，捣烂，敷腓肠肌。

（李世全《秦岭巴山天然药物志》，第 767 页）

第二章

中医内妇儿科验方

第一节　中医内科验方

一、中风病验方

(一)脑出血昏迷验方

(1)羚羊角3g,天然牛黄1g,代赭石30g,石决明30g,石膏30g,钩藤20g,菊花15g,胆星12g,黄芩15g,天竺黄15g,菖蒲15g,生地15g,丹皮12g,白芍25g,佩兰叶10g。

加减:大便干结者加大黄、川朴;诸症减轻者去牛黄、羚羊角,加杜仲、牛膝、地丁。1剂水煎服。(或鼻饲安宫牛黄丸)。

(2)赭石粉、怀牛膝、生石决明、生牡蛎、生白芍、玄参、生半夏各30g,黄芩、天麻、钩藤各15g,酒大黄、天竺黄、胆南星、石菖蒲、郁金、甘草、车前子各10g,生铁锈磨浓汁同煎,d1剂。羚羊角粉2g,麝香0.3g,竹沥水加姜汁数滴,一天分多次冲服。安宫牛黄丸2丸,捣为糊状,日进2丸,分2次灌服。清开灵,醒脑静静滴,2次/d。

(3)黄连4g,陈皮10g,法半夏10g,胆南星6g,天竺黄10g,枳实9g,钩藤15g,生龙牡30g,石决明15g,石菖蒲10g,远志10g,僵蚕10g,酒大黄4g,竹沥水60mL,地龙10g,天麻10g。1剂分多次服完。

(4)生地12g,桃仁9g,红花9g,当归9g,藁本9g,通草9g,赤芍9g,川芎5g,牛膝5g,花蕊石15g,生大黄6g,枳壳10g,桔梗6g,胆星10g,天竺黄6g。1剂/d。水煎服,分3次。

(二)蛛网膜下腔出血验方

赭石、怀牛膝、生半夏各30g,胆星、天竺黄、生龙骨、牡蛎各30g,柴胡、黄芩、龙胆草、枳实、炙甘草各10g,杭白芍45g,珍珠母、茯苓各30g,(全蝎5g,蜈蚣3条研粉冲服),生姜10mL(兑入),煎取浓汁300mL,少量多次服用。

(三)脑出血感染方

犀角3g,铃羊角6g,天然牛黄1g,生决明20g,钩藤20g,生地15g,丹皮15g,天竹黄15g,

胆南星 12g,菖蒲 15g,板蓝根 30g。水煎服,1 剂/d,分 3 次。

（四）脑栓塞验方

（1）黄芪 30g,归尾 15g,赤芍 12g,红花 15g,地龙 12g,土鳖虫 12g,菖蒲 15g,天竺黄 12g,陈皮 12g,全蝎 6g,寄生 15g,鸡血藤 20g,肉苁蓉 12g,杜仲 20g。水煎服,1 剂/d,分 3 次服。

（2）黄芪 30g,党参 20g,当归 12g,赤芍 15g,制首乌 20g,枸杞 15g,山茱萸 15g,黄精 15g,郁金 10g,石菖蒲 10g,炮山甲（冲服）10g,乌蛇 15g,桑枝 30g,地龙 15g,鹿筋 10g,蜈蚣 3 条,土鳖虫 10g,牛膝 12g,丹参 18g,牡蛎 10g,山楂 15g,泽泻 10g。水煎服,1 剂/d,分 3 次服。

（五）阳脱暴厥验方

红参 50g,附片 15g,山萸肉 15g,生龙骨 15g,生牡蛎 15g。水煎服,鼻饲,回阳顾脱。

（六）中风失语方

石菖蒲 30g,制胆星 30g,制半夏 12g,白芥子 40g,丹参 30g,黄芪 45g,白术 20g,茯苓 30g,厚朴 15g,地龙 30g,炒杜仲 40g,决明子 40g,枸杞子 40g,甘草 20g,蜈蚣 30 条。共研细面装 0 号胶囊,3 次/d,1 次 8～10 粒,15d 药量。

（七）中风经络痹阻验方

（1）黄芪 30g,当归 12g,川芎 10g,赤芍 15g,桃仁 10g,红花 10g,川牛膝 12g,桂枝 6g,地龙 15g,丹参 30g,陈皮 10g,砂仁 8g,枳壳 10g,菖蒲 10g,路路通 20g,丝瓜络 10g,甘草 6g,桑枝 30g,蜈蚣 3 条（冲服）,乌蛇 10g,制马钱 2 个。水煎服,1 剂/d,分 3 次服。

（2）白术 12g,茯苓 20g,泽泻 15g,郁金 10g,石菖蒲 10g,丹参 18g,鸡血藤 30g,地龙 10g,半夏 10g,桑枝 30g,乌蛇 10g,木瓜 18g,蜈蚣 3 条,豨莶草 20g,穿山甲（冲服）10g,菊花 15g,天麻 15g。水煎服,1 剂/d,分 3 次服。

（3）三七 10g,琥珀 10g,西洋参 10g,藏红花 10g,人工牛黄 10g,天竺黄 10g,生水蛭 10g,炮甲珠 10g,全蝎尾 10g,大蜈蚣 10g,羚羊角尖 10g,守宫 10g,麝香 3g。共研粉,1g/次,3 次/d,竹沥水送服。

（八）常用中成药

（1）口服剂:华佗再造丸、大活络丸、通心络胶囊、步长脑心通胶囊、血塞通胶囊、消栓通胶囊、灯盏参脉胶囊、中风回春丸、银杏叶片。

（2）静脉滴注药:脉络宁注射液、丹参注射液、川芎嗪注射液、葛根素注射液、参脉注射液、醒脑注射液、血塞通注射液、银杏叶注射液、银杏达莫注射液。

（3）常用传统名方:天麻钩藤饮、大秦艽汤、镇肝熄风汤、补阳还五汤、地黄饮子、温胆汤、通窍活血汤、安宫牛黄丸、犀角地黄汤、涤痰汤。

二、心悸胸痹验方

（1）保心丸方一:生地 72g,当归 48g,麦冬 45g,桂枝 24g,太子参 30g,炙甘草 36g,五味子

30g。研细为丸如绿豆大小。2 次/d,4.5g/次。

(2)保心丸方二:丹参 90g,炒红花 90g,郁金 90g,当归 90g,乳香 30g,砂仁 15g。研细面为丸,2 次/d,6g/次。主治:动脉硬化,冠心病,心绞痛。

(3)心悸方一:茯苓 15g,嫩桂枝 3g,炒白术 15g,炙甘草 6g,防己 12g,黄芪 30g,太子参 20g,炒枣仁 15g,柏子仁 15g,路路通 15g,生姜 10g,大枣 10 枚。水煎服。1 剂/d,早晚分服。可连服 15 ~ 20 剂。功效:益气养心。适应证:风湿性心脏病,心悸、怔忡、短气、微喘,甚则合并水肿、小便不利。

(4)心悸方二:朱砂 1g,猪心(其他动物心脏也可)1 个,浮小麦 30g。将猪心劈数片,把朱砂放置于内,和小麦同煮,以肉熟为度。吃肉和小麦,适量喝汤。功效:养血安神,收敛止汗。适应证:心血亏虚所致心慌、失眠、盗汗等症。

(5)心悸方三:熟地 30g,麻黄 5g,桂枝 12g,干姜 5g,当归 30g,赤芍 15g,地龙 10g,白芥子 6g,鸡血藤 30g,土鳖虫 6g,毛冬青 15g,红花 15g,丹参 30g,生黄芪 40g。上药加水适量,浸泡 1h,按常法煎煮 2 次,滤汁 500mL,早晚分服。功效:益气活血,温阳通络。适应证:无脉症(多发性大动脉炎);上肢无脉,冷麻疼痛,持物无力;伴有头晕心慌、胸闷气短等。

(6)胸痹方一:当归 12g,丹参 30g,枣仁 30g,薤白 10g,赤芍 9g,石菖蒲 9g,炙甘草 5g。水煎内服,早晚各服 1 次,心绞痛时立服。功效:通阳散结,行气化瘀,养心安神。适应证:冠心病、心血管狭窄、心肌肥大、心律失常、心肌劳损等各种类型心脏病出现之心悸、心痛、胸闷、气短、发绀、舌瘀紫者。

(7)胸痹方二:人参 15g,麦冬 20g,五味子 12g,附子 9g,干姜 9g,黄芪 30g,桂枝 9g,白芍 30g,生龙骨 20g,生牡蛎 20g,炙甘草 10g,姜枣为引。水煎服,1 剂/d,早晚分服。必要时可 2 剂/d。功效:益气生津,敛阴止汗,温通胸阳。适应证:心阴心阳两虚型真心痛(急性心肌梗死)。

(8)胸痹方三:党参 30g,三七参 6g,红花 20g,丹参 6g。共为细末。每服 10g,3 次/d,14d 为 1 疗程。功效:益气活血、化瘀止痛。适应证:气滞血瘀型冠心病心绞痛,亦可用于神经衰弱,血管性头痛,肢体麻木,月经不调等。

(9)胸痹方四:黄芪 30g,当归 10g,白芍 30g,桂枝 6g,党参 20g,麦冬 15g,五味子 12g,茯苓 25g,炒枣仁 25g,远志 10g,菖蒲 10g。上药为 1d 量,水煎分早晚服。功效:补益气血,养心安神。适应证:冠心病、心绞痛。

(10)胸痹方五:琥珀 9g,茯神 30g,白檀香 10g,丹参 15g,水蛭 5g,(研末)薤白 10g,桂枝 9g,桃仁 12g,松节 9g,麝香 0.5g(另包,吞服)。水煎服,1 剂/d,早晚分服。水蛭亦可装入胶囊。功效:行气安神,活血化瘀。适应证:冠心病、心绞痛、心肌梗死。

(11)胸痹方六:栝楼 30g,薤白 12g,丹参 15g,赤芍 12g,红花 9g,川芎 6g,人参 9g,附子 15g,柴胡 12g,葛根 30g,延胡索 15g,香附 15g,檀香 10g,桃仁 15g,桂枝 6g,甘草 6g,炒山楂

30g。水煎服,1 剂/d,早晚分服。或为蜜丸,每丸 10g,服 2 次/d。功效:温阳理气,活血化瘀。适应证:胸痹,真心痛,胸痛彻背引肩,或四肢麻木。

三、高血压眩晕验方

(1)降压丸Ⅰ号:菊花 60g,白蒺藜 15g,钩藤 60g,黄芩 60g,栀子 15g,龙胆草 15g,夏枯草 15g,生地 60g,石斛 60g,女贞子 60g,旱莲草 30g,生龙牡各 60g,珍珠母 60g,牛蒡子 60g,寄生 60g,陈皮 30g,香附 15g,菖蒲 30g,远志 30g,丹参 30g,泽泻 30g,车前子 30g,柏子仁 30g,豨莶草 60g。共研细面为丸,每丸 9g,2 次/d,1 丸/次。主治:高血压,眩晕,头痛,心悸。

(2)降压丸Ⅱ号:(即降压丸Ⅰ号加利血平片),每丸含利血平片 0.125g,3 次/d,1 丸/次,9g/丸。主治:高血压,眩晕。

(3)高血压方:绿豆面 40 钱、猪苦胆数个。把绿豆面和猪苦胆汁调成面团,做成黄豆大的小丸,晒干。每次服 10 粒,3 次/d,2 剂见效。

(4)降血压:羊膻七 15g,晕鸡头 12g,太白花 6g,飞天蜈蚣七 10g,红毛七 10g,螺丝七 6g,纽子七 6g,透骨消 10g。水煎服。

(穆毅《太白本草》张维岗方,第 20 页)

(5)高血压,头晕,头风痛:天蓬草 15g,太白茶 10g,太白花 12g,晕鸡头 10g,鹿寿茶 10g,杭菊 15g,木贼 15g。水煎服。

(穆毅《太白本草》华有方,第 183 页)

(6)高血压,长期服药无效者:太白花 15g,太白茶 15g,纽子七 5g,八月瓜 10g,八月瓜根 10g,老君须 10g,黑虎七 15g,晕鸡头 10g,隔山橇 10g,麦穗七 20g,金钗石斛 10g,骨碎补 10g。水煎服。

(穆毅《太白本草》吕天申方,第 53 页)

四、黄疸肝炎验方

(1)热重于湿者:茵陈 30g,栀子 15g,大黄 10g,板蓝根 30g,虎杖 30g,连翘 20g,凤尾草 15g,秦皮 6g,龙胆草 10g,败酱草 30g,田基黄 10g,青叶胆 10g。水煎服,1 剂/d,分 3 次服。

(2)湿重于热者:车前子 10g,败酱草 15g,龙胆草 10g,大青叶 10g,茵陈 30g,丹参 15g,鸡内金 15g,猪苓 15g,泽泻 10g,白术 30g,茯苓 10g,桂枝 6g,藿香 9g,苍术 6g。水煎服,1 剂/d,分 3 次服。

(3)急黄(重症肝炎急性期):水牛角 100g,大黄粉 15～20g,茵陈 60～80g,栀子 15～30g,败酱草 30～60g,虎杖 30g,川黄连 10g,青叶胆 15g,丹皮 15g,藕节 60g,白茅根 60g,赤芍 15g,板蓝根 30g,丹参 30g,羚羊角 3g,(分冲)。1 剂/d,少量频服。

(4)慢性肝炎(阴黄):太子参 15g,黄精 15g,山药 15g,当归 15g,首乌 10g,败酱草 15g,五味子 12g,生白术 15g,丹参 30g,砂仁 6g,佛手 10g,鸡内金 10g,鳖甲 12g,虎杖 10g,郁金 10g,甘草 3g。水煎服,1 剂/d,分 3 次。

(5)肝腹水(属痰瘀型):十枣汤控涎丹:生赭石 30g,杭白芍 30g,白术 15g,茯苓 15g,板蓝根 15g,山栀子 15g,枳实 10g,片姜黄 10g,虎杖 20g,黄柏 15g,川连 10g,胆星 15g,蒲公英 30g,金银花 30g,五味子 20g,连翘 15g,贯众 15g,甘草 6g,白花蛇舌草 20g,半枝莲 15g。水煎服,1 剂/d,分 3 次服。

(6)肝炎:茵陈 9g,薏苡仁 18g,红枣 15g,陈皮 6g,猪苓 6g,茯苓 6g,佛手 18g,冰糖 10 钱。呕吐加藿香;腹胀加厚朴、大腹皮;发热加连翘、黄芩;腹泻加车前子、泽泻;咳嗽加竹茹、贝母、荆芥;肝大不消加何首乌、当归、白芍、青皮、鳖甲、柴胡。

(7)肝硬化腹水:茯苓 10 钱,萹蓄 50 分,车前子 50 分,滑石 50 分,木通 30 分,栀子 30 分,川军 30 分,泽泻 30 分,白术 30 分,猪苓 30 分,甘草 20 分。研面冲服,2 次/d,每次 6g。

(8)肝硬化:①肝硬化有高度腹水属于虚性者,治以健脾利水益气补血之法。处方:生黄芪、当归、杭芍、大腹皮、车前草、葫芦、党参、茯苓、泽泻、通草、生牡蛎、桃仁、丹皮。②肝硬化有高度水肿属于实性者治以利水消胀,通瘀之法。处方:赤芍、泽泻、茵陈、炙山甲、炙鳖甲、车前草、生牡蛎、木通、防己、桃杏仁、赤小豆、槟榔、青陈皮、焦目、焦内金。③肝硬化肝脾肿大,无腹水者,治以清渗化瘀消胀软坚健胃之法。处方:茵陈、生牡蛎、炙山甲、郁金、红花、桃杏仁、炙鳖甲、橘红叶、焦内金、青皮、砂仁、杭芍、腹皮。加减变化:黄疸明显,加茵陈、黄柏皮、栀子、大豆卷等药;肝区痛加元胡、香附、炒川楝子、忍冬藤、红花、姜黄等药;脾区疼痛加马鞭草、柴胡、元胡、木香等药;食欲不振腹胀者加焦内金、腹皮、枳壳、莱菔子、焦三仙、砂仁;吐血加仙鹤草、藕节、汉三七、鲜芦根、生地、栀子炭、十灰散等药。

(9)肝硬化腹水合剂:荜澄茄 10 钱,川附块 10 钱,芫花 10 钱,大戟 10 钱,茯苓皮 20 钱,上官桂 50 分,桂枝 10 钱,沉香 40 分,广木香 50 分,泽泻 20 钱,白术 20 钱,水红花子 10 钱,草豆蔻 40 分,麝香 20 分,桃仁 20 钱,茱苓 20 钱。共研细末,醋糊小丸,滑石为衣,每 d 分 3 次服,每次服 10 分至 10 分 2 分,白开水送下。

(10)肝硬化腹胀合剂:柴胡 20 钱 50 分,白术 20 钱,川郁金 20 钱,川厚朴 20 钱,莪术 20 钱,三棱 20 钱,川芎 20 钱,川楝子 20 钱,大腹皮 20 钱,枳实 20 钱,广皮 20 钱,当归 20 钱,二丑 20 钱,广木香 50 分,血琥珀 20 钱,苍术 20 钱,砂仁 50 分,槟榔 20 钱,青皮 50 分,肉桂 50 分,茯苓 20 钱,桃仁 20 钱,血竭 20 钱,丹皮 20 钱,法半夏 10 钱,红参 20 钱,地龙 20 钱,甘草 10 钱。共为细末水泛为丸,菜豆大小,每 d 早、午、晚各服钱半,白开水送下。

(11)对肝炎有特殊作用的中药药理简介:能降低谷丙转氨酶的药物:五味子、龙胆草、黄柏、栀子、大黄、蒲公英、半枝莲;能降低麝浊麝絮的药物:板蓝根、黄精、白术、黄芪、草河车;能降低胆红素有退黄作用的药物:茵陈、金钱草、栀子、郁金;能提高白蛋白,降低球蛋白,调节蛋白倒置及促进蛋白合成作用的药物:党参、黄芪、白术、山药、黄精、当归、鸡血藤;有提升血小板及红细胞作用的药物:何首乌、阿胶、龟板胶、鹿角胶、桑椹子、当归、熟地、黄芪、大枣;能够软化肝脾肿大的药物:丹参、鳖甲、桃仁、红花、泽兰、凌霄花、十大功劳叶。

(12)肝硬化:虎杖 36g,金钱草 18g,隔山撬 18g,桦黄 15g,金柴胡 10g,茱苓草 12g,土沉香 10g,红毛七 9g,朱砂七 6g。水煎 4 次,合并后分 6 次服,2~3 次/d。

(穆毅《太白本草》叶春发方,第 116 页)

(13)肝硬化,癥瘕积聚,腹水:青蛙七 10g,桦黄 15g,红石耳 10g,九牛造 3g,枇杷芋 6g。水煎服。

(穆毅《太白本草》肖学忠方,第 126 页)

(14)肝硬化:症见右胁痞块质硬,腹部胀满,神疲纳差,小便黄短,大便灰白,舌见瘀点苔黄。桦黄 6g,红石耳 5g,虎杖 10g,金柴胡 5g,茜草 6g,赤芍 6g,鸡屎藤 10g,玉米芯 20g,猪苦胆半个。制散剂分服。

(穆毅《太白本草》李白生方,第 168 页)

五、胃痛验方

(1)健脾丸:党参 750g,苍术 500g,白术 500g,炒扁豆 500g,山药 500g,陈皮 250g,半夏 250g,炒薏苡仁 1000g,莲米 500g,炙甘草 150g,砂仁 125g,木香 156g,茯苓 500g。蜜丸 9g,3 次/d,1 丸/次。主治:脾虚不运,消化不良,晨性泄泻,四肢倦怠。

(2)健胃丸:炒苍术 30g,白术 30g,陈皮 24g,白蔻 9g,蕉三仙各 30g,半夏 30g,香附 24g,枳实 24g,大白 30g,香缘皮 30g,炙甘草 12g。蜜丸 9g,2 次/d,1 丸/次。主治:胃痛,脘腹胀,消化不良,吐恶。

(3)丁香胃痛散

1)荜拨 15g,砂仁 9g,丁香 4.5g,元胡 12g,五灵脂 12g,高良姜 9g,香附 12g,煅瓦楞 15g。研面,每包 0.9~1.5g。

2)取方一药面 150g,加苏打粉 60g,阿托品 15mg。分为 100 包,每 d3 次,3 包/次,冲服。主治:胃痛,胃寒,吐酸,嗳气。

(4)乌贝散:乌贼骨 1000g,浙贝母 250g,甘草 250g。研细面,3 次/d,1.5~3g/次,冲服。主治:胃及十二指肠溃疡,胃酸过多,慢性胃炎。

(5)胃溃疡粉:乌贼骨 1000g,浙贝母 187g,大黄粉 62g。研细面,3 次/d,1.5~3g/次,冲服。主治胃溃疡,吐酸便秘。

(6)丹参饮:丹参 15g,百合 15g,木香 6g,台乌片 10g,甘草 8g,白芍 15g,黑山楂 30g,元胡 12g,黑栀子 10g,黑黄芩 10g,海螵蛸 10g,佛手 10g,煅瓦楞 10g。1 剂/d。水煎服,分 3 次。主治:慢性胃炎,胃及十二指肠溃疡。

(7)治疗胆汁反流性胃炎方:柴胡 15g,白芍 15g,青、陈皮各 10g,旋覆花 15g,茵陈 15g,

丹皮 10g,栀子 10g,黄连 4g,丹参 6g,降香 12g,元胡 9g,炒大黄 9g,香附 6g,生甘草 25g。水煎服,1 剂/d,分 3 次。

(8)萎缩性胃炎(胃阴亏虚之胃痛)基本方:生地 15g,白术 12g,佛手 10g,当归 12g,白芍 30g,山楂 10g,鸡内金 6g,麦芽 10g,砂仁 6g,山药 15g,阿胶 9g,香橼 6g,乌梅 6g,甘草 9g。水煎服,1 剂/d,分 3 次。

(9)胃与十二指肠溃疡(脾胃虚寒之胃痛)溃疡散:白及 60g,乌贼骨 90g,煅瓦楞 120g,砂仁 40g,黄连 40g,鸡内金 30g,元胡 30g。上药共研细面,1 次 1.5g,3 次/d,开水送服。

(10)慢性虚寒性胃痛验方:久饿吃冷食,胃痛突发,急性期缓解后,遗留胃部冷痛,隐约发作,吃饭不香,成慢性虚寒性胃痛。民间秘方特效:羊肚 1 个(洗净),白胡椒 20 粒,花椒 20 粒,陈皮 15g,生姜 25g,(切片)。后 4 味放入羊肚中,扎紧密封,在锅中炖化成汤,不放盐,1~2 顿吃完,隔 3d 炖 1 个,连吃 1~3 个即断根。

(11)胃脘痛验方:

1)生黄芪 250g,延胡索 250g,广木香 125g,甘草 1500g,高良姜 125g,白及 250g,鸡蛋壳粉 1500g。将上药洗净晒干,粉碎过罗备用。每次 3g,每 d 服 3 次,开水冲服。功效:益气化瘀,收敛生肌。适应证:胃脘痛,吐酸,胃灼烧(胃及十二指肠溃疡)。

2)乌贼骨 250g,白及 60g,大贝母 30g,三七 20g,丹参 15g。乌贼骨去硬壳,研细末后炒黄,与其他药共为细末,掺匀,每次 5g,3 次/d,饭后服。

3)炒白芍 30g,制附子 10g,川黄连 10g,甘草 10g,木香 6g。水煎服。每 d1 剂,连服 3 剂。功效:平肝止痛。适应证:肝气不舒引起的胃脘隐痛,也适合寒热错杂型胃痛。

4)生姜 120g,白胡椒 15g,大茴香 10g,猪肚 1 个。先将猪肚洗净,再将 3 味药装入猪肚内,煮熟去渣,吃肚喝汤,分 3~4 次食完。功效:温中散寒,理气止痛。适应证:寒湿胃痛,泛酸呕吐,胸满嗳气。

5)广三七 30g,乌贼骨 60g,浙贝母 60g,沉香 15g,紫河车 60g,柿饼霜 60g,鸡内金 30g,甘草 60g,神曲 30g。共研细末,炼蜜为丸,每丸 9g,3 次/d,每次 1 丸。功效:理气活血,收敛止酸,生肌止痛。适应证:胃脘疼痛,空腹痛重,吞酸嘈杂,胃及十二指肠溃疡。

6)砂仁 60g,醋延胡索 30g,煅瓦楞子 30g,乌贼骨 30g,白及 24g,沉香 6g,甘草 3g,川楝子 6g。上药共研细末,3 次/d,每次 3g,冲服。功效:理气,收敛,止痛。适应证:胃及十二指肠溃疡、慢性胃炎。

7)五灵脂 50g,肉桂 50g,小茴香 60g,云木香 30g,朱砂 15g,沉香 20g,高良姜 35g,草豆蔻 30g,厚朴 20g。研细末,每服 6g,3 次/d。功效:活血理气,温中止痛。适应证:寒凝气滞血瘀之胃痛。

(12)胃出血方:白及 12g,三七 12g。共为细末、混匀,加温开水 50~100mL,一次服下,每 d2~3 次。一般 1~3d 可止血。功效:活血止血。适应证:胃出血,大便色如柏油样。

（13）胃下垂:补中益气丸或附子理中丸,每次 1 ~ 2 丸,每 d2 次。佛手 10 ~ 15g,枳壳 10 ~ 15g。煎液,取药液 100mL,趁热打鸡蛋 1 ~ 3 个,搅匀,服下,2 次/d,1 ~ 2 月见效。

（14）桃儿七散:扶脾健胃,理气止痛。主治脾胃气滞,食积腹痛。舌质淡红,白厚苔,脉滑数。桃儿七 3g,太白米 1g,枇杷芋 6g,地仙桃 6g,长胜七 12g,大头翁 10g,炙朱砂七 10g,青蛙七 6g。共研细末,每次 3g,2 次/d。

（穆毅《太白本草》穆毅方,第 28 页）

六、糖尿病验方

（1）上消方:黄连 10g,天花粉 80g,玄参 30g,毛苍术 30g,生山药 50g。水煎服,1 剂/d。

（2）中消方:昆布 10g,海藻 10g,赤、白芍各 12g,生石膏 60g,夏枯草 30g,皂角刺 6g,苦参 10g,知母 15g,当归 10g,炒大黄 10g,生地 15g,穿山甲 15g,麦冬 12g,甘草 6g,黄药子 20g(20 剂后去掉本药),党参 15g。水煎服,1 剂/d。

（3）下消方:地黄丸,地黄饮子,肾气丸合方。

（4）糖尿病通用方:葛根 30g,知母 12g,花粉 12g,枸杞 20g,女贞子 20g,麦冬 15g,生地 20g,桃仁 8g,红花 10g,白术 27g,陈皮 7g,茯苓 15g,枳壳 8g,元胡 8g,丹参 15g,山药 15g,山茱萸 20g,沙参 15g,黄精 15g,黄芪 30g,党参 12g,合欢皮 14g,夜交藤 15g,石菖蒲 10g,酸枣仁 20g,神曲 15g,甘草 2g。1 剂/d,分 2 次,60 剂 1 疗程。

（5）合并痈疽者消渴方加五味消毒饮,合并白内障夜盲者用磁朱丸、枸杞地黄丸、石斛夜光丸。

（6）有明显降血糖的中药:人参、黄芪、茯苓、毛苍术、白术、山药、黄精、生地、熟地、枸杞子、五味子、制首乌、淫羊藿、蜂王浆、葛根、泽泻、玉米须、地骨皮、仙鹤草、南五加皮、苍耳子、桑叶、五倍子、龙骨、苦瓜、洋葱。

（7）针刀松解:胸 8、胸 9、胸 10、胸 11、胸 12 五个椎体两侧寻找痛点,1 周针刀松解 1 次。

（8）消渴验方:

1）人参 100g,泽泻 150g,黄连 100g,天花粉 150g,黄精 100g。上药共为细末,每次服 3g,3 次/d,温开水送服。功效:健脾利湿,清热泻火,养阴止渴。适应证:消渴(糖尿病)。

2）红参 100g,黄连 100g,泽泻 150g,天花粉 200g,山药 200g,黄精 250g。上药共为细末,混合装入 200 粒胶囊,内服。3 次/d,每次 3 粒。功效:益气健脾,清热泻火,养阴止渴。适应证:消渴(糖尿病)。

3）猪胰脏 1 个,蚕茧 30g,雄蚕蛾 30g,玉米须 90g,生山药 60g,生黄芪 30g。上药烘干,粉碎为细末。每次 10g,温开水冲服,3 次/d。功效:益肺健脾补肾,补气养阴润燥。适应证:用于脾肾两虚,口渴欲饮,小便量多,头晕腰酸之消渴证。

4）黄芪 60g,白术 30g,陈皮 9g,升麻 9g,柴胡 6g,党参 50g,当归 15g,益智仁 15g,桑螵蛸

30g。煎汤内服。功效:益气健脾,养血活血,补肾益肝,收涩缩尿。适应证:尿崩证。

(9)降糖贴和降糖散:

1)降糖贴:玄参 1g,炙甘草 1g,生石膏 5g,知母 2g,生地 6g,党参 6g,天花粉 2g,黄连 1g。上药共研细粉,每次取 2g,与二甲双胍 40mg,共研细粉,香油少许调成膏状,外贴肚脐。5～7d 换药 1 次,6 次 1 疗程。

2)降糖散:葛根 15g,花粉 15g,麦冬 15g,生地 15g,五味子 15g,甘草 5g,糯米 15g。共研细粉,2 次/d,每次 15～20g。

七、肾炎水肿验方

(1)急性肾炎(风水泛溢):浮萍草 20g,地肤子 20g,荆芥 10g,苏叶 9g,桑白皮 10g,黄柏 10g,连翘 30g,车前子 30g,益母草 30g,白及 6g,板蓝根 10g,甘草 3g。1 剂/d,水煎服,分 2 次。加减:若血尿重加白茅根 30～120g;若有尿蛋白加重苏叶、蝉蜕;若有白细胞或脓球者加银花、蒲公英、黄柏;若管型多加石韦 30g,益母草 20～60g。

(2)营养不良型水肿(水湿浸渍型):茯苓皮 15g,泽泻 9g,猪苓 10g,白术 30g,桂枝 6g,莱菔子 30g。水煎服,1 剂/d,分 2 次。

(3)急性肾炎(湿热型):茯苓皮 15g,泽泻 12g,赤小豆 30g,槟榔 10g,羌活 6g,秦艽 10g,商陆 6g,大腹皮 30g,生姜皮 6g,椒目 3g,木通 6g。水煎服,1 剂/d,分 2 次。

(4)慢性肾炎(中阳不足):菟丝子 10g,覆盆子 10g,芡实 10g,补骨脂 15g,鹿角粉 9g,益母草 30g,黄芪 30g,红花 10g,昆布 6g,冬虫草 10g(分冲)。1 剂/d。水煎服,分 2 次。

(5)肾病综合征尿毒症(肾阳衰微型):熟附子 10g,白术 30g,茯苓皮 20g,生姜皮 10g,白芍 12g,红人参 15g(分冲服),黄芪 30g,大腹皮 30g,陈皮 6g,桃仁 10g,红花 10g,丹参 15g,益母草 30g,黄连 3g。水煎服,1 剂/d,分 2 次。

(6)水肿验方:

1)生姜 500g,大枣(去皮、核)500g,红糖 250g,黑牵牛子 250g,白牵牛子(炒焦,研成末)250g。共研细末熬成膏,每次服 10g,3 次/d。功效:健脾利水。适应证:水肿病(属阳水者)。

2)甘遂 5g,鸡蛋 1 个。甘遂研细面,把鸡蛋打一小孔,将甘遂面装入,烧熟,一顿食之。功效:利水,逐饮,消肿。适应证:水肿。肾性水肿,肝腹水,心脏性水肿。

3)鲜鲤鱼 1 条(500g 左右),鲜冬瓜皮 1000g,鲜葱白 250g。鲤鱼去内脏留鳞,同冬瓜皮、葱白煮汤,去渣分 3 次服。1 剂/d。功效:健脾利水。适应证:急性肾炎的全身水肿。

4)黄芪 60g,益母草 90g,白茅根 60g,大腹皮 30g,大枣 15 枚。水煎服。1 剂/d,分 2 次服。功效:益气化痰,健脾利水。适应证:脾肾虚弱,水肿日久不愈,慢性肾炎水肿。

5)上鹿茸 6g,蝼蛄 5g(焙黄焦),商陆 6g,益智仁 12g,上肉桂 6g,小茴香 9g。共为细末,炼蜜为丸,分 8 次服,6h/次。功效:温补肾阳,健脾利水。适应证:慢性肾炎、慢性肾盂肾炎以及其他原因所致水肿,按中医辨证属于脾肾阳虚、气不化水者,均可使用。

6)小蓟15g,生地黄20g,滑石30g,木通6g,栀子12g,金银花15g,连翘15g,蒲公英30g,白茅根30g,甘草10g,淡竹叶6g。水煎服。早晚各1次。功效:清热利尿,凉血止血。适应证:泌尿系统感染,肾盂肾炎,尿急、尿频、尿痛,肉眼可见血尿。

7)葫芦皮30g,车前子30g,白茅根30g,金银花30g,地肤子30g,茯苓皮30g,冬瓜皮30g。水煎服。1剂/d。功效:清热解毒,利尿消肿。适应证:急慢性水肿(肾炎)。

8)附子15g,细辛3g,炒白术30g,茯苓25g,赤芍20g,生黄芪90g,防己12g,丹参30g,红花15g,牛膝15g,川芎9g,益母草15g,茯苓皮20g。上药加水浸泡1h,按常法煎煮2次,共滤药汁约500mL。附子量大于15g,应先煎1h。1剂/d,分2次服。功效:健脾补肾,温阳化水。适应证:水肿(慢性肾炎),颜面及下肢浮肿,腰膝酸软疼痛,伴纳呆,腹胀,小便短少,大便稀溏,脉沉细,舌质淡红、苔白润。

9)熟附子(先煎)30g,白术9g,茯苓15g,白芍12g,生姜12g,泽泻15g,猪苓15g,桂枝6g,冬瓜皮15g,葫芦皮15g。水煎分早晚服。功效:健脾益气,温阳化水。适应证:水肿病(慢性肾小球肾炎)。

10)鲫鱼(约250g)1条,鲜冬瓜皮50g,陈葫芦50g。鲫鱼去鳞杂,同冬瓜皮一起在锅中煮至鱼熟时,去冬瓜皮,喝汤吃鱼。功效:健脾利水。适应证:急慢性肾炎所致水肿,小便不利。对肾盂肾炎也有效。

11)独活15g,巴豆3g,附子10g,赤小豆30g,薏苡仁30g。独活用巴豆炒(巴豆去皮),炒黄后将独活取出不要巴豆研末;附子用赤小豆煮(豆烂为度),拣出附子不要赤小豆,晒干,将其研为细末;薏苡仁捣烂,煮成糊状,入独活、附子末为丸,如桐子大。成人每次20粒,3次/d,茯苓皮汤送下。功效:健脾利湿,温阳化水。适应证:用于妇女更年期综合征见全身肿胀,尤以面目、下肢肿甚者。

八、感冒咳喘

(1)黄芪15g,白术9g,防风6g,杏仁9g,建曲10g,竹茹9g,薄荷6g,甘草3g,葱白为引。将药先用水浸泡1h,再用武火煎沸5min。2次/d,饭后温服。功效:益气固表,发汗退热,宣肺止咳。适应证:年老体虚感冒、头痛、鼻塞、流涕、喷嚏、恶风、咳嗽等。

(2)茶叶3g,红糖10g,生姜2片。上药倒入茶杯内,开水冲泡内服,3次/d(上药为1次剂量)。功效:发表散寒。适应证:风寒感冒初起,头痛、鼻塞、流清涕。

(3)炙麻黄9g,炙罂粟壳9g,炙甘草6g,白果仁9g,炙桑白皮6g。水煎服。功效:祛痰止咳,敛肺平喘。适应证:劳伤咳嗽。

(4)黄芪20g,党参15g,百合20g,白术20g,熟地15g,麦冬9g,五味子12g,山萸肉10g,枸杞子12g,陈皮12g,半夏10g,杏仁9g,苏子9g。水煎服,1剂/d,2次煎服。可做蜜丸。功效:补肺肾,平咳喘。适应证:老年性慢性支气管炎并肺气肿,肺气虚,肺肾两虚,咳喘,闷气,吐痰等。

(5)辽细辛 3g,猪牙皂 9g,苏子 15g,白芥子 15g,款冬花 15g,桑白皮 12g,厚朴 3g,大黄 3g,附子 6g,肉桂 6g,甘草 6g。上药共为细末,炼蜜为丸,共 30 丸,每丸 9g,暑伏开始,每天服 1 丸,早晚各半丸,温开水送下。功效:止咳平喘,温补肺肾。适应证:老年脾肾阳虚型哮喘。

(6)胡桃仁 60g,炒杏仁 60g,鲜姜 60g,细辛 12g,炙甘草 30g,陈皮 6g,大枣 10g。将上药捣烂,炼蜜为丸,各重 3g,每天 3 次,每次 3 丸,开水送服。功效:温补肺肾,止咳平喘。适应证:气喘,咳嗽,遇寒冷加重,胸闷气短。

(7)鸡蛋 1 个,去壳入热开水中,放入砂糖,姜汁少许,搅匀服之,2 次/d。

九、肺结核、肺痈、肺痨

(1)肺结核空洞方:白及 120g,老松香 120g,生芪 100g,五味子 30g,五倍子 30g,冬虫草 30g,百合 60g,天花粉 60g,百部 40g,阿胶 60g,当归 60g,壁虎 60g,知母 45g,桔梗 15g,地骨皮 60g,十大功劳叶 60g。上药共研细面,过 100 目筛,炼蜜为丸,如绿豆大小,每次服 3~6g(15~20 粒),3 次/d,轻者一料,重者二料。

(2)抗结核、肺结核、淋巴结核:黄芩、百部、夏枯草、黄芪、鱼腥草、十大功劳叶、赤芍、川贝、猫爪草、苦参、金银花、连翘、地骨皮、全蝎、蜈蚣、壁虎、鲜鸡血、白果、鳗鱼、白及、紫菀。

(3)肺痈第一方:鱼腥草 120g,苦参 40g,桔梗 40g。水煎三汁混合后分 2 次服用,可连服至病愈。

(4)肺痈第二方:鱼腥草 60g,鸡蛋 1 个。先将鱼腥草用 1 碗水浸 1h 后用火煎沸即可,不可久煎,滤去药渣,打入鸡蛋,调和后缓缓服下,如患者正在咯血,药不可太热。以上为 1d 量,可连服 15~20d。

(5)肺痈第三方:鲜芦根 15g,鲜茅根 15g,杏仁 6g,薏苡仁 12g,大枣 5 枚,葶苈子 12g,半夏 6g,栝楼根 9g,栝楼仁 6g,文蛤粉 9g,海浮石 9g,桔梗 5g,薤白 6g,冬瓜仁 15g,桑白皮 5g,桑叶 6g,炙百部 5g,炙白前 5g,花旗参 5g,炙甘草 0.5g,甜瓜子 12g。水煎温服,1 剂/d,分 2 次煎服。

(6)肺痈第四方:金银花 36g,连翘 9g,杏仁 9g,川贝母 12g,桔梗 10g,冬瓜子 30g,薏苡仁 30g,鱼腥草 30g,炙桑白皮 15g,炙甘草 6g。上药为 1 天量。水煎服,1 剂/d,分 2 次服。

(7)肺痨:

1)白及 60g,川贝母 15g,三七 15g,薏苡仁 120g,百部 30g。前 3 味共为细末,分 6 份备用。取薏苡仁的 1/6,煮成稀粥,加上药末服。2 次/d,饭后服用。

2)麦冬 90g,百部 80g,白及 90g,百合 90g,川贝母 90g,天葵子 90g,生牡蛎 90g,陈皮 60g,旱莲草 50g,黑芝麻 500g,大枣 500g,蜂蜜 1000g。上方前 8 味,共为细末,黑芝麻、大枣切碎,共为蜜丸,每丸 9g,2 次/d,每次 1 丸,连服 3 个月为 1 个疗程。

3)广三七 30g,怀山药 500g,白及 60g,百部 30g,黄芩 30g。共为细末,每服 30g,加白糖 6g,开水冲服。

4)生山药 500g,生百部 250g,煅牡蛎 120g,川贝母 60g,胎盘粉 60g,白及 120g,半夏 30g,夏枯草 30g。共为细末,炼蜜为丸,每丸 10 ~ 15g,服 3 次/d,每次 1 丸,饭后服,3 个月为 1 个疗程。

5)白及 500g,百部 200g,黑芝麻 500g,白糖 500g。将白及去杂质,黑芝麻洗净晒干,共研细面,拌入白糖混合均匀。每 d 早晚各服 30g,开水送下。

(8)治肺痨,干咳,咳血:上天梯 10g,太白贝母 10g,灯台七 6g,太白米 1g。水煎服。

(穆毅《太白本草》李白生方,第 193 页)

十、肺与呼吸系统验方

(一)利肺汤

生山药 15g,北沙参 15g,半夏 10g,桔梗 10g,炒枳实 10g。加减:外感风热甚发热咽痛加重楼 10g,败酱草 15g,鱼腥草 15g,茅根 15g;偏干痰者合二陈汤;咳甚加川贝 15g,紫菀 10g;喘甚加炒苏子 10g,葶苈子 10g;大便稀者加生山药、葶苈子减量;偏寒加细辛、干姜。

(二)急性支气管炎、肺气肿、肺心病(寒饮伏肺)

桂枝五味汤、葶苈大枣泻肺汤、三子养亲汤三方合用。慢性期,若外寒已去,只留一咳嗽,痰量不多,色白,喉痒,脱衣穿衣时加重,有的可长达几个月,效方如下:党参 15g,陈皮 15g,姜半夏 10g,茯苓 15g,干姜 10g,紫菀 12g,当归 10g,乌梅 4g,阿胶 6g,紫草 9g,桔梗 6g,炎百部 12g,杏仁 15g,防风 10g,炎米壳 6g,炎甘草 3g,1 剂/d。水煎服,分 3 次服。1 ~ 3 剂即愈者多。

(三)老慢支、肺气肿、肺心病属脾肾阳虚者(用扶正固本定喘丸)

党参 100g,茯苓 40g,黄芪 100g,杏仁 40g,半夏 30g,陈皮 30g,补骨脂 90g,淫羊藿 90g,巴戟天 60g,肉苁蓉 60g,制附子 60g,当归 15g,蛤蚧 1 对,胎盘粉 300g,冬虫草 30g,油沉香 10g,苏子 30g,白及 40g,黄精 60g,炙甘草 10g。共研细面,炼蜜为丸,每丸重 9g,每次 2 丸,2 次/d,温水送下。

(四)狱中献方主治气管炎

当归 6g,陈皮 6g,半夏 6g,五味子 6g,甘草 6g,桑皮 6g,杏仁 6g,茯苓 6g。药煎好后用冰糖服下,每剂煎 1 次,一次服完。第 1 剂,第 1d 下午 5 点煎,晚 9 点喝下;第 2 剂,第 2d 上午 9 点煎,第 3d 早上 7 点喝下;第 3 剂,第 4d7 点煎,中午 11 点喝下;3 剂药渣合在一起,第 5d 下午 5 点煎,晚九点喝下,无论病情轻重,3 剂药喝完根除。服药期间不准吃盐、葱、蒜,忌烟酒、辛辣、油腻。

（五）慢性气管炎民间验方

蜂房研粉 3g,鸡蛋 1 个去壳,放锅内混匀,炒熟,不放油盐,饭后 1 次服完,1~2 次/d,除个别有头晕泛恶外无任何毒副作用,长期坚持,有化痰、止咳、平喘,增食欲、催眠、止血之功。见效快,疗效高。

（六）气管炎哮喘治疗

1. 概述

是致敏因素或非致敏因素作用于机体,引起可逆的支气管平滑肌痉挛,黏膜水肿,黏液分泌增多等病理变化,临床表现以发作性呼气性呼吸困难,双肺满布哮鸣音为主。本病常发生于过敏体质和支气管反应性过度增高的人。支气管哮喘与变态反应关系密切。

2. 临床分类及特点

（1）外源性哮喘:①有明显的季节性,春秋季多见,儿童多见。②常突然发作,发作后有呼气性呼吸困难。③双肺布满哮鸣音。④对支气管扩张剂敏感。⑤常年反复发作。⑥多可查到致敏源,如螨虫、花粉等。

（2）内源性哮喘:①中老年人多见。②常有反复的呼吸道感染史。③双肺叶有干性啰音或湿啰音。

（3）混合性哮喘:①发病过程中,过敏因素与感染因素同时参与。②成年人多见,无季节性。③春秋较重,一般治疗疗效较差。

（4）运动性哮喘:当剧烈运动停止后,5~10min 发作。

（5）药物性哮喘:当注射、口服、接触、吸入某些药物后哮喘发作,原属外源性哮喘(过敏性哮喘),现有学者另立一类。

（6）鼻源性哮喘:当鼻部某些疾病如过敏性疾病的过敏性鼻炎、鼻窦炎、鼻息肉等可致哮喘发作称鼻源性哮喘。

（7）脊柱源性哮喘:当脊柱某些异常如脊柱的某些小关节错位(错骨缝),可致哮喘发作。

（8）神经精神性哮喘:当神经精神受到刺激损伤,所致哮喘发作。

（9）哮喘持续状态:严重哮喘发作用一般支气管扩张剂(如茶碱类)治疗无效,持续 24h(有人认为 12h)仍不可缓解的称为哮喘持续状态。

3. 诊断依据:

①反复发作史。②发作时表现为呼气性呼吸困难,伴有双肺哮鸣音。③除外其他疾病引起的喘息及哮鸣音。

4. 治疗方案

药物治疗:(1)支气管扩张药:如氨茶碱、二羟丙茶碱。

（2）抗生素:红霉素、头孢拉啶、青霉素。

（3）激素：氢化可的松、地塞米松。

（4）气管前间隙注射疗法。

（5）特色药物疗法。

（6）西药：定喘止咳：氨茶碱、甘草、喷托维林。

（7）中药：①发作期的中药治疗：麻黄10g,杏仁10g,生石膏10g,甘草5g,生姜5g。②急性发作症状后的中药治疗：麻黄10g,杏仁10g,生石膏10g,甘草5g,生姜5g。③急性发作症状消失后的中药治疗：苏子10g,当归10g,橘红10g,柴胡10g,干姜5g,川朴10g,沉香10g,乌药10g,山萸肉10g,淮山药10g,泽泻10g,茯苓10g,熟地10g,丹皮10g。水煎一剂两煎,连服15剂。

（8）针刀治疗和手法治疗。

（9）药线排毒疗法。

（10）特定穴位的割治疗法。

（11）外擦法：生姜30g,白芥子9g。方法：取生姜30g,切丝,捣烂绞汁,同白芥子9g,加烧酒研细如糊,用纱布蘸药糊擦拭肺俞、大椎、膻中,每穴10min,以局部烧灼痛感为度。或以纱布沾药贴于穴位1h左右,痛则去掉,以不起泡为度。

（12）外治法：麝香1.5g,紫皮蒜10~15头。将麝香研末,紫皮蒜捣成蒜泥,于端阳节中午12时,患者伏卧,以盐水清洗脊柱皮肤,清洗后在第7颈椎棘突至12胸椎棘突宽8分~1寸方区域,将麝香粉均匀撒敷其上,再将蒜泥覆于麝香上,敷药60~75min后,将药取下,清洗皮肤并涂以硼酸软膏,盖以塑料薄膜,胶布固定。

（七）气管炎胶囊（师传验方）

克仑特罗160片、氨茶碱480片、沙丁胺醇320片、氯苯那敏120片、泼尼松120片、维生素K_3片320片、氯丙嗪100片、土霉素240片、甘草片240片、安定50片、氯化氨50片、川贝母100g,桔梗100g,杏仁100g,麻黄100g,桑白皮100g。成人每次3~4粒,2~3次/d,饭前30min口服,小儿减半。（说明：以上片剂药物必须用大含量配制,所有药物研细末合并,灌装1号空心胶囊。此方仅供参考）

（八）支气管炎哮喘

（1）桔梗100g,麻黄20g,川贝300g,甘草片（成药）100片×25瓶、氯苯那敏100片×10瓶、泼尼松100片×10瓶、二氧丙嗪（双氯异丙嗪）100片×15瓶、克咳素（克仑特罗）100×15瓶、氯茶碱100片×13瓶、安定100片×1瓶、干酵母片50片/1袋×8袋、溴已新片100片×6瓶、沙丁胺醇（特布他林）1200片（可按以上比例少配）。上药共研成细末拌匀,装入0号胶囊,用瓶、袋装好密封保存备用。

用法：2次/d,每次2粒,饭后温开水吞服,体弱气短者,每d用黄芪15~20g,煎水吞服胶囊。

适应证:慢性支气管炎,支气管哮喘,肺气肿。一般 7~15d,最长服 1 个月痊愈。

禁忌:孕妇,小孩,有严重高血压,心脏病患者禁服,有反应者慎服(注:偶有患者出现不良反应,口服钙片,可缓解)。禁忌食物:牛肉、羊肉、狗肉、野猪肉、各种动物头、鸡、鹅、鲤鱼、鲢鱼、虾类、田螺、各种动物血、海鲜、烟、酒、洋葱、竹笋、韭菜、酸腌制品、辣椒等刺激性食物并注意防寒保暖。

(2)黑豆 30g,甘草 30g,石蜜 3g。上药加水 500mL,煎取 200mL,1 剂/d,分 2 次服。

(九)悬饮

(1)白及 25g,牡蛎 25g,白术 30g,茯苓 18g,陈皮 15g,姜半夏 9g,桔梗 15g,桑白皮 20g,佛手 12g,川贝母 9g。水煎服,早晚分 2 次服。功效:散结化痰,泻肺止咳。适应证:胸腔积水,悬饮,胸痛,咳嗽等。

(2)厚朴 12g,白术 30g,木香 10g,大腹皮 30g,附子(先煎)9g,茯苓皮 30g,黄芪 60g,党参 30g,猪苓 12g,车前子(布包)15g,杭芍 30g,炙甘草 10g,生姜 5 片,大枣 4 枚。水煎服,分 2 次内服,1 剂/d。功效:补气健脾,利水消肿。适应证:悬饮,胸腹胀满,气短息促,头晕,目眩,食差。

十一、阳痿验方

(一)房劳过度,命火不足者

右归丸、三鞭丸、壮阳丸、雄狮丸。药用:淫羊藿、肉苁蓉、巴戟天、人参、菟丝子、杜仲、蛇床子、仙茅、枸杞、韭菜子、补骨脂、当归、肉桂、阳起石、锁阳、牛鞭、羊鞭、海狗肾、黄狗鞭。共研细面,炼蜜为丸,每丸 9g,2 次/d,早晚服。

(二)劳心过度,神经衰弱者

人参、远志、茯神、菖蒲、砂仁、柴胡、当归、白芍、山药、菟丝子、甘草。水煎服,1 剂/d,分 3 次服。

(三)下焦湿热者

龙胆、泽泻、生地、栀子、黄芩、当归、蜈蚣、白芍、甘草、车前子、柴胡、白术。水煎服,1 剂/d,分 3 次服。

(四)肾虚阳痿

头痛头晕,腰酸腿软,脱发,胃痛,遗尿,夜尿频多,神经衰弱,手脚寒凉,性功能减退取另方灵消散(枯矾 5g,荜拨 5g,硫黄 5g,氯苯那敏 15 片,冰片 3g,细辛 3g,共研细末备用),每次用 1~3g,(不加青霉素),用自己唾液敷肚脐上,外用麝香膏贴敷固定,3d 换药 1 次。在每天早晨起床前,仰卧床上,用右手中指按压脐眼 36 次,然后左右手捂住脐部做顺、逆时针方向揉按各 36 遍,一般 7~21d 即见奇效。遗尿、夜尿多者当晚即效。阳痿严重者需配合内服细辛茶,每 d 取细辛 3g,肉苁蓉 3g,泡水代茶饮。

（五）遗精方

（1）五倍子60g，茯苓60g，蜂蜜适量。五倍子盐水煮后晒干，与茯苓共为细末，炼蜜为丸，每丸重6g，3次/d，每次1丸。功效：健脾利湿，涩精止遗。适应证：遗精。

（2）白乌鸡1只，姜120g，胡椒120g，鸡去内脏，装入胡椒和姜蒸熟（勿煮），肉分1~2次吃完。鸡骨焙黄为末，3g/d，每天2次，黄酒冲服。功效：滋补强身，温阳化气，涩精止遗。适应证：遗精。

（3）刺猬皮1张。刺猬皮置瓦上焙黄，研细末服之。每次9g，黄酒送下。功效：收涩止遗。适应证：遗精。

（4）五倍子适量。火煨研细末，撒膏药上贴脐部。功效：收涩止遗。适应证：遗精。

（5）菟丝子60g，刺猬皮60g，五味子30g，补骨脂30g。共研细末，每次服3~6g，每天3次，温开水冲服。

（六）阳痿

（1）淫羊藿30g，仙茅20g，巴戟天15g，枸杞子15g，肉苁蓉15g，阳起石30g，锁阳12g，熟地30g，黄精30g，金樱子12g，龙齿20g，黄芪30g，蛤蚧粉3g。前12味煎服，蛤蚧粉分2次冲服。功效：益肾温阳，生精补髓。适应证：阳痿、遗精、早泄等症。

（2）蒸首乌30g，熟地30g，山萸肉15g，金樱子30g，阳起石30g，锁阳15g，龙齿30g，芡实20g，制附子6g。水煎服，1剂/d，分早晚服。功效：益阴温阳，补肾敛精。适应证：阳痿、遗精、早泄。

（3）熟附片9g，肉桂6g，补骨脂15g，红参10g，阳起石15g，锁阳12g，巴戟天20g，仙茅10g，菟丝子15g，淫羊藿15g。水煎服，1剂/d，分早晚服。功效：温阳补肾，敛精兴阳。适应证：阳痿。

（4）人参60g，蛤蚧4对，三七60g，百合100g，海马50g，阳起石10g。共为细末。每晚服3g，盐水或开水送下。功效：益气，补肾，填精。适应证：肺肾两虚，阳痿。

（5）肉苁蓉（酒洗）50g，蛇床子（盐炒）50g，甘草50g，广木香50g，菟丝子（酒洗）200g，木鳖子（去油）50g，细辛50g，五味子50g，连须50g，远志肉50g，沉香50g，益智仁100g，肉桂50g，淫羊藿50g。共为细末，炼蜜为丸，每丸重9g，每d晚上服1丸。功效：温肾助阳，益精填髓。适应证：阳痿。

（6）生龙骨15g，生牡蛎15g，芡实子15g，巴戟天10g，枸杞子10g，淫羊藿10g，补骨脂10g，肉桂6g，大茴香10g，石菖蒲9g，阳起石12g，党参30g，公丁香30g，鹿角胶30g，菟丝子30g，炒枣仁60g，肉苁蓉60g，海狗肾2只，紫河车30g。将海狗肾、紫河车放瓦上焙黄，与诸药一起研末过箩后，炼蜜为丸，每丸10g，早晚空腹各服1丸，14d为1个疗程。功效：补肾壮阳。适应证：阳痿。

（7）金丝隔山汤：主治肾阳不足，腰膝冷痛，阳痿，不育，不孕等证。金丝带6g，隔山橇

10g,尸儿七10g,八月瓜10g,凤尾七10g,牛毛七10g,无娘藤12g,蜈蚣1条(研末冲服)。水煎服。

(穆毅《太白本草》穆毅方,第194页)

(8)肾虚阳痿,遗精,腰痛:无娘藤20g,隔山橇10g,鸡屎藤10g,枸杞12g,杜仲12g,莲须6g,韭菜子6g,补骨脂10g。水煎服。

(穆毅《太白本草》穆毅方,第197页)

(九)肾虚腰痛,阳痿

隔山橇15g,太白洋参10g,金丝带10g,鹿寿茶10g,川椒1g。水煎服。

(穆毅《太白本草》穆毅方,第198页)

十二、虚劳(贫血)验方

(一)阴阳两虚

头晕,乏困无力,面色萎黄或苍白,心慌气短,形寒怕冷,基本不出血或偶有少量出血,舌淡白,伴肥嫩,苔薄白或白厚,脉沉细或细弱。益气养血,温补肾阳。药用:党参15g,黄芪15g,当归10g,台乌15g,生、熟地各10g,菟丝子15g,补骨脂15g,巴戟天10g,鸡血藤30g,阿胶10g,鹿角胶10g,杜仲15g。水煎服,1剂/d,分3次服。

(二)气阴两虚

乏困无力,心慌气短,头晕耳鸣,眼睑爪甲淡白,常有各种衄血,但很轻,有时手心热,舌边尖稍红,舌苔薄白,脉细弱或细数。益气养阴,佐以止血。药用:黄芪20g,生山药30g,生地30g,当归10g,台乌15g,白芍15g,玄参15g,女贞子10g,旱莲草30g,阿胶10g,鸡血藤30g,仙鹤草30g。水煎服,1剂/d,分3次服。

(三)阴虚火旺

衄血严重,午后心热,面颊潮红,头晕耳鸣,乏困无力,心慌气短,眼睑爪甲淡白,舌边尖稍红,苔薄白,脉细弱或细数。滋阴清热,凉血止血。药用:生地30g,白芍15g,玄参15g,丹皮10g,知母10g,黄芩炭10g,旱莲草30g,女贞子20g,仙鹤草20g,藕节15g,棕炭10g,阿胶10g,三七粉3g(冲)。若上3方用2月无效,应加西药配合或其他疗法。

(四)血虚

(1)大枣500g,血竭15g,胡桃20g,皂矾15g,蜂蜜50g。大枣煮熟除去皮核,胡桃去壳,共捣为泥;血竭、皂矾为末,炼蜜为丸。每天15g,早晚分服,开水冲服(成人量)。功效:健脾补肾,活血补血。适应证:气血虚引起的黄肿(缺铁性贫血),妇女白带,经脉失调,久咳。

(2)旱莲草30g,黄芪90g,熟地30g,生地30g,地骨皮20g,麦冬15g,龙骨30g,仙茅15g,淫羊藿15g,肉苁蓉24g。水煎服。功效:清热凉血,健脾补肾。适应证:再生障碍性贫血。

(3)党参30g,茯苓15g,枸杞子30g,五味子10g,大黄炭10g,地榆炭10g,陈皮12g,山豆根 30g,半枝莲 30g,生阿胶 10g,牡蛎 10g,金钱草 15g,甘草 5g。阿胶另炖随药下,水煎服,每天 3 次。功效:补肾健脾,补血止血,清热利湿。适应证:白血病。

(五)汗证

(1)白芍 15g,酸枣仁 12g,乌梅 12g,黄芪 30g。水煎服,每晚 1 次。功效:养阴育阴,收敛止汗。适应证:阴虚盗汗。

(2)浮小麦 25g,黄芪 9g,麻黄根 6g,生牡蛎 15g。水煎服,1 剂/d,连用 5d。功效:补心健脾,收涩止汗。适应证:体虚自汗。

(六)养血八物汤

补血养阴,用于气虚血少,虚羸少气,舌光少苔或质干而萎黄者;或妇女血虚发热,经血不调,崩中漏下。凤尾七 12g,五花七 10g,百花根 15g,七叶子 12g,鹿寿茶 10g,金石钗 12g,草灵芝 15g,太白黄精 15g。水煎服,3 次/d。

(穆毅《太白本草》叶春发方,第 2002 页)

十三、利尿排石验方

(一)泌尿方一

柴胡 24g,黄芩、黄柏 9g,五味子 6g,木通 6g,连翘 12g,银花 15g,瞿麦 12g,车前草 12g,薏苡仁 12g,白茅根 12g。主治:泌尿系感染伴发热,水煎分 2 次服,2 次/d。

(二)泌尿方二

猪苓 12g,茯苓皮 12g,滑石 12g,泽泻 12g,山药 18g,生薏苡仁 30g,生大黄 12g,生地 15g,赤芍 12g,栀子 15g,黄柏 9g,甘草 6g。研细为丸,绿豆子大。主治:泌尿系统感染疾病,2 次/d,1 次9g。

(三)泌尿方三

木通 10g,车前子 10g,瞿麦 10g,萹蓄 10g,滑石 10g,石韦 10g,冬葵子 10g,黄芩 10g,栀子 10g,金钱草 30g,海金沙 15g,鸡内金 15g,大黄 15g。水煎服,1 剂/d,分 2 次服(早晚),服后 40min,加氢氯噻嗪 25μg,再饮水 500mL,然后进行跳跃运动。

(四)肝内胆管结石

(1)金钱草 30g,金银花 12g,柴胡 6g,元胡 9g,黄芩 12g,丹参 15g,三棱 9g,莪术 9g,杭白芍 9g,大黄 9g,枳壳 9g,鸡内金 30g,海金砂 10g。水煎服,1 剂/d,分 3 次服。

(2)威灵仙 60g,每 d 分 2 次煎水内服,半个月为 1 个疗程,一般 1~2 个疗程即愈。(结石直径小于 15mL 者)

(五)输尿管结石方

金钱草 30g,海金砂 30g,鸡内金 30g,冬葵子 12g,川牛膝 6g,车前子 10g,石韦 10g,赤芍 9g,沉香粉 1.5g,虎杖 15g,鱼脑石 12g,穿山甲 9g,王不留行 9g。1 剂/d,水煎分 2 次服。

（六）肾结石方

金钱草30g,海金沙30g,生鸡内金20g,冬葵子12g,南石韦15g,桑寄生20g,王不留行9g,广木香6g,金狗脊15g,车前子15g,怀牛膝10g,滑石粉30g(分冲)。加减法:血尿加三七粉、血余炭、小蓟炭、仙鹤草;腰痛甚加杜仲、补骨脂、淫羊藿、枸杞子;胁肋胀痛加北柴胡、川楝子、白芍、厚朴、台乌药;肾积水(肾囊肿)加生薏苡仁、泽泻、路路通、冬瓜皮子、茯苓皮;浮肿加生黄芪、茯苓皮、陈葫芦;尿路感染、尿液浑浊加萆薢、木通、虎杖、黄柏。

（七）各种结石通治方（消坚排石汤）林荣兴同学交流方：

方歌:消坚排石汤砂淋,桃红棱莪鸡内金;

丹芍瞿萹金钱草,滑石车前与丹参。

方药:金钱草50～70g,三棱15g,莪术15g,鸡内金30g(冲),丹参20g,赤芍15g,红花15g,丹皮15g,瞿麦20g,萹蓄20g,滑石30g,车前子15g,桃仁15g。水煎服,1剂/d,2次分服。

功效:清热利湿,破积攻坚,活血化瘀。

主治:砂淋、石淋(尿结石、肾结石、胆结石)。

加减:病程久肾虚者加熟地、枸杞、山药、菟丝子;肾阳不足加肉桂、附子、小茴香;气虚加黄芪、党参;结石大难以排出加山甲、皂角刺。

（八）各种结石通治方

珍珠母60g,海金沙15g,路路通15g,海浮石15g,丝瓜络12g,鸡内金30g,王不留行12g,泽泻12g,小茴香9g,麦冬9g。1剂/d,水煎分3次服。90剂1疗程。

（九）胆结石

柴胡10g,金铃子10g,郁金10g,玄明粉15g(冲服),白芍15g,鸡内金15g,金钱草35g,茵陈30g,木香6g,龙胆草6g,大黄9g。水煎服,1剂/d,早晚分服。

（十）胆、肾结石症

穿山甲、川石斛、泽泻、苦楝子、萹蓄、瞿麦、冬葵子各20分,牡蛎50分,西洋参30分,炙甘草10分,茯苓40分。用水2碗煎至大半碗,取汁再加水3碗,煎服1碗后,1次/d,服10剂后,如结石已消,不必再服,如未完全消清,则再服5剂。

十四、肠炎痢疾验方

（一）灌肠

方一:脾虚挟湿型:西洋参30g,棉芪30g,甘草30g,白头翁30g,米壳10g,锡类散3g。加水1000mL煎至400mL,每次注射肛内40～60mL,保留10h。若湿热重可配香连丸加入灌肠。

方二:脾肾两虚型,黎明前泄泻者:人参30g,白芍30g,黄芪30g,甘草30g,肉桂6g,锡类散 3g,用法同上,每剂可灌肠 6~7 次。

(二)内服

方一:小檗碱片 0.3g,云南白胶囊 2 粒、整肠生胶囊 2 粒,地芬诺脂 2 片,2 次/d。

方二:三七粉 40g,生大黄 40g,皂荚 10g,锡类散 30g,共研细面后混匀,装 0 号胶囊,每日 2 次,每次 4 粒。上 2 方各服 2 次/d,3 个月 1 个疗程。

方三:3 月后服柳氮磺氨嘧啶片 3 片,小檗碱片(单纯)0.3g,整肠生 2 粒,2 次/d;人参健脾丸,1 次 1 丸,2 次/d,上 2 法各服 2 次/d,3 个月 1 疗程。

(三)穴位埋线(穿线)

第一组:上脘、天枢(双)、足三里(双),1 次/10d。第二组:太乙(双)、大巨(双),1 次/10d。第三组:大肠俞(双)、上巨虚(双),1 次/10d。此为 1 疗程。3 月后方可治下一疗程。

上法主治:①各种结肠炎,胃肠炎;②各种溃疡病,胃溃疡,十二指肠溃疡;③慢性胃炎,肠功能紊乱,胃肠神经官能症。

(四)泄泻

(1)黄连 9g,冬瓜子 30g,生地榆 15g,白术 20g,赤石脂 12g,白茯苓 30g,炒薏苡仁 30g,干姜 6g,生山药 30g,甘草 3g。水煎服,1 剂/d,分 3 次服。功效:清热燥湿,温中健脾,涩肠止泻。适应证:虚寒型或寒中挟热腹泻(非特异性溃疡性结肠炎、过敏性结肠炎)。

(2)五倍子 6g,枯矾 5g,白矾 5g,竹茹 6g。上药共研为细末用黄蜡熔化为丸,如麦粒大小。成人每服 12~13 粒,小儿按年龄酌减,温开水送服。功效:收涩止泻。适应证:消化不良性水泻。

(3)煨诃子 12g,煨肉豆蔻 9g,黄芪 45g,党参 5g,白术 30g,白茯苓 30g,山药 30g,炒薏苡仁 30g,补骨脂 15g,肉桂 6g,干姜 6g,罂粟壳 9g。水煎服,1 剂/d。功效:益气健脾,固肾涩肠。适应证:脾肾虚弱,久泻不止。

(4)硫黄 3g,赤石脂 60g,胡椒 10g,白术 20g。共研细末。每次冲服 3g,2 次/d。功效:温补脾肾,涩肠止泻。适应证:脾肾阳虚,五更泄泻。

(5)猪肚 200g,大蒜 100g,生姜 25g,小茴香 6g,川椒 6g,大茴香 6g。食盐适量。加水适量煮至烂熟,吃肉喝汤,1d 分 3 次服完。功效:健脾,温胃,止泻。适应证:脾虚、畏寒久泻者。

(6)黑山楂 30g,黄连 6g,陈皮 12g,白芍 30g,广木香 6g,乌梅肉 12g,诃子肉 12g,肉豆蔻 12g,槟榔 10g,厚朴 10g,枳壳 12g,甘草 10g。水煎服,1 剂/d。功效:消食和胃,健脾理气,收敛止泻。适应证:伤食泄泻。

(7)五倍子 30g,黑附子 30g,补骨脂 30g,明雄黄 30g,冰片 6g,麝香 1g,芝麻油 500g,铅丹 250g,巴豆仁 10g。用芝麻油将巴豆炸焦去渣,炼油入铅丹成黑膏,摊在布上,将余药研成极细末,撒于膏药上,贴脐部。功效:温阳止泻。适应证:脾肾虚寒,久泻不止。

(8)补骨脂 12g,煅肉豆蔻 9g,五味子 9g,吴茱萸 6g,白芍 15g,白头翁 6g,黄连 5g,白术

20g。共研细末,每次 10g,水煎冲服,2 次/d。功效:健脾,补肾,止泻。适应证:脾肾虚之泄泻,日久不愈者。

(9)五味子 15g,乌梅肉 15g,车前子 60g,茯苓 60g,白术 120g,罂粟壳 50g,酸石榴皮 50g。罂粟壳须去顶、蒂、瓤,米醋浸煮 1 宿,焙干,同余药共研细末,水泛为丸,桐子大,每次 30 丸,米饮送下 3 次/d。功效:健脾利湿,酸敛收涩,固肠止泻。适应证:慢性结肠炎、久泻、久痢,大便夹有赤白脓冻者。

(五)痢疾

(1)地榆 20g,金银花 25g,生地 20g,鸦胆子(去壳)60g,三七(研末)5g,前 3 味水煎取汁,送服鸦胆子和三七末。功效:清热解毒,凉血止血。适应证:赤痢,便血。

(2)黄连 9g,黄芩 9g,生白芍 30g,甘草梢 10g,山楂炭 40g,炒枳壳 6g,红花 3g,当归 12g,地榆 12g,赤石脂 12g。水煎服。1 剂/d,2 次分服。功效:清热燥湿,涩肠止痢,凉血止血。适应证:湿热痢,痢下赤白脓血,黏稠如胶冻,腥臭,肛门灼热。

(3)焦山楂 20g,白芍 15g,槟榔 9g,枳壳 9g,乌梅 9g,罂粟壳 9g,广木香 3g,黄连 6g,红糖 30g。水煎服。功效:清热燥湿,涩肠止泻。适应证:慢性痢疾。

(4)酒白芍 30g,怀山药 20g,炒山楂 15g,炒香附 12g,盐黄连 10g,干姜 9g,白头翁 20g,炒地榆 15g,陈皮 10g,炙甘草 10g,大枣 6 枚,生姜 3 片。水煎服。功效:健脾燥湿,凉血止痢。适应证:慢性痢疾。

十五、让人不喝酒验方

不见天的老鼠、苍耳子捣烂取适量,放酒中泡 1 周。绝对不让人看到,想戒酒者喝上后头胀痛,呕吐。以后见酒绝对不喝,喝上都头胀头痛,恶心呕吐,过敏。

十六、治癌效验方

(一)治各种癌效验方

主治:肝癌、胃癌、食道癌、乳腺癌、淋巴癌、膀胱癌等癌症,有效率 90% 以上。

1.内服方由主方和配方组成

(1)主方组成为:人工牛黄 12g,穿山甲(制)15g,龟板 15g,牡蛎 15g,黄连 5g,蒲公英 30g,白花蛇舌草 30g,半枝莲 30g,狼毒 9g,黄药子 6g,龙葵 30g,穿心莲 10g,三棱 9g,莪术 9g,夏枯草 10g,元胡 15g,白术 20g,半夏 10g,生地 10g,干蟾皮 7g,麝香 2g,冰片 3g。

(2)配方组成为:三七 15g,川椒 5g,洋金花 10g,仙鹤草 15g,当归 10g,川芎 6g,党参 15g,郁金 10g,陈皮 10g,柴胡 15g。

(3)配制方法:①主方的配制法:主方诸药粉碎成极细粉,搅匀,装瓶备用。②配方的配制法:配方诸药倒入药罐中,再加入 5 份水,用文火熬开,30min 后取药液备用。

（4）服用方法：内服药方口服，每次服主方 1 汤勺（3 ~ 5g），并用配方药液适量送下，3次/d。

2. 外用方

在患者病变区域外涂擦处用药。

药物组成：硼砂 10g，大黄 20g，乳香 10g，没药 10g，血竭 10g，儿茶 10g，冰片 5g，干蟾皮 6g，洋金花 10g，麝香 1g，冰片 6g，70 度酒精浸泡 1 周后即可外用（皮肤溃烂者禁用）。

（二）治肝癌验方

（1）铁树叶 240g，红枣 10 枚。在瓦罐内煮熟，吃枣饮汤。

（2）用新鲜之白花蛇舌草，每次 120g，涤净榨汁，约榨 2 次，弃渣留汁。50 岁以上的患者，可将蜂蜜 30g，和入汁中；50 岁以下患者，则用开水冲食盐少许，和入汁中，盛以瓷碗或茶缸，隔水炖熟，取出温服，效验。"白花蛇舌草"青草可购得，此方专治肝硬化及肝癌。

（3）蛤蟆皮连头及眼腺一起剥下，将皮表面的腺体颗粒挑破，有白浆渗出，立即外敷于癌肿处（深部肿瘤按穴位外敷），外盖纱布，换 1 ~ 2 次/d。或将蛤蟆皮晒干炒脆，研粉，3g/d，分 3 次服。或 9 只活蛤蟆，加黄酒 1500g，煎 2h，服 15mL/d（本方也适用于食道癌、白血癌）。

（4）大蟾蜍剥皮，刺破皮棘，反贴肝区，至 3 个月后取下，如皮肤起泡，涂上龙胆紫，同时服蟾皮粉，每次约 0.8g，3 次/d。

（三）六神丸治癌新用法

（1）上消化道肿瘤：每次口服 10 ~ 15 粒，4 次/d。服药后卧床休息 1h，7d 为 1 疗程。

（2）白血病：每次口服 30 ~ 40 粒，3 次/d，最大用量可加至 150 粒。饭后服药。

（3）喉癌：每次 15 粒含化，2 次/d。

（4）舌癌：每次 10 ~ 20 粒，口中徐徐含化，5 次/d。

（5）子宫颈癌：每次 15 ~ 20 粒，3 次/d，开水冲服。

（四）云南白药治癌新用法

1. 云南白药配方新探

田三七、昆明沙参、大理藜芦、白蜡、千金子、归尾、地鳖虫、藤黄、雄黄、自然铜。

2. 治各种癌新用法

（1）急性粒细胞性白血病：云南白药胶囊 16 粒/d，分 3 次服。

（2）胃癌：云南白药 4g/d，分 2 次服用。

（3）食道癌、肝癌：每次 1 ~ 2g，3 次/d，饭后服，1 周为 1 疗程，休息 1 周。若有效可连服 10 ~ 15 个疗程。

（4）肺癌、子宫癌、乳腺癌：病情极其严重（发高烧甚至不省人事），可先吃红色保险子 1 粒，然后再每瓶分 3d 服完；若病情轻者，1 瓶分为 5d，均饭后服。由于该药有胡椒味，有人不能适应，则可混在饮食内吃。

（5）癌症出血：每次服 0.2～0.5g，每 4h1 次。并需严格忌口，鱼、酸性食物、蚕豆等应禁忌，否则降低疗效。

（五）四君子汤治癌新用法

1. 组方和临床应用

组方：人参 10g，白术 9g，茯苓 9g，甘草 6g。

临床应用：胃癌、肠癌、食管癌等消化道肿瘤。亦可作为手术前后的调理剂使用。一般而言，凡证有面色萎白，语气低微，四肢乏力，食少便溏，舌质淡、脉细缓者，均可应用。在临床应用上，多配伍其他药物，以增强疗效。

2. 治各种癌新用法

（1）胃小弯后壁溃疡型癌变：党参 20g，白术 15g，茯苓 30g，炙甘草 5g，蒲公英 30g，仙鹤草 30g，三七粉 3g（冲）。连服 15 剂。

（2）食道癌：吉林人参 10g，白术 18g，茯苓 18g，甘草 6g，沙参 18g，金银花 18g，羚羊角 6g（磨汁冲服），麦芽 12g，蜜糖 150g。制成蜜丸，每丸重 3g，早、晚各服 1 丸。另外再用四君子汤加竹茹等制成汤剂，1 剂/d。

（3）胃癌术后：党参 15g，茯苓 12g，甘草 3g，白术 12g，生黄芪 12g，木香 9g，沙参 9g，陈皮 8g，砂仁 15g，麦谷芽 15g，神曲 9g。

（4）胃癌晚期：党参 10～15g，炒白术 10g，茯苓 10g，甘草 5g，生薏仁 30g，陈皮 6g，僵蚕 10g，九香虫 10g，姜半夏 10g，守宫 2 条。

（六）癌症

（1）蜈蚣 20 条，红花 7g，元胡 30g，白酒（60 度）500mL。上药放入酒中浸泡 20d 后服用。每次将药酒 35mL 加冷开水 80mL 顿服，2 次/d，1 周服完。功效：攻毒散结，化癥止痛。适应证：食道癌、胃癌。

（2）全蝎 30g，蜈蚣 30g，僵蚕 30g，土鳖虫 30g，乌蛇 30g。将上药放瓦上焙焦，研为细末，分 40 等份，分装于 40 个鸡蛋内，放砂锅内煮（不封口）。头 5d 每 d 吃 1 个，之后 5d 每 d 吃 2 个，以后吃 3 个/d，当天煮当天吃。功效：攻毒散结，化瘀止痛。适应证：食管癌、胃癌。

（3）重楼 150g，半枝莲 90g，金银花 90g，野菊花 90g，紫草根 60g，郁金 60g，牡丹皮 50g，紫金锭 15g，昆布 50g，赤芍 60g，生山楂 60g。上药共研细末，制成散剂，服 3 次/d，每次 5g。功效：清热解毒，抗癌。适应证：肝癌。

（4）三七粉 50g，生桃仁 50g，急性子 50g，蜈蚣 20 条，威灵仙 50g，壁虎 30 条，白豆蔻 30g，紫硇砂 6g，蟾酥 0.1g，天然牛黄 3g，麝香 3g，沉香 12g。上药共研细末，炼蜜为丸，每丸 1g，每次 1 丸，3 次/d，含化。功效：清热解毒消肿，行气活血止痛。适应证：噎膈（食管癌）。

十七、头痛验方

验方一：白芷 15g，细辛 9g，甘草 10g，薄荷叶 12g，天麻 20g，防风 10g，藁本 8g。上药研末,用鸡蛋清调药,外敷两太阳穴,药干后再换,3 次/d,以不痛为度。功效:疏风,散寒,止痛。适应证:风寒头痛。

验方二:樟脑 3g,冰片 0.15g。将药放碗底上,用火点着,鼻吸其烟,左侧头痛用左鼻孔吸,右侧头痛用右鼻孔吸。功效:通络止痛。适应证:偏头痛多年不愈,时好时发。

验方三:透骨草 30g,川芎 15g,细辛 15g,白芷 15g,白僵蚕 10 个。将药置砂锅内煎沸数分钟后,取一厚纸,中间掏一小孔约手指大,覆盖锅上,熏其痛侧耳孔及疼痛部位 10~20min,2~3 次/d。每剂药可用 2~3d。功效:活血通络,祛风止痛。适应证:偏头痛(血管神经性头痛、三叉神经痛)。

验方四:天麻 9g,半夏 9g,升麻 9g,麻黄 9g,胆星 15g,川芎 12g,僵蚕 12g。水煎服,1 剂/d,早晚分服。功效:活血祛风,通络止痛。适应证:各型偏头痛。对青光眼偏头痛疗效尤好。

验方五:川芎 30g,白芍 30g,香附 9g,柴胡 6g,郁李仁 6g,白芥子 15g,白芷 5g,甘草 6g。水煎服,1 剂/d。功效:活血行气,疏风散寒。适应证:偏头痛。

十八、眩晕失眠验方

(一)眩晕验方

(1)白术 15g,泽泻 30g,炒枣仁 15g,川牛膝 12g,葛根 15g,甘草 3g,通草 10g。水煎内服,1 剂/d。功效:健脾益心,活血化瘀。适应证:眩晕(内耳性),阵发性头晕眩,耳鸣脑涨,恶心呕吐。

(2)地龙 30g,全蝎 30g,天麻 30g,鸡蛋 6 个。各药研末,用鸡蛋调和,再用芝麻油炒,每 d 分 3 次服完。功效:清热,利尿,降压。适应证:高血压,眩晕。

(3)生黄芪 30g,天麻 30g,公猪瘦肉(或羊肉)100g。药和肉共煮,不加任何调料,吃肉喝汤。功效:补气养血。适应证:眩晕(气血亏虚型)。

(4)黄芩 15g,黄连 10g,半夏 12g,茯苓 30g,竹茹 30g,枳实 20g,钩藤 30g,川牛膝 30g,芜蔚子 30g。水煎服,1 剂/d,分早晚服。功效:清热利湿,理气化痰。适应证:湿热型眩晕(高血压病Ⅰ、Ⅱ期)。

(5)白芷、仙鹤草各适量。白芷研细粉,仙鹤草炒黑研细粉,混匀。2 次/d,每次 4g,饭后 30min 服,白糖为引冲服。治各种眩晕(眩晕在各种疗法无效时请使用本法)。

(二)失眠验方

(1)珍珠层粉 15g,硫黄 6g,大黄 2g。上药共研为细末,敷于脐中,1 周更换 1 次。功效:镇惊安神,引火归原。适应证:失眠心烦,口干津少,大便时干,舌红、苔微黄。

(2)党参 60g,琥珀 20g,朱砂 15g,麦冬 15g,玄参 30g。上药共研细末,过罗,每服 3~5g,睡前 30min 服,白开水送下。功效:益心健脾,养阴安神。适应证:失眠。

(3)黄连 9g,黄芩 9g,白芍 15g,茯苓 30g,栀子炭 9g,甘草 6g。水煎服。1 剂/d,2~3 剂

可愈。功效:清热泻火,敛阴健脾。适应证:用于舌尖红,心火盛,烦躁不眠者。

十九、脱发、白发验方

验方一:菟丝子 15g,金铃子 15g,五味子 15g,枸杞子 15g,怀牛膝 10g,熟地 15g,木瓜 10g,人参 12g,黑芝麻 30g。上药煎服,1 剂/d,或制成蜜丸,每丸重 9g,3 次/d,每次 1 丸。功效:滋阴补肾。适应证:白发或头发焦黄不泽。

验方二:黑芝麻 100g,枸杞子 200g,蒸山萸肉 200g,生地 300g,熟地 300g,何首乌 300g,当归 50g,黑木耳 50g,胡桃仁 30g,黑豆 500g。将前 9 味药水煎 2 次,头煎加水 5000mL,滤出 1000mL,二煎加水 3500mL,滤出 1000mL,用一、二煎药液合起为 2000mL 煮黑豆;黑豆煮熟,吃豆喝水,上方为 15d 量,服 1 月后新发生出。服药同时,每天用 250g,旱莲草煮水洗发。功效:滋阴补肾。适应证:脱发白发。

验方三:何首乌 300g,全当归 200g,熟地 300g,女贞子 200g,旱莲草 300g,黑豆 200g,黑芝麻 300g,柏子仁 300g,蜂蜜 1500g。上药共为细末,炼蜜为丸,如梧桐子大。每服 15g,服 3 次/d,开水送服。功效:滋补肝肾,清热凉血,乌发生发。适应证:急慢性脱发或眉毛、胡须、腋毛、阴毛脱落。尤以急性脱发最为适宜。

验方四:当归 12g,川芎 12g,赤芍 15g,白芍 15g,生地 15g,熟地 15g,生首乌 10g,熟首乌 15g,夏枯草 30g,生石决明 20g,香附 10g,柴胡 10g,桃仁 10g,红花 10g,黑芝麻 30g。水煎服,或制蜜丸,每丸重 10g,3 次/d,每次 1 丸。功效:活血补血,清肝散结,滋补肝肾,凉血化瘀,平肝息风。适应证:脱发,属于血虚,血瘀之脱发者。

验方五:生地 15g,川芎 9g,全当归 15g,杭白芍 15g,何首乌 12g,黑芝麻 15g,黑豆 10g,女贞子 12g,桃仁 10g,红花 8g,防风 9g,升麻 9g,陈皮 10g,甘草 5g。水煎服,小儿酌减。功效:活血养血,滋补肝肾,行气健脾,祛风生发。适应证:斑秃(俗称鬼剃头)。头发干焦,突然成片脱落,皮肤光亮,或痒或不痒,严重者头发、眉毛、汗毛、胡须全部脱落。

二十、遗尿验方

(1)酒浸补骨脂 60g,炒小茴香 60g,益智仁 60g。上药共研极细末,白酒为丸,淡盐水送服。2 次/d,每次 3g。功效:温阳化气,补肾缩尿。适应证:遗尿,小便频数。

(2)金樱子 15g,益智仁 30g,覆盆子 30g,桑螵蛸 30g。上药共研细末,为水丸,如梧桐子大。3 次/d,每次饭前服 50 丸。功效:补肾固精,缩尿。适应证:遗尿。

二十一、便秘验方

验方一:生白术 50g,大熟地 100g。水煎 2 次,混合,滤过,加蜂蜜 200g,浓缩至 1000mL,每次 100mL,2 次/d,开始冲服。功效:健脾固肾,滋阴润便。适应证:老年体弱、津气不足之习惯性便秘,常伴有口干舌燥、腰膝酸软无力、食欲不振、纳谷不香等症。

验方二:全栝楼 60g,玄明粉 20g。共捣烂,轻煎内服,2～3 次/d。功效:清热,润肠,通便。适应证:老年体弱,大便秘结。

验方三:生首乌 50g,蜂蜜 50g。生首乌水煎取汁,加蜂蜜分 2 次服。功效:润肠,通便。适应证:习惯性便秘。

第二节　中医妇科验方

一、功能性出血验方

验方一:清热止血丸:党参 90g,生地 180g,山药 180g,军炭 24g,盐知母 90g,盐黄柏 90g,益母草 150g,柏叶炭 90g。研细共炼蜜丸,每丸 9g,3 次/d,1 丸/次。主治:月经过多,经期超前,白带,大便干结。

验方二:健脾止血丸:党参 90g,炙黄芪 180g,生白术 180g,茜草炭 60g,熟地 150g,艾叶炭 150g,寄奴 180g,乌贼骨 180g,五味子 90g,补骨脂 90g,核桃肉 480g,白芍 120g,仙鹤草 150g。研细共炼蜜丸,每丸 9g,3 次/d,1 丸/次。主治:月经过多,持续性时间延长,经期浮肿,伴腰痛。对产后子宫复旧不良亦可选用,配抗癌丸治宫颈癌出血。

验方三:滋肾养肝止出血:熟地 120g,白芍 120g,枸杞 180g,夜交藤 480g,枣仁 180g,菊花 120g,杜仲 480g,胡黄连 90g,石斛 60g,五味子 90g,山药 240g,龟板 120g。研细共炼蜜丸,每丸 9g,3 次/d,1 丸/次。主治:月经过多,经行乱期,经期烦躁易怒,睡眠不安及功能性老年经断复行。

二、痛经验方

验方一:气郁痛经丸:当归 120g,赤芍 150g,生香附 150g,炒枳壳 150g,甘草 45g,川芎 60g,柴胡 45g,丹参 150g,郁金 120g,青皮 90g,川楝子 90g,元胡 30g。研细共炼蜜丸,每丸 9g,3 次/d,1 丸/次。主治:气郁致痛经。

验方二:寒凝痛经丸:艾叶 180g,香附 180g,生乳香 150g,生蒲黄 120g,五灵脂 120g,川芎 90g,肉桂 90g,当归 150g,赤芍 180g,吴芋 60g,元胡 30g。研细共炼蜜丸,每丸 9g,3 次/d,1 丸/次。主治:经行小腹痛,血行不畅,周期后错,冷痛喜暖。

验方三:炎症痛经丸:赤芍 240g,生乳香 180g,生蒲黄 150g,五灵脂 150g,败酱草 480g,地丁 480g,银花 180g,白芷 180g,凌霄花 180g,元胡 90g。研细共炼蜜丸,每丸 9g,3 次/d,1 丸/次。主治:经期各种妇科炎症为主引起的腹痛。

验方四:当归、醋香附、炒元胡各 1 两,五灵脂 8 钱,炒没药、川芎、炮姜、川牛膝、杜仲炭、红花、桃仁、故纸各 5 钱,青皮、广木香各 3 钱,丹参 6 两,研面,益母草膏 2 两,合蜜为丸,3 钱重,早晚每服 1 丸,在月经来潮前服用。

三、调经验方

验方一:通经丸:生香附 120g,益母草 300g,茺蔚子 300g,鸡血藤 300g,当归 180g,艾叶 120g,泽兰 150g,川芎 90g,桃仁 120g,红花 30g。研细共炼蜜丸,每丸 9g,3 次/d,1 丸/次。主治:经闭不行,伴胸胁作胀。

验方二:升素丸:当归 180g,川芎 90g,熟地 150g,赤芍 30g,益母草 240g,茺蔚子 240g,鹿角霜 180g,仙茅 120g,淫羊藿 120g,香附 120g,栀子 150g,紫河车 120g,红花 90g,紫石英 90g,艾叶 120g。研细共炼蜜丸,每丸 9g,3 次/d,1 丸/次。主治:经闭不行(检查素有激素水平过低),婚后久不孕,子宫发育不良,月经不调。

验方三:月经不调方:鸡蛋 1 个,打 1 个小孔,入藏红花 5 分,每月经期临后,1d 吃 1 个,一直到身净为止。

验方四:月经不调方:白胡 9g,郁金 9g,莪术 9g,制乳没各 9g,血竭 12g,元寸 0.6g,猪膀胱 1 个,大曲酒 1kg。将药为末和酒一起装入猪膀胱内,用线扎口,将膀胱敷于痞块处用布带束上。如无痞块者,束于肚脐上,7d 后去掉。月经不调,腹内有痞块,轻者 1 次,重者 2 次。

验方五:朴松红毛汤:用于妇女月经不和,心悸,身痛。朴松实 10g,酒白芍 10g,雪山林 12g,红毛七(酒炒)5g,血三七 10g,鹿寿茶 6g,窝儿七 6g。黄酒引煎服。

(穆毅《太白本草》穆毅方,第 159 页)

四、习惯性流产验方

滑胎验方一:熟地 15g,女贞子 12g,柴胡 6g,炒白术 20g,砂仁 6g,川续断 15g,炒杜仲 15g,桑寄生 15g,黄芪 35g,黄芩 6g,山萸肉 15g,生山药 20g,炙甘草 6g。从怀孕之日起开始服药,1 次/d。水煎服。服药至上次流产期后 1 个月。如上次是妊娠 3 个月时流产,这次服汤药要到妊娠 4 个月时为止。以后改服丸剂。功效:补气健脾,益肾固冲,安胎。适应证:素体虚弱,冲任不固致习惯性流产。

滑胎验方二:炒白术 150g,党参 90g,桑寄生 50g,茯苓 60g,杜仲(盐炒)45g,熟地 60g,黄芩 30g,当归身 90g,砂仁 30g,大枣肉 180g。上药共为细末,枣肉煮烂捣如泥,和药末炼蜜为丸,如梧桐子大,每服 40 丸,病重者加倍,每早晚服,亦可按比例减量作汤剂水煎服。功效:健脾,补肾,固胎。适应证:滑胎,或胎动不安,或崩漏不止,气血双亏。

滑胎验方三:菟丝子 150g,桑寄生 90g,川续断 90g,阿胶 90g。将前 3 味药碾细末,阿胶炖开调和药末为丸如梧桐子大,每次服 6g,2 次/d。患者自受胎之日起,一直服 6~7 个月。

功效:补肾固胎。适应证:防滑胎。

滑胎验方四:当归 60g,熟地 150g,白术 150g,黄芩 60g,杜仲 100g,川续断 100g,桑寄生 60g,炙黄芪 100g,炙甘草 30g。上药共粉碎,炼蜜为丸,每丸 10g,每天早晚各 1 丸。妊娠 40 ~ 50d 开始服,服至 5 个月为止。功效:补脾益肾,清热安胎。适应证:习惯性流产。

滑胎验方五:熟地 300g,砂仁 90g,当归身 350g,白术 350g,黄芩 200g,杜仲 300g,续断 350g,菟丝子 200g。上药共为细末,炼蜜为丸,每丸重 3g,每天早晚各服 1 丸,服至怀孕 7 个月止。功效:健脾补肾,养血清热,安胎。

五、妇科杂病验方

(一)盆腔炎

(1)盆腔炎 I 号:桂枝 240g,茯苓 240g,桃仁 240g,丹皮 120g,赤芍 240g。研细共炼蜜丸,每丸 9g,3 次/d,1 丸/次。主治:适用于轻度输卵管积水,卵巢水肿,慢性盆腔炎,并有止痛作用。孕妇忌用。

(2)盆腔炎 II 号:桂枝 240g,茯苓 240g,桃仁 240g,赤芍 240g,丹皮 120g,大黄 120g,三棱 120g,莪术 120g。研细共炼蜜丸,每丸 9g,3 次/d,1 丸/次。主治:子宫肌瘤,输卵管积水,卵巢囊肿,并有止痛作用。孕妇忌用。

(3)盆腔炎 III 号:败酱草 480g,薏苡仁 240g,金银花 150g,当归 90g,赤芍 480g,地丁 480g,白芷 150g,茯苓 90g,生地 120g,黄柏 90g,椿根皮 120g,连翘 120g,车前草 120g。研细共炼蜜丸,每丸 9g,3 次/d,1 丸/次。主治:白带色黄,气味秽浊,阴道刺痛,小腹痛,尿频,尿急,尿痛。孕妇忌用。

(二)妇科杂病外用方

(1)抗癌散:山豆根 60g,土茯苓 60g,半边莲 60g,山慈姑 60g,生没药 60g。主治及作用:同抗癌丸。外用局部。

(2)阴道洗剂:生百部 30g,苦参 18g,蛇床子 18g,地肤子 3g,白矾(分冲)12g。主治:阴痒,滴虫性阴道炎,霉菌性阴道炎。可用于各种白带过多的外洗剂。

(3)滴虫性阴道炎外洗方:蛇床子 30g,苦参 30g,乳香 25g,皂角刺 20g,苦楝皮 25g,白头翁 25g,白鲜皮 25g,乌梅 20g。

(4)霉菌性阴道炎外洗方:蛇床子 30g,黄精 30g,苦参 30g,明矾 15g,雄黄 15g,硫黄 15g,川椒 10g。

5. 老年性阴道炎外洗方:金银花 30g,蒲公英 30g,覆盆子 30g,黄柏 25g,雄黄 15g,蛇床子 30g,明矾 9g,地丁 25g。

(6)外阴瘙痒症外洗方:蛇床子 30g,覆盆子 30g,鹿含叶 15g,蝉蜕 10g,川椒 8g,全蝎 6g,乌梢蛇 15g,蜈蚣 5 条。

六、安胎对症选药和妊娠中西药禁忌

（一）安胎对症选药

（1）孕早期：清热安胎为主：黄芩、白术、白芍。

（2）孕中后期：只要无羊水过多症，选养阴安胎药：熟地、山萸肉、女贞子。

（3）固肾药：续断、杜仲、寄生、菟丝子。

（4）健脾药：山药、白术、扁豆。

（5）益气药：党参、太子参、黄芪、升麻、炙甘草。

（6）阴虚者养阴补血药：白芍、熟地、制首乌、枸杞、阿胶。

（7）清热药：黄芩、金银花、黑栀子、茵陈、黄连。

（8）止血安胎药：黄芩炭、黑栀子、生熟地炭、旱莲草、白芍炭、藕节炭、杜仲炭、阿胶。

（9）理气止痛药：苏梗、陈皮、香附、芍药、甘草。

（10）和胃止呕药：砂仁、豆蔻、陈皮、生姜、姜竹茹、姜半夏。

（11）清热解毒安胎药：金银花、蒲公英、绿豆皮。

（12）镇静安胎药：炒枣仁、知母、黄柏、炙远志、夜交藤、合欢皮。

（13）润肠通便药：炒决明子（捣）、首乌、肉苁蓉。

（二）妊娠禁忌中西药

1. 禁忌中药

峻下、滑利、祛痰、破血、耗气、重坠、芳香走窜、大辛、大热、有毒、妊娠禁忌药歌中的药为主。

2. 禁忌西药：1~3月胎儿对药物过敏性强。

（1）雌性激素：可的松、黄体酮。

（2）抗生素：链霉素、氯霉素、红霉素、四环素。

（3）磺胺类：复方新洛明。

（4）抗疟药：奎宁。

（5）镇静药：吗啡、哌替啶、甲硝唑。

（6）维生素 B、维生素 B_2、维生素 B_6 不能用。

只能用的西药：维生素 C、维生素 E、维生素 K、叶酸、葡萄糖。

七、更年期综合征验方

（1）更年期一号：紫草30g，花粉25g，山楂30g，生赭石30g，胆南星10g，知母30g，玄明粉12g，黄连20g。水煎服，1剂/d，分3次服。

（2）更年期二号：紫草30g，仙鹤草30g，覆盆子30g，龙骨30g，牡蛎30g，附子10~20g，黄

芪 30g,肉桂 10~20g。水煎服,d1 剂,分 3 次服。

八、宫颈糜烂验方

(1)宫糜一号:半夏 15g,制南星 15g,白芥子 15g,茯苓 30g,白术 15g,附子 10g,干姜 10g,川椒 15g。水煎服,d1 剂,分 3 次服。

(2)宫糜二号:生黄芪 30g,续断 30g,白芍 30g,半夏 15g,制南星 15g,白芥子 18g,附子 6~12g,肉桂 6~20g。水煎服,1 剂/d,分 3 次服。

九、宫颈息肉验方

(1)寒证:半夏 15g,制南星 15g,白芥子 15g,海藻 30g,昆布 30g,三棱 30g,莪术 30g,附子 10~20g。水煎服,1 剂/d,分 3 次服。

(2)热证:上方前 7 味加胆南星 10g,山慈姑 15g,木鳖子 10g,半夏改为川贝。水煎服,1 剂/d,分 3 次服。

十、闭经验方

(1)闭经一号:当归 30g,赤芍 30g,川芎 30g,丹皮 30g,三棱 25g,莪术 25g,芦荟 10~15g,土鳖虫 15g。水煎服,1 剂/d,分 3 次服。

(2)闭经二号:黄芪 30g,党参 15~30g,淫羊藿 30g,覆盆子 30g,淫羊藿 30g,续断 30g,附子 10~30g,肉桂 10~30g。水煎服,1 剂/d,分 3 次服。

(3)闭经三号:桑椹 25g,红花 5g,鸡血藤 20g,黄酒适量。水煎,2 次/d 温服,一般 7 剂。

(4)闭经四号:大黄、灵脂、红花、百草霜。将大黄、灵脂、红花 3 味以 7:2:1 的比例配方研面加入适量百草霜搅匀水丸,如绿豆大,干后,包装备用,每次服 6~9g,2 次/d。

(5)闭经五号:苏木 6g,甘草 6g,桂枝 5g,当归尾 10g,紫薇 10g,白芷 10g,赤芍 10g,红花 10g,刘寄奴 12g。黄酒为引。水煎服,1 剂/d,分 3 次服。

十一、子宫肌瘤验方(癥瘕积聚)

验方一:海藻 30g,昆布 30g,三棱 30g,莪术 30g,仙茅 25g,淫羊藿 30g,生山楂 30g,黄柏 6g,甚者加:土鳖虫 15g,蜈蚣 10 条,全蝎 5g。水煎服,1 剂/d,分 3 次服。

验方二:栀子 15 个,斑蝥 7 个,巴豆 7 个,杏仁 7 个,蜂蜜 60g,芒硝 30g,葱白 120g。上药共捣烂如泥,摊在布上,敷患处 24h,停半天再换药敷之,连敷 3~4 次即愈。功效:破血逐瘀,消癥散结。适应证:腹部痞块。

验方三:荸荠 100 个,古铜钱 20 个,海蜇 1 片,青皮 100g,芒硝 120g,烧酒 90mL。上药加水煮沸后浸泡 7d。每天早晨吃荸荠。第 1d 吃 4 个,以后每天递增 1 个,加到 14 个为止,直至吃完。功效:清热凉血,理气消积。适应证:痞块。

十二、孕期呕吐验方

验方一:赭石30g,连翘30g,黄连(胡连)10～30g,黄芩30g,枇杷叶15g,竹茹15g,白芍30g,香附30g。水煎服,1剂/d,分3次服。

验方二:半夏6g,藿香12g,陈皮6g,砂仁10g,苏梗6g,茯苓10g,肉桂3g,党参15g,生姜3片。水煎服,1剂/d,分3次服。

十三、保胎验方

验方一:黄芩25g,黄柏25g,芍药25g,香附25g,续断30g,寄生30g,元胡10g,川楝子10g,亦可斟加阿胶30g,栀子25g。水煎服,1剂/d,分3次服。

验方二:黄芪30g,党参30g,芍药25g,香附25g。水煎服,1剂/d,分3次服。

十四、不孕症验方

验方一:红花孕育蛋:鸡蛋1个,藏红花1.5g。将鸡蛋打1个口,放入藏红花,搅匀蒸熟吃,经期临后第1d开始服,1d吃1个,连吃6个,然后等下1个周期的临后1d,再开始服,持续3～4月经周期,若服后下次月经未来就暂停,去医院检查,是否怀孕。

验方二:种子汤:当归4.5g,知母6g,川芎6g,甘草3g,红枣2枚。加水3碗煎至1碗,在待经净前服用,一般连用3剂即可。

验方三:当归50g,西红花10g,桑寄生50g,香附50g,上元桂20g,白干酒1000mL。上药当归、香附、桑寄生洗净风干,上元桂研为细末,加西红花同泡酒中,每天振荡2～3次,半月即可服用。每次经后开始服用,每天早晚各服10mL,经来停服,经后再服,连服3～6个月,可见疗效。功效:补肾益元,活血调经。适应证:久不受孕。

验方四:菟丝子20g,仙茅15g,肉苁蓉12g,巴戟天15g,制首乌6g,川续断15g,赤芍9g,丹参10g,泽兰9g,益母草15g,路路通12g。水煎服,1剂/d,黄酒为引。经后连服7d。连续服用3个月经周期。功效:补肾填精,温通精窍。适应证:久不受孕,用于输卵管不通、无卵月经。

验方五:白薇150g,细辛20g,人参90g,丹参100g,当归150g,牛膝60g,炮附子35g,干姜30g,沉香30g,猪牙皂角刺20g,熟地150g,三棱30g,莪术30g,赤芍90g,桃仁90g,红鸡冠花60g,黑豆30g,红糖适量为引。上药共为细末,炼蜜为丸,每丸重9g,药引煎水200mL,加适量红糖。每天早晚各服1丸药,药引煎送下,连服7d,再用开水送丸药7d。可用数个月经周期。功效:补气活血,化瘀通窍。

适应证:子宫内膜肥厚致不孕症,症见月经不调、后错量少、色紫有块,或身体过于肥胖之不孕妇女。

第三节　中医儿科验方

一、小儿感冒

（1）清热散：琥珀粉 300g，滑石 1500g，薄荷脑 200g，钩藤 500g，柿子霜 1000g，甘草 1500g，紫蔻仁 500g，朱砂 300g。制法：共研细面。功能：清热解暑，镇惊安神。主治：暑热烦躁，惊风不宁，眩晕呕吐。用量及用法：1 岁小儿每次 1g，3～4 次/d，开水冲服，白糖为引，用量可根据小儿年龄大小、病情轻重酌情增减。参考量：每包 1.5g，6 个月以下，1 包分 6 次服，3 次/d；6 个月～1 岁，1 包分 3 次服，3 次/d；1～3 岁，1 包分 2 次服，3 次/d；3～6 岁，2 包分 3 次服，3 次/d；6～12 岁，每次 1 包，3 次/d。

（2）宣肺散：金银花 1600g，荆芥穗 1200g，蝉蜕 800g，杏仁 1200g，薄荷 1200g，苏叶 800g，山楂 300g，神曲 300g，麦芽 300g，番泻叶 150g，麻黄 150g。制法：共研细面。功能：辛凉解表，宣肺止咳。主治：风热感冒，发热无汗，头痛，恶寒，咳嗽，流涕。用量及用法：1 岁小儿每次 1g，3～4 次/d，开水冲服，白糖为引，用量可根据小儿年龄大小、病情轻重酌情增减。参考量：每包 1.5g，6 个月以下，1 包分 6 次服，3 次/d；6 个月～1 岁，1 包分 3 次服，3 次/d；1～3 岁，1 包分 2 次服，3 次/d；3～6 岁，2 包分 3 次服，3 次/d；6～12 岁，每次 1 包，3 次/d。

（3）清肺散：生石膏 1000g，金银花 500g，前胡 300g，杏仁 300g，海蛤粉 300g，川贝 200g，云故纸 50g，橘红 100g，青黛 50g。制法：共研细面。功能：清热宣肺，化痰止咳。主治：肺炎发热，喉中痰鸣，咳嗽气喘，鼻煽烦躁。用量及用法：1 岁小儿每次 1g，3～4 次/d，开水冲服，白糖为引，用量可根据小儿年龄大小，病情轻重酌情增减。参考量：每包 1.5g，6 个月以下，1 包分 6 次服，3 次/d；6 个月～1 岁，1 包分 3 次服，3 次/d；1～3 岁，1 包分 2 次服，3 次/d；3～6 岁，2 包分 3 次服，3 次/d；6～12 岁，每次 1 包，3 次/d。

（4）黄芩银翘散：黄芩 500g，金银花 500g，连翘 500g，白芍 500g，钩藤 500g，蝉衣 156g，甘草 156g。将原料煎熬后用隔水加热浓缩成膏，连同干膏加至原料的 50% 淀粉研细即成。3 次/d，0.9g/次，冲服。功能：健脾，和胃，止泻。

（5）退热散：淡豆豉 24g，荆芥穗 9g，桑叶 12g，蝉蜕 12g，葛根 9g，金银花 18g，连翘 18g，牛黄 6g，前胡 18g，栀子 9g，黄芩 9g，大青叶 30g，板蓝根 9g，赤芍 18g，玄参 18g，陈皮 18g，玄明粉 30g，冰片 1.5g。共研细面，3 次/d，0.9g/次。主治：外感，散风解肌，透疹，清热解毒。

（6）小儿感冒合剂：金银花 9g，连翘 9g，荆芥 4.5g，薄荷 4.5g，黄芩 4.5g，板蓝根 9g，石膏 18g，赤芍 6g。水煎服，主治：外感发烧。

（7）清热解毒散：金银花、防风、栀子、连翘、蒲公英、地丁各300g,薄荷、大黄、甘草各200g。制法：共研细面。功能：解表攻里,清热化毒。主治：风热壅盛,表里俱实,疮痈肿毒,斑疹发热,咽喉肿痛,天疱疮等。用量及用法:1岁小儿每次1g,3～4次/d,开水冲服,白糖为引,用量可根据小儿年龄大小,病情轻重酌情增减。参考量：每包1.5g,6个月以下,1包分6次服,3次/d;6个月～1岁,1包分3次服,3次/d;1～3岁,1包分2次服,3次/d;3～6岁,2包分3次服,3次/d;6～12岁,每次1包,3次/d。

二、小儿咳嗽

（一）顿咳散

冬花、车前、紫菀、百部、白前、白及、前胡各1000g。制法：共研细面。功能：清温宣肺,止咳化痰。主治：风寒咳嗽,日轻夜重,百日咳（偏寒者）。用量及用法:1岁小儿每次1g,3～4次/d,开水冲服,白糖为引,用量可根据小儿年龄大小、病情轻重酌情增减。参考量：每包1.5g,6个月以下,1包分6次服,3次/d;6个月～1岁,1包分3次服,3次/d;1～3岁,1包分2次服,3次/d;3～6岁,2包分3次服,3次/d;6～12岁,每次1包,3次/d。

（二）止咳散

生百合1000g,川贝1000g,杏仁800g,甘草800g,清半夏500g,冬虫草500g,远志500g,薄荷500g,苏子500g,陈皮500g,僵蚕500g,干姜300g。制法：共研细面。功能：清热宣肺,化痰止咳。主治：风寒咳嗽,痰多而稀,气喘痰鸣,久咳肺气虚,伴干呕者。用量及用法:1岁小儿每次1g,3～4次/d,开水冲服,白糖为引,用量可根据小儿年龄大小、病情轻重酌情增减。参考量：每包1.5g,6个月以下,1包分6次服,3次/d;6个月～1岁,1包分3次服,3次/d;1～3岁,1包分2次服,3次/d;3～6岁,2包分3次服,3次/d;6～12岁,每次1包,3次/d。

（三）葶苈散

甜葶苈子（炒）1000g,白僵蚕500g,川贝1000g,射干500g,甘草500g。制法：共研细面。功能：泻肺祛肺,止咳定喘。主治：肺热咳嗽,痰壅实喘,百日咳（偏实热者）,扁桃体炎,颈部淋巴结核。用量及用法:1岁小儿每次1g,3～4次/d,开水冲服,白糖为引,用量可根据小儿年龄大小、病情轻重酌情增减。参考量：每包1.5g,6个月以下,1包分6次服,3次/d;6个月～1岁,1包分3次服,3次/d;1～3岁,1包分2次服,3次/d;3～6岁,2包分3次服,3次/d;6～12岁,每次1包,3次/d。

（四）虚喘丸

制附片210g,茯苓90g,杏仁90g,薤白90g,制旋覆花90g,淫羊藿180g,半夏120g,苏子90g,麻黄根90g,杜仲炭180g,枳壳60g,巴戟120g,苏梗90g,泽泻90g,陈皮60g,细辛18g,甘草30g。主治：久喘汗出肢冷,2次/d,3g/次。

（五）泻白丸

苏叶90g,前胡90g,杏仁90g,紫菀90g,生石膏90g,麻黄60g,桑皮60g,薄荷60g,川贝

60g,冬花60g,栝楼仁60g,甘草60g,葶苈子30g。共研细面,3次/d,6g/次。主治:伤风咳嗽,痰涎较多,口渴咽干。

(六)银杏散

白果仁2000g,小茴香2000g,甜杏仁2000g,麻黄1000g。制法:共研细面。功能:温中散寒,止咳定喘。主治:虚寒咳嗽,咳痰清稀,伴有呕吐,肺脾两虚,久咳不止者。用量及用法:1岁小儿每次1g,3~4次/d,开水冲服,白糖为引,用量可根据小儿年龄大小、病情轻重酌情增减。参考量:每包1.5g,6个月以下,1包分6次服,3次/d;6个月~1岁,1包分3次服,3次/d;1~3岁,1包分2次服,3次/d;3~6岁,2包分3次服,3次/d;6~12岁,每次1包,3次/d。

(七)百日咳(支气管炎)

(1)将大蒜捣碎,在2层纱布(剪成脚底形)内放1cm厚的碎大蒜,孩子睡觉以后,先在2只脚底抹上一层油,然后把夹蒜的纱布绷牢在2只脚底下,再套1双厚袜子,第2d早上可闻到孩子喉头有大蒜味,(如脚上破伤,勿用)连敷两夜。

(2)白芥子40g,苏子40g,莱菔子40g,生姜5片,食盐250g,上药烘干混合共研末,置锅中炒热至50度左右,用纱布装好,扎紧口后,在背部两侧区及腋下来回熨烫,每d2~3次,每次30~40min,1剂可使用2d,每次使用前必须经过加热。

(3)麻雀1只,白糖适量,麻雀去毛及内脏,肚内填白糖,用面团包住蒸熟后,1次吃下(不满周岁者吃一半),1次/d,一般吃3~4次。

(八)小儿咳喘

(1)百部15g,白前15g,炙甘草9g,蜂蜜20g。水煎服,每天1剂,煎成分3次服。功效:润肺止咳。适应证:百日咳及风寒咳嗽久治不愈者。

(2)川贝母6g,炙枇杷叶6g,炙紫菀6g,枳壳5g,炙杏仁3g,炙甘草3g。水煎服。功效:宣肺止咳。适应证:百日咳。

(3)川贝母15g,冰糖15g,毛尖茶叶9g,水500mL。将贝母研细末,冰糖捣碎,与茶叶一起置茶缸内炖浓过滤。3次/d,10mL/次。药量根据年龄可酌情增减。功效:清肺热,益肺阴,肃肺化痰止咳。适应证:肺燥型百日咳。

(九)小儿久咳不愈方

紫苏6g,冰糖10g。冰糖研细末,火纸包卷冰糖,用火点烧火纸,冰糖溶化后滴在紫苏上,煎紫苏冰糖液,当茶喝,1~2次/d。

(十)百日咳验方

(1)白术,车前,川连,猪苓,泽泻,茯苓。

(2)炙栝楼,桔梗,韦根,栀子,苦参,香附,柴胡,浮石。

注:以上处方药量一样,以灯芯,竹叶为引。1个月~1岁每剂各等分4钱;1岁~5岁每

剂各等分 6 钱,本处方的用法可分为汤散 2 种,每 d 分 3 次用。

(3)百日咳,喉头肿痛:地胡椒 10g,三颗针 10g,车前草 10g。水煎服。

(穆毅《太白本草》赵天全方,第 137 页)

三、小儿积滞

(1)小儿康复散:神曲 30g,白术 30g,鸡内金 60g,二丑 60g,青皮 30g,三棱 30g,炒枳壳 30g,川朴 30g,焦麦芽 30g,陈皮 30g,青蒿 30g,苍术 60g,槟榔 30g,大黄 90g,草果仁 60g,胡连 30g,五灵脂 60g。共研细面加冰片 1.5g。主治:小儿积滞,发烧,面黄肌瘦,大便干。2 次/d,0.6g/次。

(2)白蔻散:白蔻仁 1000g,砂仁 800g,香附子 500g,元胡 200g,青皮 300g,陈皮 300g,白术 300g。制法:共研细面。功能:理气止痛,和胃消积。主治:肝胃气滞,脘腹疼痛,食积不化,吞酸呕吐。用量及用法:1 岁小儿每次 1g,3 ~ 4 次/d,开水冲服,白糖为引,用量可根据小儿年龄大小、病情轻重酌情增减。参考量:每包 1.5g,6 个月以下,1 包分 6 次服,3 次/d;6 个月 ~ 1 岁,1 包分 3 次服,3 次/d;1 ~ 3 岁,1 包分 2 次服,3 次/d;3 ~ 6 岁,2 包分 3 次服,3 次/d;6 ~ 12 岁,每次 1 包,3 次/d。

(3)参苓白术散:炒扁豆 1600g,炒白术 1600g,党参 1600g,茯苓 1600g,陈皮 1600g,炙甘草 1600g,炒山药 1600g,莲子肉 800g,炒薏苡仁 800g,砂仁 800g,桔梗 800g。制法:共研细面。功能:补气健脾,和胃渗湿。主治:脾胃虚弱,形体虚羸,四肢无力。用量及用法:1 岁小儿每次 1g,3 ~ 4 次/d,开水冲服,白糖为引,用量可根据小儿年龄大小、病情轻重酌情增减。参考量:每包 1.5g,6 个月以下,1 包分 6 次服,3 次/d;6 个月 ~ 1 岁,1 包分 3 次服,3 次/d;1 ~ 3 岁,1 包分 2 次服,3 次/d;3 ~ 6 岁,2 包分 3 次服,3 次/d;6 ~ 12 岁,每次 1 包,3 次/d。

(4)加味三甲散:炙鳖甲 1000g,炙山甲 1000g,鸡内金 1000g,炒槟榔 1000g,砂仁 400g,番泻叶 100g。制法:共研细面。功能:补气健脾,和胃渗湿。

功能:健脾开胃,消食化积。主治:乳食停滞,腹胀痞满,嗳气流涎,不思乳食,或伤食吐泻,疳积等。用量及用法:1 岁小儿每次 1g,3 ~ 4 次/d,开水冲服,白糖为引,用量可根据小儿年龄大小、病情轻重酌情增减。参考量:每包 1.5g,6 个月以下,1 包分 6 次服,3 次/d;6 个月 ~ 1 岁,1 包分 3 次服,3 次/d;1 ~ 3 岁,1 包分 2 次服,3 次/d;3 ~ 6 岁,2 包分 3 次服,3 次/d;6 ~ 12 岁,每次 1 包,3 次/d。

(5)清导散:大黄、牵牛子各 500g。制法:共研细面。功能:清热泻结。主治:积滞腹胀,便结尿黄,脉滑数者。用量及用法:1 岁小儿 0.3 ~ 0.5g/次,3 ~ 4 次/d,开水冲服,白糖为引。注意:本方为泻下剂,1 岁以下小儿慎用,见泻即停药。

(6)小儿食积方:胡桃仁 300g,红花 130g,红糖 150g。将胡桃仁文火炒至出油为度,再放入红糖搅拌,糖化后加红花炒焦即成。功效:补肾活血,润肠。适应证:小儿奶积,食积。

四、小儿肠炎痢疾

(1)和脾散:制桑皮 90g,炒薏苡仁 150g,炒陈皮 60g,炒山药 120g,炒神曲 120g,茯苓 120g,炒麦芽 120g,泽泻 120g,炒胡连 30g。将原料煎熬后用隔水加热浓缩成膏,连同干膏加至原料的 50% 淀粉研细即成。3 次/d,0.9g/次,冲服。功能:健脾,和胃,止泻。

(2)加味异功散:党参 60g,炒白术 60g,甘草 18g,炮干姜 18g,茯苓 90g,升麻 12g,山药 30g,禹粮石 90g。将原料熬后用隔水加热浓缩成膏,连同干膏加至原料的 50% 淀粉研细即成。3 次/d,0.9g/次,冲服。功能:温中,健脾,止泻。

(3)达厚饮:炒薏苡仁 800g,炒槟榔 200g,川朴子 300g,草果仁 300g,柴胡 300g,黄芩 300g,葛根 200g,番泻叶 40g。制法:共研细面。功能:清热解肌,除湿消导。主治:瘟疫头痛,发热恶寒,腹胀呕吐,食积化热,暑湿泄泻。用量及用法:1 岁小儿每次 1g,3 ~ 4 次/d,开水冲服,白糖为引,用量可根据小儿年龄大小、病情轻重酌情增减。参考量:每包 1.5g,6 个月以下,1 包分 6 次服,3 次/d;6 个月 ~ 1 岁,1 包分 3 次服,3 次/d;1 ~ 3 岁,1 包分 2 次服,3 次/d;3 ~ 6 岁,2 包分 3 次服,3 次/d;6 ~ 12 岁,每次 1 包,3 次/d。

(4)香连散:黄连 300g,广木香 300g,滑石 300g,大黄 100g。制法:共研细面。功能:清热解毒,消导止痛。主治:痢疾腹痛,泄泻下坠,脘腹胀满或便秘,小便短细。用量及用法:1 岁小儿每次 0.5 ~ 1g,3 ~ 4 次/d,开水冲服,白糖为引。

(5)和肝散:全栝楼 2000g,姜黄 500g,神曲 500g,郁金 500g,甘草 500g。制法:共研细面。功能:疏肝健脾,行气解郁。主治:黄疸肝炎,肝郁胁痛,腹胀呕恶,厌油腻,神疲困倦等。用量及用法:1 岁小儿每次 1g,3 ~ 4 次/d,开水冲服,白糖为引,用量可根据小儿年龄大小、病情轻重酌情增减。参考量:每包 1.5g,6 个月以下,1 包分 6 次服,3 次/d;6 个月 ~ 1 岁,1 包分 3 次服,3 次/d;1 ~ 3 岁,1 包分 2 次服,3 次/d;3 ~ 6 岁,2 包分 3 次服,3 次/d;6 ~ 12 岁,每次 1 包,3 次/d。

(6)附桂理中散:党参 300g,炒白术 300g,炙甘草 300g,附片 300g,炮姜 200g,肉桂 200g。制法:共研细面。功能:补气健脾,温中散寒。主治:脾虚泄泻,虚寒腹痛,脾肾两虚,自利呕吐,四肢不温,畏寒喜暖。用量及用法:1 岁小儿每次 1g,3 ~ 4 次/d,开水冲服,白糖为引,用量可根据小儿年龄大小、病情轻重酌情增减。参考量:每包 1.5g,6 个月以下,1 包分 6 次服,3 次/d;6 个月 ~ 1 岁,1 包分 3 次服,3 次/d;1 ~ 3 岁,1 包分 2 次服,3 次/d;3 ~ 6 岁,2 包分 3 次服,3 次/d;6 ~ 12 岁,每次 1 包,3 次/d。

(7)苍苓散:炒苍术 150g,茯苓 300g,金银花 300g。制法:共研细面。功能:清热燥湿,健脾。主治:湿热阻于中焦,脘腹胀满,泄泻吞酸恶心,不思乳食,舌苔白腻。用量及用法:1 岁小儿每次 1g,3 ~ 4 次/d,开水冲服,白糖为引,用量可根据小儿年龄大小、病情轻重酌情增减。参考量:每包 1.5g,6 个月以下,1 包分 6 次服,3 次/d;6 个月 ~ 1 岁,1 包分 3 次服,3 次/

d;1~3 岁,1 包分 2 次服,3 次/d;3~6 岁,2 包分 3 次服,3 次/d;6~12 岁,每次 1 包,3 次/d。

附:亦可治小儿绿便,肛门周围灼热发红。

(8)益元散:滑石 600g,甘草 100g,朱砂 50g。制法:共研细面。功能:清暑利湿,镇心安神。主治:伤暑身热,心烦口渴,小便赤湿,癃闭淋漓或吐利泄泻。用量及用法:1 岁小儿每次 1g,3~4 次/d,开水冲服,白糖为引,用量可根据小儿年龄大小、病情轻重酌情增减。参考量:每包 1.5g,6 个月以下,1 包分 6 次服,3 次/d;6 个月~1 岁,1 包分 3 次服,3 次/d;1~3 岁,1 包分 2 次服,3 次/d;3~6 岁,2 包分 3 次服,3 次/d;6~12 岁,每次 1 包,3 次/d。

(9)小儿腹泻:

1)吴茱萸 50g,白胡椒 50g,丁香 12g,白术 12g。上药共研细末,每次用 1.5g,加凡士林调和成泥,敷脐部固定,2d 换药 1 次,2~3 次可愈。功效:温中散寒。适应证:小儿因受寒而致腹泻。

2)炒鸡内金 50g,炒山药 90g,茯苓 90g,盐炒车前子 90g,白术 70g,甘草 30g,木香 6g。上药焙干研末。3 个月婴儿 1g,4~6 个月 1.5g,7~12 个月 2.5g,1 岁以上 3g,每天 3~4 次,开水送服。功效:健脾消食,利水止泻。适应证:婴幼儿腹泻。

3)鲜无花果叶 3~5 片,加 500mL 水,煎至 200mL 左右,倒入盆中,先熏两足心,得温后洗二脚心,15min 即可,直到病愈为止。防止晒太阳,怕日光过敏。

五、小儿疳证

(1)疳积散:炙鳖甲、炙山甲、鸡内金、榧子仁、炒大白各 500g,砂仁、山楂、神曲、麦芽各 200g,番泻叶 50g。制法:共研细面。功能:健脾消导,杀虫化积。主治:虫积腹痛,消化不良,面黄肌瘦,腹胀异嗜。用量及用法:1 岁小儿每次 1g,3~4 次/d,开水冲服,白糖为引,用量可根据小儿年龄大小、病情轻重酌情增减。参考量:每包 1.5g,6 个月以下,1 包分 6 次服,3 次/d;6 个月~1 岁,1 包分 3 次服,3 次/d;1~3 岁,1 包分 2 次服,3 次/d;3~6 岁,2 包分 3 次服,3 次/d;6~12 岁,每次 1 包,3 次/d。

(2)小儿疳证:是小儿脾胃虚损、消化失调、脏腑失养、津液干涸所致的一种慢性疾病。与现代医学的小儿营养不良证相似。临床表现:精神不振,头皮光亮,毛发稀少,腹大积盛,青筋暴露,便秘。病因病理:饮食不节,损伤脾胃,津液干涸。治则:增强营养,调理脾胃,滋阴养液。处方:乌梅丸加减。乌梅、人参、当归、干姜、附子、桂枝、白芍、细辛、川椒、砂仁、木香。加减法:寒热错杂,伤阴伤阳加茯苓四逆汤;心下悸加茯苓;营卫不和,定时自汗出,无疟原虫,血压不高,脉浮缓加桂枝汤;大便不利加大黄;湿热重,黄连、黄柏少量入;寒重加附子、桂枝、干姜。

民间独特疗法:微创穴位割治法,在特定穴位割治,1 周 1 次,4 次 1 疗程。

（3）疳积方：胡桃 100 个，芒硝 150g，鸡内金 150g，炒莱菔子 100g。上药共加水煮胡桃，煮开 30min 后，将胡桃捞出砸开缝，再煮 30min 即成。每天吃 15～20 个胡桃，分 2～3 次吃完。功效：补肾泻积。适应证：小儿疳积。

六、小儿虫证

（1）驱虫散：榧子仁 150g，使君子 150g，大白 100g，雷丸 100g，苦楝根皮 100g，乌梅 50g，砂仁 50g。制法：共研细面。功能：杀虫，消积，健脾。主治：虫积腹痛，消化不良，面黄肌瘦，发热目暗，脘腹胀满。用量及用法：2 岁小儿 3g/次，2～3 次/d。水煎连药渣服下，白糖引。

（2）温中定痛散：黄柏 30g，干姜 15g，乌梅 60g，炒川椒 60g，桂枝 45g，赤芍 150g，甘草 30g，枳壳 90g，当归 60g。将原料煎熬后用隔水加热浓缩成膏，连同干膏加至原料的 50% 淀粉研细即成。3 次/d，1.5g/次，冲服。主治：3 岁以下小儿腹痛（蛔虫）及寒热错杂型腹痛。

七、小儿惊风

（一）定风散

生石膏 300g，天竺黄 180g，胆星 120g，朱砂 90g，蜈蚣 200g。制法：共研细面。功能：清热化痰，开窍安神。主治：痰热内壅，身热昏睡，发惊发癫，四肢抽搐，急惊癫痫，属实热者。用量及用法：1 岁小儿每次 1g，3～4 次/d，开水冲服，白糖为引，用量可根据小儿年龄大小、病情轻重酌情增减。参考量：每包 1.5g，6 个月以下，1 包分 6 次服，3 次/d；6 个月～1 岁，1 包分 3 次服，3 次/d；1～3 岁，1 包分 2 次服，3 次/d；3～6 岁，2 包分 3 次服，3 次/d；6～12 岁，每次 1 包，3 次/d。

（二）小儿夜啼方

甘草、蝉蜕（去头足）、小麦、大枣、吴茱萸。①面赤唇红，溲短便秘，肌肤潮红，身热不宁，指纹紫舌红，减吴萸，加黄连、竹叶。②面青唇紫，腹泻清，屈腰而喘，指纹淡红，舌苔薄白加砂仁、木香。③若因惊吓，不能入睡，睡中不安，猝然啼哭加龙骨、天麻、僵蚕、蝉蜕。

（三）小儿惊风（肝有余，脾不足）论治法

凡外感发热引起的多为急惊风，解表、清热、平肝熄风，降退其热，抽搐即止，分为实证、热证。凡吐泻、大病、久病之后，元阳虚弱，阳气虚脱，肢冷脉微，虚极生风而发惊搐（即慢惊风、慢脾风）。古语道：急惊风吓死病人，慢惊风吓死大夫。

1.急惊风主证

发热，惊颤，起病急，神志昏迷，两目窜视，牙关紧闭，有风寒外感，温邪化火 2 种证型。

（1）风寒外感证：壮热，惊颤，神志不安，抽搐。

治法：祛风解表，佐以镇痉开窍。

方药：葛根汤（桂枝汤加麻黄、葛根）。

加减:有汗,发渴,栝楼桂枝汤加天花粉;项背强急加:葛根、僵蚕、蝉蜕。

(2)温邪化火证:外感表证未解之时,兼见皮肤灼热,烦躁不宁,口渴欲饮,脉浮数,苔黄;兼有神昏,抽搐烦躁,谵妄,苔黄燥或舌质绛红起刺,出现津液亏竭的伤津证。阳明四大证用白虎汤;津伤者用白虎加参汤;热盛生风用羚羊钩藤汤;神昏用温病"三宝"。

2. 慢惊风主证

精神疲,面色黄,体温低,四肢不温,便溏,时抽搐,舌淡脉弱。

治法:温中健脾,佐以镇惊。

方药:附子理中汤。

加减:阴寒盛加附子量,抽搐盛加止痉散,全蝎、蜈蚣、茯苓、胆星、琥珀。

3. 慢脾风(慢惊风的严重症状)主证:面灰白,囟门低下,四肢厥冷,额汗冷,头摇身颤,似抽非抽,痰声辘辘,脉沉细无力,大便澄清且冷。(似温病后期的三甲复脉汤证)

治法:回阳救逆,严重者逐寒荡惊。

方药:四逆汤加红参。

加减:痰声辘辘者加天竺黄、竹沥、胆星;逐寒荡惊者加白胡椒、油桂、干姜、丁香;输液输血皆可。

(四)小儿惊风、癫痫

(1)大黄30g,朱砂10g,甘草20g,全蝎10g,蝉蜕10g。上药共为细末,小儿每次服1～3g。功效:清热泻火,镇心安神。适应证:小儿惊风及痰火。

(2)炙麻黄5g,炒杏仁6g,生石膏30g,茶叶3g,海浮石(碎)10g。上药共煎2次,取汁200～300mL,分3次服,1d服完。功效:清肺平喘,化痰止咳。适应证:马脾风(暴喘)。

(3)煅青礞石15g,姜半夏30g,天南星30g,海浮石15g,沉香9g,炒建曲120g,牵牛子生熟各60g,全蝎30g,蜈蚣2条。上药共为细末,加白面1000g,陈石灰水适量,如是成人用则做成20个烙饼,如是儿童用则做成30个烙饼,每d吃1个,吃完为1个疗程。功效:逐痰散结,通腑化积,镇惊止抽。适应证:小儿癫痫。

八、小儿痿证

(1)起痿散:乌梢蛇500g,当归500g,全蝎200g,蜈蚣200g,土鳖虫200g,制马钱子30g。制法:共研细面。功能:风寒湿气,滞留经络,肢体筋骨酸楚疼痛,痹证下痿等证。用量及用法:1岁小儿1g/次,3～4次/d,开水冲服,白糖引。

注意:发热惊搐者不宜服,在服时出现抽搐,应减量或停服,并多饮冷开水。

(2)龙马散:乌梢蛇500g,鸡内金250g,制马钱子200g,塞隆骨20g,僵蚕20g,全蝎20g,白附子20g,蜈蚣20g,当归20g,葛根20g,自然铜20g,阿胶20g,伸筋草20g,川牛膝20g,桂枝10g,寄生10g,地龙10g。制法:共研细面。功能:活络通经,强壮筋骨。主治:中风偏瘫,手足麻痹,口眼歪斜,关节肿痛,举动艰难,腰腿沉重,肌肉松弛。用量及用法:3 岁小儿 2g/次,3 ~ 4 次/d,白糖引,温开水冲服。

注:临床使用一般采用 1 种散剂治疗,若有并发症时,也可采用 2 种散剂协同治疗。

九、小儿杂证

(一)腮腺炎合剂

金银花 9g,板蓝根 9g,薄荷 4.5g,黄芩 9g,蒲公英 9g,桔梗 3g,牛膝 6g,赤芍 9g,夏枯草 9g,甘草 3g。主治:腮腺炎。水煎服。

(二)小儿痄腮

(1)蒲公英 90g,板蓝根 9g,大青叶 9g,夏枯草 9g,金银花 60g,玄参 12g,甘草 12g。水煎服。功效:清热解毒。适应证:痄腮。

(2)金银花 15g,连翘 15g,板蓝根 20g,天花粉 10g,大青叶 15g,黄芩 12g,蒲公英 20g,牛蒡子 10g,生甘草 6g,天花粉 10g,生石膏 15g。水煎服。1 剂/d,早晚分服。功效:清热解毒,散风热。适应证:痄腮。

(3)炒牛蒡子 15g,荆芥 9g,薄荷 6g,大青叶 30g,野菊花 15g,黄连 9g,黄芩 12g,马勃 12g,连翘 30g,玄参 60g,桔梗 6g,甘草 6g。水煎服,饮 2 ~ 4 次/d。功效:疏风清热,解毒消肿。适应证:痄腮,大头瘟,脑后疖肿,此起彼愈或时流脓水、疼痛难忍。

(4)柴胡 6g,黄芩 15g,板蓝根 15g,芒硝 1g,大黄 6g,蒲公英 15g。水煎内服,根据年龄 1 岁 1 匙,服 4 ~ 6 次/d。功效:清热利湿,消肿。适应证:腮腺炎。

(5)腮腺炎方:牛黄解毒片 10 片、六神丸 2 支、青黛 3g,雄黄 2g,冰片 1g,白矾 2g。共研细粉,醋调膏状,外贴患处,2 次/d。

(6)流行性腮腺炎:普济消毒饮一号,单纯腮腺炎时用。生石膏 30g,蝉蜕 9g,薄荷 6g,牛蒡子 9g,连翘 15g,大青叶 9g,生地 9g,马勃子 6g,黄芩 9g,甘草 6g,板蓝根 9g,元参 9g,桔梗 6g。普济消毒饮二号即普济消毒饮一号加川楝子 9g,小茴香 6g,桔梗 9g,紫雪散(并发脑炎时加入)其量根据年龄的大小来增减,成人每次 3g,3 次/d。

(7)痄腮:内服中药:羌活,荆芥,防风,连翘,蒡子,薄荷,桔梗,金银花,玄参,板蓝根,黄连,黄芩,僵蚕,姜黄,甘草,花粉。

内服方剂:荆防败毒散,普济消毒饮,逍遥散合小金丸。

外敷方剂:如意金黄散加青黛,冰片,芒硝,雄黄。

(三)小儿遗尿

(1)猪膀胱 1 个,益智仁 50g,桑螵蛸 50g,青盐 5g。将猪膀胱洗净,上药装入膀胱煮熟。倒出药物,吃膀胱,喝药汤,1 个膀胱分 2 ~ 3 次服完,每晚临睡前服。功效:养脑固肾,收涩止遗。适应证:小儿遗尿症,5 岁以上效好。

（2）桑螵蛸50g，益智仁50g，补骨脂20g，五味子20g，生麻黄根10g，猪膀胱1个。将前5味药装入猪膀胱内，放瓦片上焙干。3岁患儿每次5g，3次/d，其他年龄酌情增减。功效：补脑固肾，收敛缩尿。适应证：肾气虚损、膀胱失约而遗尿。

（3）生益智仁30g，桑螵蛸30g，海螵蛸30g，山茱萸30g，覆盆子30g。上药水煎服，1剂/d，服10剂可愈。

（4）金刷把20g，石豇豆30g，鹿寿茶30g。水煎服，并根据小儿年龄加减剂量。

（穆毅《太白本草》张维岗方，第51页）

（四）白喉验方

（1）薄荷，西瓜霜，煅月石，牛黄，甘遂，蒲黄粉，珍珠，大梅各适量。用法：将以上各药共为细末混合，每2h向喉部吹1次。功效：应用2～3次后喉部荚膜即可消失。

（2）生巴豆（粉碎）0.5g，朱砂0.5g，普通膏药1张。用法：将巴豆与朱砂混合均匀，撒在膏药上，贴敷在患儿前额两眉之间的上方，贴7～8h。

（3）牛黄6分，珍珠、梅片、琥珀各3分，血竭花、橡皮、龙骨、儿茶、乳香、没药各1钱，五倍子1两（炒黄）。配制方法：先将珍珠微煅，五倍子焙黄，其余为生药分别研为细末，过细筛混匀备用。用法：将细末散喷撒喉面3～5min，令患者漱口，2～3次/d。

（4）桑叶9g，木通6g，淡竹叶6g，金银花6g，甘草4g，川贝6g，薄荷4g，枇杷6g，栝楼皮6g，葛根9g，加土牛膝根9g。水3碗煎至1碗，3h1次，分3次服。

第四节 "发热"为主证的验案

陕西神木市有一个世代行医的杭医世家，中医中药为主，世代传承，名医辈出，医名贯陕西、内蒙古。其中杭共存主任医师是陕西第三批名中医。这里仅选摘杭福存主任医师门诊治疗发热为主的病证，辨证诊疗经验，以卿读者，供临证参考。

［验案一］

李某某，女。42岁。于2014年11月就诊。发热时高时低1月余。患者2月前在县级医院诊断为"盆腔炎"经治疗病情好转。近1月"盆腔炎"复发，并伴有发热，经西医输液处理十余天，除发热外余症减轻，但发热仍时高时低，持续不退，随来就诊。体温：37.6℃，精神不振，疲乏无力，四肢自觉发冷，喜温，饮食减少，喜热饮，有时小腹自觉隐痛，两关脉弱而无力，舌质淡，苔薄白。无过敏史及其他疾病史，月经推后，经量不多。

治法：扶正气，补肝血，降阴火。

方药:当归15g,川芎10g,白芍10g,莪术6g,牛膝10g,人参5g,肉桂5g,甘草10g,元参15g,丹皮10g,金银花20g,连翘20g,黄柏10g。水煎服,1剂/d。

5剂后热退,精神好转。二诊,见四肢乏力,纳少神疲,腹胀苔薄白,脉缓,用归脾汤加减,服后患者恢复健康。

[验案二]

李坤,男,4岁。于2014年11月6日就诊。患儿发热、咳嗽、头痛、咽痛半月余。半月前患儿因感冒在某门诊服银翘散,桑菊饮之类辛凉解表药物,并加抗生素治疗,发热不退,体温38度上下波动,WBC:12000×10^9L。做结核菌素试验(-)。X片示:两肺支气管炎。患儿舌红,舌苔厚腻,脉数无力,面色发白,饮食减少,小便黄,大便少。

辨证:湿热内停。

治法:清热,利湿,解毒。

方药:杏仁6g,薏苡仁10g,蔻仁6g,竹叶10g,木通3g,滑石10g,半夏6g,金银花10g,连翘10g。3剂水煎服。

第1次服药后发生呕吐,嘱继续服用,未吐,热退。二诊,舌稍红,苔薄白,患儿少气无力,口干,不思饮食。用方:竹叶10g,石膏9g,半夏3g,麦冬6g,人参5g,甘草5g,粳米适量。药后饮食正常,精气神足。

[验案三]

张某某,男,56岁。于2014年10月7日就诊。患者手术后发热不退半月余。半年前,患者因双侧疝气手术后开始出现发热,体温最高38℃,最低37.5℃,经对症处理,效果不明显,来门诊就诊:患者精神不振,面色苍白,饮食少,口渴,舌赤红,无苔,烦渴,无汗,不恶寒,大便闭,脉数无力。

辨证:营血亏虚。

治法:养血,活血,凉血。

方药:川芎10g,当归10g,泽泻10g,白芍10g,麦冬10g,生地10g,丹皮10g,白茅根30g。3剂水煎服,1剂/d。

3剂后,汗出热退。

[验案四]

刘某某,男,2岁。于2014年5月16日就诊。患者咳嗽气短、发热1周,来门诊就诊,体温39℃,呼吸85次/min,精神不振,发热无汗,呼吸急促而喘,痰黄量不大,右下肺听到细小水泡音,少量痰鸣音,呼吸粗糙,舌质红,苔薄黄,脉浮数,手指纹紫红。拍胸片:右下肺感染。

诊断为肺炎。

辨证:温邪犯肺。

治法:辛凉透表,清热解毒。

方药:麻黄3g,杏仁6g,石膏10g,甘草6g,金银花10g,鱼腥草10g,葶苈子6g,蒲公英10g,丹皮6g。水煎服,1剂/d。

二诊,服药2剂后体温下降,上述症状减轻。继上方加减变化。痰盛加栝楼皮,天竹黄;喘盛加款冬花,闹羊花,射干;气滞加佛手,橘红;血虚加白芍,炙甘草,玄参;热盛加白茅根,野菊花,鱼腥草;脾虚加二陈汤。经3剂病愈。

[验案五]

徐某,男,30岁。患小腹痛6d。患者在6d前出现小腹痛(肚脐以下)每天晚上发生,剧痛,用手或用物垫按压后疼痛部分缓解,精神尚可,意识清醒,心肺无异常,腹软,压之无明显疼痛,左下腹触及条索状硬块,右下腹无压痛,4~5d不大便,小便短赤,舌红苔黄,脉洪大。

辨证:内有燥结,腑气不通。

治法:润肠,通腑,清内热。

方药:大黄10g,芒硝10g,枳实10g,厚朴15g,火麻仁15g,郁李仁15g,莱菔子10g,大腹皮10g,槟榔10g,2剂。水煎服,1剂/d。

服后大便通热邪退,腹痛消失。

[按]"发热"是人体对疾病的自然反应,是一种症状而不是疾病本身,所以在发热治疗时必须认清本病,找出主要病证,依据病因病机辨证论治。

第三章

中医外眼皮肤五官科验方

第一节　中医外科验方

一、顽固性脱肛验方

(1)内服:补中益气汤加减。

(2)单方内服:鸡蛋,打一小洞入白矾少许,煮熟,每 d 早晚食用 1 个。

(3)灌肠:补中益气汤,保留灌肠。

(4)外洗:玄明粉 500g,(或白矾)、五倍子 500g,水煎外洗患处。

(5)经验方内服:黄芪 30～60g,党参 12g,白术 12g,当归 12g,柴胡 12g,白芷 12g,赤石脂 12g,陈皮 9g,川芎 6g,炙甘草 6g,升麻 6～9g,黄连 8g,黄芩 10g,枳壳 15～30g,属Ⅱ、Ⅲ度脱肛者,均用上述剂量,必要时枳壳增加到 60～120g,若属Ⅰ度而无明显渗液,黄连、黄芩、白芷、赤石脂、川芎等均可减半量,水煎服。

(6)穴位割治:经验穴位。

二、肛肠外洗验方

一号洗方

药物:马齿苋 30g,木鳖子 30g,地丁 30g,黄柏 30g,瓦松 30g,蛤蟆草 30g,槐花 30g,地榆 30g。

功效:清热解毒,凉血止血。

主治:一切急慢性炎症。痔核肿痛出血,肛周脓肿。

二号洗方

药物:苏木 30g,朴硝 30g,川草乌各 15g,红花 15g,雄黄 15g,艾叶 30g。

功效:活血化瘀,软坚止痛。

主治:肛外血肿,水肿,痔嵌顿,瘀血形成。

三号洗方

药物:明矾 6.5g,石榴皮 30g,苦参 30g,白及 30g,川椒 15g,白芷 30g,生枳壳 30g,乌贼 30g,白薇 30g,锻龙骨 30g,石决明 30g,五倍子 30g。

功效:生肌收敛,涩肠固脱。

主治:肛管黏膜脱垂及伤口愈合缓慢。

四号洗方

药物:荆芥 30g,防风 30g,蛇床子 30g,地肤子 30g,枯矾 30g,蝉蜕 15g,鹤虱 15g,雄黄 12g,蜂房 12g。

功效:祛风止痒,燥湿杀虫。

主治:肛门皮肤及阴囊湿疹,皮癣,蛲虫等。

三、痔疮验方

(一)内服

(1)苦参 50g,黄柏 15g,连翘 15g,地丁 30g,川椒 15g,五倍子 15g,朴硝 30g,防风 15g,甘草 10g。水煎服,熏洗坐浴。功效:解毒祛湿,软坚化瘀。适应证:痔疮。

(2)瓦松 30g,小蓟 50g,莱菔子 15g,黄柏炭 15g,地榆炭 15g,槐花 30g,黑荆芥 12g,白及 15g。水煎服。功效:清热解毒,软坚止血。适应证:血箭痔(大便时出血如射)。

(3)芒硝 50g,黄柏 20g,大黄 15g,牡丹皮 15g,马齿苋 30g,槐角 10g,侧柏叶 15g,地榆 30g,上药加水 2000mL,煮沸,熏洗肛门。功效:清热健脾,止血化湿。适应证:痔疮下血。

(4)槐花 12g,黄芪 12g,石决明 12g,皂角刺 12g,地榆 10g,败酱草 10g,胡黄连 10g,金银花 10g,蒲公英 10g,三七 5g,甘草 5g。水煎服,1 剂/d,分 3 次,饭前服。

(5)(散剂):甲珠、蜈蚣、全蝎、地龙、土鳖虫、蝉蜕各等量,研成细末(可装入胶囊内)密封保存备用。服 2 次/d,每次 7g,饭后服。

(二)外用

丹参 15g,牛膝 15g,黄芩 15g,茜草 15g,无花果 20g,白果 20g,威灵仙 20g,五倍子 20g,皂角刺 20g,黄柏 20g,槐花 20g,蒲公英 30g,地丁 30g,野菊花 30g,苦参 30g,生地 30g,花椒 30g,黄连 6g。

用法:上药晒干或烘干,共研细末,装瓶备用。每次取 10g,用醋在火上搅拌成糊状,放于 15mm×10mm 的干净布中央(不要摊开),待不烫手时贴于肛门上,用手压实,胶布固定,再用紧身内裤束缚,每晚 1 贴,7 次为 1 疗程。

四、臁疮,慢性下肢溃疡,下肢肿疡难愈合验方

验方一:

(1)内服:金钗石斛 15g,茯苓 30g,薏苡仁 30g,首乌 30g,苍术 10g,黄柏 12g,防己 12g,白

及 30g,当归 15g,连翘 15g,蒲公英 20g,甘草 9g。水煎服,1 剂/d,分 3 次服。

(2)外洗:艾叶 30g,黄连 12g,大黄 30g,当归 30g,红花 6g,川芎 15g,黄芩 15g,松香 15g,白芷 15g,苦参 20g,芒硝 20g。水煎外洗患部。

(3)外贴膏:金银花、白蜡、丹参、甘草各 50g,乳香、没药、血竭(另研)各 30g,象皮 25g,珍珠粉 20g,冰片 20g,蜈蚣 30 条,全蝎 5 条,寒水石 50g,香油 1kg。熬膏外贴患处。

(4)溃疡粉:炉甘石 30g,密陀僧 24g,龙骨 15g,铜绿 15g,煅石膏 9g,上片 2g,血竭 15g,象皮、珍珠粉、制乳没各 10g,共研粉,撒在膏药中间贴患处。

验方二:

陈石灰、炒官粉、五倍子粉、海螵蛸粉各 50g,轻粉 15g,乳香 30g,没药 30g,冰片 3g。将上药共研细末,用桐油调涂患处,干撒亦可。功效:解毒消肿,活血止痛,敛疮生肌。适应证:臁疮,久治不愈,毒水淋漓者。

验方三:

铜绿 15g,轻粉 30g,官粉 30g,银朱 15g,血竭 15g,铅丹 12g,生乳香 15g,生没药 15g,血余炭 50g,蜂蜡 90g,芝麻油 250g。将前 8 味中药分别研细末,混合均匀。将芝麻油入锅内熬沸时加血余,炸成炭时捞出,离火后徐徐将药末下入锅内,最后下入蜂蜡,充分搅拌放凉备用。用时先将疮口洗净,再将此药摊于敷料上,贴于疮面上包扎。功效:活血化瘀,生肌收口。适应证:臁疮(下肢溃疡)。

验方四:

枯矾 15g,青黛 15g,炉甘石 30g,黄连 15g,杏仁 10g,猪板油 50g,车脚油 250g。将上药研为细末,与猪板油、车脚油(用芝麻油作润滑车轴的油泥)共砸成膏,外敷患处。功效:除湿润肤,生肌收口。适应证:臁疮。

验方五:

枯矾 100g,炉甘石 100g,松香 50g,血竭 10g,象皮 6g,珍珠粉 10g,冰片 20g。猪油适量。上药共为细末,猪油砸为膏,外敷患处。功效:生肌收口。适应证:臁疮。

五、疔毒恶疮验方

(一)外用疔毒丹

(1)铜绿 10g,蟾酥 10g,轻粉 6g,白砒 1g,密陀僧 10g,红升丹 6g,黄连 30g,灯台七 20g,冰片 15g,麝香 1g,蜈蚣 30 条,全蝎 30 个,蕲蛇 30g,乌蛇 30g,穿山甲 30g,制乳香 30g,制没药 30g,雄黄 10g。共研细粉,加糯米粉适量,蒸熟拌捣,制成约麦粒大呈尖头钉状之药锭,或如绿豆大小之药丸,晒干后装罐密封贮存。

用法:凡疔疮初起无明显创口时,在疮顶放置 1 粒疔毒丹饼,膏药外贴即可促使消退,有脓也可使之易溃。疔疮有创口时,取疔毒丹 1 粒徐徐插入创口,疔疮多头者,可每个疔头插入一粒,创口有结者,去除结痂后插入,然后膏药封盖,勿令泄气,隔 1 ~2d 更换 1 次。若局部红肿明显,范围较大者,除采用上法敷贴外,疮周可敷神效疗毒膏或金黄膏托毒消肿,收束根脚,使毒火聚积不扩散,有助拔疗之力。插入疗毒丹后一般局部有轻度疼痛和脓肿的感觉,此是药物与疗疮本身的正常反应,24h 后,诸症可消减。如有脓液外溢,提示疗毒局限,脓栓消化或分离,再隔 12h 方可揭开换药,脓栓可随脓液外出,脓栓未脱者,可用尖头镊子慢慢取出。脓栓取出后,看疮口脓腐有多少,选用五五丹或九一丹药线换药,以祛腐排脓,得脓尽肿消无硬肿时,可用生肌玉红膏生肌收口。

(2)神农疗毒膏经验方组成(陈斌家传经验方):黄连 30g,大黄 30g,半枝莲 20g,蛇舌草 20g,一支蒿 10g,一支箭 20g,白芷 20g,皂角刺 20g,土贝母 30g,灯台七 20g,地苦胆 30g,参叶 20g,朱砂七 20g,龙葵 20g,旱半夏 30g,生南星 30g,太白及 20g,六月寒 30g,九牛造 20g,铁牛七 20g,猫爪草 30g,丁香 5g,地龙 10g,木鳖子 30g,山慈姑 20g,蜈蚣 10 条,全蝎 10g,藤黄 10g,铜绿 10g,冰片 10g,轻粉 10g,红升丹 5g,乳香 10g,没药 10g,蟾皮 20g,白豆蔻 20g,斑蝥 5g,红娘子 5g,密陀僧 5g,马钱子 10g,洋金花 10g,雄黄 5g,银朱 10g,麝香 1g。共研细面,一切疗毒恶疮,已溃未溃均可外贴,无不神效。

(3)乌蛇 1 条,全蝎 15g,硇砂 15g,阿魏 15g,乳香 15g,没药 15g,当归 15g,红花 15g,桃仁 15g,金银花 15g,地黄 15g,白蔹 15g,大黄 15g,白及 15g,连翘 10g,蜈蚣 10g,川乌 10g,草乌 10g,肉桂 10g,白芷 10g,赤芍 10g,苦参 10g,木鳖子 10g,穿山甲 10g,皂刺 10g,羌活 10g,独活 10g,元参 10g,斑蝥 10g,血余炭 30g,麻油适量(以能浸没药为度),广丹适量(为麻油的一半),另备桃柳枝筷子各 1 双。以上除麻油外共 32 种药物。

制法:以上各药,按处方称量配齐。除广丹、乳香、没药、硇砂、血余炭单放外,其余药物碎断后一并放入铁锅中,用适量的麻油浸药,随后上火熬炼,用桃柳筷子来回搅动,直至将药炸枯浮起,住火片刻,捞出残渣,取油过滤,即为药油。再将血余加入药油内,慢火熬至血余稍化为度,即可离火下广丹。下丹时撒布要匀,并用桃柳枝筷子不停地向一个方向搅拌。丹入后再加火片刻,使药锅内放出青烟,后变为云烟重叠旋转。油开始沸腾时油花多在锅壁附近,待油花向锅中央聚集时为度。再把单放的没药、乳香、硇砂等药研细粉,投入药油内搅匀,即可住火离锅,膏药已成。把熬成的膏药,滴入凉水中 2、3 滴,试膏药老嫩。如老,加油再熬;如嫩,再加适量的广丹熬片刻即成。膏药熬成后,可用冷水中喷洒于膏药锅内,即有黑烟冒出,然后去水,将膏药团成小坨,再浸入冷水中以去火毒,即可取膏备用。温热化开,摊于麻纸上,按患处大小,适宜为度。

(4)独角莲根 60g,三棱 30g,莪术 30g,杏仁 30g,透骨草 30g,莱菔子 30g,穿山甲 30g,木鳖子 30g,大黄 30g,独蒜 120g。共研细粉,白凡士林调成膏状,外贴患处。

(5)乳香 15g,没药 15g,儿茶 15g,轻粉 15g,红粉 15g,血竭 15g,生硇砂 15g,樟脑 24g,雄黄 1.5g,麝香 0.9g,肉桂 0.3g,胡椒 0.3g,松香 500g,花生油 1000g。制膏外用。主治:疗、

肿、毛囊炎。

（6）密陀僧 15g，雄黄 15g，丹砂 15g（细研），蛇黄 15g（煅醋淬 7 遍研末），香油 210g，铅丹 45g，黄蜡 30g，牡蛎 6g（煅研）。制膏外用。主治：疗毒、痈疮。

（7）铜绿 3g，樟脑 9g，用猪油和药捣烂如泥，以油纸夹之。贴患处，1～3d 翻转贴之，若病不好，再换再贴。主治：臁疮、深部脓肿。

（二）内服祛疗消毒饮

（1）黄连 6g，黄芩 12g，地丁 30g，野菊花 20g，半枝莲 20g，金银花 30g，赤芍 10g，重楼 15g，蒲公英 30g，连翘 20g，栀子 15g，生地 15g，甘草 6g。加减法：托毒透脓加皂角刺，花粉；大便不通加生大黄，玄明粉；小便不利加苍术，木通；壮热口渴加知母，石膏，大青叶；恶饮呕吐加陈皮，竹茹；疗毒走黄加犀角地黄汤或安宫牛黄丸。

（2）蒲公英 30g，地丁 15g，野菊花 15g，金银花 30g，连翘 15g，黑栀子 15g，半枝莲 15g，草河车 10g，黄连 6g，黄芩 15g，炮山甲 10g，皂角刺 10g，花粉 15g，灯台七 15g，朱砂七 7g，桦黄 10g。水煎服，1 剂/d，分 3 次服。

（3）羚羊角粉 3g（冲），生地 30g，丹皮 9g，赤芍 9g，黄连 6 黄芩 9g，知母 9g，生石膏 30g，竹叶 9g，金银花 30g，连翘 9g，玄参 9g，栀子 15g，甘草 10g，大黄 9g，茵陈 15g。水煎服，日 1 剂，分 3 次服。

（4）荆芥 6g，防风 10g，当归 12g，赤芍 10g，金银花 30g，花粉 10g，甘草 10g，白芷 10g，贝母 10g，皂角刺 10g，山甲 10g，蒲公英 30g，地丁 15g，灯台七 10g，栀子 12g，黄芩 12g，薏苡仁 30g。水煎服，1 剂/d，分 3 次服。

（5）黄连 6g，黄芩 15g，栀子 12g，厚朴 10g，赤芍 10g，生地 15g，薏苡仁 30g，滑石 10g，甘草 6g，金银花 30g，蒲公英 30g，皂角刺 10g，山甲 10g，朱砂七 7g，草河车 10g，大贝母 10g，丝瓜络 10g。水煎服，1 剂/d，分 3 次服。

（6）生地 15g，丹皮 10g，赤芍 10g，地丁 10g，蒲公英 20g，金银花 30g，野菊花 15g，首乌 10g，石斛 12g，皂角刺 10g，花粉 15g，穿山甲 10g，连翘 15g，黄芩 10g，栀子 10g。水煎服，1 剂/d，分 3 次服。

（7）黄芪 15g，当归 9g，川芎 6g，熟附块 12g，炮姜 6g，茯苓 15g，鹿角霜 10g，白芷 10g，皂角刺 9g，白芥子 6g，大贝母 10g，蒲公英 20g，金银花 20g，花粉 15g。水煎服，1 剂/d，分 3 次服。

（三）痈疖疗毒

（1）大黄 50g，地榆 50g，黄芩 50g，血竭 10g，铜绿 10g，儿茶 10g，冰片 30g。上药共研细末，温开水调和涂患处。烧、烫伤可用芝麻油拌糊状涂患处；乳腺炎可用温开水拌涂。上面覆盖，以防药味散发。功效：清热泻火，活血止痛，解毒消肿。适应证：痈、疖、疗毒、烫伤、烧伤、褥疮、乳痈、下肢溃疡，阑尾炎等。

（2）生黄芪60g，大当归30g，金银花60g，蒲公英30g，紫草10g，甘草10g。上药酒、水各半，煎浓汁内服。服后睡卧取汗。功效：清热解毒，扶正祛邪。适应证：一切肿毒疮疡、体虚或产后生痈毒。

（四）发背

（1）五倍子10g，蜂蜜20g，露蜂房30g。露蜂房瓦上焙焦，研细末过筛。蜂蜜入锅内加热化开过筛，重入锅内，加入2味，搅和均匀，如粥状，摊在生白布上，贴患处，干则更换。功效：解毒敛疮。适应证：发背疮。

（2）黄母鸡肝脏1具、鸡油1只、小米面适量炒焦、冰片3g，将鸡肝、鸡油放入瓷器中，捣烂如泥，掺小米面，继续捣和成软膏，放入冰片，摊在皂布上，敷患处。功效：解毒消肿，去腐生肌。适应证：肌肤红肿、疮疡糜烂。

（3）露蜂房30g（有幼子者佳），没药9g，乳香9g，葱白3寸，血竭6g，血余炭6g，硇砂少许、蜂蜜适量。将上药捣成糊状，摊布上，敷患处。功效：解毒消肿，活血止痛，温阳通络。适应证：项背、少腹所发的蜂窝疮，红肿疼痛难忍。口渴发热者效果更佳。

（五）无头疽

大蒜120g，芒硝60g，大黄末30g，醋60mL。先将大蒜去皮与芒硝共捣成糊状，患处用凡士林涂擦后，敷蒜糊，敷药范围稍大于患处，用纱布固定，1h后去掉蒜糊，用温水洗净，再用醋调大黄末敷患处6~8h，一般1次即可，1次不愈可再敷1次。

（六）疮疡

（1）血竭15g，儿茶15g，乳香15g，没药15g，轻粉15g，龙骨15g，铅粉9g，冰片6g，麝香2g，金银花60g，甘草30g。将前8味药共研细末密封保存，放阴凉干燥处备用。先用金银花、甘草煎水洗患处，再将药末撒疮面上，外贴一般膏药。功效：活血止痛，解毒消肿，生肌敛疮。适应证：各种疮疡，久不收口。

（2）酒当归30g，黄芪30g，连翘20g，金银花30g，蒲公英30g，黄酒250g。上部溃疡加川芎3g，中部溃疡加桔梗3g，下部溃疡加牛膝3g。上药水煎，煎成后加入黄酒，再煎沸即成。内服，每d1剂。功效：养血益气，清热解毒。适应证：疮疡初期、中期。疮疡初期，局部红肿热痛而未破时，用之可以消散。已化脓溃破者，可排脓加速愈合。

（七）脓疱疮

楸树根500g，桐树根500g，柳树根500g，紫花地丁500g，蒲公英500g，金银花500g。用大锅将上药加水适量，熬膏外敷患处。2次/d。功效：清热解毒，消肿止痛。适应证：皮肤脓疱，局部红肿硬痛。

（八）发际疮

（1）狼毒50g，蓖麻仁50g，冰片少许、鸡蛋2个。先取狼毒加水1000mL，煮20min，再下鸡蛋，煮熟为度。把鸡蛋用清水洗净，一次吃完，1次/d。

（2）硫黄20g，白矾20g，川椒20g，硇砂120g，大白萝卜1个。将白萝卜拦腰切断，从切面中间挖洞，再将其他药装入洞中，面糊封口，置火上焙干，共为细末，以芝麻油调之，涂患处。功效：渗湿透疹，解毒生肌。适应证：发际疮，多发性疖肿。

六、鸡眼验方

验方一：蜈蚣2条，独头蒜1个，蜂胶5g，生石灰5g，好醋50g，浸泡1周外擦患处，3次/d，直到鸡眼脱出。

验方二：针刀松解，在离局部稍远点的地方，上下或左右定3点，局麻后，针刀在鸡眼层次反复松解，鸡眼根部铲切彻底，阻断血液供应。2周左右鸡眼处肌肉自行软化，退变成正常组织。一次不行，第3周再用上述方法松解1次。

七、生肌长肉药验方

（1）海马拔毒生肌散（陈斌家传经验方）：海马15g，麝香1g，炙山甲15g，全蝎7.5g，炙蜈蚣10条，雄黄15g，生大黄3g，黄柏15g，甘草12g，姜黄7.5g，冰片5g，珍珠粉10g，银朱粉3g。共研细面。主治：一切痈疽，流痰，溃久不敛，恶疮溃疡，腐肉不去，久不敛口。

（2）生肌散（陈斌家传经验方）：煅凤凰衣3g，玉花龙骨6g，真象皮6g，海螵蛸6g，珍珠母9g，煅甘石3g，童便浸石膏煅6g，冰片1g。共研细末。主治：一切溃疡毒净时用之，生肌收口。

（3）生肌玉红膏（外科正宗方加减）：当归60g，白芷15g，甘草45g，白蜡60g，紫草20g，血竭12g，煅石膏30g，五倍子15g，赤石脂15g，制乳香15g，珍珠粉10g。先将前4味用香油480g，浸3个月，文火熬至微枯，滤清而后加入血竭、白蜡熔化后加入煅石膏粉及五倍子粉搅匀成膏。主治：凡溃疡腐肉已净，肉芽新鲜者。

（4）黄连玉红膏：姜黄200g，当归300g，生地500g，黄连200g，白芷60g，大黄500g，红花60g，玄明粉200g，木鳖子150g，白及60g，黄柏150g，文蛤80g，紫草60g，三七60g，梅片30g，甘草50g，乳香60g，没药60g，香附60g，明矾60g，香油5kg，白蜡适量，血竭适量，凡士林1000g，轻粉20g。主治：生肌长肉，也治烧烫伤，痔疮术后。

制法：先将姜黄、三七、木鳖、黄连、白及、生地、甘草油炸至焦枯捞出；把当归、大黄炸枯捞出；入白芷、黄柏、文蛤、白蔹、香附炸焦枯携出；入乳香、没药、红花、紫草、明矾、玄明粉炸枯捞出；将油过滤，熬制滴水成珠，油滴在水中不再散开，且油中间无泡沫；入梅片、凡士林、轻粉，搅匀即可成膏，放冷贮藏备用。

（5）麝香珍珠生肌散，生肌长肉为主：煅珍珠粉12g，知母5g，密陀僧15g，玉花龙骨12g，制乳没各12g，明雄12g，梅片6g，血竭10g，轻粉6g，琥珀12g，寒水石12g，煅花蕊石15g，象皮12g，煅石膏12g，麝香1g，共研面，密封备用。生肌收口为主。

（6）提脓丹：血竭粉 6g，红粉 15g，轻粉 15g，冰片 3g，麝香 1g，朱砂 15g，红升丹 3g，琥珀 3g，共研细面。主治：一切痈疽溃后，祛腐拔毒生肌。

八、飞蛇丹（丹毒）验方

（一）挑破拔火罐

在所有丹毒头上用针灸针刺破后，拔罐放血，到血不流出，局部皮肤变乌黑时即取罐。

（二）拔毒丹外敷

明雄 10g，滑石 30g，黄连 20g，青黛 12g，梅片 6g，大黄 30g，虎杖 30g，六神丸 10 管。共研细面，用时将马应龙痔疮膏调敷患处，3 次/d。

（三）截蛇头蛇尾

蛇头在大拇指甲旁两侧，蛇尾在小指甲两侧，针刺放血，挤不出血为止。男左女右，3d1 次。

（四）内服消毒

（1）龙胆 12g，泽泻 10g，甘草 6g，生地 15g，栀子 15g，黄芩 15g，当归 15g，木通 6g，柴胡 10g，车前子（另包）15g，滑石（另包）30g，黄连 6g，枳壳 10g，蒲公英 20g，金银花 30g。1 剂/d。水煎服，分 3 次服。

（2）龙胆 10g，泽泻 12g，甘草 6g，生地 15g，栀子 12g，黄芩 12g，当归 15g，木通 5g，柴胡 6g，车前子 10g，丹皮 12g，赤芍 15g，滑石 30g，香附 10g，制乳香 10g，制没药 10g，板蓝根 30g，马齿苋 30g，1 剂/d，水煎服，分 3 次服。

（3）苍术 9g，陈皮 6g，厚朴 9g，炒白术 30g，猪苓 9g，茯苓 9g，泽泻 10g，防风 10g，栀子 12g，木通 6g，生地 3g，海桐皮 10g，丹皮 9g，薏苡仁 30g，甘草 6g，大青叶 15g，蒲公英 20g。1 剂/d。水煎服，分 3 次服。

（五）带状疱疹后遗症神经痛

当归 15g，马齿苋 15g，白芍 30g，甘草 10g，柴胡 10g，茯苓 15g，白术 15g，制乳香 15g，制没药 15g，珍珠母 30g，磁石 10g，牡蛎 30g，丹参 15g，元胡 10g，青皮 10g，1 剂/d，水煎分 3 次服。

（六）丹毒

（1）王不留行、冰片、青黛、金黄散、麝香各适量。上药各等份共研细末，芝麻油调涂患处。功效：活血化瘀，清热解毒。适应证：丹毒。

（2）苦参 25g，黄柏 25g，白芷 20g，地肤子 30g，大黄 30g，雄黄 18g，蛇床子 30g，花椒 30g，甘草 30g，明矾 30g。上药水煎后，温热浸渍或热敷患处，2 次/d。功效：清热泻火，清热利湿，解毒杀虫。适应证：丹毒，也叫腿游风、流火，丹瘀。

（3）牛蒡子 30g，连翘 60g，金银花 30g，蒲公英 30g，玄参 30g，黄芩 12g，黄连 12g，黄柏 12g，栀子 12g，马勃 12g，薄荷 12g，板蓝根 30g，菊花 20g，桔梗 12g，甘草 6g。水煎服。病重者可 2 剂/d,根据外科病的特点,内外合治。内服此汤。外用 1 味铁锈酒。功效:清热解毒,泻火,辛凉解表。适应证:火毒上攻,头面皆肿,发生水疱之瘟毒。

(4)牡丹皮 15g,生地 12g,玄参 15g,紫草 9g,当归 12g,赤芍 12g,川芎 9g,红花 6g,金银花 12g,连翘 15g,桔梗 9g,甘草 6g。水煎内服,1 剂/d。功效:清热解毒,养阴败火。适应证:丹毒。患处皮肤红如涂丹,热如火灼,痒痛兼作。

(5)京墨 1 锭(松烟墨最佳),食醋 30mL。研浓汁,用毛笔或棉签蘸汁涂患处,3~5 次/d。治各型带状疱疹。

九、乳腺增生验方

(一)中药内服

(1)柴胡 10g,王不留行 10g,橘核 15g,昆布 15g,混藻 10g,穿山甲 10g,山慈姑 10g,淫羊藿 10g,白术 10g,鹿角霜 10g,莪术 10g,炙甘草 6g,夏枯草 10g。水煎服 1 剂/d,分 2 次。加减法:肿块坚硬者加鳖甲、三棱、龙骨、牡蛎;触痛明显者加乳香、没药、路路通;脾胃亏虚者加白术、茯苓、党参;若口干燥心下满者加花粉 15g,青果 15g。

(2)柴胡 15g,香附 10g,郁金 10g,川楝子 15g,元胡 15g,花粉 30g,僵蚕 15g,白芷 15g,苏木 15g,手儿参 10g,龙骨 30g,海浮石 30g,牡蛎 30g,三棱 10g,莪术 10g,红花 10g,川姜皮 15g,桃仁 10g,川芎 20g,当归 10g。水煎服,1 剂/d,分 2 次。

(3)三棱 13g,莪术 13g,柴胡 9g,白芍 15g,桔梗 14g,茯苓 14g,丹皮 13g,枳壳 9g,白芥子 15g,白术 15g,苍术 9g,当归 15g,没药 13g,山茱萸 13g,泽兰 14g,升麻 7g,栝楼仁 20g,薏苡仁 20g,白菖蒲 10g,合欢皮 13g。1 剂/d。水煎服,分 2 次。

(二)针刀松解

在脊柱背后 T3、T4、T5、T6 两侧旁 3cm 处寻找异常痛点,针刀松解 1 次/7d,3 次 1 疗程。

(三)乳腺消瘀胶囊

穿山甲 200g,血竭 60g,三七粉 50g,太白土贝母 100g。共研细粉,装零号胶囊。3 次/d,每次 3~4 粒。

主治:乳腺小叶增生;多发性乳房纤维瘤;乳腺炎、乳腺管炎;乳癌术后,预防转移。

用法:轻度:一般在月经前 7d 口服,口服量为 7d,连用 3 月。中度:连用药 5~6 月,月经期停服。重度:癌前病变(B 超示重度增生),连续用药,月经停服。丰乳:5~6 月。乳房纤维瘤:用法同重度。乳腺炎、乳腺管炎,需连续用药 7d。注意事项:过敏体质;月经周期改变(过多、过长、崩漏)出血性,子宫内膜炎,宫血等禁用。

十、烧烫伤验方

验方一:外敷散:大黄 50g,黄连 50g,地榆 100g,紫草 50g,冰片 5g。研细粉,香油调。适用于:一度、二度、深二度烧伤。用法:将配方用香油调熬成糊状,创面如有水泡,用针管将泡液抽掉,过氧化氢棉球消毒,盐水冲洗,然后外敷本药。1d 换 1 次,一般创面 10d 愈合。注意保护创面,预防感染。

验方二(陈斌家传验方):鸡蛋 10 个,煮熟去白留蛋黄,入铜锅内,香油 1 小酒盖,煎枯去渣,出火气,放冷备用。用时加麝香少许,虎杖嫩根粉,地榆嫩根粉,娃娃鱼皮粉,接骨鱼粉搅匀,敷局部,特效。

验方三:活蚯蚓泡白糖化水,加梅片少许,外敷患处。

验方四:大黄(黄酒蒸)50g,生大黄 50g,当归 25g,荷叶 25g,黄连 15g,栀子 15g,玉片 15g,黄柏 10g,冰片 5g。共研细粉,香油调。换药时用地丁草,蒲公英,马齿苋根煎水洗患处。

验方五:苦参 90g,连翘 30g,地榆 90g,黄连 90g,娃娃鱼皮粉 30g,接骨鱼粉 30g,冰片 5g。共研细粉装瓶备用。用时将药粉浸入 300mL 香油中调匀,直接涂创面,起泡者可用无菌针头穿破。

验方六:烫伤散治烫火伤,栀子黄连合大黄,当归乳没海螵蛸,儿茶米壳等分量,冰片乃为百分之五,创面渗液外撒良。

验方七:不见天的老鼠,放香油中浸泡,治烫伤特效。

验方八:烧烫伤通治(陈斌家传验方)

(1)传统治烧烫伤方法

一般需要进行清创(包括消毒灭菌)、输液补充电解质、注射镇痛剂或麻醉剂以及大量抗生素、包扎、药物涂布、切除焦痂、植皮等一系列复杂过程,并且要求有较好的医疗环境和条件的专用病房,目前没有一种十分有效的药物。长期以来,始终解决不了患者疼痛、感染、结痂、留疤、植皮、致残以及整容问题,从而形成治疗烧伤的“三大、二高、一低”的弊病;治疗难度大、患者痛苦大、所留后遗症大;治疗费用高、要求技术条件高;治疗效果低。

本制剂的特色就在于,提供一种治疗烧伤的中药制剂的制造方法,用这种中药制剂治疗烧伤,将能有效地克服和解决传统疗法存在的弊病及问题。

(2)药物组成

当归、赤芍、丹参、元胡、黑地榆、黄连、黑黄芩、寒水石、地骨皮、黑丹皮、大黄、黄柏、象皮、酸枣树皮、红孩儿、西红花、珍珠、冰片、麝香、乳香、娃娃鱼皮、接骨鱼皮、虎杖根、阿魏、儿茶、野兔毛、大黄胆、香油、蜂蜜、蜂王浆 30 种成分配合在一起,或将其中至少 14 种成分配合在一起,即成为一种治疗烧伤的制剂。

(3)药物比例(重量份)

当归 15～30 份、赤芍 10～25 份、丹参 5～20 份、元胡 15～30 份、黑地榆 20～35 份、黄连 45～60 份、寒水石 15～30 份、西红花 10～25 份、珍珠 1～6 份、冰片 5～25 份、麝香 1～6 份、

象皮 10 ~ 40 份、黑黄芩 3 ~ 15 份、阿魏 14 ~ 24 份、儿茶 5 ~ 25 份、地骨皮 10 ~ 25 份、黑丹皮 20 ~ 35 份、大黄 35 ~ 55 份、黄柏 20 ~ 40 份、野兔毛 8 ~ 20 份、大黄胆 50 份、酸枣树皮 15 ~ 30 份、红孩儿 10 ~ 35 份。至于香油、蜂蜜和蜂王浆的用量,香油可为 700 ~ 1200 份、黄丹 50 ~ 200 份、蜂蜜 30 ~ 80 份、蜂王浆 30 ~ 100 份、娃娃鱼皮 35 份、接骨鱼 35 份、乳香适量。

（4）制作方法

1）将香油在容器内用武火加热 30min。

2）在容器内加入乳香、阿魏、儿茶和野兔毛,继续用武火加热 60min,直到野兔毛焦碎为度。

3）将当归、赤芍、丹参、元胡、黑地榆、黄连、黑黄芩、寒水石、地骨皮、黑丹皮、大黄、黄柏、象皮、酸枣树皮和红孩儿制为细面加入容器内,用文火煎熬 30min。

4）在容器内加入黄丹,迅速搅拌均匀,同时,使容器离火,停止加热。

5）10min 后,将制为细面的西红花、珍珠、冰片和麝香娃娃鱼皮粉、接骨鱼粉加入容器内,并速盖严容器。

6）当整个药液冷却到 60℃时,加入蜂蜜和蜂王浆。

验方九:地榆炒黑 300g,黄连 15g,冰片 6g,地龙 10g,侧柏叶 10g,黄药子 10g,虎杖 15g。上药研细末,烧伤患处流水者外敷药末,无水用芝麻油调涂患处,2 次/d。功效:清热止血,利湿生肌。适应证:患处起疱或溃破流水者。

十一、陈斌医师家传中医外科常用方药简介

（1）神农疗毒膏、提脓丹、神效生肌散、牙疳散、梅毒丹。

（2）二味拔毒丹、梅花点舌丹、黑虎丹。

（3）千锤膏、风湿膏、接骨膏、定痛膏、接骨散、消肿膏。

（4）轻粉、红粉、红升、白降、藤黄、铜绿、蟾酥、蜂胶、蜂王浆、娃娃鱼皮、接骨鱼、血竭、儿茶、寒水石、大黄胆、麝香、冰片、樟脑、象皮、珍珠粉。

（5）六神丸、五解汤、开郁散、四妙勇安汤、仙方活命饮、虎挣散、神灯照法、逍遥散、逍遥蒌贝散。

（6）神农定痛擦剂、神农冻疮液、神农顽癣液。

（7）青黛散、娥黄散。

（8）1 号消炎、2 号消炎、3 号消炎、4 号消炎、5 号消炎。

十二、脱疽验方

内服方（验方）:桂枝 1000g,官桂 1000g,赤芍 1500g,红花 1000g,乳香 750g,丹参 2000g,鸡血藤 2500g,千年健 2500g,怀牛膝 2500g,熟地 2000g,黄芪 2500g。共研细面炼蜜丸,每丸

9 克,2 次/d,每次 1 丸。

十三、脉管炎验方

(1)独活 10g,寄生 10g,防己 10g,当归 12g,川芎 6g,赤芍 15g,桂枝 6g,茯苓 15g,桃仁 10g,红花 10g,鸡血藤 30g,伸筋草 10g,丹皮 6g,赤芍 10g,金银花 15g,丝瓜络 10g。水煎服,1 剂/d,分 3 次服。

(2)熟地 15g,鹿角霜 9g,白芥子 6g,炮姜 9g,细辛 6g,麻黄 9g,桂枝 9g,当归 15g,赤芍 30g,牛膝 9g,桑枝 15g,胆星 10g,金银花 30g,地龙 10g,大贝母 10g,甘草 6g。水煎服,1 剂/d,分 3 次服。

(3)炮山甲 10g,花粉 15g,大贝母 10g,白芥子 6g,黄芪 50g,玄参 15g,石斛 10g,当归 15g,牛膝 6g,地丁 15g,菊花 15g,金银花 30g,蒲公英 20g,甘草 10g,生地 20g。水煎服,1 剂/d,分 3 次服。

(4)全蝎 50g,蜈蚣 15 条,土鳖虫 35g,地龙 45g,川牛膝 30g,延胡索 30g。上药共为细末,每次服 10g,2 次/d,温开水冲服。功效:除风解痉,活血化瘀。适应证:适用于闭塞性脉管炎,静脉血栓,风湿性关节炎,类风湿关节炎及风湿性周身疼,血瘀性经闭,男子疝癖,女生癥瘕等症。

十四、化脓性阑尾炎验方

过去没有手术的年代,阑尾炎患病,高烧 40℃,化脓。本方累建奇功。

蛇舌草 60g,败酱草 60g,丹皮 30g,红花 90g,元胡 30g,穿山甲 15(冲)g,黄芪 60g,薏苡仁 60g,桃仁 15~30g,连翘 60g,制乳香 15g,制没药 15g,大黄 10g(后下),赤芍 60g,白芍 30g,川楝子 15g,红藤 60g,鸡血藤 30g。水煎服,1 剂/d,1 周 1 疗程。第 1 剂大便下脓血,晚上拉 5~6 次,高温降,张力减,肿胀消。(万一症急必须手术;或将此方直肠灌注,配合西药输液。)

十五、急性阑尾炎验方

(1)红藤 30g,败酱草 30g,金银花 20g,大黄(后下)10g,芒硝(冲)20g,生薏苡仁 30g,白及 15g,牡丹皮 12g,延胡索 10g,川楝子 10g。水煎服,每 d1 剂,早晚分服。

(2)当归 25g,赤芍 15g,金银花 30g,连翘 20g,蒲公英 30g,牡丹皮 10g,桃仁 10g,薏苡仁 30g,冬瓜子 30g,延胡索 10g,红藤 15g,黄芩 10g,甘草 3g。水煎服,1 剂/d,分 3 次服。

(3)当归 25g,金银花 30g,连翘 15g,牡丹皮 15g,桃仁 10g,大黄 15g,黄芩 10g,青皮 10g,制乳香 10g,芒硝 10g,甘草 10g,败酱草 15g。水煎服,1 剂/d,分 3 次服。

(4)金银花 30g,连翘 20g,蒲公英 30g,天花粉 15g,赤芍 12g,冬瓜子 30g,栝楼仁 30g,败酱草 30g。水煎服,1 剂/d,分 3 次服。

（5）穿山甲 10g,杜仲 10g,甘草 12g,当归 10g,生地 10g,白芷 10g,黄芪 10g。水煎服,1剂/d,3 剂为 1 疗程。

十六、五毒膏验方（经验方）

全蝎、蜈蚣、斑蝥、红娘、蛤蟆皮、藤黄。熬制成膏,治各种疮痈肿毒,稍红的贴 1d 发痒即愈。疮疡面大的用藤黄液擦洗,消肿快速。疔毒根盘大的外加麝香、冰片更佳。

十七、独角莲膏

（1）独角莲 60g,穿山甲 30g,木鳖子 30g,乳香 30g,没药 30g,阿魏 30g,麝香 0.9g。

（2）三棱 30g,莪术 30g,杏仁 30g,透骨草 30g,莱菔子 30g,大蒜 120g,大黄 30g。

取基质 3500g,配制成膏。月桂氮酮 35g。一组流浸膏,二组为细粉。加入基质成膏。主治脓肿、溃疡。

十八、瘰疬方

（1）金毛狗脊 35g,西小茴 30g,香附 20g,醋煅牡蛎 12g,壁虎 20g,蜈蚣 6 条。将上药共碾细末,用时把鸡蛋从大头打一孔,将药末装入 3g,筷子搅匀后,面饼封口,麦糠火烧至面黄焦。前 10d 每 d 食 2 个鸡蛋,以后每 d 食 1 个。功效:理气强筋,散结软坚。适应证:颈项部瘰疬。

（2）赤芍 50g,猫爪草 150g,玄参 100g,大贝母 150g,生牡蛎 100g,夏枯草 100g,全蝎 50g,壁虎 20g。上药共为细末,炼蜜为丸,每服 15g,3 次/d,温开水送服,小儿酌减。功效:清热解毒,化癥。适应证:颈部、乳房、腋下等淋巴结核、淋巴结炎。

（3）瘰疬未破,金牛七、铁棒锤、搜山虎、追风七各等分,捣成 1 块,蜂蜜调匀,敷患处。

（穆毅《太白本草》王林祥方,第 31 页）

（4）瘰疬肿痛,灯台七 15g,土贝母 10g,老虎姜 12g,山豆根 6g,海藻 10g。水煎服。

（穆毅《太白本草》华有方,第 62 页）

（5）瘰疬:黄连 10g,射干 9g,海藻 9g。水煎服。

（穆毅《太白本草》张志旭方,第 79 页）

（6）瘰疬(排脓、止疼、生肌):漏芦、连翘、紫花地丁、贝母、金银花、甘草、夏枯草各等分。水煎服。

（李世全《秦岭巴山天然药物志》,第 123 页）

（7）淋巴结核及疮毒:皂角树根、天葵子、老君须、九子连环草、红土茯苓、刺龙包根、何首乌各 9g,蒲公英各 30g。水煎服。

（李世全《秦岭巴山天然药物志》,第 431 页）

十九、甲沟炎

氢化可的松针 1 支、氯霉素针 1 支。2 支药液混匀,敷料包扎患指(趾),把药液倒进敷料上浸润,2 次/d。

第二节　中医眼科验方

一、张子述教授中医眼科用药经验

(一)用药经验

(1)祛风药:祛风消散,用于因风邪而引起的眼部红肿、痛痒。多用于外眼的红肿、疼痛、刺痒。因为风邪所致的病较多,所以也是眼科的主要致病因素之一,故在眼科中应用较广。此类药物辛散而燥,容易伤津耗液,在应用时需当慎之。

散风止痒,常用荆芥、防风、刺蒺藜、薄荷、蝉蜕、桑叶。

祛风止痛,常用藁本、独活、细辛、白芷、羌活、蔓荆子。

(2)消肿药:消肿。用于因风、热、血滞、水停、气虚、脾虚等引起的浮肿或瘀肿。风热邪壅聚目肿者用黄芩、桑皮、连翘、菊花、黄连、桑叶、金银花、蒲公英、大青叶、紫花地丁、板蓝根。

血滞浮肿者用生地、丹皮、赤芍、地骨皮、焦山楂。

水湿停滞浮肿,或眼底水肿者用车前仁、木通、泽泻、薏苡仁、葶苈子、豆卷、白茯苓。

气虚,脾虚浮肿者用黄芪、党参、白术、茯苓、苍术、薏苡仁。

(3)清热药:具有退红、止痛,消肿、解毒作用。根据热邪的不同程度,不同性质,又可分为清热解毒、清热泻火、降火滋水,泻热攻下几类。

红眼肿痛,涩沙磨痒,暴发者用清热解毒药金银花、连翘、蒲公英、地丁草、野菊花、败酱草、白花蛇舌草。

眼睑红肿明显,结膜红赤水肿。由于实火上壅者,用清热泻火药黄芩、桑白皮。泻肺火用黄连、麦冬、莲子。

阴虚火旺,虚火上炎,上攻于目的眼病,表现夜间疼痛较甚,用降火滋水药生地、元参、知母、黄柏。

红肿疼痛难忍,属阳明腑热所致的目赤肿痛、眵泪胶粘,需用泻热攻下药大黄、芒硝、元明粉、酒军、番泻叶。

(4)活血药:退红消肿。气滞血凝所致的眼底瘀血、白睛溢血、或外伤跌打瘀血者,可用活血药,此类药物又根据瘀血壅滞、气郁血瘀,分为凉血活血、破血化积和活血消肿几种。

瘀血壅滞者,证见目赤肿痛,或眼外伤及陈旧的出血者,用当归尾、红花、桃仁、泽兰、川芎、苏木。

气郁血瘀者,证见两目涩痛、与情志变化病情增减者,用延胡索、赤芍、丹参、香附、郁金、茺蔚子、柴胡。

因热结而致的血瘀,或证见营分热甚者,目赤红痛灼热,用凉血活血药生地、丹皮、赤芍、丹参、益母草。

陈旧性眼出血,形成瘀血斑点,影响视力,证见头闷沉重者,用破血化积药三棱、莪术、姜黄、刘寄奴、牛膝、山甲、血竭。

两目红肿疼痛、痛有胀感者用活血消肿药乳香、没药、三七、山甲、香附、元胡。

(5)止血药:具有制止血液妄行的作用。凡属各种眼病的新久出血均可使用,但用止血药往往要加入祛瘀药,这样可以起到止血而不瘀的效果。如属血热妄行者,可与清热凉血药同用。若见有阴虚阳亢者,可与养阴药同用。若见气虚不能摄血者,可与补气药同用。此类药物可分为止血散瘀、凉血止血2种。

证见两目疼痛,视物如有红纱遮蒙,眼底检查有渗出血灶者,用止血散瘀药蒲黄、三七粉、藕节、地榆、茜草根。

证见两目灼热,红肿胀疼者,眼底可见有新久出血者,应用凉血止血药,仙鹤草、白茅根、荆芥炭、生地炭、水牛角。

(6)止泪药。具有止热泪、冷泪、眵泪、迎风流泪、见光流泪等的作用。流泪症常因风邪侵袭、热邪所伤、肝肾阴虚所致。故用药又分为疏风、清热、养肝滋肾几类。

迎风流泪,伴目发痒者属风,用蝉蜕、紫苏叶、木贼、白蒺藜、桑叶。

热泪胶粘、畏光,刺痛者属热邪所伤,用夏枯草、野菊花、秦皮、青葙子、龙胆草、决明子、夜明砂。

流泪不止,多为冷泪证,两目干涩,伴头昏耳鸣,视物不清者,属肝肾阴虚,用枸杞子、谷精草、山茱萸、石决明、女贞子、桑椹子、熟地黄。

(7)滋补药:具有补益诸虚的作用。眼病中以肝肾气血不足为多见,此类药物可随之加入各眼疾用药中以滋补肝肾,明目益血。详而分之可分为滋补肝阴、固精明目、补肺健脾、滋阴养血、补肾养阴、涩精固本。

证见头昏沉闷、目昏朦不清,或内障久病者,属肝阴不足。用熟地黄、山萸肉、枸杞子、楮实子、菟丝子、沙苑子、怀牛膝。

因肺气不足而引起的内障眼病,可用冬虫夏草、白茯苓、淮山药、百合。

证见两目干涩,畏光,视物不清,属阴虚血少。用麦门冬、地骨皮、元参、石斛、沙参。

证见两目昏朦,似有云雾笼遮。蝇飞旗舞幻状,伴腰膝酸软无力,遗精盗汗等,用补肾养阴、固本涩精。用五味子、肉苁蓉、覆盆子、益智仁、煅牡蛎、桑螵蛸、金樱子。

（8）明目药：具有明目作用，多用于内障眼病。病因由肝肾亏损，气血虚弱所致的视物昏朦。或因翳膜，胬肉，赤丝等引起的外障眼病。临床分为肝肾阴虚、气血虚弱2种。

证见视物昏朦，前眼闪光，如蝇飞蚊舞之幻伏，时伴有头晕耳鸣，两胁隐痛，腰膝酸软，遗精盗汗等，可用熟地黄、山萸肉、枸杞子、菟丝子、桑螵蛸、泪仁肉、桑椹子。

证见视物不清。伴气短懒言，神疲体倦，面白无华，脉细弱无力者，可用黄芪、党参、寄生、当归、熟地黄、阿胶。

（9）用于瞳孔药：收瞳或散瞳。用于调节瞳孔的光线改变，或用于瞳孔变色影响视力者，此类药分为缩瞳药、散瞳药、改变瞳神色变药。

瞳神缩小或干缺变形，视力困难者，可用青葙子、石菖蒲、枸杞子、桑椹子。

瞳神散大，视物不清，视物动荡者，可用五味子、白芍、山茱萸、乌梅、远志、炒枣仁。

瞳神变红，亦称血灌瞳神。可用红花、赤芍、桃仁、当归尾、川芎。

瞳神变灰、白，亦称白内障。可用枸杞子、决明子、楮实子、五味子、黑芝麻、桑椹子。

瞳神变绿，亦称绿风内障。可用防风、蔓荆子、羌活、生地黄、青葙子、密蒙花、麝香、菖蒲。

二、眼科外用药和配制法则

（一）常用的外用药

（1）矿物类药：雄黄、朱砂、炉甘石、硼砂、硇砂、玛瑙等。

（2）动物类药：熊胆、麝香、牛黄、乌贼骨、蝉蜕、石决明、珍珠、猪胆、羊胆、鲭鱼胆等。

（3）植物类药：黄连、黄芩、黄柏、山栀、大黄、金银花、秦皮、蒲公英、芙蓉叶、青黛、龙胆草、紫草、生地、菊花、薄荷、木贼草、密蒙花、荆芥、防风、蔓荆子、荸荠、甘草、三七、乳香、没药、冰片等。

（二）外用药的配制法则

眼科外用药剂方面，常用的有水剂、散剂、膏剂、锭剂、膜剂等。

由于眼的结构特殊，要求施于眼部的制剂必须无刺激性、无菌。因此，眼用制剂除与一般制剂相似外，在固体颗粒的粒径上、基质与成品的灭菌、酸碱度（pH 值）与渗透压等方面。均有特殊的要求，现结合各剂型简述如下：

（1）眼用水剂：分滴眼剂与洗眼剂2种。工业生产以滴眼剂为主，洗眼剂多由药房配制。滴眼剂的质量要求类似注射剂，应灭菌、澄明、稳定 pH 值必须在5~9的范围（pH 值最好是6~8），渗透压应相当于浓度为0.6~1.5%的氯化钠溶液。

配制法：多用水煮醇沉法。即将药材加工煎煮2次，过滤，取滤液加乙醇使杂质沉淀除去，滤液回收乙醇后，适当浓缩至需要浓度，调 pH 值与渗透压，再精滤即成。如千里光眼药水。

此外还有用溶解法、浸渍法者,如黄连西瓜霜眼药水、化铁丹眼药水。

(2)眼用散剂:系指供眼用的粉末状药物。中国药典规定:眼用散剂必须能通过200目筛,以减少刺激性。配制的用品、药品及成品都要求经灭菌处理。

配制法:先将药物分别粉碎。有用干法粉碎法,如冰片、牛黄等;有用水飞法,如炉甘石、朱砂、雄黄等。粉碎成极细粉末后,混匀,过筛即成。如八宝眼药。

(3)眼用膏剂:系指供眼用的药物软膏。配制眼用软膏的器械、容器均应灭菌,盛装眼膏的锡管内壁可用紫外线灯照射30~40min。

配制法:软膏的组成包括基质与药物2个方面。基质必须纯净而细腻,稠度适宜,常用的基质由黄凡士林、羊毛脂、液状石蜡组成,其比例为8:1:1,配制前经150℃干热灭菌至少1h,也有用蜂蜜、麻油、蛋黄油为基质的;药物多经提取、精制、浓缩成稠膏状。如为不溶性药物,应先研成极细粉末,最后用研和法或热熔法,将药物与基质混合均匀即可。如五胆膏。

(4)眼用锭剂:系指可供眼用的以药物粉末制成的固体制剂。多用于眼睑疾病。其配制法是将药物粉末加适量的糯米糊或具有黏性的药物作黏合剂,揉成湿润块状,再经过一定的模型压制成型,晾干或低温烘干即成。如紫金锭。

(5)眼用膜剂:又称薄膜剂,是一种新的剂型。系将药物溶解(或混悬)在合成(或天然)的成膜材料中,经涂膜、干燥、分剂量而制成的一种含药薄片。眼用药膜可放在结膜囊内,逐步释放药物,以较长期地发挥局部治疗作用。如槟榔碱眼用药膜。

三、常用眼科外治方

(1)拔云散:主治远年近日一切眼病,有退赤磨翳、消肿止痛,明目祛风之功。

药物组成与制法:炉甘石120g,(装入陶瓷罐内)外用盐和泥封口,放入木炭火围烧2h;取出炉甘石加入三黄汤煎煮1h,过渣留石,再用珍珠8g,放入豆腐内置于碗中蒸2h,取珍珠易碎为度;将花蕊石30g,砸碎,用酒醋各放半勺中用火煮30min。朱砂24g,熊胆30g,麝香4g,上片15g,煅月石20g,元明粉15g,以上诸药除麝香、上片外,均放入研钵内研细,然后再入麝香、上片研匀,用瓷瓶封存备用。

(2)八宝眼药:主治红肿赤痛,云雾翳障、畏光羞明,胬肉攀睛等外障眼疾。药物组成与制法:制炉甘石150g,玛瑙15g,二药同时入罐中,外口泥封固,放入木炭火围烧2h,珍珠制法同前,海螵蛸20g,用火炙黄,黄连60g,荸荠粉70g,麝香10g,牛黄10g,冰片30g,鲭鱼胆10g,熊胆30g。

以上诸药除麝香、冰片外均以研极细,后入麝香、冰片研匀,收贮瓷瓶内备用。

(3)退翳丹,又名(化针丹):主治各期沙眼、椒疮、粟椒、胬肉眼疾、丹丝缕生等外障眼疾。有消肿止痛、退翳明目,此方颇有良效。

药物组成与制法:乌梅 14 个,砂仁 6g,胆矾 6g,青盐 3g,花椒 3g,缝衣针 6 枚,净雨水 100mL。

以上诸药均盛入干净瓷瓶内,倒入清洁雨水,10d 后候汁溶化,用滤纸过滤澄清后收存备用。

(以上三方出自张子述《中医眼科学简编》)

(4)五胆膏,方药组成:熊胆汁、鲫鱼胆汁、鲭鱼胆汁、猪胆汁、羊胆汁、川蜜各等分。

功用:清热泻火,退赤肿痛,明目去翳。

主治:目赤肿痛,畏光流泪,睑弦赤烂,赤膜遮睛。

用法:将胆蜜入银铫或钢铫中,微火熬成膏,取起用瓷盒藏之。每用少许点眼,3 ~ 4 次/d。

(5)七宝膏,方药组成:珍珠 9g,龙脑 4g,熊胆 10g,石决明 15g,琥珀 10g,水晶 15g,龙齿 5g。

功用:清热解毒,清肝潜阳,明目去翳,活血化瘀。

主治:目赤肿痛,翳膜胬肉,头晕目眩。

用法:将诸药捣碎为末,研令极匀,用水 5L,砂锅内煎至 1L,去粗煎至 1 盏,入净白蜜 15g,和为膏。每夜卧后点之,旦不可点。

(6)千里光眼药水,方药组成:千里光 1000g。

功用:清热解毒,清肝明日。

主治:椒疮,赤膜下垂,血翳包睛,迎风流泪,风火赤眼,瞳神紧小。

用法:将千里光洗净,沥干切细后加 5 ~ 6 倍乙醇,浸 2 ~ 3d 过滤。药渣再用 4 ~ 5 倍量浸 2d,合并回收乙醇,浓缩液加蒸馏水 50mL 搅拌,再加石蜡 2g,在水浴上加热使其完全熔化,放冰箱 1h,除掉药面上石蜡,再加蒸馏水 1000mL,加 1% 活性炭搅拌加热煮沸 10min,放冷抽滤脱炭,过滤至澄明,用蒸馏水调至 1000mL。3 ~ 4 次/d 点眼。

又方:用鲜千里光配成 1∶1(或干草 1∶4)的眼药水,每 2h 滴眼 1 次。

(7)麝珠眼药,方药组成:麝香、珍珠。

功用:安神定惊,清热解毒,平肝明目,活血散结,清肝除翳。

主治:混睛障,宿翳,聚星障,瞳神干缺,青风内障,圆翳内障,视瞻昏渺。

用法:将诸药研极细粉末,取 0.3g,配制于蒸馏水 6mL 内点眼,3 次/d,点后闭 20min。

(8)熊胆眼药水,方药组成:熊胆、冰片。

功用:清热解毒,去翳明目,消肿止痛,镇静。

主治:金疳,天行赤眼,聚星障,宿翳。

用法:4 ~ 6 次/d 点眼,每次 1 ~ 2 滴。

按语熊胆眼药水适用于肝热目赤,风热或疫疠之邪所致眼目疾病。近代药理研究,熊胆含有熊去氧胆酸、胆固醇、胆色素,具有抗菌作用,对金黄色葡萄球菌、肺炎球菌、绿脓杆菌、白色念珠球菌等具有抑制作用,并可抗病毒。临床用于结膜炎、急性角膜炎、病毒性结膜炎、疱疹性结膜炎、春季卡他性结膜炎。有报道取熊胆少许用开水溶化点眼,对新生儿结膜炎有效。

(以上五方出自唐由之,肖国士编《中医眼科全书》)

四、眼干燥证的治疗方法

1. 内服甘露饮加减

天冬、麦冬、生地、熟地、茵陈、石斛、枇杷叶、甘草、沙参、龟板、花粉、石决明、黄芩、枳壳。

2. 外用

(1)0.5%醋酸可的松液,2h/次,人工泪1次/h。

(2)1%荧光素液滴眼。

(3)氯霉素,醋酸可的松液,人工泪。

五、眼底出血的治疗"分期定主方,分型定加减"

(一)分期

据病程,眼底出血情况及有无继续出血倾向分3期。

(1)出血期:多为早期,发病在20d以内,或眼底血色鲜红,有出血倾向者,以生蒲黄汤(生蒲黄30g,旱莲草30g,丹参24g,丹皮12g,荆芥炭12g,郁金12g,生地12g,川芎6g)为基本方。

(2)瘀血期:发病时间较长,眼底血色黯红,静脉迂回,无出血倾向。血府逐瘀汤(当归12g,生地12g,桃仁10g,川芎10g,红花10g,枳壳12g,赤芍12g,柴胡12g,桔梗3g,甘草3g)为主方。

(3)瘀结期:眼底出血大部吸收,遗留黄白色硬性渗出物,以黄斑区为多,障碍视力者,以驻景丸加减(菟丝子24g,褚实子24g,茺蔚子18g,枸杞15g,车前子12g,木瓜12g,寒水石9g,紫河车粉9g,生三七粉3g,五味子12g)去寒水石、紫河车粉、五味子,加甲珠12g,浙贝母12g,海藻15g,为主方。

(二)分型

以全身表现及舌、脉为凭。

1. 肝胆火炽型

要点:头痛眩晕,口苦咽干,烦躁易怒,舌红苔黄,脉弦数。

加用药物:龙胆草9g,栀子12g,黄芩12g。

2. 血热型

要点:心烦,口干不欲饮,舌红苔黄,脉数。

加用药物:紫草 15g,白茅根 30g。

3. 气滞血瘀型

要点:胸腹胀满,性情急躁,眼珠刺痛,舌质紫暗或有瘀点,脉涩。

加用药物:五灵脂 12g,苏木 12g,三棱 12g。

4. 阴虚火旺

要点:形体消瘦,口燥咽干,五心烦热,潮热盗汗,舌红脉细数。

加用药物:龟板 30g,知母 12g,黄柏 12g。

5. 阴虚阳亢型

要点:头痛眼胀,急躁易怒,失眠多梦,舌质红,脉弦细数。

加用药物:鳖甲 30g,龙骨 24g,牡蛎 24g,石决明 24g。

6. 肝肾阴虚

要点:头晕耳鸣,健忘失眠,腰膝酸软,舌红苔少,脉细。

加用药物:桑椹子 30g,玉竹 18g。

4. 气血两虚

要点:少气懒言,乏力自汗,面色苍白或萎黄,舌质淡,脉细弱。

加用药物:党参 30g,黄芪 30g。

若全身无证可辨,则仅按分期阶段性治疗,不加减。

总之:按照"分期定主方,分型定加减"原则,治疗眼底出血效果显著。

六、老年性黄斑变性验方(驻景丸加减治疗)

1. 据初诊时全身证候,眼底呈荧光造影表现,舌脉等现象分 4 型:

(1)肝肾不足兼气血郁滞(相当于干性的早晚期和湿性早期)滋补肝肾,调气血;方用驻景丸加:丹参、郁金、赤芍、牛膝、黄芪、红花。

(2)肝肾不足兼水湿上泛(相当于湿性中期,有色素上皮或神经上皮浆液性脱离)。治法:补肝肾,利水湿。方药:驻景丸加薏苡仁、茯苓、山楂、泽泻、党参、木通。

(3)肝肾不足兼瘀血内结(相当于湿性中期有出血性色素上皮和或神经上皮脱离)。治法:补肝肾,活血化瘀,佐以软坚散结。方药:驻景丸加丹参、牛膝、红花、三七、山楂、鸡内金、炒二芽。

(4)肝肾不足兼痰瘀互结(相当于修复期有盘状斑痕形成)。治法:补肝肾,化痰软坚,化瘀散结。方药:驻景丸加丹参、郁金、牛膝、红花、三七、山楂、昆布、海藻、浙贝母、鸡内金。

2. 治疗方法

单用中药,以驻景丸为基础方,再按证型加减用药(如上法),1 剂/d,早晚分服。每周复诊 1 次,服药时间最短 1 月,最长 12 月,平均 3.8 月。

3. 驻景丸药物组成:楮实子、枸杞子、五味子、制乳香、川楝子、人参、熟地、肉苁蓉、菟丝子。

七、中药治疗角膜炎验方

(一)诊断依据

角膜特殊形态,角膜知觉减退,反复发作病史。

(二)辅助诊断

溃疡面坏死组织,眼分泌物,前房脓汁。

(三)无论属于何证型,通以眼部改变为主结合全身病情用药

(1)眼部红赤特显,或角膜溃烂,浸润水肿范围深大,KP 较多,前房积脓,全身无虚象者,主用龙胆泻肝汤加减,上证较轻者加石决明散加减,如证候重而有前房积脓者用犀角地黄汤或苇茎汤加减。

(2)脓症红赤虽显,发病时间尚短,而眼部病变面小而较浅,全身兼见头昏,清涕,舌红苔薄,脉浮数等,用银翘散加减,诸症较重者用普济消毒饮加减。

(3)眼红赤不重,但角膜溃烂浸润水肿难愈,或病区分泌物污秽,病程缠绵难复,舌苔黄腻,脉懦或滑,主用三仁汤加减,以上诸病久不愈而有舌红脉数者,用甘露饮加减。

以上各方,以证情数而异,有始终主守一方加减至痊愈者,但常因病程中出现不同征象而变易主方,或 2 方,或 3 方合用加减。

(四)主要加减药物

1. 本组 62 例眼病中,多病程缠绵者,与湿有关,而湿能感虫,故其中 50 例眼方药中均加用杀虫药,常用者:

(1)芦荟:杀虫,泻热通便,凉肝明目,燥热除湿,久虚腹泻者慎用。

(2)贯众:杀虫,清热,解毒,凉血止血。

(3)芜荑:杀虫,消疳,治恶疮疥癣,能除风湿邪气之为害,对多种皮肤真菌有抑制作用。

(4)百部:灭虱杀虫,润肺止咳,肺炎球菌,金葡菌,乙型溶血性链球菌,大肠杆菌。

(5)鹤虱:能杀五脏之虫,且能疗恶疮。

(6)雷丸:杀虫,逐毒气,清热疏肝,其味苦寒,苦能杀虫除湿,寒能清热消积。

2. 因此类证候常与湿有关,故全身或舌脉有湿证者,常加清热解毒除湿之土茯苓、萆薢、冬瓜仁、木通等。

3. 选加解毒清热之药物,如金银花、蒲公英、连翘、败酱草、苇茎、紫花地丁之类。

4. 扶正祛邪,病久而有虚象者,可与益气血药物合用,如四君子汤等合用加减。

(五)小结

角膜炎:主方选用龙胆泻肝汤、石决明散、银翘散、普济消毒饮、甘露饮、三仁汤等,加用杀虫药,清热解毒药之类。

八、眼前房挫伤出血中医治疗验方

(1)出血期:一般者用生蒲黄汤加减:生蒲黄、旱莲草、芥炭、生地、丹皮、赤芍、丹参、郁金、川芎。重型者可用犀角地黄汤(犀、地、芍、丹)。

(2)瘀血期:出血后5~7d,出血因无明显吸收或吸收缓慢,有瘀血趋势者,宜用通血丸加减:桃仁、红花、川芎、生地、当归、赤芍、桔梗、柴胡、怀牛膝、丹参、郁金。

(3)并发症:葡萄膜炎反应重者,用龙胆泻肝汤加减:龙胆草、泽泻、生地、黄芩、木通、前仁、柴胡、郁金、桃仁、红花、蒲公英。

(4)角膜血染:用石决明散合桃红四物汤加减:石决明、决明子、赤芍、木贼、栀子、红花、川芎、生地、丹参、郁金。

九、中心性浆液性视网膜脉络膜炎中医特色治疗

(一)疗效标准

治愈:视物变形变色消炎,视力提高至1.0以上或恢复到治疗前的视力,眼底黄斑区水肿消失,中心凹光反射正常。

显效:视物变形好转,视力提高4倍以上(国际视力表),水肿消退,中心凹光反射隐约少见或弥散,或仅留少许硬性渗出点。

好转:黄斑中心凹光不见或黄斑区少许色素沉着改变,余同显效。

无效:主觉视力及眼底无明显变化。

疗程:30d内8例,60d内18例,90d内9例,平均38d。

(二)辨证分型治疗

1.肝气郁结型

症状表现:视力下降,视力变形,变色,视野中央有阴影遮挡,伴有头晕头痛,情志不畅,夜寐不安,口苦咽干,食少,舌红,舌苔黄,脉弦。

检查:外眼正常,视力下降,眼底视盘正常,黄斑区中心凹光反射消失,有点状渗出物,黄斑区有水肿。

治则:疏肝解郁,活血祛瘀,佐以利水消肿,方用逍遥散加减:柴胡、当归、白芍、茯苓、白术、丹参、茺蔚子、青皮、枳壳、车前子、泽泻、五味子、夜交藤。

2.气血亏虚型

临床表现:视力下降,视物变形,眼前有暗影,视力疲劳,眼干涩不适,伴有头晕心悸,四肢酸软无力,舌淡红,脉细弱。

检查:视力下降,外眼正常,视盘正常,黄斑区光反射不清,有散在黄色或灰白色点状或片状渗出物,黄斑区有色素沉着。

治则:补气养血,佐以活血明目,主方归脾汤加减:党参、黄芪、当归、白术、龙眼肉、茯神、丹参、木瓜、山药、郁金、夜明砂、炙甘草、炒二芽、焦山楂。

3.肝肾亏虚型

临床表现:自觉视物模糊,眼前有黑影,视物变形,眼内干涩不适,伴有失眠、头晕、腰膝酸软、午后潮热、手足心热、舌红、脉细数。

检查:视力下降,黄斑区有轻度水肿点状渗出物,中心凹光反射消失。

治则:补益肝肾,佐以活血通络。方用驻景丸加减方加减:楮实子、菟丝子、茺蔚子、枸杞、生地、山茱萸、沙苑子、女贞子、山药、茯苓、沙参、木瓜、丹参、赤芍、知母、苏木。

4.痰湿中阻型

临床表现:视物不清,视物变形,视野有雾状阴影,全身伴头重胸脘痞闷,食少便溏,舌苔白厚腻,脉弦滑。

检查:视力下降,外眼正常,视盘正常黄斑区水肿明显,并有片状白色渗出物,黄斑区周围有白色反光晕轮,中心凹对光反射消失。

治则:清热利湿化痰。方药三仁汤合温胆汤加减:陈皮、半夏、茯苓、甘草、枳壳、胆星、薏苡仁、白蔻仁、赤小豆、泽泻、淡竹叶、茺蔚子、丹参、牛膝、浙贝母。

十、糖尿病性视网膜病变中医特色治疗

(一)以整体辨证为主

鉴于糖网病是糖尿病的并发症之一,某些医家主张据糖尿病"阴虚燥热"病机,在病变过程中所出现的全身症状进行辨证论治。治以补肝养阴,生津润燥为主。姚明芳教授将所治8例糖网病分3型:

(1)阴虚燥热型:滋阴补肝,清热润燥,选玉女煎,增液白虎汤等方加减。

(2)肺肾阴虚型:滋阴清热,益气生津。方用二冬汤或增液汤,生脉散合芍药甘草汤等加减。

(3)肾虚消渴型:补肝养阴,润燥生津,用增液汤合六味地黄丸等方加减。阳虚用金匮肾气丸加减。

(二)分期论治

某些医家把糖网病归于眼底出血之列,按眼底出血的过程分期论治。牛满山教授将本病分3期:

(1)出血期:凉血止血,益气养阴,自拟固本止血汤(黄芪、山药、苍术、女贞子、旱莲草、仙鹤草、茜草根、三七粉、大黄)。

（2）吸收期：活血化瘀，用自拟固本祛瘀汤（黄芪、苍术、山药、元参、女贞子、旱莲草、菟丝子、丹参、郁金）。

（3）恢复期：益气养阴，辅以软坚散结，活血祛瘀，用自拟散结汤（黄芪、苍术、生山药、元参、女贞子、川芎、红花、贝母、海蛤粉、生牡蛎）。

（三）糖网病论治的初步探讨

本组病例以整体辨证分型与眼底病变相结合对照。在患者所服降糖西药的基础上，再予自拟中药处方，治疗结果以治疗前后作自身对照：

1. 整体辨证用药

（1）阴虚型：形体消瘦，咽干口燥，五心烦热，潮热盗汗，舌红，无苔或苔薄白少津，脉细或细数（具备三项以上）

方药：黄精 30g，山药 30g，沙参 15g，生地 15g，麦冬 12g，枸杞 12g。

（2）气阴两虚型：面色少华，神疲乏力、少气懒言、咽干口燥，五心烦热，自汗，舌质淡，舌体胖或有齿痕，脉虚无力或细数（具备 5 项以上）。

方药：在阴虚用药基础上加黄芪 30g，白术 12g。

（3）阴阳两虚型：形体消瘦，咽干口燥，面色无华或面足虚浮，畏寒肢冷，夜尿频多或尿清长，便溏甚则大便失禁，舌质淡，体胖，脉细弱或迟（具备 5 项以上）。

方药：在气阴两虚基础上加：巴戟天 15g，淫羊藿 12g。

2. 在整体辨证用药基础上，据眼部病变，加用以下各组药物：

（1）眼底有新鲜出血，或新鲜玻璃体积血者，用生蒲黄 30g，旱莲草 30g，阿胶 12g，丹参 15g。

（2）眼底出血暗红，或伴有渗出物者，加用丹参 30g，赤芍 15g，郁金 15g，怀牛膝 10g。

（3）眼底见机化物，新生血管或陈旧性玻璃体积血（出血在 3 周以上）者加用丹参 30g，怀牛膝 15g，穿山甲 10g，浙贝母 10g，昆布 10g，海藻 10g。

（4）视网膜或黄斑区水肿者加用：茯苓 20g，薏苡仁 30g。

（5）黄斑部见大量硬性渗出物或呈腊肠状黄白色渗出物再加用山楂 15g，鸡内金 15g。

十一、其他眼部疾病验方

（一）内障眼方

（1）石决明（生研粉，先煎）50g，茯苓 15g，知母 12g，黄芩 10g，细辛 3g，夏枯草 30g，香附 12g，钩藤 12g，胆南星 9g，甘草 9g，当归 9g，大黄（用蜂蜜炙后入药）12g。水煎服。功效：清热散结，平肝化痰。适应证：绿风障（青光眼），症见眼珠胀痛、头痛、眉棱骨痛。

（2）大熟地 50g，白蒺藜 30g，山萸肉 15g，枸杞 15g，蝉蜕 15g，蜗牛 15g，泽泻 9g，茯苓 12g，怀山药 12g，巴戟天 12g，粉牡丹皮 9g，甘菊花 9g，决明子 12g，黄芩 9g，栀子 9g，楮实子

9g,共为细末,炼蜜为丸,如梧桐子大,朱砂、滑石粉为衣。每服9g,饭前1h白开水送下,每天早晚服。功效:滋肾平肝,清热明目。适应证:白内障。

(二)夜盲方

(1)雄鸡肝1个(不水洗)、蜂蜜半盅。上2味合并蒸熟内服。功效:补养明目。适应证:在夜晚或在暗处视物不清。

(2)羊肝(或猪肝)1个,生白芍30g,夜明砂30g,决明子15g,生甘草9g。把肝洗净,竹刀从内剖开,将上药研末装肝内,用线缠紧不让药撒出,把肝放在砂锅内煮熟后,取出药末,食肝即可,一般吃3个肝即可见效。功效:补养肝血,清肝明目。适应证:夜晚及暗处视物不清。

(3)蜈蚣3条,去头足,用芝麻油将蜈蚣炸黄、研末,绿豆水冲服。成人3条/d,1次/d;小儿1次/d,1条/次。功效:养肝明目。适应证:夜盲。

(三)角膜溃疡方

(1)使君子15g,莲子15g,香附15g,青皮15g。水煎服。适应证:角膜溃疡。

(2)水牛角15g,羚羊角6g,细辛6g,夏枯草30g,蝉蜕15g,密蒙花10g,沙苑子10g,败酱草15g,甘草10g,黄芩10g,木贼10g,车前子10g。水煎服。功效:清肝热,散瘀毒,祛风热。适应证:角膜溃疡。

(四)角膜薄翳方

(1)杏仁15g,甘草15g,花椒15g。用常水煎液,绿色透明,滴眼用。功效:化翳明目。适应证:凡眼内外所生遮蔽视线之目障皆可称翳。云薄而浮,色白淡嫩,片状似淡烟或浮云,翳薄则明亮,光滑如冰。

(2)当归30g,川芎9g,青皮12g,薄荷6g,黄芩12g,决明子15g,密蒙花30g,石决明30g,菊花20g,谷精草30g,木贼草20g,蝉蜕15g,枳壳10g,桔梗10g,陈皮10g。共为细末,1次/d,睡前服15g,微发汗。功效:清肝明目,活血化瘀。适应证:白内障、如星翳、垂帘翳等久视昏花、翳膜遮睛等。

(五)眼底出血方

1.当归15g,白芍15g,炒川芎6g,地黄30g,女贞子15g,旱莲草15g,藕节10g,白茅根30g,茜草根12g,连翘15g,血余炭10g,生地榆15g,百草霜6g,栀子12g,仙鹤草15g,甘草3g,三七(研末冲服)3g。水煎服,1剂/d,分3次服。功效:凉血益阴,化痰止血。适应证:青年性眼底出血。

(2)连翘50g,生地黄30g,白及15g,血余炭12g,三七粉15g。共为细末,每d早晚各服5g。功效:凉血止血。适应证:眼底出血,外眼正常,眼前突然出现红色、暗红色或黑色,视力骤然减退,甚至丧失,眼底检查可见点片状出血或不能窥视眼底者。

(六)高血压眼底出血(经验方)

生地12g,旱莲草12g,荆芥灰12g,丹参15g,郁金15g,生蒲黄24g,丹皮10g,川芎6g。水煎服,1 剂/d,分 3 次服。服到眼底出血完全吸收为止。

加减:若肝郁重加香附、柴胡;血瘀重加赤芍;若肝阳上亢加龙骨、牡蛎;若脾虚加山药、扁豆、党参、白术;若阴虚火盛加沙参、太子参、麦冬;若动脉硬化所致重用清肝疏肝药决明子、白蒺藜;若糖尿病所致加五味子、西洋参、黄芪;若视网膜周围静脉阻塞加石菖蒲;若中央静脉周围引起加西洋参,重用北沙参。治疗期间禁用辛辣食品、酒类,要保持心情舒畅,情绪稳定。

第三节　中医皮肤科验方

一、丸剂类

(1)祛风换肌丸(外科正宗方):威灵仙、薄荷、首乌、牛膝、苦参、苍术、胡麻仁、花粉各等份,甘草、当归、川芎各减半,研细面炼蜜丸,每丸 9g,3 次/d,1 丸/次。主治:慢性湿疹,白癜风,白屑风,白疕风。

(2)散风苦参丸:苦参 120g,大黄 60g,独活 60g,防风 60g,枳壳 60g,玄参 60g,黄连 60g,黄芩 30g,栀子 30g。主治:急性湿疹,发际疮。

(3)养血润肤丸:生地 30g,熟地 30g,黄芪 30g,当归 30g,麦冬 120g,黄芩 180g,花粉 180g,升麻 60g,桃仁 60g,红花 60g。研细面炼蜜丸,每丸 9g。主治:慢性湿疹,白癜风、白屑风、银屑病。

(4)顽癣浮萍丸:浮萍 60g,苍术 60g,苍耳虫 60g,苦参 120g,黄芩 60g,僵蚕 60g,豨莶草 60g,钩藤 60g。共研细面,黄酒为丸。主治:白癜风,各种癣疮。

(5)斑秃丸 I 号:生地 60g,熟地 60g,首乌 90g,当归 60g,黄芪 60g,白芍 90g,桑椹 60g,密蒙花 30g,桑叶 30g,杞果 60g,女贞子 60g,菟丝子 60g,黑豆衣 30g,蔓荆子 45g,白蒺藜 45g,紫河车 15g,红枣 60g。研细炼蜜丸,每丸 9g,2 次/d,1 次/丸。主治:斑秃(油风),脱发等。

(6)斑秃丸 II 号:当归、侧柏叶各等份,研细面为丸。主治:油风,脱发。

(7)斑秃丸 III 号:生地 50g,熟地 50g,酒炒当归 50g,生白芍 50g,生山药 50g,蒸首乌 100g,盐炒知母 30g,盐炒黄柏 30g,菟丝子 30g,山萸肉 50g,黑芝麻 50g,紫丹参 50g,川木瓜 45g,侧柏叶 50g。上药共研细末,炼蜜为丸,每丸 9g,重,每次服 1 丸,3 次/d,白开水送服。功效:养血,活血,生发。适应证:斑秃,脱发(鬼剃头)。

二、汤剂

(1)湿疹一号:生地 30g,黄芩 9g,赤芍 9g,泽泻 9g,车前子 9g,木通 4.5g,六一散 9g。水煎服,1 剂/d,分 3 次服。

(2)湿疹二号:苍术 9g,炒白术 9g,厚朴 9g,陈皮 9g,茯苓 9g,猪苓 9g,泽泻 9g,六一散 9g,桂枝 9g。水煎服,1 剂/d,分 3 次服。

(3)湿疹三号:生地 30g,玄参 12g,当归 12g,丹参 15g,茯苓 9g,泽泻 9g,白鲜皮 9g,蛇床子 9g。水煎服,1 剂/d,分 3 次服。

(4)湿疹四号:藿香 9g,佩兰 9g,苍术 9g,陈皮 9g,茯苓 9g,泽泻 9g,白鲜皮 9g,地肤子 9g。水煎服,1 剂/d,分 3 次服。

(5)湿疹五号:黄柏 10g,苍术炭 12g,苦参 15g,金银花 60g,甘草 15g,茯苓 10g,土茯苓 30g,薏苡仁 30g。水煎服,1 剂/d,分 3 次服。功效:清热,解毒,燥湿。适应证:肛门湿疹。

(6)消风一号:生地 30g,当归 9g,荆芥 9g,蝉蜕 6g,苦参 9g,白蒺藜 9g,知母 9g,生石膏 30g,生甘草 6g。水煎服,1 剂/d,分 3 次服。

(7)消风二号:熟地 15g,当归 9g,荆芥 9g,白蒺藜 9g,苍术 9g,苦参 9g,麻仁 9g,甘草 6g。水煎服,1 剂/d,分 3 次服。

(8)风疹一号:荆芥 9g,防风 9g,浮萍 9g,蝉蜕 6g,当归 9g,赤芍 9g,大青叶 9g,黄芩 9g。水煎服,1 剂/d,分 3 次服。

(9)风疹二号:荆芥 9g,防风 9g,羌活 9g,蝉蜕 6g,茯苓皮 9g,陈皮 6g,金银花 9g,甘草 6g。水煎服,1 剂/d,分 3 次服。

(10)风疹三号:炙黄芪 9g,防风 9g,炒白术 9g,桂枝 9g,赤白芍各 9g,生姜 3 片,大枣 7 枚。水煎服,1 剂/d,分 3 次服。

(11)风疹四号:苍术 9g,陈皮 6g,茯苓 9g,泽泻 9g,荆芥 9g,防风 9g,羌活 9g,木香 3g,乌药 9g,生姜 3 片大枣 5 枚。水煎服,1 剂/d,分 3 次服。

(12)荨麻疹方:当归 20g,赤芍 20g,川芎 9g,生地 30g,荆芥 9g,防风 15g,黄芪 50g,白蒺藜 12g,金银花 30g,连翘 10g,甘草 6g。水煎服,1 剂/d,每 d 服 2 次。功效:活血化瘀,解毒透疹。适应证:荨麻疹,药疹,皮肤瘙痒等。

(13)白疕一号:生地 30g,生槐花 30g,山豆根 9g,白鲜皮 15g,草河车 15g,大青叶 15g,紫草 15g,黄药子 12g。水煎服,1 剂/d,分 3 次服。

(14)白疕二号:土茯苓 30g,忍冬藤 9g,生甘草 6g,板蓝根 15g,威灵仙 15g,山豆根 9g,草河车 15g,白鲜皮 15g。水煎服,1 剂/d,分 3 次服。

(15)白疕三号:苍术 18g,厚朴 12g,枳实 9g,威灵仙 12g,地肤子 30g,蜀羊泉 30g,甘草 6g,白鲜皮 30g,薄荷 10g,三春柳 6g。水煎服,1 剂/d,分 3 次服。功效:宣风化湿,解毒透疹。适应证:因湿郁所致之痦症,全身皮肤起大片白色疹块。

(16)去疣一号:马齿苋 60g,蜂房 9g,生薏苡仁 30g,紫草 15g。水煎服,1 剂/d,分 3 次服。

（17）去疣二号：马齿苋 60g，败酱草 15g，紫草 15g，大青叶 15g。水煎服，1 剂/d，分 3 次服。

（18）去疣三号：当归尾 9g，赤白芍各 9g，桃仁 9g，红花 9g，熟地 12g，牛膝 9g，赤小豆 15g，山甲片 9g。水煎服，1 剂/d，分 3 次服。

（19）生发一号：生熟地各 90g，当归 90g，白芍 60g，女贞子 30g，菟丝子 30g，羌活 30g，木瓜 30g。水煎服，1 剂/d，分 3 次服。

（20）生发二号：干地黄 60g，山药 60g，枸杞子 60g，女贞子 60g，桑椹子 60g，神曲 30g，蚕砂 30g。水煎服，1 剂/d，分 3 次服。

（21）生发三号：当归 90g，黑芝麻 90g，女贞子 60g，旱莲草 60g，桑椹子 60g，侧柏叶 60g。水煎服，1 剂/d，分 3 次服。

（22）荨麻疹湿疹方：麻黄 6g，蝉蜕 15g，槐花 12g，黄连 6g，浮萍 9g，甘草 6g。将上药加水 1200mL，煎成 400mL，滤渣为 1 汁，剩渣再加水 600mL，煎成 200mL 为 2 汁，混合后早晚分服。功效：清热解毒，解表透疹。适应证：荨麻疹，湿疹，各种过敏性皮炎。

（23）疣、瘊方一：白花蛇舌草 50g，薏苡仁 50g，木贼草 30g，苍术 15g，白芷 10g，板蓝根 30g，马齿苋 30g。水煎服，1 剂/d，分 3 次服。功效：清热，解毒，除湿。适应证：扁平疣多发生在手背、面部，略高于皮肤，界限清楚，颜色常呈褐色或正常。

（24）疣、瘊方二：板蓝根叶 30g，赤芍 30g，金银花 30g，败酱草 30g，紫草 15g，玄参 30g，马齿苋 100g。水煎服，1 剂/d，7d 为 1 疗程。功效：清热解毒，活血凉血。适应证：颜面或手臂、前臂，发现芝麻或黄豆般大扁平疣的丘疹。边界清楚，略高于皮面，呈淡褐色或灰褐色，亦有正常肤色不变者。

三、散（粉）剂

（一）青黄散

青黛 9g，钩藤 9g，滑石 18g，煅石膏 18g，炙甘草 9g。共研细面。主治：皮肤病表面有破烂、流水、发热痛痒。清热解毒，除湿止痒。

（二）游风散

大枫子 120g，铜绿 60g，枯矾 60g，川椒 60g，烟胶 180g，樟脑 150g，蛇床子 180g。共研细末。主治：癣、肾囊风、粟疮、血风疮、顽固性皮肤病。

（三）四圣散

松香、枯矾、宫粉、轻粉各等份，研细面。主治：湿癣、黄水疮、奇痒不痛，收湿止痒。

（四）三黄粉

大黄、黄连、黄柏各等份，共研细面。主治：暑热痱毒，一切皮肤瘙痒。

（五）鸡眼药粉

樟丹 1.5g，普鲁卡因 1g，白糖 15g，食醋 25g，苦参 12g。研细面以 75% 酒精调成糊状外敷。主治:鸡眼。

(六)灵消散验方

(1)组成:枯矾5g,荜拨5粒,五倍子10g,氯苯那敏15片、地塞米松40片、冰片3g、麝香1g,(对地塞米松过敏者应慎用)。

(2)功效:具有杀虫止痒、消肿定痛、化腐生肌、强健腰肾、平衡阴阳、调理功能的神奇作用。

(3)适应证:水火烫烧伤(用药数分钟至30min达到止痛效果,愈后无瘢痕),手脚癣、牛皮癣、神经性皮炎、花斑癣、皮肤瘙痒等(可立时止痒),腋臭、暗斑、粉刺、中耳炎、口腔炎、口角炎、脓疮、各种皮肤溃疡、黄水疮、疥疮、梅毒、坐板疮、痔疮、对口疮、阴部生疮等,头屑、肾虚阳痿、头痛头晕、腰腿酸软、胃肠疼痛、尿频尿急、神经衰弱、脱发落发等症,跌打损伤、蛇虫咬伤(敷药立即止痛),手脚冰冷(用药后即刻见效,手脚温暖),中老年早泄阳痿及性功能减退等。

(4)制法:将以上5种药物共研发极细粉末,装入有色玻璃中密封备用,可保存1~2年。

(5)用法:使用时,每取5g,药粉需要加入160万单位的青霉素。

(6)注意:在使用时,才能按比例注入青霉素(为了保证100%安全,所有患者在使用青霉素时,都要先做皮试,阳性反应者及有过敏史者,都要禁用青霉素!未做皮试者,可不用青霉素,只用灵消散即可),现配现用,给患者药物时按比例配好拌匀密封保存,在半个月内可用,否则失效。

(7)禁忌:病毒感染者(疱疹、水痘等)孕妇及小儿禁用此方,此方仅供外用,严禁内服。

(8)适应证及用药方法:

①烧伤、烫伤用中药黄连50g,放入75%酒精200mL中浸泡半个月以上备用。取浸泡液适量(约20mL,视面积大小而定,面积太大禁用青霉素),调灵消散5g,用毛笔或鸡毛涂患处,1d3~5次,大多在几分钟至半小时内止痛,3~5d痊愈,愈合无瘢痕。

②手癣、脚癣、股癣、牛皮癣、神经性皮炎、花斑癣、皮肤瘙痒等取灵消散5g,(不加青霉素),加入克霉唑2片,灰黄霉素2片(研末用),调肤轻松软膏搓涂患部(搓涂3~5min),1d1~3次,一般可即时止痒,7~10d可愈。

牛皮癣及全身性皮肤病还要同时内服以下药物:穿心莲片,维生素C片,地塞米松片,2年以上患者此3种药3次/d,每次每种药各4片,内服7d后停药,再外用灵消散15~30d可愈。

③腋臭、暗斑、粉刺取灵消散(不加青霉素)少许放胶布上贴腋下,7~15d可根除,1次/d。暗斑、粉刺取灵消散5g,加维生素C片和维生素E胶囊调匀涂面部患处,2次/d,7~30d见效。

④中耳炎、口角炎、脓疮、皮肤溃疡、黄水疮、疥疮、梅毒、坐板疮、对口疮、阴部生疮、阴道炎等一切外科病可先用盐水洗净患部,再取灵消散5g,(加青霉素),加入螺旋霉素2片研

细,调红霉素软膏擦患处,2 次/d,一般 3 ~7d 可愈。

⑤头皮屑取灵消散 5g(不加青霉素),加灰黄霉素 2 片,用 75% 酒精适量,调成稀糊状,涂擦头皮上,然后用塑料袋将头发罩住封闭,睡前涂药,第 2d 早洗去,连用 3 次即愈。

⑥跌打损伤、蛇虫咬伤取灵消散适量(有破皮者不用青霉素),酒调涂患部,当即止痛,2 ~3次/d。

(七)湿疹方

(1)炉甘石 50g,铜绿 15g,雄黄 15g,冰片 6g,鸡蛋油适量。先将前 3 味药各为细末,放擂碗内,再将冰片放药末上。用火点燃后,速用大碗扣擂碗上。10min 后,将大碗去掉,擂匀。用鸡蛋油适量,调涂患处,2 次/d。功效:解毒,燥湿,止痒。适应证:阴囊瘙痒,皮肤脱屑,抓破后流水,病久阴囊皮肤增厚粗糙、脱屑。

(2)苍术 60g,黄柏 60g,黄连 60g,冰片 6g,樟脑 10g,青黛 6g,枯矾 30g。将诸药共研末备用。流水者,干粉撒于患处;若干燥结痂,用芝麻油调和外敷。功效:清热,健脾,化湿。适应证:胎毒,黄水疮,旋耳疮,绣球风,湿疹流水、浸淫成片。

(3)苍术 100g,狼毒 100g,硫黄 100g,蛇床子 250g,枯矾 120g,花椒 120g,明雄黄 30g。上药共为细末,患处流水者干撒,无水者芝麻油调搽。功效:清热渗湿,解毒生肌。适应证:慢性湿疹,头癣,股癣,鹅掌风,疥疮。

(4)苍术 60g,黄柏 60g,青黛 30g,枯矾 15g,轻粉 10g,煅石膏 30g,榆树皮 30g,将榆树皮炒成炭(存性),共为细末外用。患处流水者撒药粉,不流水者芝麻油调抹。功效:清热解毒,利湿生肌。适应证:急性湿疹,脚气流水。

(5)黄连 60g,黄芩 60g,黄柏 60g,寒水石 30g,冰片 10g,大黄 30g,青黛 20g,紫草 20g,滑石 30g,栀子 30g,生石膏 200g。上药共研细末,外敷患处。功效:清热解毒,燥湿生肌。适应证:痱子、湿疹。

(八)刺瘊方

(1)鸦胆子仁 10g,血竭 6g,生石灰 6g,碱面 6g。上药共研细末,将药末放在刺瘊上用拇指在上轻重适度揉搓,直至出血刺瘊即掉,再撒上药末,压之止血。不掉,隔天再次揉搓。功效:解毒燥湿,碱化局部。适应证:刺瘊。

(2)血竭 30g,鸦胆子 50g,生石灰 120g。上药共研细末,撒在刺瘊上揉搓。功效:活血化瘀除瘊。适应证:刺瘊。

四、膏剂

(1)黄连膏:黄连 12g,苍术 6g,黄柏 6g。共研细面,用凡士林调膏。主治:皮肤病,表皮破烂,发热溢脂,疡痛兼作,发际疮,烫伤感染。

(2)三黄一椒膏:大黄 9g,雄黄 9g,硫黄 9g,胡椒 12g。共研细面,用凡士林调膏。主治:

慢性湿疹、牛皮癣、干癣剧痒。有燥湿，止痒，杀虫之功。

（3）天麻膏：草乌4.5g，钩藤4.5g，木鳖子10.5g，天麻4.5g，藜芦4.5g，川芎4.5g，狼毒4.5g，轻粉6g，红粉6g，黄腊120g，陈年猪板油90g，香油240g。将上药砸碎放入油内煎焦紫色，待冷去渣加入黄腊，猪油熔化，再加轻粉，红粉拌匀即可。主治：疥癣、秃疮、手癣。

（4）樟脑膏：樟脑120g，腊猪板油480g，白蜡240g。将猪油和白蜡熔化，再加入樟脑粉搅拌均匀。主治：癣、冻疮、鹅掌风、皲裂。

（5）天红膏：天麻熬成膏30g，红粉6g。搅拌成膏。主治：银屑病，牛皮癣。

黑红膏：黑豆溜油9g，红粉软膏21g。搅拌成膏。主治：银屑病。有杀虫、拔毒止痒之功。

（6）清凉膏：制乳香6g，制没药6g，大贝母6g，黄连6g，赤芍12g，花粉12g，大黄12g，甘草4.5g，雄黄6g，轻粉4.5g，红升丹4.5g，血力花4.5g，冰片1.5g，凡士林480g。研细面与凡士林调成糊状。主治：银屑病进行期。清热解毒。

（7）牛皮癣：巴豆霜10g，砒霜10g，狼毒30g，水银10g，轻粉10g，大枫子10g，雄黄20g，硫黄20g，麝香0.5～1g。共研细粉，将核桃仁，猪油炼成膏外擦患处。

（8）湿疹1号：青黛150g，黄柏末310g，煅石膏末310g，炉甘石末180g，五倍子末90g，冰片30g，土茯苓90g。将青黛和黄柏研细，后加入三种药研细调和，再加入凡士林，调成30%油膏。

湿疹2号：青黛60g，黄柏末60g，氧化锌620g，煅石膏末620g，麻油620g，凡士林930g，苦参60g，木鳖子60g。将青黛研细，后加入黄柏研细调和，加入氧化锌研和，煅石膏研极细，最后加入凡士林麻油成膏。

湿疹3号：地榆末620g，煅石膏620g，枯矾30g，冰片30g，蛇床子60g。上药研面调匀，加凡士林调成50%～60%油膏，可随天气冷热而不同。

湿疹4号：密陀僧末930g，地榆末460g，凡士林2800g，虎杖粉300g，土茯苓300g。共研细末，加凡士林调和成膏。

湿疹5号：青黛9g，黄柏末9g，枯矾9g，蛤粉60g，炉甘石60g，煅石膏90g，滑石12g，凡士林370g，麻油250mL、冰片10g，蜂房粉60g。共研细末，加入凡士林及香油调合成膏。

湿疹6号：密陀僧末620g，白及末180g，轻粉125g，枯矾30g，凡士林1870g，狼毒100g，樟脑20g，硫黄粉20g，乌蛇30g，冰片10g。共研细末，加入凡士林及香油调合成膏。

（9）阴囊湿疹膏1号：五倍子研末310g，黄柏研末90g，轻粉60g，共同研成面状，用凡士林，麻油调成适当程度的膏状。

阴囊湿疹膏2号：狼毒90g，槟榔90g，川椒90g，蛇床子90g，大枫子仁90g，硫黄90g，朴硝90g，五倍子90g，黄蜡250g，猪胆汁10个土茯苓90g，苦参90g，蜈蚣30g，麻油1300mL。加热调制成膏。

（10）克银膏 1 号:红粉 6g,当归 30g,白芷 20g,姜黄 90g,甘草 30g,轻粉 6g,冰片 6g,蜂白蜡 90g,红信石 10g,红娘子 30g。共研面,黄蜡化开,将药面倒入碗中搅匀成膏状,外涂擦患处。

克银膏 2 号:红信石 10g,黄腊 100g,冰片 10g,斑蝥虫 20g,红娘子 10g。共研面,黄蜡化开,将药面倒入碗中搅匀成膏状,外涂擦患处。

（11）脚气脚烂臭:氯霉素片 3 片、地塞米松片 3 片、苯海拉明片 3 片、红霉素软膏 1 支、皮康王 1 盒。上药研细粉后,软膏调匀外擦患处,1 次/d。

（12）牛皮癣方

1）猪胆 1 个,明雄黄 12g,冰片 3g,胡桃树皮 12g,苦枣仁 10g。上药共研末,胆汁调后涂患处,3 次/d。功效:清热润燥,解毒止痒。适应证:皮肤增厚干燥、奇痒。

2）硫黄 50g,枯矾 10g,苦杏仁 50 个。苦楝子 100 个。苦杏仁和苦楝子炒成炭,共为细末,凡士林调和成膏,涂患处。功效:温化收敛止痒。适应证:牛皮癣。

3）全蝎 15 个,斑蝥 20 个,大黄 30g,白酒 250mL。将上药浸泡于白酒中,密闭瓶口,约 1 周后即成。涂擦患处,3 次/d。功效:攻毒除风,清秽止痒。适应证:牛皮癣,顽癣。

4）枯矾 150g,川花椒 150g,五倍子 100g,硫黄 100g,白砒 30g,芝麻油适量。前 5 味药共研细末,以芝麻油调糊,涂患处。功效:除秽收敛,解毒润肤。适应证:牛皮癣,湿疹,黄水疮等。

五、酊剂

（1）土槿皮酊:土槿皮酊 500g,羊蹄草 250g,樟脑 125g,95% 酒精 1000mL。浸泡 10d 后外擦。主治:干癣。

（2）补骨脂酊:补骨脂 30g,75% 酒精 100mL。浸泡 1 周过滤外用。主治:白癜风。

（3）水晶膏:糯米打碎浸泡于 20% 氢氧化钾（钠）溶液中。主治:鸡眼,胼胝。

（4）斑秃方:补骨脂 20g,骨碎补 15g,樟脑 6g,乙醇 100mL。将上药浸泡于乙醇内 1 周后可用。用时先用梅花针局部点刺,再用生姜片擦,后涂本药液。功效:补肾生发。适应证:斑秃。

六、外洗剂

（1）皮肤熏药:大枫子 30g,松香 21g,鹤虱 21g,苍术 9g,黄柏 9g,苦参 9g,防风 9g,五倍子 15g,白鲜皮 15g,艾绒 12g。水煎熏蒸后外洗。主治:肾囊风、牛皮癣、干癣、慢性湿疹。

（2）皮肤外洗Ⅰ号:蛇床子 30g,苦参 15g,川椒 15g,枯矾 9g(后下)。水煎外洗。主治:肾囊风、牛皮癣、干癣、慢性湿疹。

（3）皮肤外洗Ⅱ号:苍术 15g,黄柏 15g,白鲜皮 15g,苦参 30g。水煎外洗。主治:湿疮脚癣。

（4）皮肤外洗Ⅲ号：苦参30g,蛇床子30g,地肤子15g,牡丹皮15g,地骨皮15g,苍术9g,防风15g,赤芍10g,黄柏9g,蒲公英30g。水煎,外洗。功效:清热化湿,解毒透疹。

（5）炉甘石洗剂：炉甘石80g,氧化锌80g,甘油80g,0.3%氢氧化铝溶液（碳水）加至1000mL即可。用途:皮肤收敛剂,用于湿疹,晒斑。

（6）汗酊：福尔马林50mL,水杨酸15g,樟脑15g,50%酒精加至1000mL,亚甲蓝少许染色。制法:取上列三药溶于900mL酒精中搅拌,最后加全量至1000mL过滤即可。用途:手足多汗症。

（7）顽癣

1）狼毒100g,芫花50g,明矾50g,苦参30g,百部30g,冰片6g。将上药放瓷盆内,加水600mL,煎20min,熏洗患处,1次/d。本药液加温后可重复使用。功效:逐水祛痰,收涩润肤。适应证:皮肤干燥瘙痒,似疮非疮。

2）斑蝥15个,红娘子15g,三七10g,丁香10g,广木香6g,醋适量。共为粗末浸泡于醋内1周备用。每d涂擦患处1~2次。

3）苦参50g,狼毒15g,蛇床子20g,花椒15g,桐树皮30g,独活15g,白鲜皮20g,枯矾15g,地肤子30g,甘草10g,硫黄10g,杏仁15g,密陀僧15g。水煎熏洗,2次/d。功效:燥湿解毒,止痒润肤。适应证:顽癣,皮肤增厚、粗糙,奇痒,搔破则流水。

七、溶液剂

（1）荷酚液：麝香草酚20g,薄荷冰2.5g,甘油100mL,70%酒精加至1000mL。银朱少许染色。制法:取酚、薄荷,溶于适量酒精中,再加甘油搅拌使成900mL,最后加全量至1000mL即可。用途:荨麻疹、皮肤瘙痒症。

（2）头皮炎液：雷锁锌30g,水杨酸30g,升汞1g,薄荷冰2.5mL,甘油10mL。制法:取水杨酸、升汞、雷锁锌溶于适量酒精中,使成900mL,再加入薄荷。用途:头部脂溢性皮炎。

（3）癣液Ⅰ号：土大黄80g,土槿皮80g,制草乌30g,玉片30g,百部30g,海桐皮30g,白鲜皮30g,苦参30g,蛇床子15g,地肤子15g,马钱子15g,蛇蜕皮15g,大枫子15g,蜈蚣9条,白信石3g,斑蝥虫6g（布包）,土茯苓30g,狼毒30g,黄柏30g,白酒500g。泡1月后外用。用途:神经性皮炎,体癣,股癣,牛皮癣。

（4）癣液Ⅱ号：土槿皮1000g,千金子6g,马钱子50g,地龙50g,红娘子30g,斑蝥30g,白酒1000g。泡1月备用。用途:体癣,汗斑,桃花癣。

（5）癣液Ⅲ号：土槿皮100g,百部100g,斑蝥30g,红娘子30g,苦参100g,土茯苓100g,狼毒50g,硫黄100g,樟脑30g,白信石20g,轻粉20g,米醋10斤。泡1月后备用。用途:头癣,足癣,体癣。

（6）癣液Ⅳ号：紫荆皮200g,土槿皮400g,苦参200g,苦楝根皮100g,生地榆100g,千金子50g,斑蝥50g,蜈蚣30g,樟脑200g,白信石20g,土茯苓100g,狼毒50g,75%酒精泡上药1月后备用。用途:神经性皮炎,体癣。

(7)癣液Ⅴ号:麝香草酚10g,冰片5g,水杨酸30g,甘油50mL,75%酒精加至1000mL,银朱少许染色。制法:取麝香草酚、冰片、水杨酸溶于适量酒精中,使成900mL,再加甘油搅匀,最后加酒精至1000mL,过滤即可。用途:股癣、体癣、手癣、花斑癣。

(8)癣液Ⅵ号:水杨酸60g,苯甲酸120g,75%酒精加至1000mL,辛红染色。制法:将水杨酸、苯甲酸溶于酒精中,然后加酒精至适量,过滤即可。用途:治疗癣病(在未确定何种癣时)。

(9)牛皮癣药水Ⅰ号:松馏油5mL 水杨酸5g,软肥皂5g,蓖麻油5mL,95%酒精加至100mL。制法:将水杨酸软肥皂分别溶于酒精中,混合后再加入蓖麻油、松馏油,最后加酒精至全量即可。软肥皂溶于酒精较慢,可先使其自溶。本品若含酒精量过低,则水杨酸析出。用途:治疗牛皮癣。

(10)牛皮癣药水Ⅱ号:氯化汞0.7g,水杨酸3g,蓖麻油2mL,甲醛0.5mL,95%酒精加至100mL。制法:0.7g氯化汞先用15mL的蒸馈水溶解,然后加水杨酸,蓖麻油,甲醛及酒精使成90mL,最后加全量即可100mL。用途:治疗牛皮癣。

(11)牛皮癣药水Ⅲ号:氮芥(盐酸氮芥或氮芥衍生物)50mL,70%二甲基亚矾(万能溶解剂)加至100mL。制法:先将二甲基亚矾加水配成70%溶液,放冷然后放入氮芥混合即可。用途:治疗牛皮癣。

(12)灰甲Ⅰ号:10%碘酊,10%水杨酸,酒精各等分。制法:上液混匀即可。用途:治灰指甲。

(13)灰甲Ⅱ号:水杨酸360g,苯甲酸720g,水杨酸中酯60mL,液化酚60mL。制法:将水杨酸、苯甲酸溶于2000mL酒精中,另将青油、液化酚分别加入上液中,最后加酒精至足量即可。用途:治灰指甲。

(14)樟脑酒精:樟脑100g,95%酒精加至1000mL。制法:称取樟脑加酒精约800mL,搅拌使溶解后,再加入酒精使成1000mL即可。用途:用于肌肉痛,未溃之冻疮。

(15)苔鲜涂剂:升汞1g,水杨酸10g,蓖麻油10mL,95%乙醇5mL,安息香酊加至100mL。制法:取升汞溶于乙醇中,加入水杨酸,蓖麻油及适量安息香酊,搅拌使其溶解,添加安息香酊成100mL即可。用途:用于苔癣及脚癣。

第四节　中医五官科验方

一、中耳炎及耳聋治疗验方

(1)配方:枯矾100g,鸡胆汁5个、冰片5g。制法:将枯矾研粉与胆汁混合,晒干加冰片细粉,混匀装入瓶内密封备用。先冲洗后将上药吹入耳内,对化脓性中耳炎一次治愈。

(2)林可霉素 0.6g×1 支 + 地米 2mg×1 支 + 糜蛋白酶 1 支共混匀,装利福平眼药水中待用。先用过氧化氢适量,把耳洗净,以后用棉球把耳朵擦干,用上面处方中的眼药水,滴入耳中,3 滴/次,3 次/d。

(3)硫黄、冰片、皂矾、糜蛋白酶针、香油少许和匀,过氧化氢冲洗后,滴入以上药物,当天见效,3d 治愈。

(4)药物:黄柏 10g,青黛 15g,冰片 3g,黄连 3g,四环素片 10 片。制法:共研细面。用法:用育儿妇女的乳汁调稀上药面呈半水状,滴入患耳孔内,3 次/d,5d 即愈。

(5)药酒法:麝香 1g,75% 酒精 10mL。麝香融入酒精内,贮于瓶中密封 7d 后备用。用时先将脓液擦净,取麝香酊 1 ~ 2 滴,用滴管滴入耳内,然后用消毒棉球塞于外耳道,1 次/d,3 次为 1 疗程。

(6)药茶疗法:菊花 20g,苦丁茶 15g。将上药晒干搓碎,每次取 5g,冲入沸水泡茶饮用,1 次/d。

(7)耳聋:大鲜蚯蚓 1 条,清水洗净,放鲜葱叶在里面,用麸皮盖严,过 2 ~ 3d 取出,共研细粉,放少许在耳朵中,1 次/d。第 2 次用生理盐水清洗后再放细粉。

二、慢性咽炎验方

验方一:1% 利多卡因 1mL,消痔灵原液 1mL,每 3d 注射 1 次。

验方二:雪梨 4kg,薄荷 100g,甘遂 30g,朱砂 10g,冰片 10g,硼砂 30g,斑蝥 7 只,红娘 7 只,白糖 18g。配制与使用方法:雪梨去皮核,削成薄片,再将薄荷、甘遂、朱砂、冰片、硼砂等共为细面,过 80 目筛,与梨及白糖共合一处,搅拌均匀。斑蝥、红娘纱布另包放入药内,然后共入合一钵或盆内,上笼蒸透,每遍蒸 30min,共蒸 9 遍,最后去斑蝥、红娘方能服用。每次 3 ~ 4 匙,约 10g,3 ~ 4 次/d,服用后 0.5h 内不饮茶水,保持良好情绪,不同时服其他任何药物(包括各种中西药物)。此方百用百灵。

验方三:大枣、斑蝥各 30 个,白糖 0.5kg,红糖 0.25kg,将大枣去核,装斑蝥放在豆秆火中烧焦存性,研细面,放红白糖加入药面混匀,放锅中熬成膏状,冷后分 30 块,每晚各化 1 块,1 月 1 疗程。

验方四:大茴香 250g,小茴香 250g,黑山楂 250g,红山楂 250g,薄荷 250g,红糖 500g。将药面与糖混匀,放盆内入锅中蒸,每次 0.5h,连续蒸 9 次后化成膏状,每次 10g,3 次/d,1 月 1 疗程。

验方五:专治声带小结声音嘶哑,属中医的"慢喉喑"范畴,慢性咽炎的 1 种。当归、赤芍、桃仁、红花、柴胡、枳壳、玄参、桔梗、玉蝴蝶、浙贝母各 10g,生地、海浮石各 15g,蝉蜕 6g,丹参 30g,甘草 6g。1 剂/d。水煎服,3 次/d,2 周 1 疗程。

验方六：制附子15g,干姜15g,麻黄10g,肉桂5g,细辛6g,桔梗8g,炙甘草15g,射干10g。水煎服,1剂/d,早晚分服。

验方七：陈皮100g,小茴香100g,山豆根100g,桔梗100g,薄荷100g,蜂蜜300g,灵仙30g。上药共为细末,炼蜜为丸,每丸9g,每次1丸,2次/d。

验方八：射干10g,麦冬15g,山豆根12g,甘草6g。水煎服,1剂/d,早晚分服。

验方九：制半夏15g,厚朴9g,茯苓9g,桔梗6g,杏仁6g,紫苏叶5g,生姜9g。水煎服,1剂/d。早晚分服。

三、鼻炎验方

(1)微波治疗:嘱病人平卧,用棉球浸润麻醉,丁卡因塞入鼻腔10～15min后,起动微波仪,功率40～50w,用仪器时,探头向鼻腔的炎症或下鼻甲处,治疗即可,而后口服消炎药7～10d,近期不吃刺激食物。

(2)穴位水针疗法:曲炎舒松20mg(0.5mL)(进口意大利产)+丁卡因0.75%1.5mL+维生素B_{12}注射液5mg(1mL)总量4mL。用法:患者平卧位,常规消毒(先用2%碘酊,再用75%的酒精脱碘)选用的穴位,迎香(双)、印堂、用5mL的针管抽吸以上水针疗法的配方4mL,先在双侧的迎香直刺注射,深度达皮下或骨面的稍上方,推药1mL,然后不要出针,将针刺改变方向,向鼻甲的方向斜刺推药0.5mL,推药完毕,可出针,纱布压迫针孔片刻,再用2%碘酊棉球消毒,不脱碘,不包扎,然后在印堂穴的穴位直刺推药1mL。常规消毒方法同上。10d注射1次,3次为1疗程,一般1疗程可治愈。

(3)中药内服:川芎15～30g,白芷15～30g,苍耳子30g,陈皮10g,半夏10～15g,茯苓15g,桑白皮10～15g,地骨皮10～12g,粳米10g,黄芩6～20g,细辛3～9g,辛夷粉(冲)3g,甘草6g。水煎服。分2次,早晚分服,连服9～18剂,热痰偏盛者(鼻涕黄色、舌苔黄、舌质红、大便黄、口苦口渴),黄芩、桑白皮、地骨皮重用,细辛、半夏轻用。寒痰偏重者(流清涕,舌苔白,舌质淡红,小便清长,口中和)黄芩、桑白皮、地骨皮轻用,细辛、半夏重用。

(4)中药外贴:白芥子10g,延胡索、甘遂、白芷、细辛、制川乌、制草乌各5g。粉碎过80目筛,以生姜调成糊状。取伤湿止痛膏4×4cm,药糊面积为2cm,于药糊中新撒一层肉桂粉,再将药物贴服于穴位上,每次贴6h,7d贴1次,3次为1疗程。

(5)泰康鼻炎膏(经验方):麝香1g,牛黄1g,王不留行2g,熊胆0.1g,细辛1g,苍耳子5g,川军1g,辛夷花2g,乌梅1g等20多种纯中草药配制而成。泰康鼻炎膏:①靶向给药指哪打哪直接进入病灶,不受空气冷热的影响,选择性的刺激鼻腔血管神经,无论鼻炎时间长短鼻窦腔内都有一定程度的积脓积液,它可以让窦口舒张开起到排出脓液的作用,并清除了鼻腔内大量的细菌和病毒此功能代替了西医的穿刺;②用药后鼻腔内有炎症的黏膜会慢慢地自行脱落长出新的黏膜达到釜底抽薪的效果;③可以软化轻度增生的鼻甲黏膜改善鼻腔的通气情况标本兼治,活血化瘀,达到彻底治愈鼻炎鼻窦炎的作用;④最主要的是泰康鼻炎膏为纯中药制剂,而且是外用药无任何的毒副作用。

(6)鼻炎中药验方

1)单纯性鼻炎:玄麦10g,薄荷15g,防风20g,花粉30g,僵蚕15g,川芎15~30g(头痛时30g),羌活10g,藁本10g,白芷15g,当归10g,菊花15g。水煎服,1剂/d,分3次服。

2)过敏性鼻炎:白蒺藜15g,蝉蜕15g,浮萍15g,连翘20g,羌活10g,藁本10g,白术15g,花粉30g,黄芪15g,防风20g,桂枝10g,牛膝15g,白芍15g,荆芥15g,枳壳15g。水煎服,1剂/d,分3次服。

3)鼻窦炎:当归9g,赤芍9g,川芎9~15g,生地15~30g,金银花20g,连翘20g,黄芩15g,细辛3g,白芷10g,薄荷6~9g,蝉蜕9g,白蒺藜12g,炒苍耳子15g,辛夷9~12g,石菖蒲10~30g,皂角刺10g。水煎服,1剂/d,分3次服。

4)鼻甲肥大:金银花20g,连翘20g,桔梗10g,僵蚕15g,花粉30g,柴胡15g,黄芩15g,川芎10g,当归10g,石膏60g,麻黄6g,菊花15g,白花蛇舌草15g,白芷15g,甘草6g。水煎服,1剂/d,分3次服。

(7)鼻渊

1)辛夷15g,苍耳子15g,薄荷15g,白芷15g,川芎9g,牡丹皮9g,赤芍9g,桔梗6g,甘草6g。水煎服,1剂/d,分3次服。功效:辛通透窍,清热凉血,活瘀散结。适应证:鼻塞不通,头痛,流浊脓、血涕。

2)当归15g,石菖蒲15g,白芷15g,苍耳子30g,上药放茶杯内加水200mL,煮沸5min即可熏鼻用,早晚各熏1次,每剂药可熏5d。功效:透窍活瘀,清热消炎。适应证:鼻腔流脓不止,鼻塞不通,嗅觉减退。

3)辛夷15g,细辛6g,夏枯草15g,甘草6g,冰片0.3g。上药共研细末用布包,放在鼻上闻吸,或用少许粉末吸入鼻内。功效:辛透解毒,清热散结。适应证:头痛,鼻流浊涕,鼻塞不通,嗅觉不灵。

4)白芷150g,全蝎30g,细辛20g,苍耳子30g。上药共为细末,每次6g,2次/d,开水送服。功效:透窍解毒。适应证:鼻塞,经常流稠鼻涕。

5)金银花50g,苍耳子15g,辛夷10g,菊花20g,薄荷6g,生地50g,川芎15g,细辛3g,紫苏叶15g,白芍15g,生姜3片。水煎服,2煎,早晚各1次温服,服后略加衣被令微汗,7d为1个疗程。功效:清热除风,消炎利窍。适应证:鼻窦炎,额窦炎。

6)苍耳子9g,辛夷9g,白芷9g,细辛6g,麝香1.5g,滑石1.5g。先将苍耳子、辛夷、白芷、细辛研为极细末,麝香与滑石粉研为极细末,两者混合拌匀,装入带色玻璃瓶中备用。用时,以小口瓶装入药粉,防其挥发,时时以鼻闻之。功效:化脓透窍,消炎利湿。适应证:鼻渊,症见鼻塞,不闻香臭,流黄脓鼻涕,伴前额、眉棱骨或双颞、双颧痛者。

(8)鼻出血

1)白茅根30g,栀子12g,小蓟15g,黑大黄15g,生地炭15g,代赭石20g。水煎服,1剂/d,分3次服。功效:清热凉血止血。适应证:肺胃有热,热伤阳络者。

2)生地炭30g,黑栀子15g,麦冬15g,大蓟30g,小蓟20g,白茅根30g,血余炭9g,甘草5g。水煎服,1剂/d,分3次服。功效:凉血止血。适应证:血热妄行上冲之鼻出血不止,血色鲜红。

3)枸杞子60g,大黄炭15g,白茅根60g。水煎服,1剂/d,分3次服。功效:凉血活瘀止血。适应证:偏肝肾阴虚的鼻出血或鼻出血病久者。

4)决明子(炒、研)30g,栀子(炒、研)15g,白茅根30g,小蓟根60g。水煎服,1剂/d,分3次服。功效:凉血止血。适应证:妇女经期鼻出血和热性鼻出血症。

5)地榆(炒黑、研碎)60g,白茅根(洗净)1把。水煎分3次服。功效:凉血止血。适应证:鼻出血、吐血、下血。

6)鲜生地30g,鲜茅根60g,鲜大蓟50g,鲜小蓟30g,鲜柏叶(炒黑)15g。共放入砂锅内加水500mL,煎至250mL一次服,隔6h煎2渣服,1剂/d。功效:凉血止血。适应证:青少年血热引起鼻出血。

四、鼻甲肥大验方

(1)微波治疗:嘱病人平卧,用棉球利多卡因浸润麻醉,丁卡因塞入鼻腔10~15min后,起动微波仪,功率40~50w,用仪器探头向鼻腔的炎症区或下鼻甲处,治疗即可,而后口服消炎药7~10d,近期不吃刺激食物。

(2)注射疗法:曲安奈德10~20mg,和利多卡因0.75mL每侧鼻腔注入0.5mL。注入点在下鼻甲的稍上方0.2~0.3cm,1月后复查。注:没有治疗仪可用上药3次即可,萎缩性不能注入曲安奈德。

五、鼻息肉验方

用微波治疗时先在息肉根部注入利多,后用仪器治疗2~3周复查,不论慢性咽炎,慢性鼻炎或黏膜性恢复快,通气恢复慢,3个月完全功能恢复。

外用方:牙皂角、细辛、白芷、川芎、石菖蒲各50g。共细末过100目筛,用绿豆大小吸入鼻腔每布包成玉米粒大小塞入鼻腔,3次/d。高血压,心脏病禁用。内服方:川芎、防风、木通、辛夷、藁本、升麻、厚朴、苍耳子、黄芩、羌活、薄荷、甘草各500g,装胶囊,3次/d,4~6粒/d,口服,治各类鼻炎。

六、面肌痉挛特色治疗

(1)口服药物:药物的治疗原则是解痉、镇静和解除焦虑。常用药有地西泮5mg,3次/

d。阿普唑仑片(佳静安定)0.4mg,3 次/d,苯妥英钠 100mg,3 次/d,卡马西平 100～200mg,3 次/d;维生素 B_1 100mg,3 次/d。以上药物为口服药。

(2)贴敷法:蜈蚣 1 条,猪胆汁适量。将蜈蚣焙干研为细面,用猪胆汁调匀后敷于患处,2 次/d。

(3)汤药法:牛蒡子 30～40g,白芷 6～10g。先煎牛蒡子 1h,后加入白芷同煎 3 次,每次 30min,共取汁 600mL,每次饮 200mL,3 次/d。

(4)药粉法:蜈蚣 2 条。将蜈蚣研细面,用防风煎水送服,晚饭后服,1 次/d,10d 为 1 个疗程。

(5)热敷熨法:栝楼 1kg,大麦面 300g。将栝楼绞汁,取栝楼汁与大麦面调匀做成饼,炙热后将其熨敷患处。

(6)茎乳孔神经阻滞疗法:定点:乳突尖前方 0.5cm 处或下颌角与乳突边线的中点。穿刺:穿刺方向于前正中线成 30 度角,深约 4cm 用单纯穿刺针的压迫即可造成麻痹即可注药。注药配方 a:曲安奈德 20mg,维生素 B_{12} 500mg,2% 利多卡因 2mL 混合液注入,1 次/5d,4 次为 1 疗程。配方 b:2% 利多卡因 3mL、亚甲蓝 0.2mL。面神经分枝注射法:先用 2% 利多卡因 2mL 局麻观察有阻滞效果后用无水乙醇 0.3mL 注入面神经分枝,但副作用较大,注射近几天内疼痛较重,并可引起不同程度的面瘫或永久性面瘫,面神经分枝注射可注入 2% 利多卡因 3mL,加入亚甲蓝 0.2mL,无明显副作用,且效果较好,本方法请慎用。

(7)内服方:僵蚕、天麻各 60g,蝉蜕 80g,全蝎 40g,制南星 40g,朱砂 20g,珍珠粉 100g。以上药物共研细末,2 次/d,每次 10g,一般服 1～3d 即愈。

七、口疮验方

(1)细辛研细,置患儿肚脐内,以平脐为度,然后用胶布覆盖固定,2d 后去掉。头疮、鹅口疮、红口疮、还是口腔溃疡均效,一般 1 次可愈,最多 5 次。

(2)巴豆仁 1 粒,黄升粉 0.2g,油纸膏药 1 张(伤湿止痛膏即可),先在膏药中心撒上黄升粉,将巴豆仁置于上,贴于患儿印堂穴,再用绷带或手帕固定,12h 后撤去,局部有一水泡,口疮即消失,此法临床应用 30 年,治疗患儿 2000 多例,屡屡效验,治愈率达 100%。

(3)内服

1)北沙参、麦冬、女贞子、薏苡仁、玄参、玉竹各 12g,生地 15g,黄连 8g,白及、白薇、知母、淡竹叶、炙甘草各 10g。水煎服,1 剂/d,分 3 次服。2 周 1 疗程。

2)(慢性口腔炎验方):生、熟地各 15g,山药 12g,茯苓 15g,泽泻 10g,丹皮 10g,山茱萸 12g,麦冬 10g,盐黄柏 10g,附片 12g,肉桂 6g。上药煮沸后文火煎 30min 取汁,重复 3 次混合再浓缩取汁 300mL。服 3 次/d,饭后服。

3)(口腔扁平苔藓舌体溃疡验方):天冬、熟地、太子参各 15g,焦黄柏 15g,砂仁 12g,甘草 6g,茵陈 15g,露蜂房 10g,山药 20g,肉桂粉 3g(另包兑服)。山药煎 20min 取汁,1 剂/d,分 3

次服,每次兑服肉桂粉1g。

（4）鹅口疮

1）炒吴茱萸15g,白芥子6g,黑附子6g,白芷6g。上药共为细末,用好醋调和成糊状,贴患儿涌泉穴处,用纱布条包好,固定牢,24h后去掉,隔天再用。男左女右,重症者可左右双贴。功效:引热下行。适应证:鹅口疮（即糊口白,雪白,白口疮）,口腔内及舌上起白腐、溃烂,疼痛不能吮乳,甚者发热。

2）生半夏15g,生南星15g,吴茱萸15g。以上3味药共为细末,用醋调成糊状,贴于小儿足心,男左女右。功效:化痰祛火,导热下行。适应证:小儿鹅口疮。

3）黄连粉、黄柏粉、青黛粉、五倍子粉、冰片各适量。前4味药等份,加少许冰片混合撒患部。功效:清热解毒,生肌敛疮。适应证:小儿口舌糜烂伴有溃疡,反复发作不愈者。

4）黄连15g,白矾30g,硼砂20g,青黛10g,冰片1g。上药共为细末,撒于口内糜烂处。功效:清火,解毒,敛疮。适应证:口腔、舌面、咽喉糜烂溃疡等。

5）马勃粉3g,川黄连4g,栀子6g,地骨皮6g,甘草3g,蝉蜕1g。水煎服,1剂/d,分3次服。功效:清热解毒,泻心火。适应证:婴幼儿口腔炎,尤为适宜。

6）党参20g,黄芪20g,连翘50g,生地30g,白茅根20g,羌活10g,防风20g,熟附块30g,干姜15g,肉桂10g,黄连（酒炒）10g。上药用清水1.5kg浸泡30min,武火煮沸,文火慢煎至剩药液2两（100mL）为宜。将2次煎液混匀,1剂/d,分3次服。

7）黄连10g,黄柏10g,大黄10g。煎水凉温后,含服口内,漱口后吐出,不计次数。

8）生天南星9g。研细粉,醋调为膏状,贴足心涌泉穴,每晚1次。防止水泡太大和感染。

八、扁桃体炎验方

冰片5g,全蝎10g,菜油2mL。将药捣碎,再调入菜油均匀,做成5分硬币大小的药饼,用胶布贴于脚部涌泉穴,24h更换1次,专治急性小儿扁桃体炎46例均愈,少则1次,多则5次。

九、流涎验方

吴茱萸3份,胆南星1份。研细调匀,密封瓶内备用,睡前取15g用米醋调成粘厚糊状饼,外敷涌泉穴,纱布扎紧,每次12h,一般3~4次即可,治疗100多例均愈。

十、癫痫（羊羔风）特色治疗

（一）穴位穿线治疗

腰奇(在骶部当尾骨端直上2寸,骶角之间凹陷中)、癫痫(胸12棘突下)、丰隆、足三里、内关、神门、三阴交。注:大发作时加鸠尾、涌泉。小发作配心俞,局灶性发作配内关或神门,白发配申脉,夜发配照海,难治性发作配癫痫、长强。

（二）药物治疗

1. 西药

（1）组口服配方：苯妥英钠 0.1g,卡马西平 0.1g,地西泮 1 片。

（2）组胶囊配方：苯巴比妥 1 片,卡马西平 2 片,苯妥英钠 2 片,安定 1 片,氯丙嗪 1 片。研细末装空心胶囊 1 粒,每晚服 1 粒,3 个月 1 疗程,1～3 个疗程可愈。

2. 中药

（1）组汤剂配方：生铁落 60g,丹参 15g,生南星 12g,菖蒲 9g,炙远志 45g,炙地龙 9g,杭白芍 15g,全蝎 20g(分次冲服)。水煎服,1 剂/d,1～3 月为 1 疗程,1～3 疗程可治愈。

（2）组胶囊配方：白僵蚕 20g,淡全蝎 20g,青礞石 20g,侧柏叶 20g,草红花 30g,天竺黄 10g,姜半夏 20g,石决明 30g,干地龙 20g,明天麻 20g,羚羊粉 3g,麝香 2g。共研细面,装入胶囊,分 90 次服,3 次/d,每次 2～3 粒,温开水送服。

十一、三叉神经痛的特色治疗

（1）穴位注射：眶上孔、眶下孔、颏孔、上颌神经、下颌神经。

（2）内服药：白附子 100g,川芎、白芷、僵蚕各 200g,全蝎 150g。共为细末,2 次/d,每次 2g,温酒送服,一般 10～30d 内痊愈。

（3）敷脐法：穿山甲、厚朴、白芍、乳香、没药各等份,共研细末装瓶备用,每次取适量,用黄酒调成糊状,外敷脐孔处,1 次/d 连用 5～7d 为 1 疗程。

（4）药枕疗法：菊花、川芎、天麻、细辛、当归、元胡、蔓荆子、红花、防风、白芷、丹参、厚朴各等份共研末作枕芯用,连续 1～2 个月,此法又可治又可防,效果好。

（5）药茶法：白芷 15g,茶叶 6g。将上药水煎后,代茶饮服。

（6）药酒法：白花蛇 1 条,白酒 0.5kg。白花蛇浸酒泡于白酒中 1 周,每 d 早晚各饮 1 次,每次 10～20mL。

十二、急性面瘫治验

（1）当天开始输氨苄西林加地米,甲硝唑液 3～5d。

（2）内服中药：白附子 9g,僵蚕 12g,全蝎 6g,白芷 15g,三棱 10g,莪术 10g,穿山甲粉 9g,乌蛇 20g,板蓝根 18g,生黄芪 50g,蜈蚣 3 条,地龙 12g,防风 12g,姜炒天南星 6g。水煎服,1 剂/d,分 3 次。2 周 1 疗程。

（3）西药应用：B_1 片、地巴唑片、B_{12} 片内服;B12 针肌注,1 次/d。

（4）民间单方：白天用羊屎 0.5kg 熬汤蒸汽熏局部,晚上用黄鳝血涂脸部。

（5）1 周后神灯照射,1 次/d。

（6）针刀松解内颊车穴和口腔白线,颈枕部上下项线压痛点,1 次/d,20d 左右病愈。

（7）口眼歪斜、面神经炎：荆芥 15g，防风 15g，鳖甲 15g，龟甲 15g，蜈蚣 3 条，全蝎 10g，水蛭 3g。共研细粉，黄酒冲服，每次 3g，3 次/d。荆芥 30g，防风 30g，公山羊屎 7 粒。煎水熏局部，出汗为止。

十三、痤疮治验

（1）内服方：金银花 20g，白花蛇舌草 20g，蒲公英 30g，丹参 30g，茯苓 30g，野菊花 30g，丹皮 15g，黄芩 12g，桑白皮 12g，皂角刺 12g，桃仁 10g，赤芍 10g，生甘草 6g。水煎服，1 剂/d，分 3 次服。

（2）自血疗法：抽自己的血 5mL，在曲池穴，对侧足三里穴各注射 1 半；下周同法在对侧曲池穴，同侧足三里穴注射自血各 1 半，3 月 1 疗程。

（3）外用药：白果仁（捣碎）50g，氯霉素眼药水 7 支，75% 酒精 200mL，混匀后泡 1 周以上，外搽痤疮患处，3~5 次/d。

十四、牙痛治验（经验方）

1. 走马牙疳验方（陈斌家传验方）

雄黄 15g，白矾 6g，硼砂 3g，生石膏 9g，石决明 9g，牙硝 3g，冰片 3g。上药共研细末收瓶备用，用手将药面适量置于细竹筒一端，吹敷患牙处。

2. 龋齿牙痛验方

蟾酥 0.025g，冰片 0.03g，樟脑 0.03g，白芷 0.5g，荜拨 0.5g，公丁香 0.2g，细辛酊适量。共研细末，将蟾酥加入其中拌匀，再加入适量细辛酊搅拌成糊状，做成粟米大小样颗粒，烘干备用。使用时先将患牙龋洞内的食物残渣去除干净，再将药粒塞入龋齿内即可，1d1~3 次。

3. 牙痛水验方

北细辛、蜂房、防风、白芷、荜茇、甘松、川椒各 6g。诸药研细末，以高粱酒 150mL 浸 1 周，用时以棉球浸此药水放于龋齿内。

4. 牙疳

（1）生大黄 90g，芜荑 50g，胡黄连 45g，川黄连 45g，生芦荟 30g，明雄黄 30g，煅石膏 60g，芒硝 15g，黄芩 50g。研末水丸，每次服 5g，3 次/d。功效：清热拔毒，化瘀敛疮。适应证：牙疳。

（2）大枣 1 枚，红信 2g，冰片 1g。大枣去核，将红信放入枣内，置瓦上用炭火焙焦，研细，加入冰片，共为极细末。3 次/d，撒在患牙处。功效：解毒清热，蚀疮祛腐生肌。适应证：牙疳，牙龈溃烂、出血、口臭。

2. 牙痛

（1）薄荷叶 50g，樟脑粉 30g，荜茇 30g，细辛 10g，升麻 10g，花椒 10g，蜂房 10g。共研细末,放小铁锅内以白碗盖住,外用盐泥封固,置炭火上升之,约 0.5h。升后冷定刮下,备用。取少许放棉球上置痛牙上。功效:辛凉疏风,清热止痛。适应证:各种牙痛。

(2)青盐 30g,石膏 30g,补骨脂 15g,花椒 9g,白芷 9g,薄荷 9g,旱莲草 15g,防风 9g,细辛 5g。上药共为细末备用。每早洗脸后,将上药搽患牙上,含一口水,频漱后吐出。功效:辛凉开窍,祛风止痛。适应证:牙龈炎,牙龈萎缩,牙痛。

(3)荜茇、北细辛、白芷、良姜、草乌各适量。共研细末,瓷瓶收藏。牙痛时用药粉少许,搽患处,或患侧鼻孔。功效:清胃火,止牙痛。适应证:风火或胃火牙痛,神经性牙痛。

(4)生地 35g,细辛 6g,玄参 35g,怀牛膝 9g,生甘草 6g。水煎服,1 剂/d。功效:滋阴清火,凉血止痛。适应证:急性牙龈炎,各种类型牙痛。

(5)当归 12g,生地 15g,牡丹皮 15g,升麻 9g,细辛 6g,地骨皮 30g,白芷 10g,红花 3g,川芎 9g,全蝎(去毒)6 个,露蜂房 10g。加水 800mL,水煎至 300mL,1 次顿服,1 剂/d。功效:凉血清火,解毒止痛。适应证:神经性牙痛、龋齿牙痛,冷热刺激疼痛严重者。

(6)荆芥 15g,赤芍 15g,生地 15g,白芷 9g,细辛 5g,牛膝 12g,玄参 30g,防风 9g,甘草 6g。水煎服,1 剂/d,分 3 次服。功效:养阴清热。适应证:阴虚火旺牙痛,症见牙痛夜间较重,或牙龈微红微肿,多天不愈者。

(7)重楼 30g,生地 15g,玄参 20g,独活 9g,细辛 5g,甘草 9g。水煎服,1 剂/d,重者 2 剂/d。功效:清热养阴,止痛。适应证:风火牙痛,牙龈肿痛。

(8)生地 15～30g,山药 15g,山茱萸 6g,茯苓 10g,泽泻 10g,丹皮 12g,丹参 30g,骨碎补 15g,金银花 12g,黄芩 12g。治各种压痛,1 剂/d,分 2 次服。

6. 治风火牙痛

长春七 6g,透骨消 10g,细辛 3g。水煎,漱口,后喝下。

(穆毅《太白本草》李白生方,第 12 页)

7. 牙痛散

铁扁担 3g,追风七 3g,长春七 3g。研细末,撒于痛牙处,有止痛效果。

(穆毅《太白本草》吴谦方,第 138 页)

8. 风寒型牙痛

铁牛七 0.3g,桃儿七 3g,长春七 12g,透骨消 15g,五味子 15g,麦冬 15g,枸杞 5g。水煎服,服 3 次/d,1 剂即可。

(穆毅《太白本草》邓绍常方,第 30 页)

9. 治牙痛

八爪龙根、金柴胡、石菖蒲各 9g,爪子金 12g,太羌活、盘龙七、长春七、地苦胆各 6g,细辛 3g。水煎服。

(李世全《秦岭巴山天然药物志》,第 3 页)

第四章

中医风湿骨伤颈肩腰腿痛验方

第一节 中医风湿病验方

一、风湿性关节炎验方

（一）正虚候验方

（1）娄氏顽痹寒痛饮：桂枝15g，制川乌9g，制草乌9g，独活30g，老鹳草30g，络石藤30g，黄芪30g，当归20g，丹参30g，鸡血藤30g，醋元胡20g，甘草10g。水煎服，1剂/d，早晚分服。

（2）熟地30g，肉桂3g，麻黄3g，鹿角胶9g，白芥子6g，生姜炭3g，生甘草3g。水煎服，1剂/d，分3次服。

（3）制附子15g，茯苓9g，人参6g，白术15g，白芍9g。水煎服，1剂/d，分3次服。

（4）黄芪30g，当归20g，蒸首乌30g，白术15g，丹参20g，桑寄生30g，淫羊藿15g，五加皮15g，炒山甲10g，乌梢蛇12g，透骨草30g，甘草9g。水煎服，1剂/d，早晚分服。

（5）独活12g，寄生9g，杜仲9g，牛膝9g，细辛9g，秦艽9g，茯苓9g，肉桂9g，防风9g，川芎9g，人参9g，甘草9g，当归9g，白芍9g，生地9g。水煎服，1剂/d，分3次服。

（6）续断10g，杜仲10g，防风10g，人参10g，茯苓10g，当归10g，白芍10g，黄芪10g，牛膝10g，甘草10g，秦艽6g，生地6g，肉桂6g，细辛6g，川芎6g，独活6g。水煎服，1剂/d，分3次服。

（7）银柴胡12g，胡黄连10g，秦艽10g，鳖甲10g，地骨皮10g，青蒿10g，知母10g，甘草3g。水煎服，1剂/d，分3次服。

（8）青蒿6g，鳖甲15g，生地12g，知母10g，丹皮9g，阿胶10g，丹参10g，银柴胡10g，半夏6g，知母10g。水煎服，1剂/d，分3次服。

（9）熟地24g，山茱萸12g，山药12g，泽泻9g，茯苓9g，丹皮9g，知母6g，黄柏6g。水煎服，1剂/d，分3次服。

（10）熟地 30g，当归 15g，白芍 20g，丹皮 12g，酸枣仁 15g，山茱萸 10g，茯苓 15g，山药 30g，柴胡 6g，栀子 10g，泽泻 10g。水煎服，1 剂/d，分 3 次服。

（11）熟地 15g，山茱萸 9g，山药 15g，泽泻 10g，茯苓 15g，丹皮 10g，川芎 6g，白芍 15g，木瓜 10g，甘草 10g，当归 10g，枣仁 10g，麦冬 10g。水煎服，1 剂/d，分 3 次服。

（12）熟地 15g，山茱萸 10g，杜仲 10g，黄芪 30g，狗脊 15g，地龙 10g，姜黄 10g，乌梢蛇 10g，蜂房 6g，龟板 15g，黄柏 9g。水煎服，1 剂/d，分 3 次服。

（二）邪实候验方

（1）防风 12g，麻黄 10g，当归 15g，秦艽 12g，肉桂 6g，葛根 10g，茯苓 12g，生姜 6g，大枣 10g，甘草 6g。水煎服，1 剂/d，分 3 次服。

（2）桂枝 15g，白芍 15g，赤芍 25g，防风 15g，牛膝 30g，鸡血藤 30g，秦艽 10g，当归 10g，陈皮 6g，大枣 3 枚。水煎服，1 剂/d，分 3 次服。

（3）防风 15g，桂枝 9g，白芍 15g，当归 10g，羌活 10g，独活 12g，白术 30g，忍冬藤 30g，红藤 30g，伸筋草 15g，乌蛇 10g，长春七 5g，陈皮 6g，大枣 3 枚。水煎服，1 剂/d，分 3 次服。

（4）川乌 15g，附子 15g，麻黄 10g，细辛 6g，桂枝 10g，干姜 15g，甘草 10g，蜂蜜 30g。水煎服，1 剂/d，分 3 次服。

（5）制川乌 6g，制附子 9g，干姜 5g，麻黄 6g，细辛 3g，桂枝 9g，甘草 6g，羌活 10g，千年健 15g，独活 10g，牛膝 9g，寄生 20g。水煎服，1 剂/d，分 3 次服。

（6）制川乌 6g，麻黄 5g，白芍 15g，甘草 6g，防风 15g，桂枝 9g，羌活 10g，灵仙 12g，独活 15g，白术 30g，茯苓 15g，人参 9g，陈皮 6g，大枣 3 枚。水煎服，1 剂/d，分 3 次服。

（7）薏苡仁 30g，苍术 12g，羌活 10g，独活 10g，防风 15g，川乌 6g（先煎），麻黄 6g，桂枝 6g，当归 12g，川芎 6g，生姜 6g，甘草 6g，姜黄 10g，海桐皮 15g，大枣 3 枚。水煎服，1 剂/d，分 3 次服。

（8）石膏 30g，黄柏 6g，连翘 15g，滑石 30g，防己 10g，蚕沙 12g，薏苡仁 30g，赤小豆 15g，肿节风 10g，忍冬藤 20g，赤芍 10g，地龙 10g，陈皮 6g，大枣 3 枚。水煎服，1 剂/d，分 3 次服。

（9）杏仁 10g，豆蔻仁 6g，薏苡仁 30g，滑石 30g，通草 10g，竹叶 15g，半夏 6g，厚朴 10g，络石藤 20g，海桐皮 30g，茯苓 15g，白术 20g，陈皮 6g，大枣 6g。水煎服，曰 1 剂，分 3 次服。

（10）桂枝 9g，生地 15g，赤芍 10g，白芍 15g，苍术 9g，白术 30g，丹皮 9g，橘络 10g，秦艽 9g，忍冬藤 20g，海桐皮 30g，姜黄 10g，桑枝 15g，伸筋草 15g。水煎服，1 剂/d，分 3 次服。

（11）石膏 30g，知母 10g，桂枝 6g，忍冬藤 20g，连翘 10g，黄柏 6g，海桐皮 30g，姜黄 10g，灵仙 6g，防己 6g，桑枝 10g，生地 10g，玄参 10g，地龙 10g，草薢 15g。水煎服，1 剂/d，分 3 次服。

（12）黄连 5g，黄芩 12g，黄柏 6g，栀子 15g，石膏 30g，知母 15g，赤芍 10g，丹皮 6g，玄参 15g，忍冬藤 30g，桑枝 15g，苍术 6g，三七粉 6g，丹参 10g，白术 20g，陈皮 6g。水煎服，1 剂/d，

分 3 次服。

（三）痰瘀候验方

（1）桃仁 10g，红花 10g，当归 15g，川芎 10g，威灵仙 15g，穿山甲 5g，地龙 15g，地鳖虫 15g，白芥子 15g，胆南星 10g，全蝎 5g，乌梢蛇 30g，鹿角霜 10g。水煎服，1 剂/d，分 3 次服。

（2）桃仁 10g，红花 9g，当归 12g，川芎 6g，制乳香 10g，制没药 10g，牛膝 9g，地龙 10g，秦艽 12g，羌活 10g，制川乌 9g，麻黄 3g，灵仙 12g，姜黄 10g。水煎服，1 剂/d，分 3 次服。

（3）制川乌 6g，制草乌 6g，麻黄 6g，细辛 5g，桃仁 10g，红花 9g，当归 12g，赤芍 15g，茯苓 15g，胆星 15g，枳实 10g，白术 30g，乌蛇 10g，蜈蚣 2 条。水煎服，1 剂/d，分 3 次服。

（4）防己 10g，薏苡仁 30g，晚蚕沙 12g，杏仁 10g，栀子 15g，连翘 15g，半夏 10g，僵蚕 10g，忍冬藤 20g，虎杖 15g，地龙 10g，胆星 15g，橘红 20g。水煎服，1 剂/d，分 3 次服。

（5）黄柏 9g，苍术 9g，胆星 15g，防风 10g，半夏 6g，天麻 15g，白芷 10g，川芎 6g，灵仙 12g，牛膝 12g，黄芩 10g，地龙 15g，陈皮 6g，白术 30g，大枣 3 枚。水煎服，1 剂/d，分 3 次服。

（6）半夏 6g，陈皮 6g，茯苓 15g，白术 20g，枳壳 10g，青蒿 10g，鳖甲 10g，地骨皮 30g，秦艽 10g，胆星 15g，知母 15g，白芥子 6g，地龙 10g。水煎服，1 剂/d，分 3 次服。

二、痛风性关节炎验方

（一）正虚候验方

（1）独活 12g，桑寄生 15g，牛膝 9g，秦艽 15g，茯苓 15g，防风 12g，当归 10g，人参 9g，生地 15g，老鹳草 20g，透骨草 30g，陈皮 6g，丹参 12g，土茯苓 30g，山慈姑 12g，甘草 6g。水煎服，1 剂/d，分 3 次服。

（2）狗脊 15g，骨碎补 30g，川续断 15g，巴戟天 10g，肉苁蓉 10g，知母 15g，黄柏 9g，牛膝 9g，薏苡仁 30g，泽泻 10g，益母草 20g，金钱草 30g，鸡内金 30g，土茯苓 20g，忍冬藤 20g，陈皮 6g。水煎服，1 剂/d，分 3 次服。

（3）当归 12g，白芍 15g，熟地 15g，川芎 9g，秦艽 10g，花粉 15g，甘草 6g，木瓜 10g，百合 15g，黄柏 9g，知母 15g，苍术 9g，牛膝 6g，土茯苓 30g，虎杖 20g。水煎服，1 剂/d，分 3 次服。

（4）当归 12g，白芍 15g，生地 15g，赤芍 10g，丹皮 9g，枸杞 15g，苍术 9g，黄柏 9g，牛膝 6g，知母 15g，山慈姑 15g，夏枯草 20g，土茯苓 20g，金钱草 30g，忍冬藤 20g，益母草 20g。水煎服，1 剂/d，分 3 次服。

（5）生地 15g，首乌 10g，山茱萸 10g，桃仁 15g，丹参 15g，当归 19g，黄芪 15g，党参 10g，白术 20g，百合花 30g，萆薢 30g，益母草 15g，泽泻 10g，虎杖 30g，山慈姑 15g。水煎服，1 剂/d，分 3 次服。

（二）邪实候验方

（1）羌活 6g，独活 6g，防风 12g，苍术 9g，当归 10g，桂枝 6g，麻黄 5g，薏苡仁 50g，海风藤

20g,秦艽 10g,防己 10g,萆薢 30g,胆星 12g,金钱草 30g。水煎服,1 剂/d,分 3 次服。

(2)制川乌 6g,麻黄 6g,白芍 10g,黄芪 15g,甘草 6g,牛膝 9g,灵仙 10g,寄生 15g,金钱草 30g,石韦 15g,络石藤 15g,忍冬藤 30g,陈皮 6g,生姜 3g,大枣 3 枚。水煎服,1 剂/d,分 3 次服。

(3)羌活 6g,独活 10g,防风 10g,薏苡仁 60g,萆薢 30g,苍术 9g,厚朴 6g,忍冬藤 30g,制川乌 6g,白芥子 6g,炮山甲 6g(冲)。水煎服,1 剂/d,分 3 次服。

(4)石膏 50g,知母 15g,甘草 10g,桂枝 6g,土茯苓 30g,猪苓 10g,泽泻 9g,车前子 10g,防己 10g,滑石 30g(包),薏苡仁 60g,金钱草 30g,忍冬藤 20g,黄柏 9g,牛膝 6g,知母 15g。水煎服,1 剂/d,分 3 次服。

(5)海桐皮 30g,地龙 10g,丹皮 9g,赤芍 10g,黄柏 6g,牛膝 9g,知母 15g,黄连 5g,黄芩 12g,水牛角 30g,大黄 6g,金银花 15g,大青叶 15g,土茯苓 30g,夏枯草 15g,萆薢 30g。水煎服,1 剂/d,分 3 次服。

(6)土茯苓 30g,虎杖 30g,忍冬藤 30g,金银花 30g,白茅根 30g,泽泻 10g,车前草 10g,金钱草 30g,石韦 15g,海金沙 1g,滑石 30g,鸡内金 30g,夏枯草 20g,山慈姑 12g。水煎服,1 剂/d,分 3 次服。

(三)痰瘀候验方

(1)桃仁 10g,红花 6g,当归 10g,川芎 6g,茯苓 15g,陈皮 6g,甘草 6g,灵仙 10g,法半夏 15g,胆星 15g,白芥子 6g,乳香 10g,没药 10g,土鳖虫 10g,土茯苓 15g,虎杖 15g。水煎服,1 剂/d,分 3 次服。

(2)制川乌 6g,制草乌 6g,桂枝 9g,秦艽 10g,制乳香 10g,红花 6g,防风 15g,制南星 15g,牛膝 6g,当归 10g,土茯苓 30g,山慈姑 15g,夏枯草 15g,金钱草 30g,乌蛇 10g,泽泻 10g。水煎服,1 剂/d,分 3 次服。

(3)土茯苓 30g,萆薢 30g,生薏苡仁 30g,泽兰 10g,泽泻 12g,桃红 12g,红花 6g,老颧草 15g,乌蛇 10g,苍术 6g,蚕砂 10g,车前草 15g,胆星 15g,半夏 9g,陈皮 6g,干姜 3g。水煎服,1 剂/d,分 3 次服。

(4)虎杖 30g,知母 15g,土茯苓 30g,萆薢 15g,山慈姑 15g,夏枯草 15g,大青叶 15g,忍冬藤 20g,金银花 20g,胆星 10g,半夏 9g,白芥子 6g,大贝母 15g,桃红 10g,红花 6g,陈皮 6g。水煎服,1 剂/d,分 3 次服。

三、类风湿关节炎验方

(一)正虚候验方

(1)十全大补汤合独活寄生汤加减。党参 15g,独活 10g,桑寄生 30g,秦艽 10g,防风 10g,细辛 5g,当归 10g,芍药 10g,川芎 10g,地黄 10g,杜仲 15g,牛膝 15g,茯苓 15g,黄芪 15g,

白术 10g,肉桂 3g,甘草 5g。

(2)附子汤加减。附子 9g,防风 12g,独活 15g,细辛 3g,萆薢 20g,山茱萸 12g,牛膝 15g,肉桂 6g,川芎 12g,当归 12g,黄芪 30g,白术 20g,石菖蒲 12g,枳壳 9g,菊花 9g,天麻 9g,生姜 5g。水煎服,1 剂/d,分 3 次服。

(3)温阳通痹汤。黄芪 18g,白术 12g,熟附子 12g,肉桂 5g(研末),当归 15g,熟地 15g,小茴香 10g,杜仲 15g,独活 12g,豨莶草 15g,蜈蚣 2 条,炙甘草 6g。水煎服,1 剂/d,分 3 次服。

(4)左归丸加减。地黄 20g,枸杞子 10g,山茱萸 10g,龟板胶 10g(烊化),鹿角胶 10g(烊化),菟丝子 30g,怀牛膝 15g,狗脊 15g,桑寄生 30g,当归 10g。水煎服,1 剂/d,分 3 次服。

(二)邪实候验方

(1)乌头汤合薏苡仁汤加减。麻黄 6g,乌头 6g,黄芪 30g,白芍 15g,甘草 6g,苍术 6g,川芎 6g,当归 10g,薏苡仁 10g,栝楼 10g,牡丹皮 6g,桃仁 6g。水煎服,1 剂/d,分 3 次服。

(2)白虎加桂枝汤化裁。生石膏 30g(先煎),知母、黄柏、桂枝、苍术各 10g,粳米 15g,胆南星、甘草、羌活、防风各 6g,海桐皮、鸡血藤各 12g。水煎服,1 剂/d,分 3 次服。

(3)四妙勇安汤加味。金银花、玄参各 90g,当归 30g,甘草 15g,白花蛇舌草 30g,赤芍 15g,牛膝 9g,萆薢 30g,老鹳草 20g,寒水石 15g。水煎服,1 剂/d,分 3 次服。

(4)桂枝芍药知母汤加减。桂枝、麻黄、制附子各 6g,赤白芍、白术、防风、知母、黑料豆各 12g,全蝎 4.5g,制乳香、制没药、苏木各 10g。水煎服,1 剂/d,分 3 次服。

(三)痰瘀候验方

(1)身痛逐瘀汤合指迷茯苓丸加减。当归 10g,秦艽 10g,桃仁 10g,红花 10g,香附 10g,地龙 10g,五灵脂 10g,没药 10g,羌活 15g,川芎 10g,牛膝 30g,甘草 5g,制半夏 10g,枳壳 10g。

(2)当归拈痛汤加减。当归 10g,白术 10g,党参 10g,苍术 10g,干葛根 10g,黄芪 12g,茯苓 12g,泽泻 12g,猪苓 12g,丹参 12g,羌活 6g,黄芩 6g,升麻 6g,防风 6g,桂枝 4.5g,甘草 4.5g。水煎服,1 剂/d,分 3 次服。

(3)五味子汤加减。五味子、制附块、姜黄、地龙各 6g,巴戟天、山萸肉、熟地、炒杜仲、淫羊藿、金毛狗脊各 12g,牛膝、黄芪各 10g,乌蛇、蜂房各 4.5g。水煎服,1 剂/d,分 3 次服。

四、强直性脊柱炎验方

(一)正虚候验方

(1)狗脊 25 ~ 40g,熟地 15 ~ 20g,制附片 9 ~ 12g,鹿角 9 ~ 12g,骨碎补 15 ~ 20g,杜仲 15 ~ 20g,桂枝 9 ~ 15g,白芍 9 ~ 15g,知母 9 ~ 15g,独活 9 ~ 13g,羌活 9 ~ 15g,续断 15 ~ 20g,防风 9 ~ 12g,威灵仙 9 ~ 15g,川牛膝 9 ~ 15g,炙山甲 6 ~ 15g。水煎服,1 剂/d,分 3 次服。

(2)人参、黄芪、白术、川续断、杜仲、当归、川、芍药、地黄、首乌、桑寄生、枸杞子。如腰痛明显者,加杜仲、桑寄生;如脊柱强直、弯曲变形者,加僵蚕、金毛狗脊。水煎服,1 剂/d,分 3

次服。

（3）鹿角胶 10g，龟甲胶 10g，狼狗骨胶 10g，（以上 3 药均烊化兑服），淫羊藿 10g，巴戟肉 10g，补骨脂 10g，菟丝子 10g，炒杜仲 10g，大熟地 20g，枸杞子 10g，山茱萸 10g，女贞子 10g，当归 10g，白芍 10g，炒白芥子 10g，水蛭 10g，蜈蚣 2 条（研面，冲服），细辛 5g，降香 6g，川乌 6g。水煎服，1 剂/d，分 3 次服。

（4）附子 10g，生姜 10g，淫羊藿 10g，巴戟天 10g，茯苓 12g，白术 12g，当归 12g，杜仲 12g，续断 12g，鹿角胶 12g，鸡血藤 20g，桑寄生 20g，北黄芪 30g，白芍 9g，甘草 9g。水煎服，1 剂/d，分 3 次服。

（5）鹿角粉 20g，龟板粉 30g，狗骨粉 20g，淫羊藿 15g，菟丝子 30g，鹿衔草 20g，炒杜仲 20g，熟地 20g，女贞子 40g，山茱萸 10g，续断 20g，当归 15g，炒白术 25g，白芍 18g，威灵仙 20g，炒白芥子 8g，皂角刺 15g，水蛭 10g，蜈蚣 5g，接骨木 30g，青风藤 20g，白鲜皮 25g，葛根 40g，神曲 20g，降香 5g。1 剂/d。水煎服，取药 30 剂。

（6）玄参、首乌、当归、芍药、川芎、地黄、丹皮、泽泻、茯苓、山药。水煎服，1 剂/d，分 3 次服。

（7）狗脊 20~40g，生地 15~20g，知母 9~15g，鹿角霜 6~10g，骨碎补 15~20g，制龟板 20~30g，秦艽 9~15g，羌活 9~12g，独活 9~12g，桂枝 6~9g，白芍 9~15g，黄柏 6~12g，地鳖虫 6~9g，杜仲 15~20g，桑寄生 15~20g，炙山甲 9~15g。水煎服，1 剂/d，分 3 次服。

（8）生地黄 40g，龟板粉 20g，菟丝子 20g，女贞子 40g，蔓荆子 10g，白芍 20g，赤芍 10g，丹皮 9g，黄芩 10g，黄柏 10g，柴胡 10g，龙胆草 5g，山栀 6g，白花蛇舌草 30g，肿节风 20g，生薏苡仁 90g，车前草 20g，木瓜 20g，槟榔 20g，葛根 30g，川牛膝 10g，生甘草 5g。1 剂/d，水煎服 15 剂。

（二）邪实候验方

（1）大熟地 24g，山茱萸 12g，干山药 12g，茯苓 10g，丹皮 10g，枸杞子 10g，杭菊花 10g，龟甲胶 10g（烊化），旱莲草 10g，何首乌 20g，忍冬藤 15g。水煎服，1 剂/d，分 3 次服。

（2）羌活、独活各 30g，防风 15g，防己 10g，秦艽 10g，威灵仙 15g，麻黄 6g，桂枝 12g，南星 10g，川草乌各 10g，白芷 10g，藁本 10g，络石藤 15g。水煎服，1 剂/d，分 3 次服。

（3）制川乌 10g（先煎），桂枝 10g（后下），淫羊藿 15g，鹿衔草 30g，当归 10g，熟地 15g，炙乌蛇 10g，甘草 6g。水煎服，1 剂/d，分 3 次服。

（4）鹿衔草 30g，淫羊藿 15g，狗脊 30g，续断 30g，寄生 30g，制附子 8g，桂枝 15g，独活 15g，茯苓 30g，炒白芍 20g，生水蛭 10g，当归 20g，川牛膝 15g，穿山甲 10g，白芥子 8g，木瓜 10g，瓦楞子 30g，忍冬 20g，川牛膝 15g，穿山甲 10g，白芥子 8g，木瓜 10g，忍冬藤 30g，陈皮 6g，甘草 5g。水煎服，1 剂/d，分 3 次服。

（5）羌活 15g，独活 15g，桂枝 12g，秦艽 12g，当归 15g，川芎 12g，海风藤 15g，桑枝 12g，乳

香9g,木香9g。水煎服,1剂/d,分3次服。

(6)苍术6g,黄柏10g,牛膝15g,虎杖30g,知母15g,薏苡仁50g,白蔻仁6g,竹叶10g,连翘15g,桑白皮10g。水煎服,1剂/d,分3次服。

(7)狗脊20~30g,苍术9~12g,黄柏9~12g,牛膝9~15g,薏苡仁20~40g,忍冬藤20~30g,桑枝20~30g,络石藤15~30g,白蔻仁6~10g,藿香9~12g,防风9~12g,防己9~12g,草薢9~12g,泽泻9~15g,桑寄生15~20g,炙山甲6~9g。水煎服,1剂/d,分3次服。

(8)金银花20g,忍冬藤30g,白花蛇舌草30g,七叶一枝花20g,虎杖20g,土茯苓20g,白鲜皮20g,生薏苡仁150g,牡丹皮10g,生水蛭10g,川牛膝15g,木瓜15g,穿山甲10g,蜈蚣5g,炒白术30g,生黄芪40g,甘草10g,白芍30g,牡蛎30g,生地黄30g,桑寄生50g,生地30g,水牛角40g,常山10g,神曲18g,陈皮5g。水煎服,1剂/d,分3次服。

(二)痰瘀候验方

(1)忍冬藤30g,白花蛇舌草30g,土茯苓20g,白鲜皮20g,生豨莶草30g,虎杖20g,生薏苡仁50g,黄芪20g,水蛭10g,赤芍18g,丹参30g,川牛膝15g,木瓜30g,槟榔30g,制川乌6g,草乌6g,党参30g,当归30g,生地黄30g,寄生30g,桑枝30g,羌活10g,岗稔根50g,陈皮6g,神曲20g,生甘草10g。水煎服,1剂/d,分3次服。

(2)白花蛇舌草30g,七叶一枝花20g,忍冬藤30g,土茯苓30g,白鲜皮20g,虎杖20g,生薏苡仁95g,丹皮10g,水蛭10g,赤芍18g,木瓜30g,槟榔30g,生石膏30g,生地黄30g,桑寄生30g,独活10g,生甘草10g。水煎服,1剂/d,分3次服。

(3)当归12g,赤芍15g,川芎9g,桃仁10g,红花10g,丹参18g,丹皮9g,地鳖虫15g,地龙15g,苏木10g,刘寄奴10g,桂枝6g,元胡15g,郁金10g。水煎服,1剂/d,分3次服。

(4)熟附块10g,熟地黄10g,肉桂5g,山荣萸10g,山药10g,泽泻10g,鹿角胶10g,菟丝子15g,怀牛膝15g,狗脊15g,杜仲10,独活15g,桑寄生20g,苍术10g,白芥子10g,全蝎5g,蜈蚣2条。水煎服,1剂/d,分3次服。

(5)炒白芥子10g,炙僵蚕10g,陈胆星10g,炮山甲10g,蜣螂虫10g,桃仁10g,红花10g,苏木10g,姜半夏10g。水煎服,1剂/d,分3次服。

(6)鹿衔草30g,黄芪30g,制附子8g,肉桂8g,当归18g,水蛭10g,川牛膝15g,穿山甲8g,制南星15g,蜈蚣2条,炒白芥子10g,熟地黄20g,香附10g,神曲15g,木瓜20g,槟榔15g,桑寄生40g,狗脊30g,茯苓30g,威灵仙30g,徐长卿30g,独活18g,甘草5g,30剂。水煎服,1剂/d,分3次服。

(7)生地黄60g,熟地30g,龟板粉20g,虎杖30g,白花蛇舌草30g,忍冬藤30g,胆南星15g,露蜂房10g,当归10g,丹参30g,白僵蚕15g,水蛭10g,炒山甲10g,枸杞子20g,秦艽15g,炒白芍30g,牡蛎30g,炒白术50g,麦冬30g,细辛3g,桔梗10g,神曲25g,陈皮5g,甘草5g,15剂。水煎服,1剂/d,分3次服。

（8）生地黄 50g，熟地黄 20g，龟板粉 30g，续断 30g，忍冬藤 30g，七叶一枝花 20g，赤芍 15g，水蛭 10g，丹参 30g，川芎 15g，蜈蚣 5g，全蝎 5g，僵蚕 10g，地龙 15g，石菖蒲 15g，积雪草 30g，胆南星 15g，姜半夏 10g，牡蛎 30g，炮山甲 10g，炒白术 40g，秦艽 10g，桔梗 10g，甘草 5g。水煎服，1 剂/d，分 3 次服。

第二节　中医骨伤病验方

一、骨伤初期验方

（一）初期内服药验方

（1）接骨 1 号片组成：九节茶 30g，鸡蛋壳 30g，地龙 15g，自然铜 10g，乳香 10g，没药 10g，土鳖虫 10g。功效与适应证：活血化瘀，消肿止痛，促进骨折愈合。用于骨折初期制用法：制成片剂，每片含生药 0.5g，服 3 次/d，每次 2～4 片。

（此方出自《韦以宗整骨术》）

（2）大成汤组成：大黄 20g，芒硝 10g（冲服），当归 10g，木通 10g，枳壳 20g，厚朴 10g，苏木 10g，川红花 10g，陈皮 10g，甘草 10g。水煎服。药后得下即停。

（3）夺命丹组成：归尾 60 份，桃仁 60 份，血竭 10 份，地鳖 30 份，儿茶 10 份，乳香 20 份，没药 20 份，红花 10 份，自然铜 40 份，大黄 60 份，朱砂 10 份，骨碎补 20 份，麝香 1 份。功效与适应证：祛瘀宣窍。治头部内伤昏迷及骨折的早期重伤。制用法：共为细末，用黄明胶熟化为如绿豆大，朱砂为衣，每次服 10～15g，服 3～4 次/d。

（以上二方出自岑泽波《中医伤科学》）

（4）正骨紫金丹组成：丁香 6g，木香 6g，血竭 10g，儿茶 10g，熟大黄 20g，红花 10g，当归头、莲肉、白茯苓、白芍各 15g，丹皮 10g，甘草 6g。水煎服。治跌打扑坠闪错损伤并一切疼痛，瘀血凝聚。

（此方出自韦以宗《现代中医骨科学》）

（5）桃红四物汤组成：当归、川芎、白芍、生地、桃仁、红花。功效与适应证：活血祛瘀。用于损伤血瘀；制用法：水煎服。

（此方出自许济群《方剂学》）

（6）接骨紫金丹组成：土鳖虫、乳香、没药、自然铜、骨碎补、大黄、血竭、硼砂、当归各等量。功效与适应证：祛瘀、续骨、止痛。治损伤骨折，瘀血内停者。制用法：共研细末。每服 3～6g，开水或少量酒送服。

（7）血府逐瘀汤组成：当归 10g，生地黄 10g，桃仁 12g，红花 10g，枳壳 6g，赤芍 6g，柴胡

3g,甘草3g,桔梗4.5g,川芎4.5g,牛膝10g。功效与适应证:活血逐瘀,通络止痛。治瘀血内阻,血行不畅,经脉闭塞疼痛。制用法:水煎服,1剂/d。

(二)初期外用药验方

(1)海桐皮汤组成:海桐皮6g,透骨草6g,乳香6g,没药6g,当归5g,川椒10g,川芎3g,红花3g,威灵仙3g,甘草3g,防风3g,白芷2g。功效与适应证:活络止痛。治跌打损伤疼痛。制用法:共为细末,布袋装,煎水熏洗患处。亦可内服。

(2)乌龙膏组成:

《伤科补要》:百草霜10g,白及15g,白蔹10g,百合15g,百部10g,乳香10g,没药15g,麝香0.3g,炒糯米30g,鸡旦壳120g(炒),醋适量。

(3)平乐展筋丹:人参1.5g,珍珠1.5g,琥珀1.5g,当归1.5g,冰片1.5g,乳香1.5g,没药1.5g,血竭6g,麝香0.9g,牛黄0.3g。功效与适应证:活血,舒筋,止痛。用于软组织损伤,局部肿痛者。用法:共为细末,收贮瓶中待用。亦收藏于阴干之处。搽擦用。

(以上二方出自岑泽波《中医伤科学》)

(4)骨康膏组成:活公鸡1只,乳香15g,没药15g,血竭4g,骨碎补12g,五加皮20g,象牙粉3g,麝香0.1g,冰片3g。将公鸡拧死(勿见铁器),去掉毛及腹内脏器,剥下整只鸡皮备用,用石臼将肉、血等捣烂如泥。将上述后5种药共研细末混匀,与鸡肉泥一起摊于鸡皮上,直接敷在骨折或骨质破坏的局部,用绷带包扎,外以小夹板固定。24h后去除药物,继续以小夹板固定,隔5~7d敷1次。少数患者可有局部红肿,皮肤轻度瘙痒或出现粟米样红肿等反应,1~3d后自行消退,不需做任何处理。

二、骨伤中期验方

(一)中期内服药验方

(1)七厘散组成:血竭30g,麝香0.36g,冰片0.36g,乳香4.5g,没药4.5g,朱砂3.6g,红花4.5g,儿茶7.2g。功效与适应证:活血散瘀,定痛止血。治跌打损伤,瘀滞作痛,筋伤骨折,创伤出血。用法:共研细面,每服0.2g,d服1~2次,米酒调服或酒调敷患处。

(此方出自岑泽波《中医伤科学》)

(2)十三味总方歌诀:十三味方重三棱,治伤首要理肝经;

乌(药)胡(元胡)归(尾)芍(药)蓬莪术,苏木(木)香兼桃仁青(皮);骨碎补兮气血活,大黄攻兮瘀非轻;更得砂仁和中土,同冲陈酒复康宁。

(此方出自韦以宗《现代中医骨科学》)

(3)接骨2号片组成:九节茶30g,鸡蛋壳30g,地龙15g,自然铜10g,淫羊藿30g。功效:壮筋骨,长骨痂,促进骨折愈合。制成片剂,每片含生药0.5g,服3次/d,每次2~4片。

(此方出自韦以宗《韦以宗整骨术》)

(4)壮筋接骨丹组成:当归60g,川芎30g,白芍30g,熟地120g,杜仲30g,续断45g,五加皮45g,骨碎补90g,桂枝30g,三七30g,黄芪90g,虎骨30g,补骨脂60g,菟丝子60g,党参60g,木瓜30g,刘寄奴60g,地鳖虫90g。功效与适应证:壮筋续骨。用于骨折、脱位、伤筋中后期。用法:共研细末,糖水泛丸,每次服12g,温酒送下。

(此方出自岑泽波《中医伤科学》)

(二)中期外用药验方

(1)驳骨散组成:桃仁1份、黄连1份、金耳环1份、川红花1份、栀子2份、生地黄2份、黄柏2份、黄芩2份、防风2份、甘草2份、蒲公英2份、赤芍2份、自然铜2份、土鳖2份、侧柏6份、大黄6份、骨碎补6份、当归尾4份、薄荷4份、毛麝香4份、牡丹皮4份、金银花4份、透骨消4份、鸡骨香4份。功效与适应证:消肿止痛,散瘀接骨。治骨折及软组织扭挫伤的早中期。用法:共研细末,水、酒、蜂蜜或凡士林调煮外敷患处。

(2)消肿散组成:制乳香1份、制没药1份、玉带草1份、四块瓦1份、冬青叶1份、虎杖1份、五香血藤1份、天花粉2份、生甘草2份、叶下花2份、叶上花2份、重楼粉2份、大黄粉2份、黄芪2份、五爪龙2份、白及粉2份、红花1份、苏木粉2份、龙胆草1份、土黄连1份、飞龙掌血2份、绿葡萄根1份、大红袍1份、凡士林适量。功效与适应证:消瘀退肿止痛。治各种闭合性损伤肿痛。用法:研末混合,用适量凡士林调煮成膏。外敷患处。

(以上二方出自岑泽波《中医伤科学》)

三、骨伤后期验方

(一)后期内服药验方

(1)四君子汤:党参10g,炙甘草6g,茯苓12g,白术12g。功效与适应证:补益中气,调养脾胃。治损伤后期中气不足,脾胃虚弱,肌肉消瘦,溃疡日久未愈。水煎服,1剂/d。

(2)四物汤:川芎6g,当归10g,白芍12g,熟地黄12g。功效与适应证:养血补血,治伤患后期血虚之症。水煎服,1剂/d。

(3)当归补血汤:黄芪15~30g,当归3~6g。功效与适应证:补气生血。治血虚发热,以及大出血后,脉芤,重按无力,气血两虚等症。水煎服。

(4)十全大补汤:党参10g,白术12g,茯苓12g,炙甘草5g,当归10g,川芎6g,熟地黄12g,白芍12g,黄芪10g,肉桂0.6g(冲服)。功效与适应证:补气补血。治损伤后期气血衰弱,溃疡脓清稀,自汗、盗汗,萎黄消瘦,不思饮食,倦怠气短等症。水煎服,1剂/d。

(5)当归12g,赤芍12g,续断12g,威灵仙12g,生薏苡仁30g,桑寄生30g,骨碎补12g,五加皮12g。功效与适应证:祛瘀生新,舒筋活络。治跌打损伤,筋络挛痛。用于四肢损伤的中、后期。用法:水煎服。

(6)归脾汤:白术50g,茯神去木50g,龙眼肉50g,黄芪去芦50g,酸枣仁炒去壳50g,人参25g,木香25g,甘草炙10.25g,当归5g,远志蜜炙5g。功效:益气养血,健脾养心。用法:上咀,每服20g,水1盏半,生姜5片,枣1枚煎至7分,去滓温服,不拘时候(现代用法:加生姜

6g,红枣 3~5 枚。水煎服。或按上述调整剂量比例放大,作蜜丸,每丸约重 15g,空腹时,每次服 1 丸,开水送下,服 3 次/d)。

(7)左归丸:熟地黄 4 份、淮山药 2 份、山茱萸 2 份、枸杞子 2 份、菟丝子 2 份、鹿胶 2 份、龟板 2 份、川牛膝 1 份半、蜜糖适量。功效与适应证:补益肾阴。治损伤日久或骨病后,肾水不足,精髓内亏,腰膝腿软,头昏眼花、虚热、自汗盗汗等症。用法:共为细末,炼蜜丸如绿豆大。每服 10g,1~2 次/d,饭前服。

(8)右归丸:熟地黄 4 份、淮山药 2 份、山茱萸 2 份、枸杞子 2 份、菟丝子 2 份、杜仲 2 份、鹿角胶 2 份、当归 1 份半、附子 1 份、肉桂 1 份、蜜糖适量。功效与适应证:补益肾阳。治骨及软组织伤患后期,肝肾不足,精血虚损而致神疲气怯,或心神不宁,或肢冷痿软无力。用法:共为细末,炼蜜丸,10g/服,1~2 次/d。

(9)宿伤拈痛汤:当归 10g,白芍 10g,制马钱子 1g,穿山甲 10g,姜黄 10g,乳香 10g,没药 10g,红花 6g,羌活 10g,独活 10g,木香 5g,柴胡 10g,防风 10g,肉桂(冲)5g,茯苓 10g,制草乌 10g,制川乌 10g,陈皮 6g。功效与适应证:通经活络,行瘀散结。治一切宿伤而瘀结作痛者。水煎服。

(此方出自刘柏龄《刘柏龄治疗脊柱病经验撷要》)

(二)后期外用药验方

(1)上肢损伤洗方:伸筋草 15g,透骨草 15g,荆芥 9g,防风 9g,红花 9g,千年健 12g,刘寄奴 9g,桂枝 12g,苏木 9g,川芎 9g,威灵仙 9g。功效与适应证:活血舒筋,用于上肢骨折、脱位、扭挫伤后筋络挛缩酸痛。煎水熏洗患肢。

(2)下肢损伤洗方:伸筋草 15g,透骨草 15g,五加皮 12g,三棱 12g,莪术 12g,秦艽 12g,海桐皮 12g,牛膝 10g,木瓜 10g,红花 10g,苏木 10g。功效与适应证:活血舒筋。治下肢损伤挛痛者。水煎熏洗患肢。

(3)四肢损伤洗方:桑枝、桂枝、伸筋草、透骨草、牛膝、木瓜、乳香、没药、红花、羌活、独活、落得打、补骨脂、淫羊藿、萆薢。功效与适应证:温经通络,活血祛风。用于四肢骨折、脱位、扭挫伤后筋络挛缩酸痛。水煎熏洗患肢。

(4)旧伤洗剂:生草乌 9g,生川乌 9g,羌活 15g,独活 15g,三棱 9g,莪术 9g,泽兰 9g,肉桂 9g,归尾 9g,桃仁 9g,红花 9g,乌药 9g,牛膝 15g。功效与适应证:活血祛瘀,祛风止痛,舒筋活络。用于久伤蓄瘀作痛。水煎熏洗,每剂加陈醋 45g,1 剂/d,熏洗 2 次。

(5)太乙膏:玄参 100g,白芷 100g,当归身 100g,肉桂 100g,赤芍 100g,大黄 100g,生地黄 100g,土木鳖 100g,阿魏 15g,轻粉 20g,柳枝 100g,血余 50g,东丹 2000g,乳香 25g,没药 15g,槐枝 100g,麻油 2500g。功效与适应证:清热消肿,解毒生肌。治各种疮疡及创伤。除东丹外,将余药入油煎,熬至药枯,滤去渣滓,再入东丹(一般每 500g 油加东丹 20g,)熬搅拌匀成膏。隔火炖烊,摊于纸或布料敷贴。

(6)伤筋药水:生草乌 120g,生川乌 120g,羌活 120g,独活 120g,生半夏 120g,生栀子

120g,大黄120g,生木瓜120g,路路通120g,生蒲黄90g,樟脑90g,苏木90g,赤芍60g,红花60g,生南星60g,白酒10000g,米醋2500g。功效与适应证:活血通络止痛。治筋络挛缩,筋骨酸痛,风湿麻木。药在酒醋中浸泡7d,严密盖闭,装入瓶中备用。患处热敷或熏洗后,用棉花蘸本品在患处轻擦,擦3~5次/d。

(7)活络油膏:红花60g,没药60g,白芷60g,当归240g,白附子30g,甘草60g,钩藤120g,紫草60g,栀子60g,黄药子30g,刘寄奴60g,丹皮60g,梅片60g,生地240g,制乳香60g,露蜂房60g,大黄120g,白药子30g。功效与适应证:活血通络。用于损伤后期软组织硬化或粘连。上药置大铁锅内,再放入麻油4500g,用文火将药炸透存性,过滤去渣,再入锅内武火烧熬,放黄蜡1500g,梅片60g,用木棍调和装盒。用手指蘸药擦患处。

(8)损伤风湿膏:生川乌4份,生草乌4份,生南星4份,生半夏4份,当归4份,黄荆子4份,紫荆皮4份,生地4份,苏木4份,桃仁4份,桂枝4份,僵蚕4份,青皮4份,甘松4份,木瓜4份,山奈4份,地龙4份,乳香4份,没药2份,羌活2份,独活2份,川芎2份,白芷2份,苍术2份,木鳖子2份,山甲片2份,川续断2份,山栀子2份,地鳖虫2份,骨碎补2份,赤石脂2份,红花2份,丹皮2份,落得打2份,白芥子2份,细辛1份,麻油320份,黄铅粉60份。功效与适应证:祛风湿,行气血,消肿痛。治损伤肿痛或损伤后期并风湿痹痛。用麻油将药浸泡7~10d后以文火煎熬,至色枯,去渣,再将油熬,约2h左右,滴水成珠,离火,将黄铅粉徐徐筛入搅匀,成膏收贮,摊用。

(9)复方八百力酒:八百力(即巴豆树皮)5份,生马钱子(去皮毛)10份,生大黄20份。功效与适应证:消肿止痛,用于跌打肿痛。此药有毒、切忌内服,只可外擦,也不宜外敷,以免药敏。先用淘米水浸八百力7d,再用米酒按5:1的比例浸泡2周备用。

(此方出自韦以宗《韦以宗整骨术》)

第三节 颈肩腰腿痛验方

一、颈肩劳损病验方

(1)葛根汤:张仲景《伤寒论》方。葛根200g,麻黄、生姜各150g,桂枝、炙甘草、芍药各100g,大枣12枚。先煮麻黄、葛根,去白沫,内诸药,水煎,分3次服,覆取微似汗。

(2)葛根加半夏汤:葛根15g,麻黄6g,生姜2片,桂枝6g,炙甘草6g,白芍药10g,大枣12枚,半夏6g。水煎服,1剂/d。

(3)羌活胜湿汤:羌活、独活各10g,炙甘草6g,藁本10g,川芎10g,防风6g,蔓荆子10g。水煎服,1剂/d。

(4)当归拈痛汤:苍术10g,党参15g,苦参10g,升麻10g,葛根20g,苍术10g,炙甘草6g,

黄芩10g,茵陈10g,防风10g,当归10g,知母10g,泽泻10g,猪苓10g,白术10g。水煎服,1剂/d。

(5)臂痛方:苍术10g,制半夏10g,制南星6g,白术10g,黄芩10g,香附10g,陈皮6g,茯苓15g,灵仙10g,甘草6g,生姜2片。水煎服,1剂/d。

(6)颈病灵《韦以宗整骨术》组成:当归12g,川芎9g,白芍15g,熟地黄15g,羌活10g,独活10g,红花5g,牛膝10g,防风10g,白芷8g,葛根20g,升麻8g,柴胡10g,甘草6g,桃仁5g,生姜3片。水煎服,1剂/d,分3次服。

二、腰腿劳损病验方

(1)肾气丸:干地黄15g,山药10g,山茱萸10g,泽泻10g,茯苓10g,牡丹皮10g,肉桂6g,炮附子6g。水煎服,1剂/d。也可制成蜜丸。

(2)独活寄生汤:桑寄生15g,独活10g,熟附子10g,杜仲10g,茯苓15g,肉桂6g,细辛3g,干地黄10g,归身10g,牛膝10g,党参10g,甘草6g。水煎服,1剂/d。

(3)补肾熟干地黄丸:熟干地黄15g,淮山10g,牛膝10g,肉苁蓉10g,磁石30g,山茱萸10g,肉桂6g,熟附子6g,石南藤15g,茯苓15g,泽泻10g,黄芪15g,鹿茸10g,五味子6g,石斛15g,覆盆子10g,远志10g,补骨脂10g,草薢10g,巴戟天10g,杜仲10g,菟丝子10g,龙骨30g,甘草6g。水煎服,1剂/d,也可制成蜜丸。

(4)左归饮:熟地黄15g,山药10g,枸杞子15g,山茱萸10g,茯苓10g,炙甘草6g。水煎服,1剂/d,也可制成蜜丸。

(5)右归饮:熟地黄15g,山茱萸10g,炒山药15g,枸杞子15g,杜仲15g,炙甘草6g,肉桂6g,制附子6g。水煎服,1剂/d,也可制成蜜丸。

(6)经验二妙汤(《韦以宗整骨术》):苍术12g,黄柏10g,牛膝30g,草薢15g,土茯苓15g,赤芍10g,归尾10g,桃仁10g,木通10g,甘草6g。水煎服,1剂/d,分3次服。

三、膝关节劳损病验方

(一)膝关节骨性关节炎验方

1.正虚候验方

(1)党参15～30g,白术10～15g,茯苓10～15g,甘草3～6g,黄芪15～30g,当归10～15g,白芍10～15g,川芎10g,熟地10～15g,蜈蚣2条,骨碎补20g,露蜂房20g,牛膝15g。水煎服,1剂/d,分3次服。

(2)熟地20g,山药15g,山茱萸10g,丹皮10g,茯苓15g,附块6g,肉桂6g,牛膝6g,龟板20g,鳖甲20g,鹿角胶15g,鹿角霜10g,龙骨30g,牡蛎30g,鹿寿草15g,白芥子6g。水煎服,1剂/d,分3次服。

(3)生地10g,山茱萸15g,泽泻10g,茯苓15g,当归15g,制乳香10g,制没药10g,牛膝

15g,三七 10g,土鳖虫 10g,龙骨 30g,然铜 10g,知母 10g。水煎服,1 剂/d,分 3 次服。

(4)鸡血藤 30g,鹿寿草 20g,伸筋草 20g,透骨草 20g,灵仙 20g,老鹤草 20g,牛膝 15g,木瓜 15g,骨碎补 15g,路路通 10g,丝瓜络 15g,虎杖 15g,丹参 30g,地龙 10g,松节 10g,制马钱 2 个。水煎服,1 剂/d,分 3 次服。

(5)生地 20g,山茱萸 10g,山药 20g,泽泻 10g,茯苓 15g,丹皮 10g,黄柏 10g,伸筋草 20g,透骨草 20g,胆星 15g,土茯苓 20g,蜂房 10g,丹参 15g,白术 20g,乌蛇 10g,夜交藤 30g。水煎服,1 剂/d,分 3 次服。

(6)黄芪 30g,白术 30g,太子参 30g,白芍 30g,生地 20g,熟地 20g,寄生 20g,续断 15g,秦艽 10g,骨碎补 30g,虎杖 15g,知母 15g,松节 10g,伸筋草 20g,龟板胶 10g,胆星 12g。水煎服,1 剂/d,分 3 次服。

2.邪实候验方

(1)羌活 10g,独活 10g,防风 10g,苍术 10g,当归 10g,桂枝 10g,麻黄 5g,薏苡仁 20g,制川乌 9g,甘草 6g。水煎服,1 剂/d,分 3 次服。

(2)党参 15~30g,白术 10~15g,茯苓 10~15g,黄芪 15~30g,白芍 10~15g,川芎 10g,熟地 10~15g,蜈蚣 2 条,骨碎补 20g,露蜂房 20g,牛膝 15g,羌活 10g,姜黄 10g,防风 10g,甘草 6g。水煎服,1 剂/d,分 3 次服。

(3)当归 12g,川芎 10g,白芍 15g,熟地 30g,独活 10g,桑寄生 15g,杜仲 15g,牛膝 10g,细辛 3g,秦艽 10g,茯苓 10g,桂心 10g,党参 30g,甘草 6g,芍药 12g。水煎服,1 剂/d,分 3 次服。

(4)忍冬藤 60g,败酱草 30g,赤芍 18g,当归 18g,丹参 18g,蒲公英 30g,黄芩 12g,苍术 10g,厚朴 9g,知母 12g,石膏 30g,香附 12g,土茯苓 20g,甘草 9g。水煎服,1 剂/d,分 3 次服。

(5)忍冬藤 60g,败酱草 30g,萆薢 18g,防己 9g,土茯苓 18g,木瓜 18g,孩儿茶 9g,丹参 15,黄柏 10g,知母 10g,地龙 9g,香附 8g。水煎服,1 剂/d,分 3 次服。

3.痰瘀候验方

(1)当归 15g,川芎 15g,桃仁 10g,红花 10g,羌活 15g,没药 10g,五灵脂 10g,牛膝 15g,全蝎 5g,蜈蚣 2 条,乳香 5g,炙甘草 6g。水煎服,1 剂/d,分 3 次服。

(2)桃仁 10g,红花 6g,当归 10g,熟地 15g,川芎 6g,白芍 15g,独活 15g,寄生 20g,威灵仙 10g,防风 10g,胆星 15g,白芥子 6g,知母 10g,穿山甲 6g。水煎服,1 剂/d,分 3 次服。

(3)麻黄 6g,独活 12g,桂枝 6g,秦艽 10g,威灵仙 10g,当归 10g,赤芍 10g,乳香 10g,没药 10g,制川乌 10g,香附 10g,五灵脂 10g,半夏 9g,姜汁 10g。水煎服,1 剂/d,分 3 次服。

(4)丹参 18g,生地 18g,白芍 18g,丹皮 18g,秦艽 12g,忍冬藤 10g,败酱草 30g,萆薢 30g,制乳香 9g,制没药 9g,香附 30g,牛膝 9g。水煎服,1 剂/d,分 3 次服。

(5)青皮 9g,香附 15g,木瓜 9g,牛膝 6g,黄柏 6g,知母 10g,土茯苓 20g,虎杖 15g,白术 30g,茯苓 15g,赤芍 9g,丹皮 6g,三七 10g,元胡 10g。水煎服,1 剂/d,分 3 次服。

(二)膝关节滑膜炎验方

1. 正虚候验方

(1)熟地24g,山药12g,白术30g,薏苡仁50g,山茱萸9g,枸杞12g,鹿角胶12g,菟丝子12g,杜仲12g,当归9g,肉桂6~12g,制附子6~18g。水煎服,1剂/d,分3次服。

(2)黄芪30g,薏苡仁30g,当归15g,丹参30g,制川乌9g,制草乌9g,独活18g,老鹤草30g,萆薢12g,苍术12g,香附15g,川牛膝9g,甘草9g,白酒25mL。用酒浸泡诸药8h后,再加水适量。水煎服,1剂/d,分3次服。

(3)当归21g,丹参30g,鸡血藤30g,制附子6g,伸筋草30g,香附30g,地枫皮30g,独活18g,薏苡仁30g,木瓜18g,川牛膝12g。水煎服,1剂/d,分3次服。

(4)当归30g,黄芪30g,鸡血藤30g,仙茅12g,老鹤草30g,川牛膝9g,木瓜18g,独活30g,秦艽30g,土茯苓30g,虎杖30g,香附21g,甘草9g。水煎服,1剂/d,分3次服。

(5)薏苡仁30g,黄芪30g,白术30g,木瓜18g,川牛膝9g,秦艽9g,透骨草30g,老鹤草30g,淫羊藿12g,丹参15g,地枫皮15g,年健15g。水煎服,1剂/d,分3次服。

(6)生黄芪50g,伸筋草12g,苍术12g,白术15g,橘络12g,法半夏12g,胆南星9g,牛膝30g,木通12g,泽泻12g,白芷15g,五加皮20g,甘草10g,土茯苓30g,虎杖30g。上方加水500mL,煎至300mL,分早晚温服,隔d1次。

2. 邪实候验方

(1)芍药9g,羌活9g,防风9g,当归12g,姜黄9g,黄芪12g,甘草3g。水煎服,1剂/d,分3次服。

(2)萆薢30g,当归25g,怀牛膝20g,五加皮20g,千年健20g,木瓜20g,赤芍20g,香附15g,甘草3g。水煎服,1剂/d,分3次服。

(3)苍术10g,黄柏10g,牛膝10g,防己10g,萆薢10g,木瓜10g,薏苡仁30g,黄芪30g,五加皮12g,威仙灵12g,制川乌6g,制草乌6g,甘草6g,茯苓15g。水煎服,1剂/d,分3次服。

(4)白花蛇舌草30g,土茯苓30g,泽泻30g,黄柏15g,赤芍15g,夏枯草15g,车前草20g,透骨草18g,刘寄奴12g,王不留行12g,全蝎9g,(研末冲服)。水煎500mL,1剂/d,分3次服。连服6剂,停1d,共服药30剂。

(5)忍冬藤60g,败酱草30g,赤芍18g,当归18g,丹参18g,重楼18g,蒲公英30g,黄芩12g,川朴9g,知母12g,香附12g,甘草9g。水煎服,1剂/d,分3次服。

(6)忍冬藤60g,败酱草30g,萆薢18g,防己9g,土茯苓18g,木瓜18g,孩儿茶9g,丹参15g,地龙9g,香附8g。水煎服,1剂/d,分3次服。

3. 痰瘀候验方

(1)当归12g,川芎6g,生地9g,赤芍12g,桃仁6g,红花9g,白术30g,茯苓20g,半夏15g,陈皮6g,香附15g,元胡10g。水煎服,1剂/d,分3次服。

(2)香附12g,元胡10g,五灵脂6g,枳实10g,厚朴10g,苍术6g,白术20g,茯苓12g,半夏

15g,肉桂 3g,细辛 5g,丹参 30g,鸡血藤 30g,木瓜 20g。水煎服,1 剂/d,分 3 次服。

（3）丹参 18g,生地 18g,白芍 18g,丹皮 18g,秦艽 12g,忍冬藤 10g,败酱草 30g,萆薢 30g,制乳香 9g,制没药 9g,香附 30g,牛膝 9g。水煎服,1 剂/d,分 3 次服。

（4）青皮 9g,香附 15g,木瓜 9g,牛膝 6g,黄柏 6g,知母 10g,土茯苓 20g,虎杖 15g,白术 30g,茯苓 15g,赤芍 9g,丹皮 6g,三七 10g,元胡 10g。水煎服,1 剂/d,分 3 次服。

四、股骨头坏死验方

（一）正虚候验方

（1）熟地 15g,鹿茸 6g,淫羊藿 10g,白术 10g,茯苓 10g,炮干姜 10g,丹参 20g,土鳖虫 6g,白芥子 6g,骨碎补 15g,牛膝 10g,炙甘草 6g,大枣 4 枚。水煎服,1 剂/d,分 3 次服。

（2）熟地 20g,山药 12g,枸杞 12g,菟丝子 12g,杜仲 12g,鹿角胶 12g,当归 15g,熟附子 6g,肉桂 12g。水煎服,1 剂/d,分 3 次服。

（3）党参 15g,黄芪 12g,白术 15g,当归 12g,木香 12g,茯苓 12g,熟地 12g,阿胶 12g,生姜 9g,大枣 20g,甘草 6g。水煎服,1 剂/d,分 3 次服。

（4）黄芪 30g,党参 15g,当归 10g,续断 12g,白芍 15g,淫羊藿 12g,芡实 12g,土鳖虫 6g,枳壳 10g,牛膝 15g,独活 10g,杞果 12g,甘草 3g。水煎服,1 剂/d,分 3 次服。

（5）骨碎补 20g,淫羊藿 20g,党参 20g,甘草 5g,山楂 10g,丹参 15g,防风 9g,桂枝 9g,杜仲 16g,桑寄生 30g,细辛 3g,川芎 12g,威灵仙 16g,秦艽 12g,牛膝 15g。水煎服,1 剂/d,分 3 次服。

（6）当归 8g,麻黄 3g,延胡索 7g,丹参 15g,赤芍 8g,炮姜 3g,鸡血藤 10g,乳香 7g,川芎 10g,白芥子 10g,木瓜 7g,地龙 15g,全蝎 14g,白术 7g,制川乌 3g,制草乌 3g,甘草 3g,黄芪 5g,砂仁 3g,没药 7g,续断 7g,土鳖虫 7g,骨碎补 15g,白芍 7g,熟地 7g,蜈蚣 2 条,鹿角胶（烊服）18g。水煎服,1 剂/d,分 3 次服。

（7）制附片 15g,鹿角胶（烊服）18g,熟地 30g,麻黄 12g,细辛 5g,杜仲 20g,巴戟天 15g,桃仁 12g,三七粉 20g。研末服。土鳖虫 5g,木香 9g,独活 15g,丹参 20g,鸡血藤 30g,自然铜 15g,甘草 9g。水煎服,1 剂/d,分 3 次服。

（8）淫羊藿 15g,骨碎补 15g,续断 10g,三七 10g,丹参 15g,当归 12g,土鳖虫 10g,煅狗骨 15g,枸杞子 10g,川芎 12g,黄芪 30g,牛膝 10g,蒲黄 10g,山楂 15g。水煎服,1 剂/d,分 3 次服。

（9）骨碎补 30g,附子 12g,补骨脂 15g,续断 25g,鹿角胶 15g（烊化）,黄芪 30g,赤芍 20g,鸡血藤 35g,牛膝 15g,蜈蚣 5 条,全蝎 10g,当归 12g。水煎服,1 剂/d,分 3 次服。

（二）邪实候验方

（1）独活 10g,桑寄生 15g,秦艽 10g,鸡血藤 10g,川乌 6g,牛膝 5g,生地 10g,熟地 10g,补骨脂 15g,全蝎 6g,地龙 6g,丹参 15g,炙甘草 6g,细辛 3g。水煎服,1 剂/d,分 3 次服。

（2）人参 10g，熟附子 6g，白芥子 10g，熟地 12g，炮姜 15g，麻黄 6g，肉桂 12g，鹿角胶 12g，生姜 12g，大枣 12g，甘草 6g。水煎服，1 剂/d，分 3 次服。

（3）莪术 6g，木瓜 9g，穿山甲 9g，鹿衔草 9g，续断 9g，制川乌 3g，制草乌 3g，桂枝 10g，威灵仙 12g，乌梢蛇 12g，红花 10g，牛膝 10g，地龙 10g，鹿角胶 9g，甘草 6g。研末，炼蜜为丸，每丸重 9g，每次服 9 丸，每 d3 次。也可做汤剂服，用量按原方酌定。

（4）生龙骨 30g，赤芍 12g，川续断 12g，生牡蛎 30g，当归 12g，鸡血藤 30g，川牛膝 30g，制乳香 9g，制没药 9g，穿山甲 10g，（冲服）骨碎补 20g，龟板 12g，丹参 15g，细辛 5g，炙甘草 8g。水煎服，1 剂/d，分 3 次服。

（5）黄芪 100g，补骨脂 50g，骨碎补 50g，当归 50g，鹿角胶 70g，龟板胶 70g，制大黄 50g，生螃蟹爪 40g，炒黄瓜籽 40g，煅自然铜 20g，儿茶 30g，血竭 50g，狗脊 50g，肉桂 40g，䗪虫 50g，牛膝 50g，制马钱 10g。共研细末，炼蜜为丸，每丸重 3g，每次 3 丸，3 次/d，黄酒 10mL 为引，白开水送服。

（6）鹿茸、制何首乌、龟甲、杜仲、紫河车、当归、三七、水蛭、砂仁。上药共磨为丸，每丸 2g，口服，每次 5 粒，3 次/d，餐后服用，6 个月为 1 个疗程。

（三）痰瘀候验方

（1）当归尾 20g，桃仁 9g，红花 9g，血竭 6g，丹参 15g，延胡索 9g，胆星 10g，柴胡 9g，桂枝 9g，牛膝 9g，党参 9g，生地 15g，熟地 15g，炙甘草 5g。水煎服，1 剂/d，分 3 次服。

（2）桃仁 15g，红花 15g，独活 30g，制川乌 9g，制草乌 9g，当归 12g，杜仲 30g，赤芍 15g，川芎 15g，熟地 24g，黄芪 30g，怀牛膝 30g，川续断 30g，茯苓 10g，胆星 10g，甘草 6g，蜈蚣 1 条。水煎服，1 剂/d，分 3 次服。

（3）当归 10g，川芎 9g，红花 10g，土鳖虫 9g，桃仁 10g，牛膝 10g，知母 10g，贝母 10g（冲），乳香 9g，没药 9g，桂枝 9g，细辛 3g，丹参 15g，甘草 6g。水煎服，1 剂/d，分 3 次服。

（4）当归 15g，川芎 12g，丹参 15g，鸡血藤 12g，桃仁 9g，红花 9g，怀牛膝 12g，巴戟天 10g，续断 12g，补骨脂 12g，骨碎补 12g，炙甘草 6g。水煎服，1 剂/d，分 3 次服。

（5）苍术 10g，黄柏 10g，知母 10g，防己 10g，薏苡仁 30g，地龙 10g，赤芍 10g，牛膝 6g，骨碎补 30g，虎杖 30g，胆南星 10g，白芥子 6g，三七 10g，红花 10g，大贝母 10g，天花粉 10g。水煎服，1 剂/d，分 3 次服。

（6）生地 15g，女贞子 20g，旱莲草 20g，骨碎补 30g，穿山甲 5g，制马钱子 2 个，地龙 10g，赤芍 15g，鹿寿草 10g，虎杖 10g，朱砂七 10g，盘龙七 10g，一口血 6g，胆南星 15g，大贝母 10g，青风藤 10g。水煎服，1 剂/d，分 3 次服。

第五章

家传师传膏药验方

第一节　膏药基质的配制

一、准备工作

（1）工具：炉灶、铁锅3个（1个炼油，1个下丹，1个过滤用）、铁勺1把（撩油用）、60目铁筛1个（过滤用）、防火盖（宜铁制）、搅拌棍1条（宜干燥的桑、槐木，长约1.2～1.5m）、水池或大水盆1个、小水盆1个。

（2）材料：①油：有香油、棉籽油等，按地区习惯而定，但以香油为佳。香油（麻油）本身具有润肺止咳的作用，熬制的膏药色泽乌黑有光泽、性黏；熬制过程中泡沫少，便于操作。在应用上具有柔软、滑润、无板硬黏着不舒的优点。由于保持滑润的时间长，而易被皮肤吸收，可充分发挥药物的作用。②铅粉（官粉）：以含铅量多、质重者为佳。应用时宜炒去水分过筛，夏天250g/500g香油，冬天230g/500g斤香油。采购铅粉时要注意识别真伪！

（3）炼油：炼油是制作膏药基质的关键，炼油程度必须掌握适宜，这直接影响到膏药的"老""嫩"。常以下列标准来判断：①油烟：开始为青色（浅），逐渐转黑为浓，进而为白色浓烟（撩油时更明显），以看到白色浓烟为准。②油花：沸腾开始时，油花多在锅壁附近，待其向锅中央集中为准。③滴水成珠：取油少许滴于水中，待油滴散后又聚集为准。炼油时应不断撩油，油将炼成时擦油速度要快；擦油时均应避免触及锅底，以防着火，炼油时火不宜过猛，如已着火，用防火盖将火压灭。

（4）下丹成膏：将炼好的油在火上边加热边下丹，丹下完后，必须掌握仍能加热熬炼的程度，并随时检验，才能使基质的老、嫩合适。下丹撒布要匀，并不停地顺一个方向搅拌，以防沉聚锅底。下丹的速度太快而易溢锅，且基质的质地不匀；太慢时，又不易掌握其老嫩。如在下丹过程中着火，应暂时停止下丹，待火熄灭后再下，否则易引起爆炸。

下完丹后要及时观察其颜色，当视其变成深灰色或黑色时应立即做老、嫩检验，如偏嫩再继续加热；偏老兑入适量较嫩的炼油，一般嫩些比老些好，因做膏药时仍需加热。合格的膏药基质软化点为 55~68 度。

（5）去火毒：下丹成膏后离火，用冷水喷洒锅中，即有黑烟冒出，反复多次，待稍冷时以细流倾入盛有较多冷水的水池或水盆中，并同时以木棍顺时针方向搅动，使其随水旋成带状。待冷却后，将其拧成适当小坨，浸入冷水内 7~10d，换水 1~2 次/d。

二、摊膏及质量要求

（一）摊膏

取一定数量的基质置锅内文火加热徐徐熔化（一定要文火，避免产生新的火毒），去尽水气（注意观察），然后离火，待其凉到 70℃ 左右时兑入稠膏搅匀，文火加热并不断搅拌，再去尽水气后离火，凉到 70℃ 左右时兑入细料搅匀，文火微加热搅拌，离火摊膏。所用的裱褙材料以布制为佳，其规格视需要而定。

（二）质量要求

（1）选用药材必须符合药典规定和设计要求。

（2）药材应以法加工、粉碎，按设计要求制备药物，摊膏前兑入药物时，温度不能超过 70℃。

（3）去火毒要彻底。

（4）膏药应黑而光亮、油润细腻，无花斑，老嫩适度，摊涂均匀，无飞边缺口，加温后能粘着皮肤上，且不移动。

（5）塑料袋包装，放干燥、阴凉处贮存。

三、制作膏药常用的药物

（一）按药物功效分类

（1）消瘀止痛类药物：当归、红花、乳香、没药、洋金花、天仙子、马钱子、罂粟壳、青皮、香附、丁香、独活、海桐皮、川椒、南星、威灵仙、防风、大黄、芙蓉叶、蒲公英、山栀、赤小豆、土鳖虫、木瓜、鳖甲。

（2）舒筋活络类药物：紫金皮、木瓜、防风、当归、川芎、三七、威灵仙、川椒、厚朴、木香、茴香、丹参、丹皮、白芷、乳香、玄胡、马钱子。

（3）温经通络类药物：桂枝、细辛、川乌、草乌、附块、乌头、铁牛七、金牛七、三分三、肉桂、木鳖子、南星、防风、秦艽、白芷、苍术、五加皮、虎骨、牛膝、川续断、鹿茸、木香、丁香、乳香、没药、血竭。

（4）接骨续筋类药物：自然铜、土鳖虫、木鳖子、川续断、血竭、乳香、没药、接骨木、落得打、当归、苏木、红花、紫荆皮、白芷、天南星。

（5）拔毒生肌类药物：象皮、血竭、东丹、密陀僧、火硝、雄黄、乳香、明矾、大黄、赤芍、生地、轻粉、白矾、赤石脂、白蜡。

（二）按药粗细分类

1. 粗料：乌梢蛇、三棱、黄柏、威灵仙、莪术、山奈、麻黄、丹参、葛根、桂枝、罂粟壳、骨碎补、鸡血藤、怀牛膝、山栀子、桃仁、木瓜、山楂、红花、伸筋草、川续断、当归、鹿衔草、川芎、海风藤、姜黄、寻骨风、生地、干姜、羌活、穿山甲、独活、白芷、皂角刺、防风、八月札、地龙、枳壳、透骨草、花粉。

2. 细料：

A 组：生马钱子、生川乌、生草乌、甘遂、洋金花、七叶一枝花、蛴螬、生白芥子、生乳香、生没药、三七粉、血竭、丁香、辽细辛、紫硇砂、雄黄、蜈蚣、蟾酥、樟脑、冰片、麝香、生旱半夏、生南星、肉桂、沉香、百部、冬虫夏草、土鳖虫、元胡、炮山甲、全蝎。

B 组：明矾、硼砂、青黛、轻粉、生石膏、牛膝、礞石、密陀僧、朱砂、赤石脂、牡蛎粉、元胡粉、枯矾、百草霜、血余炭、降香、砂仁、木香、寒水石、紫石英、松香、檀香、芒硝、代赭石、芦荟、花椒、鹿茸、丁香、生龙骨、阳起石、阿魏、木鳖子、黑附子、白附片、高丽参、白胡椒、琥珀、铜绿、牙皂、自然铜、儿茶、海螵蛸、珍珠粉、官粉、山奈、天竺黄、蛤蚧粉、海浮石。

四、外用膏药的分类

（1）按剂型分：硬膏、软膏、调和膏、捣制膏。

（2）从色泽上分：黑膏药、白膏药、绿膏药、黄膏药、红膏药。

（3）从基质上分：油丹膏、油蜡膏、油松膏、胶质膏、酒类调和膏、植物汁类调和膏、蛋清调和膏、醋调膏、水类调和膏。

（4）现代工艺上分：有甘油硬脂酸等化工原料所制的水包油、油包水等剂型。

（5）鲜药现场制作分：鲜草类捣制膏、药物与松香捣制膏，动物脂肪、脊髓、鲜活动物与药物捣制膏类等。

（6）功效上分：有"截"类膏、有"拔"类膏、有"转"类膏，治表的膏、治里的膏、生肌膏、止痛膏等。

第二节　各种膏药的制作验方

一、气管炎膏验方

验方一：牙皂 35g，生旱半夏 30g，生南星 30g，甘遂 25g，肉桂 15g，沉香 15g，生白芥子 12g，辽细辛 30g，生元胡 30g，丁香 6g，冰片 8g，蛤蚧 15g，生麻黄 45g，生地龙 45g，洋金花 30g，生马钱子30g,桃仁45g,穿山龙60g,百部45g,生杏仁30g,川贝母30g,大贝母30g。共细粉,过100目筛,混匀。用时取适量药粉加入适量膏药基质中,摊贴患处。

验方二:小儿支气管哮喘:麻黄210g,白胡椒粉90g。共研末入基质1000g,配制成膏。贴肺俞穴,换药1次/d。

验方三:慢性支气管炎:川乌90g,草乌90g,麻黄90g,细辛90g,南星90g,白附子90g,白芷90g,牙皂90g,川椒90g,冰片60g,白矾9g。上药研粉入基质3000g,成膏。贴膻中、肺俞,1次/3d,9d1个疗程。

验方四:牙皂120g,冬虫夏草90g,肉桂9g,生半夏9g,生南星9g,冰片6g,铅粉220g,麻油500g。上药研末入基质700g,成膏。贴膻中、肺俞,1次/3d,9d1疗程。

验方五:牙皂35g,生半夏30g,生南星30g,生白芥子30g,细辛30g,生延胡30g,洋金花30g,生马钱子30g,甘遂25g,肉桂15g,沉香15g,冬虫夏草15g,丁香6g,冰片10g,麝香1g,生麻黄45g,生地龙45g,桃仁45g。粉细混匀即可,取基质制成膏贴患处。

验方六:牙皂35g,甘遂25g,肉桂15g,沉香15g,冬虫夏草15g,生半夏30g,生白芥子30g,辽细辛30g,生元胡30g,丁香6g,冰片10g,麝香1g。共242g,细粉,取基质制成膏贴患处。

二、癌症膏验方

验方一:

1组:生马钱子60g,生川草乌50g,生南星60g,生半夏50g,甘遂30g,土鳖虫50g,蛴螬30g,七叶一枝花60g,洋金花60g,生白芥子30g,生乳没45g,三七粉30g,血竭30g,丁香30g,细辛45g,紫硇砂30g,雄黄45g,蟾酥20g,樟脑20g,冰片45g,麝香3g。

2组:白芷50g,姜黄50g,米壳60g,乌蛇60g,威灵仙60g,皂角刺60g,丹参60g,三棱90g,莪术90g,八月扎60g,麻黄60g,桂枝60g,鸡血藤60g,桃仁50g,红花45g,当归50g,川芎50g,生地50g,枳壳50g,地龙60g,透骨草50g,花粉90g,黄柏60g,芙蓉叶60g,山奈60g。

3组:炮山甲45g,蜈蚣30g,全蝎30g,壁虎30g,生延胡60g。共细粉,过100目筛,混匀。用时上述3组药粉取适量加入适量膏药基质中,摊贴患处。

验方二:泽泻25g,壁虎50g,甘遂25g,芫花25g,大戟25g,三棱30g,莪术30g,红花30g,三七30g,穿山甲50g,血竭20g,乳香25g,没药25g,麻黄20g,细辛30g,生南星30g,生半夏30g,大贝母100g,猫眼草30g,蟾酥30g,白花蛇10条,乌蛇30g,蜈蚣30g,全蝎30g,地龙50g,藤黄50g,急性子50g,木鳖子50g,独角莲50g,灯台七50g,龙葵50g,半枝莲30g,蛇舌草30g,大黄50g,山慈姑50g,鳖甲100g,马钱子50g,洋金花50g,昆布50g,海藻50g,白芥子50g,桃树叶50g,核桃树叶50g,阿魏50g,铁树叶50g,水蛭30g,红娘子50g,斑蝥50g,见血飞50g,长春七50g,火焰子50g,金牛七30g,铁牛七30g,三分三30g,桃儿七50g,红毛七30g,拐枣七 50g,贴骨散 30g,孩儿七 50g,漏芦 30g,鹤虱 30g,万年青根皮 30g,还阳草 50g,黄药子 30g,一口血 30g,祖师麻 50g,夹竹桃 50g,槐角 50g,马兜铃 50g,皂角 50g,丁香 50g,柿蒂 30g,白花蛇舌草 50g,断血草 50g,石霜 30g,红石耳 50g,桑黄 50g,桦黄 50g,牛黄 5g,麝香 5g,冰片 30g,樟脑 30g,铜绿 30g,寒水石 50g,白石英 50g,砒霜 30g。主治各种癌症疼痛。共细粉,过 100 目筛,混匀。用时取适量药粉加入适量膏药基质中,摊贴患处。

验方三:1 组:良姜、生地、枳壳、苍术、五加皮、桃仁、山奈、当归、川乌、陈皮、乌药、三棱、草乌、川军、何首乌、元胡、防风、刘寄奴、牙皂、川芎、官桂、羌活、赤芍、威灵仙、天南星、香附、荆芥、白芷、海风藤、藁本、川续断、独活、麻黄、甘松、连翘各 9g。

2 组:阿魏 30g、肉桂 15g、公丁香 15g、乳香 15g、木香 12g、没药 18g、麝香 1g。搅匀即成膏。

三、降糖膏验方

验方一

1 组:黄连 15g,三七 15g,红参 15g,北五味子 15g,水牛角粉 30g,优降糖(2.5mg/片)60 片。

2 组:翻白草 300g,山茱萸 35g,黄芪 50g,生山药 40g,生地 40g,玄参 45g,天花粉 45g,知母 25g,紫丹参 45g,川芎 30g,黄精 45g,鸡内金 18g。共细粉,过 100 目筛,混匀。用时取适量药粉加入适量膏药基质中,摊贴患处。

验方二:阿魏 50g,黄芪 50g,人参 50g,党参 50g,太子参 50g,玄参 50g,麦冬 40g,花粉 40g,郁金 20g,元胡 20g,丹参 20g,红花 20g,海蛇 30g,海星 30g,海马 30g,穿山龙 30g,翻白草 100g,虎杖 50g,知母 50g,乳香 30g,没药 30g,广三七 30g,琥珀 30g,冰片 5g,麝香 0.5g,黄柏 30g。共细粉,过 100 目筛,混匀。用时取适量药粉加入适量膏药基质中,摊贴患处。

四、降压膏验方

验方一:蓖麻仁 50g,吴茱萸 20g,附子 20g。上 3 味共研细末,加生姜 150g,共捣如泥,再加冰片 10g,和匀,调成膏状,每晚贴两脚心涌泉穴,7d1 疗程。

验方二:肉桂 2 份,细辛 1 份,车前子 2 份,沉香 1 份,冰片 1 份。以上药物除冰片外研细末,冰片加后,每次取 50g,用 95% 酒精调和,纱布包裹,外敷于双侧肾俞穴,换 1 次/d,1 周为 1 疗程。为了有利于药物渗透,可用 95% 酒精喷洒外敷药上。

验方三:桃仁 12g,杏仁 12g,栀子 3g,胡椒 7 粒,糯米 14 粒。上药共捣细,加 1 个鸡蛋清调成糊状,分 3 次用。于每晚睡前贴敷于足心涌泉穴,晨起除去不用,1 次/d,每次敷 1 足,2 足交替贴,6 次为 1 疗程。每 3d 测血压 1 次。

验方四:白花蛇 3 条,蜈蚣 9 条,蝉蜕 9g,地龙 9g,土鳖虫 6g,黄连 6g,白芥子 6g,延胡索 6g,葛根 15g,甘遂 3g,细辛 3g,三七 3g。上药共研细末,用姜酊拌成膏后,做成直径 2cm、厚

0.5cm 的饼,中心放少许麝香末,置于纱布的塑料纸上,备用。贴于患者两侧心俞、肾俞及关元穴。

验方五:吴茱萸45g,生桃仁23g,生杏仁23g,生栀子12g。共103g,共细粉,过100目筛,混匀。用时取适量药粉加入适量膏药基质中,摊贴患处。

五、乳腺增生膏验方

验方一:木鳖子60g,甲珠60g,大贝母60g,土贝母60g,血竭20g,姜黄50g,甘遂20g,洋金花30g,灯台七50g,蛴螬60g,三七粉30g,朱砂10g,皂角刺30g,三棱30g,莪术30g,花粉30g,地龙30g,生马钱子60g,生乳没各30g,白芥子30g,蜈蚣30g,全蝎30g,冰片3g,麝香3g,共研细粉,过100目筛,混匀。用时取适量药粉加入适量膏药基质中,摊贴患处。

验方二:穿山甲20g,浙贝母100g,血竭20g,广三七30g,三棱30g,莪术30g,栝楼30g,荔枝核30g,橘核30g,丝瓜络50g,路路通30g,皂角刺30g,王不留行50g,姜黄20g,天花粉50g,生南星30g,生半夏20g,生白附子30g,琥珀20g,牡蛎30g,白芷30g,白芥子30g,马钱子20g,蜈蚣10g,地龙30g,冰片5g,牛黄1g,麝香0.5g,佛手30g,香附30g,八月瓜30g,黄连30g。共细粉,过100目筛,混匀。用时取适量药粉加入适量膏药基质中,摊贴患处。

验方三:黄连60g,黄柏60g,黄芩60g,大黄60g,元参60g,木鳖子60g,全蝎60g,甲珠60g,乌蛇20g,蜈蚣40条,铜绿90g,松香3500g,麻油1000g。主治:治疗乳腺增生病,有效率达90%。能明显缩小肿块减缓肿痛。对急性乳腺炎未形成脓肿时应用效果显著。伴有高烧已形成脓肿时配合广谱抗生素口服或静脉滴注,1周愈。在外科体表感染中的应用于毛囊炎、疔痈丹毒、急性淋巴管炎、甲沟炎、甲下脓肿、疮疡、腮腺炎、扁桃体炎、淋巴结核等。

六、保胎膏验方

当归300g,白芍150g,生地240g,甘草90g,续断180g,黄芪150g,白术180g,砂仁100g,肉苁蓉150g,木香30g,黄芩300g,益母草300g,龙骨90g。共细粉,过100目筛,混匀。用时取适量药粉加入适量膏药基质中,摊贴患处。

七、输卵管阻塞膏验方

1组:炮山甲、乳香、没药、肉桂、两头尖各30g,生川乌、生草乌各30g。

2组:三棱、莪术、红花、大黄、地丁、蒲公英、红藤、羌活、木通、皂角刺、透骨草、鸡血藤、路路通、王不留行、香附、川楝子各30g。把1组2组的药共研细粉,过100目筛,混匀。用时取适量药粉加入适量膏药基质中,摊贴患处。

八、肠炎膏验方

验方一:1组:花椒100g,生草乌60g,生川乌60g,牙皂30g,肉桂30g,广木香30g,公丁香

30g,阿魏 15g,麝香 3g,生马钱子 30g。

2 组:贯众 250g,三棱 60g,莪术 60g,生姜 10g。把 1 组 2 组的药共研细粉,过 100 目筛,混匀。用时取适量药粉加入适量膏药基质中,摊贴患处。

验方二:大茴香 120g,小茴香 120g,当归 120g,白芷 120g,肉桂 6g,乳香 6g,没药 6g,木香 9g,丁香 6g,沉香 6g,肉豆蔻 30g,吴茱萸 10g,补骨脂 30g,麝香 1g。共细粉,过 100 目筛,混匀。用时取适量药粉加入适量膏药基质中,摊贴患处。

九、腮腺炎膏验方

验方一:大青叶 30g,板蓝根 30g,金银花 30g,独角莲 30g,乳香 30g,没药 30g,天竺黄 30g,大黄 50g,虎杖 50g,黄芩 30g,栀子 30g,黄连 30g,白芷 30g,蜈蚣 30g,雄黄 30g,青黛 30g,冰片 10g,麝香 0.5g。共细粉,过 100 目筛,混匀。用时取适量药粉加入适量膏药基质中,摊贴患处。

验方二:朱砂 5g,青黛 30g,雄黄 30g,芒硝 30g,红硇砂 15g,阿魏 10g,乳没各 15g,大青叶、板蓝根各 50g,蒲公英 20g,山慈姑 20g,猫爪草 20g,黄连 10g,黄芩 20g,栀子 20g,夏枯草 30g,虎杖 30g,金银花 30g,大黄 20g,芙蓉叶 20g,丹皮 20g,赤芍 20g,柳树红丝根 30g,白矾 20g,冰片 5g,麝香 0.5g,穿山甲 10g,蜈蚣 10 条,六神丸 20 支。共细粉,过 100 目筛,混匀。用时取适量药粉加入适量膏药基质中,摊贴患处。

验方三:天竺黄 6g,石膏 6g,雄黄 6g,牙硝 3g,甘草 3g。制作方法:研细均匀,敷患部。

十、面瘫膏验方

验方一

1 组:全蝎 50g,僵蚕 20g,白附子 20g,蜈蚣 9 条,生马钱子 9g,冰片 3g,樟脑 6g,麝香 1g。

2 组:当归 20g,白术 20g,山柰 20g,羌活 10g,防风 10g,白芷 10g,川芎 10g,独活 10g,白芍 15g,黄芪 30g,炙甘草 5g,乌梢蛇 2 条。把 1 组 2 组的药共研细粉,过 100 目筛,混匀。用时取适量药粉加入适量膏药基质中,摊贴患处。

验方二

1 组:天南星 100g,肉桂 120g,蓖麻仁 50g,生草乌 20g,乳香 100g,白附子 100g,全蝎 30g,白僵蚕 30g,马钱子 15g,冰片 2g,樟脑 6g,麝香 1g。

2 组:蝉蜕 50g,白芷 20g,鹅不食草 20g。把 1 组 2 组的药共研细粉,过 100 目筛,混匀。用时取适量药粉加入适量膏药基质中,摊贴患处。

验方三:蓖麻仁 10g,牙皂 30g,马钱子 30g,番木鳖 30g,鹅不食草 20g,天南星 20g,白芷 10g,白附子 20g,蜈蚣粉 20g,白花蛇 10g,冰片 5g,血竭 10g。共细粉,过 100 目筛,混匀。用时取适量药粉加入适量膏药基质中,摊贴患处。

验方四:荆芥50g,防风50g,桂枝50g,川芎50g,当归50g,赤芍50g,白附子50g,胆南星50g,僵蚕50g,全蝎30g,蜈蚣10条,香油1000g,铅丹500g。共细粉,过100目筛,混匀。用时取适量药粉加入适量膏药基质中,摊贴患处。

验方五:白附子0.5g,蓖麻子9粒,麝香0.2g,乳香0.5g,凡士林膏20g。共细粉,过100目筛,混匀。用时取适量药粉加入适量膏药基质中,摊贴患处。

十一、三叉神经痛膏验方

青黛10g,黄连10g,黄芩10g,决明子10g,白附子10g,生南星10g,半夏10g,全蝎10g,地龙10g,蜈蚣10g,僵蚕10g,白芷20g,天麻50g,菊花30g,川芎10g,草乌10g,血竭10g,三七20g,马钱子20g。共细粉,过100目筛,混匀。用时取适量药粉加入适量膏药基质中,摊贴患处。

十二、阑尾炎膏验方

大蒜12个,朴硝180g。捣成糊状,敷右下腹2h后取掉,再敷生大黄末,醋调成糊状外敷压痛处。

十三、肝脾肿大膏验方

阿魏120g,麝香4g,白芥子100g,穿山甲240g,冰片50g,土贝母100g,天南星30g,三棱100g,莪术100g,香附100g,山药100g,大黄200g,茵陈200g,栀子200g,鸡内金200g。共细粉,过100目筛,混匀。用时取适量药粉加入适量膏药基质中,摊贴患处。

十四、肝腹水膏验方

大戟10g,甘遂10g,芫花10g,蝼蛄30g,牵牛子30g,葶苈子30g,槟榔30g,台乌片30g,香附30g,青皮30g,陈皮30g,防己30g,桑白皮30g,茯苓皮30g,桃仁20g,杏仁20g,阿魏20g,黄芩50g,栀子50g,茵陈50g,附子20g,白术20g,厚朴30g,元胡50g,芒硝30g,大黄30g,三七30g,麝香0.5g,冰片5g。共细粉,过100目筛,混匀。用时取适量药粉加入适量膏药基质中,摊贴患处。

十五、痔疮膏验方

验方一:炮山甲、元胡、郁金、秦艽、黄连、黄芩、黄柏、栀子各40g,乳香、没药、五倍子、细辛、三七、血力花、白芥子、大黄、大白、防风、泽泻、侧柏叶、地榆、元参、生地、当归、枳壳、茜草、花粉、桃仁、赤芍、冰片各30g,槐米、金银花、樟脑各60g。共细粉,过100目筛,混匀。用时取适量药粉加入适量膏药基质中,摊贴患处。

验方二：刺猬皮 30g，云南白药 2g，冰片 20g，槐花 30g，黄连 30g，儿茶 20g，五倍子 20g，地榆 20g，槐角 30g，明矾 30g，黄柏 20g，血竭 20g，皂角刺 30g，白及 30g，乌梅 20g，穿山甲 10g，广三七 10g，麝香 1g，牛黄 3g。共细粉，过 100 目筛，混匀。用时取适量药粉加入适量膏药基质中，摊贴患处。

十六、便秘膏验方

大黄 50g，厚朴 30g，枳实 30g，生地 30g，当归 30g，火麻仁 30g，桃仁 30g，杏仁 30g，虎杖 50g，肉苁蓉 20g，郁李仁 30g，芒硝 30g，泻叶 30g，红花 20g，丹参 20g，红藤 20g，肉桂 10g，冰片 3g，麝香 0.5g。共细粉，过 100 目筛，混匀。用时取适量药粉加入适量膏药基质中，摊贴患处。

十七、壮阳膏验方

验方一：附子 20g，川乌 20g，桂心 100g，官桂 100g，桂枝 100g，细辛 100g，蜈蚣 30 条，干姜 100g，川椒 100g，淫羊藿 100g，麝香 30g，菟丝子 30g，阳起石 60g，柏子仁 30g，雄蚕蛾 30g。共细粉，过 100 目筛，混匀。用时取适量药粉加入适量膏药基质中，摊贴患处。

验方二：马钱子 3g，硫黄 3g，蜈蚣 3g，红花 10g，石菖蒲 20g，川芎 20g，肉桂 20g，巴戟天 30g，细辛 20g，肉苁蓉 20g，雪莲花 20g，穿山甲 10g，广三七 20g，血竭 10g，胆星 20g，鹿鞭 50g，牦牛鞭 50g，狗鞭 50g，羊鞭 50g，驴鞭 50g，隔山撬 50g，海马 30g，海蛇 30g，海龙 30g。共细粉，过 100 目筛，混匀。用时取适量药粉加入适量膏药基质中，摊贴患处。

十八、固精膏验方

鹿角胶 30g，龟板胶 30g，附块 20g，肉桂 10g，韭子 30g，葱子 30g，五倍子 30g，乳香 10g，红花 10g，远志 20g，五味子 20g，人参 20g，黄芪 30g，当归 20g，路路通 30g，硫黄 30g，煅龙骨 30g，煅牡蛎 30g，麝香 1g。共细粉，过 100 目筛，混匀。用时取适量药粉加入适量膏药基质中，摊贴患处。

十九、前列腺增生膏验方

王不留行 30g，穿山甲 10g，益智仁 30g，附子 10g，山茱萸 20g，泽泻 30g，丹皮 30g，肉桂 10g，红花 10g，乳香 10g，三七 20g，元胡 20g，黄柏 30g，牛膝 20g，知母 20g，丹参 20g，路路通 50g，冰片 5g，麝香 1g。共细粉，过 100 目筛，混匀。用时取适量药粉加入适量膏药基质中，摊贴患处。

二十、颈椎病膏验方

1 组：生川乌 60g，生草乌 60g，细辛 40g，白芥子 40g，花椒 40g，炮山甲 40g，葛根 50g，沉香

40g,乳香50g,没药50g,磁石50g。

2组:红花60g,山奈60g,姜黄50g,川芎60g,当归60g,伸筋草60g,蒲公英60g,透骨草60g,威灵仙120g,羌活20g,桂枝50g,三七粉60g,血竭20g,桑枝30g,共细粉,过100目筛,混匀。用时取适量药粉加入适量膏药基质中,摊贴患处。

二十一、肩周炎膏验方

1组:川乌9g,草乌9g,牙皂9g,肉桂9g,天南星9g,小茴香9g,乳香9g,没药9g,细辛9g,血余炭60g。

2组:生地9g,苍术9g,枳壳9g,五加皮9g,莪术9g,桃仁9g,山奈9g,当归9g,陈皮9g,台乌9g,三棱9g,大黄9g,首乌9g,柴胡9g,防风9g,刘寄奴9g,川芎9g,羌活、独活各9g,威灵仙9g,赤芍9g,香附9g,荆芥9g,白芷9g,海风藤9g,藁本9g,川续断9g,良姜9g,麻黄9g,甘松9g,连翘9g,木香6g,附子6g。

3组:麝香6g,冰片9g,樟脑9g,阿魏9g。共细粉,过100目筛,混匀。用时取上述3组细面适量药粉加入适量膏药基质中,摊贴患处。

二十二、腰椎间盘突出膏验方

验方一:乳香120g,没药120g,麻黄100g,马钱子60g,生川乌60g,生草乌60g,骨碎补200g,自然铜100g,生杜仲120g,地龙300g,血竭120g,黄连120g,狗肾200g,巴戟天100g,肉苁蓉100g,知母100g。共细粉,过100目筛,混匀。用时取适量药粉加入适量膏药基质中,摊贴患处。

验方二:生马钱子30g,川乌30g,草乌30g,麻黄20g,当归15g,杜仲20g,川芎10g,大黄30g,红花20g,全蝎10g,蜈蚣10g,土鳖虫30g,乳香20g,没药20g,广三七30g,细辛10g,丹参20g,牛膝20g,骨碎补30g,狗脊20g,生地30g,熟地30g,鹿角霜30g,韭菜子30g,地龙30g,冰片5g,麝香1g,生南星30g,半夏20g,穿山甲20g,夏天无20g,长春七20g,盘龙七30g,朱砂七20g。共细粉,过100目筛,混匀。用时取适量药粉加入适量膏药基质中,摊贴患处。

二十三、跌打损伤膏验方

验方一:生大黄30g,生栀子30g。共研粉末,鸡蛋清1个,面粉适量,白酒适量。上药共调成膏状,贴敷于扭伤患处。

验方二:生栀子90g,白芷30g,生半夏9g,生草乌9g,细辛9g,制乳没各9g,红花9g,当归尾9g。共研细末,入基质成膏。主治:急性挫伤、扭伤。

验方三:骨碎补120g,血竭84g,儿茶84g,川续断84g,乳香120g,香油1000g,主治:损伤、伤折外伤、骨折。

二十四、滑膜炎膏配方

五倍子20g,当归20g,泽兰20g,防己20g,土茯苓20g,知母20g,虎杖20g,萆薢20g,威灵仙20g,牛膝30g,白芥子30g,木通30g,大黄30g,黑老虎20g,木瓜20g,海桐皮20g,透骨草20g,乳香20g,没药20g,广三七20g,红花20g,生川乌10g,生南星10g,生半夏10g,生白附子10g,冰片5g,麝香0.5g。共细粉,过100目筛,混匀。用时取适量药粉加入适量膏药基质中,摊贴患处。

二十五、银屑病膏验方

轻粉10g,红粉10g,硫黄10g,密陀僧10g,斑蝥20个,狼毒20g,青黛30g,砒霜2g,土槿皮30g,白矾10g,花粉30g,黄连30g,红花30g,当归20g,血竭10g,三七30g,丹参30g,蜈蚣20g,全蝎10g,乌蛇20g,苦参20g,土茯苓50g,冰片5g,麝香1g,雄黄10g。共细粉,过100目筛,混匀。用时取适量药粉加入适量膏药基质中,摊贴患处。

二十六、带状疱疹膏验方

蜈蚣30g,雄黄30g,黄柏30g,白矾30g,地榆30g,黄连30g,黄芩30g,大黄30g,虎杖30g,生南星20g,穿山甲10g,大青叶30g,板蓝根30g,青黛30g,冰片5g,牛黄1g,薄荷冰5g,麝香0.5g。共细粉,过100目筛,混匀。用时取适量药粉加入适量膏药基质中,摊贴患处。

二十七、排石膏验方

斑蝥10g,白芥子10g,天南星10g,生半夏10g,广金钱草50g,郁金50g,白芷50g,虎杖50g,大黄50g,玄明粉30g,海浮石30g,云母石30g,石英30g,鸡内金50g,穿山甲20g,槟榔20g,台乌片20g,元胡20g,丁香20g,香附20g,乳香30g,没药30g,地龙30g,血竭10g,红花10g,肉桂10g,附子10g,千层皮30g,冰片5g,麝香0.5g。共细粉,过100目筛,混匀。用时取适量药粉加入适量膏药基质中,摊贴患处。

二十八、稳心膏验方

川芎50g,郁金50g,红花50g,丹参50g,元胡40g,五灵脂40g,苏合香40g,檀香40g,毛冬青30g,夹竹桃30g,太子参40g,麦冬40g,天冬40g,五味子40g,当归40g,白芍40g,赤芍40g,木香30g,香橼30g,元胡30g,陈皮30g,降香30g,菖蒲30g,血竭30g,三七粉30g,穿山甲30g,皂角刺30g,黄连20g,附块20g,川乌20g,草乌20g,肉桂20g,细辛20g,干姜20g,冰片5g,麝香1g,牛胆5g,牛黄5g,熊胆5g。共细粉,过100目筛,混匀。用时取适量药粉加入适量膏药基质中,摊贴患处。

二十九、安神膏验方

琥珀 10g,远志 20g,石菖蒲 20g,丹参 20g,硫黄 10g,酸枣仁 20g,合欢花 20g,夜交藤 30g,朱砂 30g,茯神木 30g,灵芝菌 30g,黄连 6g,肉桂 6g,冰片 5g。共细粉,过 100 目筛,混匀。用时取适量药粉加入适量膏药基质中,摊贴患处。

三十、小儿百日咳膏验方

百部 60g,黄连 60g,白及 60g,黄芩 60g,麻黄 60g,矮脚茶 60g,甘草 60g,甘遂 45g,大戟 45g,芫花 45g,干姜 45g,地肤子 45g,细辛 45g,白芥子 45g,洋金花 45g,生南星 40g,五味子 40g,熟地 40g,贝母 40g,冰片 5g。共细粉,过 100 目筛,混匀。用时取适量药粉加入适量膏药基质中,摊贴患处。

三十一、小儿疝气膏验方

阿魏 10g,芒硝 10g,白胡椒 10g,肉桂 6g,小茴香 20g,川楝子 20g,元胡 20g,台乌片 20g,荔枝核 20g,橘核 20g,升麻 20g,柴胡 20g,八月爪 30g,葫芦巴 10g,沉香 10g,降香 20g,冰片 2g,麝香 0.3g。共细粉,过 100 目筛,混匀。用时取适量药粉加入适量膏药基质中,摊贴患处。

三十二、风湿膏验方

验方一

1 组(粗料):乌蛇 60g,威灵仙 90g,麻黄 100g,桂枝 60g,鸡血藤 80g,桃仁 40g,红花 60g,当归 45g,川芎 500g,姜黄 50g,生地 50g,防风 30g,地龙 45g,透骨草 60g,三棱 60g,莪术 60g,丹参 50g,怀牛膝 50g,羌活 50g,独活 40g,秦艽 40g,木瓜 40g,伸筋草 50g,海风藤 60g,寻骨风 60g,干姜 100g,骨碎补 50g,千年健 60g。

2 组(细药粉):生钱子 60g,生川乌 50g,生草乌 50g,生地龙 50g,土鳖虫 50g,七叶一枝花 50g,白芥子 30g,生乳香 45g,生没药 45g,肉桂 30g,元胡 50g,穿山甲 45g,蜈蚣 30g,全蝎 30g。

3 组(贵重细药粉):三七粉 20g,蛴螬 20g,细辛 20g,冰片 20g,樟脑 40g,血竭 30g,儿茶 30g。用时取上 3 组药粉适量,混匀。加入适量膏药基质中,摊贴患处。

验方二

1 组:生马钱子 60g,生川乌 75g,生草乌 60g,生南星 60g,生半夏 60g,净全蝎 30g,蛴螬 30g,洋金花 45g,甘遂 3g,土鳖虫 50g,炮山甲 30g,七叶一枝花 45g,生乳香 45g,生没药 45g,三七粉 30g,辽细辛 45g,肉桂 30g,胡椒 30g,生白芥子 30g。

2 组:乌蛇 60g,桂枝 90g,桑枝 90g,生麻黄 60g,防己 30g,秦艽 45g,生桃仁 60g,红花

45g,防风45g,苍术30g,鸡血藤90g,当归60g,白芷60g,羌活45g,独活45g,急性子60g(捣碎),苏木50g(碎),广地龙45g,威灵仙60g,片姜黄50g,牛膝50g,木瓜45g,生香附60g,川芎45g,灵脂60g,透骨草75g,三棱60g,莪术60g,穿山甲90g,骨碎补60g,鹿衔草60g,寻骨风60g,蟾酥25g,共计1870g。将1组药物中生马钱子至生白芥子分别压成细粉,过80~120目筛,称量混合均匀;2组药物乌蛇至寻骨风水煎2次,2次药液混合入蟾酥(捣碎),浓缩成6:1左右的稠膏。将稠膏低温干燥压成细粉装入1组药中,反复过筛,使其混合均匀,制的1号药粉,密封备用。用时取上2组药粉适量,混匀。加入适量膏药基质中,摊贴患处。

验方三:生马钱子、郁金、生延胡各60g,洋金花、七叶一枝花、土鳖虫、生南星、生半夏、樟脑、生川乌各50g,蛴螬、生白芥子、三七粉、蜈蚣、全蝎、血竭、肉桂、甘遂各30g,炮山甲、细辛、生乳没各45g,冰片20g,麝香1g(可不用),氯苯那敏片100片,吡罗昔康片150片。

验方四:生马钱子60g,生川草乌各50g,生南星50g,生旱半夏50g,洋金花50g,土鳖虫50g,七叶一枝花50g,蜈蚣30g,全蝎30g,肉桂30g,粉甘遂30g,蛴螬30g,生白芥子30g,三七粉30g,血竭30g,生乳没各45g,炮山甲45g,辽细辛45g,樟脑45g,冰片20g,麝香1g,氯苯那敏100片,吡罗昔康150片,氮酮32mL,丙二醇30mL。(氯苯那敏、吡罗昔康、氮酮、丙二醇不计量)。

三十三、接骨膏验方

生大黄30g,生栀子30g,生南星30g,骨碎补20g,自然铜20g,川续断20g,接骨木20g,甜瓜子30g,柳树根红毛30g,大接骨丹30g,小接骨丹30g,山辣子30g,碎蛇20g,土鳖虫30g,血竭30g,儿茶30g,制乳香30g,制没药30g,冰片10g,麝香2g。上药共研细末,鸡蛋清1个,面粉、白酒适量,上药共调成膏状蒸热,均匀涂在纱布上,厚度约0.5cm,包扎在患者骨折之瘀肿处,外层加小夹板固定,2d换药1次,一般2~3次即可,若局部皮肤作痒,即可取掉药物,休息1d又重复使用。

三十四、疤痕灵膏验方

五倍子420g,蜈蚣5条(研粉),冰片1.5g,白花蛇2条(研粉),肝素1g,黑醋1.25kg,蜂蜜900g。将醋入锅内加热,煎沸后,继续再煎30min,把蜂蜜兑入醋中溶化,再把五倍子粉逐渐下入锅内,文火熬成膏。贴患处,3d换药1次,3个月1疗程,一般需连续治疗。

三十五、抗骨增生膏验方

1组:生川乌100g,生草乌100g,生白芥子40g,生马钱子120g,全蝎30g,蜈蚣30g,冰片30g,樟脑30g,丁香30g,肉桂30g,穿山甲80g(炮制),生乳香60g,生没药60g。

2组:威灵仙100g,透骨草60g,红花60g,当归60g,葛根60g,三棱60g,皂角刺200g,骨碎补 80g,牛膝 40g,姜黄 40g,细辛 40g,冰片 10g,樟脑 20g,麝香 1g。共细粉,过 100 目筛,混匀。用时取适量药粉加入适量膏药基质中,摊贴患处。

三十六、骨坏死膏验方

验方一:生南星 100g,土鳖虫 50g,生半夏 100g,生马钱子 50g,制乳没各 30g,阿魏 30g,肉桂 30g,辽细辛 30g,自然铜 50g,血竭 30g,三七 50g,泽兰 50g,龙骨 50g,杜仲 50g,水蛭 50g,三棱 50g,莪术 50g,穿山甲 30g,接骨木 50g,人参 50g,黄芪 50g,皂角刺 50g,鹿角霜 50g,鹿骨 50g,狗骨 50g,鸡蛋壳 50g,洋金花 50g,透骨草 50g,地龙 50g,无名异 50g,琥珀 50g,蟾酥 30g,冰片 10g,樟脑 20g,麝香 2g。共细粉,过 100 目筛,混匀。用时取适量药粉加入适量膏药基质中,摊贴患处。

验方二:当归 50g,独活 50g,生川乌 50g,生草乌 50g,制白附子 50g,千年健 50g,川牛膝 50g,自然铜 50g,血竭 30g,三七 50g,泽兰 50g,龙骨 50g,杜仲 50g,水蛭 50g,三棱 50g,莪术 50g,穿山甲 30g,接骨木 50g,人参 50g,黄芪 50g,皂角刺 50g,鹿角霜 50g,鹿骨 50g,狗骨 50g,鸡蛋壳 50g,洋金花 50g,透骨草 50g,地龙 50g,无名异 50g,琥珀 50g,蟾酥 30g,冰片 10g,樟脑 20g,麝香 2g。共研细末,加黑膏药(基质)3500g,烊化后摊膏贴患处。

三十七、观音救苦膏验方

1 组:牙皂 24g,全蝎 21g,草乌 30g,五倍子 21g,肉桂 24g,炮山甲 21g,蝉蜕 15g,甘遂 60g,木鳖子 60g,川乌 30g,巴豆 24g,细辛 21g,黄连 15g,蜈蚣 10 条,蓖麻子 60g。

2 组:大黄 60g,花粉 21g,枳壳 24g,生地 30g,桃仁 21g,白芷 24g,莪术 30g,羌活 24g,麻黄 24g,大戟 24g,香附 21g,厚朴 21g,当归 45g,三棱 30g,黄柏 24g,黄芪 21g,杏仁 21g,防风 21g,羌活 21g,槟榔 21g,元参 21g,麻油 3 000g,黄丹 1 200g,密陀僧 120g。1 组药研细末为细药,2 组药水煎,成流浸膏。用基质 42 000g,配制。主治:风寒湿痹、腰腿作痛、筋骨麻木、四肢不仁、半身不遂、口眼歪斜、肚腹疼痛、女子经血不调、赤白带下。

三十八、万应宝珍膏验方

验方一:川乌 9g,草乌 9g,牙皂 9g,肉桂 9g,天南星 9g,肉桂 9g,小茴香 9g,乳香 9g,没药 9g,细辛 9g,血余炭 60g。

验方二:生地 9g,苍术 9g,枳壳 9g,五加皮 9g,莪术 9g,桃仁 9g,山奈 9g,当归 9g,陈皮 9g,台乌 9g,三棱 9g,大黄 9g,首乌 9g,柴胡 9g,防风 9g,刘寄奴 9g,川芎 9g,羌活 9g,灵仙 9g,赤芍 9g,香附 9g,荆芥 9g,白花 9g,海风藤 9g,藁本 9g,川续断 9g,良姜 9g,独活 9g,麻黄 9g,甘松 9g,连翘 9g,木香 6g,附子 6g。主治:各种风湿病引起的疼痛,颈肩腰腿痛,跌打损伤。

验方三:大黄 60g,甘遂 60g,木鳖子 60g,蓖麻子 60g,全蝎 21g,花粉 21g,五倍子 21g,香附 21g,厚朴 2g,穿山甲 21g,黄芪 21g,杏仁 21g,防风 21g,独活 21g,槟榔 21g,细辛 21g,玄参 21g,桃仁 21g,牙皂 24g,枳壳 24g,白芷 24g,巴豆 24g,黄柏 24g,羌活 24g,麻黄 24g,肉桂 24g,红大戟 24g,生地黄 30g,草乌 30g,莪术 30g,川乌 30g,三棱 30g,蛇蜕 15g,黄连 15g,当归 45g,蜈蚣 10 条。主治:风寒湿痹、腰腿疼痛,筋骨麻木,四肢不仁,半身不遂,口眼歪斜,症瘕积聚,肚腹疼痛,女子经血不调,赤白带下,痈疮、红肿毒症。

三十九、特殊膏药的制作工艺

(一)红膏药制作

(1)熬药设备:煤气罐、铁锅、防火盖、水盆、搅药棍、铲子等。

(2)药物配比:松香 300g,色拉油 90g,黄丹 30 药面 100 ~ 150g。

3.熬制方法:将松香放入铁锅内,微火烧,至松香完全化开,闭火,把锅端下,搅拌一会后,下色拉油、黄丹,继续不停地搅拌,油开始冷却,没有烟时,放入药面。继续搅动,待膏油已冷却,有黏稠感时,倒入凉水中凝固,去火毒 1 ~ 2d,勤换水,2d 后,从水中捞出膏药,水分蒸发后可入袋存放。

(4)使用方法:将外表无水的药块放到锅中慢慢微火熔化,在膏药有黏稠感时,涂于硬纸或硬布上,同时将膏药温热化开即贴于患处。

(二)黄膏药制作

黄膏药也是采用松香为膏药基质,制作方法与红膏药大致相同,但欲将膏药熬制成黄色膏药时,在制作过程中将下黄丹一节免除即可,因为大多数膏药为黄褐色,松香本身也为黄色,所以熬制手工艺膏药自为金黄色。

(三)白膏药制作

此膏药同样采用松香为基质,其操作方法与前种膏药大同小异,原料中加入樟脑,所要注意的 2 个问题是:①炼松香时不要加樟丹;②最好选用白色的上等松香为基质。

四十、腹痛腹泻膏验方

处方:大茴香 120g,小茴香 120g,当归 120g,白芷 120g,肉桂 6g,乳香 6g,没药 6g,木香 9g,沉香 3g,麝香 3g。共研成细末,将香油 7500mL 煎沸加黄丹 3120g,搅匀收膏,每 500g 膏药基质,对上药研成细料粉末 15g,微火化开贴脐上,忌生冷。

四十一、小儿腹泻膏验方

处方:吴茱萸 6g,苍术 7g,桂枝 3g,枯矾 3g,白胡椒 2g。研末每用 1/3 醋调敷脐,1 次/d。

第六章

直肠给药和透皮给药验方

第一节　直肠给药验方

一、中医儿科

(一)小儿气管炎、咳喘

(1)药物:炙麻黄、桂枝、杏仁、炙甘草、炙紫菀、炙百部、炙冬花、僵蚕、炙前胡、生姜、红枣。

制法:文火水煎30min,取煎液100mL,共煎3次,把3次药液兑入混匀,再文火煎30min,取浓缩液200mL。

用法:直肠给药,2次/d,1次取药液25～40mL。

(2)药物:炙麻黄、炒杏仁、炙甘草、生石膏、炙桑皮、川贝母、僵蚕、黄芩、炙栝楼、白芥子。

制法:文火水煎30min,取煎液100mL,共煎3次,把3次药液兑入混匀,再文火煎30min,取浓缩液200mL。

用法:直肠给药,2次/d,1次取药液25～40mL。

(3)药物:野菊花注射液4mL,白花蛇舌草浓缩液4mL,氨溴索注射液1.5mg,利巴韦林注射液100mg。

制法:取上药剂量抽吸在一次性20mL注射针管中混合。

用法:直肠给药,上述为1次剂量,2次/d。

备注:细菌感染者上方可加抗生素。

(4)药物:白花蛇舌草浓缩液4mL,复方蒲公英注射液4mL,喘定注射液2mL,麻杏石甘汤浓缩液3～5mL,地塞米松注射液2mL。

制法:取上药剂量抽吸在一次性20mL注射针管中混合。

用法:直肠给药,上述为1次剂量,2次/d。

（二）小儿腹泻（肠炎）

1. 湿热泻

（1）药物：苦参、黄柏、黄连、木香、车前子、苍术、薏苡仁。

制法：文火水煎 30min，取煎液 100mL，共煎 3 次，把 3 次药液兑入混匀，再文火煎 30min，取浓缩液 200mL。

用法：直肠给药，2 次/d，1 次取药液 25～40mL。

（2）药物：野菊花注射液 4mL，复方小檗碱片 6 片（研粉），复方苯乙哌啶片 1 片（研粉），维生素 B$_1$ 注射液 0.50～1mL。

制法：取上药剂量抽吸在一次性 20mL 注射针管中混合。

用法：直肠给药，上述为 1 次剂量，2 次/d。

（3）药物：臭氧无痕 1mL。

用法：直肠给药，2 次/d。

2. 寒湿泻

（1）药物：肉桂、丁香、苍术、吴茱萸、白术、茯苓、山药、砂仁、薏苡仁、干姜、生姜、红枣。

制法：文火水煎 30min，取煎液 100mL，共煎 3 次，把 3 次药液兑入混匀，再文火煎 30min，取浓缩液 200mL。

用法：直肠给药，2 次/d，1 次取药液 25～40mL。

（三）小儿痢疾

（1）药物：黄柏、苦参、黄连、木香、白头翁、白蔹。

制法：文火水煎 30min，取煎液 100mL，共煎 3 次，把 3 次药液兑入混匀，再文火煎 30min，取浓缩液 200mL。

用法：直肠给药，2 次/d，1 次取药液 20～30mL。

（2）药物：野菊花注射液 4mL，盐酸小檗碱片 6 片（研粉），颠茄片 2 片（研粉）。

制法：取上药剂量抽吸在一次性 20mL 注射针管中混合。

用法：直肠给药，上述为 1 次剂量，2 次/d。

（四）水痘

（1）药物：复方蒲公英注射液 4mL，西咪替丁注射液 2mL，利巴韦林 200mL，野菊花注射液 2mL。

制法：取上药剂量抽吸在一次性 20mL 注射针管中混合。

用法：直肠给药，上述为 1 次剂量，2 次/d。

（2）药物：野菊花注射液 4mL，西咪替丁注射液 2mL，利巴韦林注射液 200mL，双黄连注射液 100mL。

制法：取上药剂量抽吸在一次性 20mL 注射针管中混合。

用法:直肠给药,上述为 1 次剂量,2 次/d。

(五)小儿痄腮

(1)药物:野菊花注射液 4mL,西咪替丁注射液 2mL,利巴韦林注射液 200mL,黄连清瘟胶囊 2 粒。

制法:取上药剂量抽吸在一次性 20mL 注射针管中混合。

用法:直肠给药,上述为 1 次剂量,2 次/d。

(2)药物:清开灵注射液 10mL,西咪替丁注射液 2mL,利巴韦林注射液 200mg,紫雪丹 3 片(研粉)。

制法:取上药剂量抽吸在一次性 20mL 注射针管中混合。

用法:直肠给药,上述为 1 次剂量,2 次/d。

(六)手足口病

(1)药物:野菊花注射液 4mL,板蓝根注射液 4mL,西咪替丁注射液 2mL,利巴韦林注射液 200mg。

制法:取上药剂量抽吸在一次性 20mL 注射针管中混合。

用法:直肠给药,上述为 1 次剂量,2 次/d。

(2)药物:野菊花注射液 4mL,复方蒲公英注射液 4mL,西咪替丁注射液 2mL,利巴韦林注射液 100mg。

制法:取上药剂量抽吸在一次性 20mL 注射针管中混合。

用法:直肠给药,上述为 1 次剂量,2 次/d。

二、中医妇科

(一)输卵管不通

(1)药物:金银花 20g,蒲公英 20g,丹参 15g,三棱 15g,莪术 15g,桃仁 15g,制乳没各 20g。

制法:文火水煎 30min,取煎液 100mL,共煎 3 次,把 3 次药液兑入混匀,再文火煎 30 分钟,取浓缩液 200mL。

用法:直肠给药,1 次/d,每次 100mL。经期停用,连用 20d 为 1 疗程。

(2)药物:鸡血藤 30g,败酱草 30g,鱼腥草 30g,蒲公英 30g,王不留行 30g,路路通 12g,三棱 12g,莪术 10g,桃仁 12g,红花 10g,赤芍 15g,丹参 15g,皂角刺 15g。

制法:文火水煎 30min,取煎液 100mL,共煎 3 次,把 3 次药液兑入混匀,再文火煎 30 分钟,取浓缩液 200mL。

用法:直肠给药,1 次/d,每次 100mL。经期停用,连用 20d 为 1 疗程。

(二)盆腔积液

药物:蒲公英 30g,败酱草 30g,金银花 20g,土茯苓 30g,薏苡仁 30g,红藤 15g,鸡血藤

30g,三棱 15g,黄柏 20g,苍术 20g。

制法:文火水煎 30min,取煎液 100mL,共煎 3 次,把 3 次药液兑入混匀,再文火煎 30min,取浓缩液 200mL。

用法:直肠给药,1d1 次,每次 100mL。经期停用,连用 20d 为 1 疗程。

第二节　透皮给药验方

一、中医儿科

(一)咳喘(小儿支气管炎)

(1)药物:附片 20g,肉桂 20g,干姜 20g,山奈 10g,五味子 6g。

制法:共为细粉,姜汁调稠糊状。

用法:外贴双肺俞、定喘穴,或大椎穴,或天突、命门。备注:此方对急慢性咳喘均有效,尤治小儿外感风寒咳喘。

(2)药物:炙麻黄、炒杏仁、生石膏、黄芩、炙甘草、炙桑皮、白芥子、甘遂。制法:共为细粉,用猪胆汁调为稠糊状。

用法:外贴华盖、膻中、膏肓(双)、膈俞(双)、肺俞(双)。

备注:本方用于痰热型咳喘。

(3)药物:盐酸异丙嗪 1 片,复方甘草片 2 片,山莨菪碱 1 片。

制法:将上药共研细粉,用藿香正气口服液少许调成膏状。

用法:外贴天突穴、肚脐,12h 取下。

备注:本方治各种原因引起的小儿咳嗽、咳痰、咳喘。

(4)药物:氯苯那敏片 3 片,沙丁胺醇片 2 片,氨茶碱 2 片,岩白菜素片 2 片,盐酸异丙嗪 4 片,咳特灵 1 片,酮替芬 1 片。

制法:共研细粉,急支糖浆少许调为膏状。

用法:外贴大椎、定喘、肺俞、天突、神阙。

备注:本方主治咳嗽变异性哮喘,过敏性鼻炎。

(二)小儿遗尿(尿床)

药物:益智仁、五倍子、吴茱萸、桑螵蛸。

制法:将上药按 2∶3∶1∶1 的比例,共研细粉,醋调为稠糊状。

用法:外贴肚脐,1d 换药 1 次。

(三)小儿便秘

药物:大黄、芒硝、皂角、果导片。

制法:上药按1:2:1:1的比例,共研细粉,蜂蜜调稠糊状。

用法:外贴肚脐,1次/d,便正常停用。

(四)小儿盗汗

药物:五倍子、煅龙骨、维生素 B_1 片、谷维素片。

制法:上药按1:1:1:1的比例,共研细粉,醋调稠糊状。

用法:贴肚脐,1次/d,无汗即停用。

(五)小儿疳腮

(1)药物:芒硝、青黛、生大黄、冰片、虎杖、雄黄、黄连。

制法:上药按4:2:2:1:2:1:1的比例,共研细粉,鸡蛋清调膏状。

用法:贴局部(双侧)。

(2)药物:大黄、吴茱萸、胆南星、虎杖。

制法:上药按3:2:2:3的比例,共研细粉,醋调成膏状。

用法:外贴双足底涌泉穴,晚上贴,早起取掉,1次/d。

(六)小儿腹泻

(1)脾虚食滞证

药物:吴茱萸、丁香、车前子、肉桂、白术。

制法:上药按2:1:3:1:3的比例,共研细粉,藿香正气口服液少许调成膏状。

用法:外贴肚脐。1次/d。

(2)湿热泻

药物:苍术、车前子、黄连、木香、蒲公英。

制法:上药按3:3:2:2:1的比例,共研细粉,藿香正气口服液少许调成膏状。

用法:外贴肚脐,1次/d。

(3)久泻久痢

药物:附子、川芎、草乌、雄黄。

制法:上药按2:2:2:1的比例,共研细粉,醋少许调成膏状。

用法:外贴肚脐,1次/d。

(4)药物:潘生丁4片,多酶片4,维生素 $B_6$6 片,小檗碱4片,苯乙哌啶4片,山莨菪碱3片,鞣酸蛋白6片。

制法:上药共研细粉,藿香正气口服液少许调成膏状。

用法:外贴肚脐,1次/d。

(七)小儿脱肛

药物:蜗牛、诃子、龙骨、五倍子、黄芪、枳壳、白术、党参。

制法：上药按 2：1：2：1：2：2：1：1 的比例，共研细粉，蜂蜜调成膏状。

用法：外涂患处，1d3 次。

（八）小儿鹅口疮

药物：吴茱萸、维生素 B_{12} 片、甲硝唑片。

制法：上药按 1：2：1 的比例，共研细粉，米醋少许调成膏状。

用法：外贴双涌泉穴，1 次/d。

（九）小儿扁桃腺炎

药物：吴茱萸、黄连、青黛、冰片。

制法：上药按的比例，共研细粉，醋调成膏状。

用法：外贴双涌泉穴，1 次/d。

（十）小儿手足口病

药物：吴茱萸、黄连、冰片、青黛、雄黄、芒硝、大黄。

制法：上药按 1：1：1：1：1：1：1 的比例，共研细粉，醋调成膏状。

用法：外贴双涌泉穴，1 次/d。

（十一）小儿发烧

药物：安乃近 2 片，异丙嗪 2 片，颠茄片 2 片。

制法：共研细粉，藿香正气口服液少许调成膏状。

用法：外贴肚脐，1 次/d。

（十二）小儿流口水

药物：益智仁 9g，车前子 6g，甘草 3g，吴茱萸 2g。

制法：共研细粉，藿香正气口服液少许，调成膏状。

用法：外贴肚脐，1 次/d。

二、中医内科

（一）胃溃疡

（1）药物：黄芪 30g，桂枝 15g，海螵蛸 20g，干姜 12g，吴茱萸 6g，砂仁 10g，黄连 10g。

制法：上药共研细粉，用生姜、大枣煎浓缩液调上药为膏状。

用法：外贴中脘、肚脐、足三里。

（2）药物：阿莫西林 2 粒，奥美拉唑 2 粒，西咪替丁注射液 1mL，小苏打 2 片，猴头菌片 2 片，德国复合铝酸钠 2 片。

制法：上药共研细粉，醋调成膏状。

用法：外贴肚脐，1 次/d。

（二）高血压病

（1）药物：桃仁、杏仁、栀子、胡桃、糯米、天麻。

制法:上药按4:4:1:2:2:2的比例,共研细粉,鸡蛋清调成膏状。

用法:每晚临睡前贴于双足底涌泉穴,晨起取掉,1 次/d,6 次为 1 疗程。

(2)药物:吴茱萸、川芎、天麻、菊花、硝苯地平、依那普利。

制法:上药按1:1:2:2:1:1的比例,共研细粉,藿香正气口服液少许调成膏状。

用法:外贴肚脐,1 次/d。

(三)失眠

(1)药物:炒枣仁、生龙骨、五味子、远志、合欢花、柏子仁、安乃近 2 片。

制法:上药按2:2:1:1:2:1的比例,共研细粉,香油少许调成膏状。

用法:外贴肚脐,1 次/d。

(2)药物:当归 5g,丹参 5g,肉桂 2g,安乃近 6 片、异丙嗪 6 片。

制法:共研细粉,蜂蜜少许调成膏状。

用法:外贴肚脐。

(四)阳痿

(1)药物:蛇床子、菟丝子、肉桂、蜈蚣、硫黄、车前子。

制法:上药按1:1:1:1:1:1的比例,共研细粉,鸡蛋清调成膏状。

用法:外贴肚脐,1 次/d。

(2)药物:阳起石、蛇床子、菟丝子、蜈蚣、路路通、滑石、地龙、硫黄、雪莲花。

制法:上药按2:2:1:1:2:1:1:1:1的比例,共研细粉,蜂蜜调成膏。

用法:外贴肚脐,1 次/d。

(3)药物:麻雀、地龙、蜈蚣、硫黄、鹿茸、淫羊藿、海马、肉桂、鹿寿草。制法:上药按 1:2:2:1:1:2:1:1:1的比例,共研细粉,香油调成膏状。

用法:外贴肚脐、肾俞、命门等穴,1 次/d。

(五)慢性鼻炎

(1)药物:白芷、荜拨、川芎、酒远志、苍耳子、辛夷花。

制法:上药按2:1:1:1:2:2的比例,共研细粉,蜂蜜调成膏状。

用法:外贴肚脐、肺俞、大椎等穴,1 次/d。

(2)药物:细辛、石菖蒲、苍耳子、白芷、辛夷花、冰片、地龙。

制法:上药按1:1:1:2:2:1:1的比例,共研细粉,蜂蜜调成膏状。

用法:外贴肚脐、肺俞、大椎、风门、脾俞、肾俞等穴,1 次/d。

(六)胆结石

(1)药物:熊胆汁 2mL,鸡胆汁 2mL,猪胆汁 2mL,茵陈 6g,栀子 6g,大黄 6g,虎杖 6g,鸡内金 6g,枳实 6g,牡蛎 6g,黄药子 6g,石黄 6g,桦黄 6g,红耳石 6g。

制法:上药除 3 种胆汁外,共研细粉,3 种胆汁调成膏状。

用法：外贴肚脐、胆俞、肝俞等穴，1 次／d。

（2）药物：川楝子 6g，槟榔 6g，三棱 6g，莪术 6g，猕猴桃根皮 6g，鳖甲 6g，穿山甲 6g，鸡内金 10g，海金沙 6g，芒硝 10g，大黄 10g，枳壳 10g，香附 6g，千层皮 6g，黑石耳 10g。

制法：上药共研细粉，蜂蜜调成膏状。

用法：外贴肚脐、胆俞、肝俞、日月、神门、胃俞、胰俞等穴，1 次／d。

（七）慢性肠炎（非特异性、溃疡性）

（1）药物：黄连 6g，白及 6g，黄柏 6g，酒军 6g，梅花点舌丹 20 粒，象皮 1g，血竭 1g，儿茶 2g，鸭蛋子 1g，苦参 6g，马齿苋 6g，红藤 6g。

制法：上药共研细粉，用 8 万单位庆大 2 支，生理盐水 10mL，把上药调成膏状。

用法：外贴肚脐、大肠俞、关元俞等穴，1 次／d。

（2）药物：生黄芪 6g，罂粟壳 3g，党参 6g，地榆 6g，海螵蛸 6g，明矾 6g，枳实 6g，芒硝 6g，广三七 6g，乌梅 6g，四神丸 6g，胆星 6g，川贝 6g，白术 6g，朱砂七 6g，盘龙七 6g。

制法：上药共研细粉，氨苄西林 80 万单位 4 支、甲硝唑注射液 15mL，把上药调成膏状。

用法：外贴肚脐、大肠俞、关元俞、三焦俞等穴，1 次／d。

三、中医妇科

（一）痛经

（1）寒凝证

药物：肉桂、元胡、当归、炒香附、红花、附块。

制法：上药按 1∶1∶1∶2∶1∶1 的比例，共研细粉，醋调成膏状。

用法：外贴肚脐、关元俞等穴，1 次／d。

（2）气滞血瘀证

药物：当归 6g，红花 3g，桃仁 3g，川芎 3g，三七参 3g，生川乌 3g，元胡 6g，香附 6g，佛手 6g。

制法：上药共研细粉，50 度白酒调成膏状。

用法：外贴肚脐、关元俞、胞盲等穴，1 次／d。

（二）卵巢囊肿、子宫肌瘤

（1）药物：五灵脂 6g，川楝子 6g，元胡 6g，香附 6g，三棱 6g，莪术 6g，红花 3g，桃仁 5g，鳖甲 6g，穿山甲 3g，皂角刺 3g，芒硝 6g。

制法：共研细粉，醋调成膏状。

用法：外贴肚脐、胞宫、胞盲、膀胱俞等穴，1 次／d。

（2）药物：芒硝、大黄、炮山甲、皂角刺、三棱。

制法：上药按 3∶2∶1∶3∶2 的比例，共研细粉，醋调成膏状。

用法:外贴肚脐。

(三)妇科炎症

药物:芒硝、大黄、土茯苓、败酱草、蒲公英、降香、大茴香、红藤。

制法:上药按3∶2∶3∶3∶3∶2∶2∶3的比例,共研细粉,醋调成膏状。

用法:外贴肚脐,双小腹部。

(四)乳腺炎

(1)药物:芒硝10g,大黄10g,蒲公英6g,金银花6g,花粉6g,王不留行6g,路路通6g,丝瓜络6g,菊花6g,香附6g,柴胡3g,郁金6g,川贝3g。

制法:上药共研细粉,鸡蛋清调成膏状。

用法:外贴患处,乳头露外面,1次/d。

(2)药物:漏芦6g,金银花6g,黄连5g,黄芩:6g,栀子6g,虎杖6g,川贝6g,皂角刺3g,菊花6g,穿山甲2g,香附6g,芒硝10g。

制法:上药共研细粉,醋调成膏状。

用法:外贴局部,乳头露外面,1次/d。

(五)乳腺增生

(1)药物:昆布6g,海藻6g,鹿角霜5g,花粉6g,丹参5g,穿山甲3g,血竭1g,浙贝母6g,三七5g,香附6g,生牡蛎6g,皂角刺6g,白芥子2g,三棱3g,莪术3g,冰片1g。

制法:上药共研细粉,鸡蛋清调成膏状。

用法:外贴肚脐,乳腺局部,乳头露外面,1次/d。

(2)药物:大黄6g,芒硝10g,穿山甲3g,皂角刺6g,王不留行6g,路路通3g,丝瓜络3g,黄药子6g,牡蛎3g,橘核3g,荔枝核3g,乳香3g,没药3g,血竭1g,山慈姑6g,全蝎1g,益母草6g,麝香0.3g,冰片2g。

制法:上药共研细粉,醋调成膏状。

用法:外贴肚脐,乳房局部,乳头露外面,1次/d。

四、中医皮肤肛肠

(一)带状疱疹

药物:生大黄6g,黄连6g,黄芩6g,黄柏6g,青黛3g,冰片1g,雄黄2g,虎杖6g,姜黄6g,乳香6g,没药6g,马钱子粉1g,金银花10g,蜈蚣2条。

制法:上药共研细粉,取猪胆汁适量,马应龙痔疮膏2支,阿昔洛韦软膏2支,挤出共调成膏状。

用法:外贴肚脐,病患处。

(二)神经性皮炎

(1)药物:青黛6g,轻粉2g,冰片2g,硫黄3g,斑蝥2g,蜈蚣2条,蝉蜕10g,苦参10g,土茯苓 10g,黄柏 10g,大枫子 10g,狼毒 6g,百部 10g,艾叶 6g,花椒 6g,土槿皮 10g。

制法:上药共研细粉,凡士林调成膏状。

用法:外擦患处,3 次/d。

(2)土茯苓 6g,百部 6g,苦参 6g,黄柏 6g,砒石 1g,重楼 6g,槐米 6g,地榆 6g,生首乌 6g,乌蛇 6g,蜈蚣 2 条,全蝎 3g,肉桂 5g,草乌 5g,冰片 2g,红娘子 1g,水杨酸 2g,丙二醇 3mL,氮酮 2mL。

制法:上中药共研细粉,后三味化学西药加白酒适量调成膏状。

用法:外贴肚脐,局部皮损处,2 次/d。

(三)痔疮

(1)药物:黄连 6g,冰片 2g,槐米 6g,地榆 6g,白矾 3g,轻粉 2g,乳香 6g,没药 6g,五倍子 3g,痔速宁片 6 片,云南白药胶囊 6 粒。

制法:上药共研细粉,香油调成膏状。

用法:外贴肛周痔疮处,大便后贴药,1 次/d。

(2)药物:黄柏 6g,黄连 6g,大黄 6g,虎杖 6g,槐米 6g,三七 3g,血竭 2g,铜绿 2g,枯帆 6g,五倍子 6g,蜈蚣 3 条,冰片 2g,芒硝 10g,槐角 6g。

制法:上药共研细粉,消痔灵注射液调成膏状。

用法:外贴肛周痔疮处,大便后外贴,1 次/d。

附 录

杂论汇编

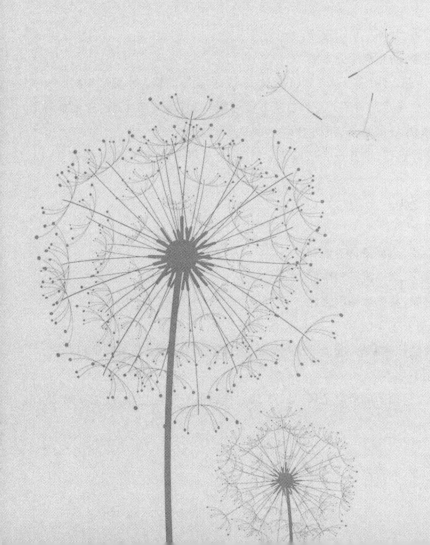

附录杂论汇编。附录一民间草药汤头歌诀选的摘录,激励后学者把太白中草药汤头歌诀早日整理编著公布于世,弥补这一缺漏!附录二部分中医药学理论浅谈和杂病论文选。附录三部分新闻报道。

附录一

民间草药汤头歌诀选

一、预防之剂

1. 防感汤

歌诀:防感汤中用铺香,紫苏星草山蜈蚣。

益以白根草煎服,防止流感此方宗。

处方:紫苏叶3钱,铺香2钱,金星草5钱,山蜈蚣3钱,白根草5钱。水煎服4次。

(说明:钱克换算,因依据不同而不同。据旧制1钱约等于3.72g或3.125g,若依市制1钱等于5g,为保持文献原貌,不作改变,下同。)

功用:紫苏祛风散寒除感冒,荆芥发表祛风清热散瘀,金星草避疫气,山蜈蚣除寒热,白根草宣风行气退热止痛。

适应:四时感冒预防之用。

2. 防疹汤(附天胡荽)

歌诀:防疹汤中小春花,公英吊竹含羞草。

清金解毒兼泻热,麻疹流行预防好。

还有胡荽只单味,益以冰糖服之好。

处方:含羞草3钱,蒲公英3钱,小春花3钱,吊竹梅5钱。水煎服2、3剂。

功用:含羞草避疫并能预防麻疹,蒲公英清热解毒,小春花清金平木,吊竹梅解毒泻火。

适应:预防麻疹之用。

附:天胡荽避疫解毒,为预防麻疹之圣药。取草50g,挂胸前有免疫之功,或加冰糖25g,炖服亦可。

3. 防脑饮

歌诀:防脑饮中土石专,天青六角篦梳剑。

怪头黄柏六月霜,更以薄荷防脑验。

处方:土石枣 5 钱,不管天青地白 5 钱,六角仙 3 钱,篦梳剑 5 钱,薁草头 4 钱,土黄柏 3 钱,六月霜 3 钱,苏薄荷 2 钱。水煎服 3、4 剂。

功用:土石枣平木定风,木管天青地白清肺平肝,六角仙泻热解毒,篦梳剑清金杀虫。薁草头平肝利水,六月霜凉血解毒,薄荷疏风消肿并能清头目。

适用:预防流脑之用。

4. 清咽饮

歌诀:清咽饮在利咽喉,鬼针黄柏灯草投。

　　　射干薄荷卤地菊,能疗咽肿防白喉。

处方:齿地菊 5 钱,鬼针 5 钱,黄柏 3 钱,灯草四钱,射干 3 钱,薄荷两钱。水煎常服。

功用:卤地菊解毒清热利咽喉,为预防白喉圣药,鬼针消痛解毒,黄柏泻相火清湿热,灯草泻火利水,射干利咽解毒,薄荷疏风消肿。

适应:风火时毒,咽肿喉痛,并为预防白喉之用。

5. 防痢饮

歌诀:防痢饮中野苎根,龙芽野麻鸭脚裹。

　　　和中益以土甘草,赤白流行痢可防。

处方:野苎根 5 钱,龙芽 4 钱,野麻草 5 钱,鸭脚掌 5 钱,甘草 1 钱。水煎常服。

功用:野苎根止痢杀菌,龙牙草疏风止泄敛血,野麻草清肠热而止痢,鸭脚掌祛时邪而避疫,甘草和中解毒。

适应:赤白痢疾,并能用于预防。

6. 防疟饮

歌诀:防疟饮子用常山,马鞭葫芦半夏参。

　　　流行诸疟皆可用,疗病预防法两般。

处方:常山 4 钱,马鞭叶 4 钱,葫芦草 5 钱,制半夏 2 钱。水煎服。

功用:常山化痰除疟,马鞭通经驱邪,葫芦草祛寒,半夏燥湿止吐降逆。

适应:疟疾寒热往来,亦可用于预防。

7. 防咳清肺饮

歌诀:防咳清肺饮堪夸,玉蜀黍须水圭花。

　　　益以冰糖平咳喘,治疟防病两般佳。

处方:玉蜀黍须 5 钱,水圭花 4 钱,冰糖 5 钱。水煎常服。

功用:玉蜀黍须润肺止咳,水圭花清金,冰糖润燥生津。

适应:一般咳嗽,并可预防百日咳。

二、发表之剂

1. 香荆饮

歌诀：香荆饮内用陈皮，寒草紫苏甘草宣。

发热恶寒并头痛，风邪感冒此方推。

处方：香附 1 钱 5 分，紫苏 1 钱 5 分，陈皮 1 钱，土甘草 1 钱，蔓荆子 3 钱，寒草 5 钱。水煎服。

功能：香附理气解郁，紫苏疏风解肌，陈皮行气化湿，土甘草和药调中，寒草散风祛寒。

适应：感冒风邪，恶寒发热，头痛身疼。

2. 凤仙饮

歌诀：凤仙饮用金银花，寒草紫苏艾叶加。

发热恶寒身酸痛，温中解表此为佳。

处方：凤仙花 5 钱，陈艾叶 1 钱 5 分，寒草 8 钱，紫苏 1 钱 5 分，金银花 3 钱。水煎服。

功能：凤仙花发汗解肌，陈艾叶祛冷避邪，寒草温中散寒，紫苏疏风解热，金银花清热止渴。

适应：伤感风寒，憎寒壮热，头痛身痛，口渴无汗。

3. 银荷饮

歌诀：银荷饮用牛蒡子，竹叶芦根甘杏侣。

发热头疼口中燥，温邪清剂此汤举。

处方：银花 5 钱，薄荷 1 钱，牛蒡子 2 钱，鲜竹叶 3 钱，苦杏 1 钱，甘草 1 钱，芦根 5 钱。水煎服。

功能：银花清热解毒，薄荷疏风清热，竹叶清上焦烦热，苦杏疏肺部风寒，甘草和中解毒，芦根清胃除烦。

适应：温邪初起恶风发热，鼻塞咳嗽口燥咽干。

4. 三叶饮

歌诀：三叶饮成桑竹荷，银花甘橘肺风草。

感冒风邪解热宜，宣气清金此方讨。

处方：冬桑叶 2 钱，薄荷叶 1 钱，鲜竹叶 5 钱，肺风草 5 钱，银花 3 钱，桔梗 2 钱，土甘草 1 钱。

功能：桑叶发表退热，薄荷叶发散风火，竹叶清热解肌利水，肺风草疏风止嗽，银花清热解毒，桔梗宣肺祛痰，甘草和中调药。

适应：伤风发热，头痛咳嗽，鼻塞咽干便赤。

5. 福参败毒汤

歌诀:福参败毒紫地丁,仙鹤薄荷铺香亲。

　　　　六角浮萍苍耳子,痈疡阳毒力能胜。

处方:福参1两,薄荷1钱,仙鹤草3钱,六角仙4钱,紫地丁3钱,吊葫芦5钱,铺香5钱,浮萍3钱,苍耳子5钱。水煎服。

功能:福参健脾助胃,薄荷消散肿毒,仙鹤草凉血解毒,六角仙解毒消肿,紫地丁消痈肿,吊葫芦散寒邪。

适应:感受外邪,时行疫疠,湿疹搔痒等症。

6. 鸭掌汤

歌诀:鸭掌汤中龙牙草,白根紫苏同灯草。

　　　　寒热身痛及下痢,时行瘟疫用之可。

处方:鸭掌脚叶5钱,紫苏1钱5分,白根草两钱,龙牙草3钱,鲜灯草5钱。水煎服。

功能:鸭脚掌避疫解毒,紫苏解散表邪,白根草祛风,龙牙草凉血,鲜灯草降火清热。

适应:时行瘟疫邪气,恶寒发热头痛身疼,及泄泻痢。

三、和解之剂

1. 铺香正气散

歌诀:铺香正气用寒草,鸭掌金银土甘草。

　　　　陈夏肺风木香蔻,感伤岚瘴服之可。

处方:铺香5钱,寒草5钱,土甘草1钱,煮半夏2钱,土木香2钱,鸭脚掌4钱,金银花3钱,陈皮1钱,土白蔻2钱,肺风草3钱。水煎服。

功能:铺香除四时不正之气,寒草祛风寒湿之邪,土甘草和中,土半夏止呕,土木香宽中理气,鸭脚掌清理疫邪,陈皮化痰降逆,白蔻暖胃行气,肺风草疏风止嗽。

适应:感冒四时不正之气,寒热咳嗽,呕吐泻泄。

2. 李根汤

歌诀:李根汤用李根皮,芍蔻铺香威灵随。

　　　　和胃调中扶正气,肝阳湿过病可回。

处方:李根皮5钱,土白芍3钱,铺香5钱,白蔻1钱,威灵仙3钱。水煎服。

功能:李根皮解郁宣结,土白芍平肝收敛止痛,铺香温中除邪,白蔻暖胃行气,威灵仙通经宣痹祛湿。

适应:湿谒热伏肝阳炽动散恶寒发热,胸窒脘闷,呕吐苔浊质红。

3. 久疟饮

歌诀:久疟饮中何首乌,参芪姜枣马鞭扶。

温中补气平肝肾,虚疟流连此刻图。

处方:何首乌5钱,土高丽参5钱,干姜2钱,红火参5钱,炙黄芪8钱,马鞭草5钱。水煎服。

功能:何首乌平补肝肾,土高丽参双补气血,干姜温中,大枣补脾,炙黄芪补中益气,马鞭草活血截疟。

适应:气血俱虚,久疟不止。

4. 截疟汤

歌诀:截疟汤中土常山,肺风六角马鞭班。

　　　李根豆蔻连和胃,实疟能攻且劫疟。

处方:六角仙8钱,马鞭草5钱,肺风草3钱,土常山3钱,白芍1钱,建黄连2钱,李根皮4钱。水煎服。

功能:六角仙解毒杀虫,马鞭草通经截疟,肺风草疏风开肺,土常山截疟杀虫,白蔻醒脾行气,建黄连健胃止呕,李根宣结开郁。

适应:疟疾寒热。

5. 调和六气汤

歌诀:调和六气汤铺香,白根寒草蔻枇襄。

　　　福参瓜豆同姜枣,苓草中和六气匡。

处方:铺香3钱,白蔻1钱,白根草3钱,寒草4钱,福参3钱,扁豆3钱,木瓜2钱,生姜1钱,大枣3钱,枇杷叶3钱,炙土甘草1钱,土茯苓3钱。水煎服。

功能:铺香理中除邪,白蔻暖胃醒脾,白根草祛风邪,寒草理寒湿,福参健胃益气,扁豆祛暑益肠,木瓜宣湿,生姜祛寒,大枣补脾,枇杷叶开肺炙,甘草健中,土茯苓渗湿。

适应:外感风寒,内伤饮食,胸膈满闷。

6. 马鞭和解饮

歌诀:马鞭和解少阳暨,六角常山红豆蔻。

　　　益以胡椒龙牙草,往来寒热功效奏。

处方:马鞭草5钱,土常山4钱,红豆蔻3钱,龙牙草5钱,地胡椒4钱,六角仙七钱。水煎服。

功能:马鞭草破血通经杀虫,土常山吐痰截疟,红豆蔻散寒燥湿醒脾,龙牙草敛血止血补虚,地胡椒民间用之截疟,六角仙清热解毒。

适应:疟疾热多寒少,口苦嗌干,小便赤淫。

四、消导之剂

1. 和胃饮

歌诀:和胃饮中用香苏,木香陈夏乌梅扶。

　　　枳楂甘草和且破,风邪积滞可通疏。

处方:紫苏 2 钱,木香 1 钱,香附子 2 钱,陈皮 1 钱,半夏 2 钱,乌梅 2 钱,甘草 1 钱,南楂 3 钱,枳壳 1 钱。水煎服。

功能:紫苏散风祛寒,木香附理气解郁,陈皮理气健脾,半夏除痰燥湿,南楂破滞消食,枳壳宽胸破积,乌梅除烦,甘草和中。

适应:四时感冒,积胸满腹痛。

2. 清肠饮

歌诀:清肠饮用赤地利,狗尾南楂苦楝是。

　　　莱菔土甘同消导,消除腹痛并下痢。

处方:狗尾草一两,南楂 3 钱,苦楝子 3 钱,赤地利 5 钱,莱菔子 5 钱,土甘草 8 钱。水煎服。

功能:狗尾草平木除烦,南楂破滞消积,苦楝子止痛杀虫,赤地利退热止痢,莱菔子化痰止痢,甘草调和诸药。

适应:积滞腹痛下痢潮热。

3. 萝卜汤

歌诀:萝卜汤中地骨皮,五行凤尾并乌梅。

　　　更加半夏威灵草,宿食不便可挽回。

处方:胡萝卜 4 钱,五行草 5 钱,凤尾草 5 钱,煮半夏 2 钱,地骨皮 3 钱,威灵仙 3 钱,乌梅 2 钱。水煎服。

功能:胡萝卜祛积滞,五行草清热,凤尾草利水,半夏燥湿化痰止呕,地骨皮降火生津,除有汗之骨蒸,灵仙宣风通气,乌梅除烦生津杀虫。

适应:宿食不消,胸腹胀痛,小儿疳热。

五、利湿之剂

1. 流坎汤

歌诀:流坎汤中野花生,马鞭牛托鼠尾增。

　　　调经宽胀疗溺涩,月事衍期服之享。

处方:牛插鼻 100g,野花生 50g,老鼠尾 50g,马鞭草 50g。水煎服。

功能:牛插鼻利水渗湿,野花生行气利水,老鼠尾利水通淋,马鞭草破血通经。

适应:治妇女腹胀痛,小便淋漓,或月经不调。

2. 胜禹汤

歌诀:胜禹汤中药力强,地棉只用根一门。

　　　花生大枣为其佐,攻下之功可称良。

处方:地棉根 50g,红大枣 5 钱,小野花生草 50g。水煎服。

功能:地棉根泻五脏水肿,红大枣固中益气,小野花生草行气利水。

适应:水肿。

3. 桑皮饮

歌诀:桑皮饮里鲜竹菜,萱草胭脂云苓带。

　　　更以泻心鲜竹叶,诸药处理此方暨。

处方:桑白皮 5 钱,鲜竹菜 5 钱,萱草 5 钱,胭脂头 5 钱,土茯苓 2 钱,鲜竹叶 7 钱。水煎服。

功能:桑白皮泻肺行水,止咳平喘,竹菜清热降火,胭脂头通痢淋浊,萱草根利水,土茯苓利水解毒,鲜竹叶清上焦烦热。

适应:气淋或血淋。

4. 泄黄汤

歌诀:泄黄汤里土茵陈,复老大黄白毛藤。

　　　益以栀根清里热,身如桔色是病情。

处方:土茵陈 5 钱,栀子根 5 钱,白毛藤 50g,复老草 50g,土大黄 5 钱。水煎服。

功能:土茵陈清湿热而利水,栀子根清三焦,湿热解五志郁火,白毛藤渗利湿热,复老草利水渗湿,土大黄泄热下行。

适应:湿热在里而身发黄腹微满,二便不调。

5. 清黄汤

歌诀:清黄汤内螺丕草,栀子土茵兼甘草。

　　　更以毛藤清湿热,郁蒸诸侯均会好。

处方:栀子根 5 钱,土茵陈 5 钱,土甘草 2 钱,螺丕草 5 钱,白毛藤 5 钱。水煎服。

功能:土甘草调和诸药解毒,螺丕草渗湿健脾,栀子根土茵陈毛藤同上。

适应:湿热郁蒸而身发黄。

6. 散黄汤

歌诀:散黄汤内用鬼针,赤豆二藤威灵仙。

　　　孩儿土茵均利湿,托邪清里两相兼。

处方:鬼针草 5 钱,白毛藤 5 钱,土茵陈 5 钱,红孩儿 5 钱,忍冬藤 5 钱,威灵仙 3 钱,赤小豆 3 钱。水煎服。

功能:鬼针草散热解毒,白毛藤清热渗湿,土茵陈清热渗湿,红孩儿通利解毒,忍冬腾散热解毒,威灵仙去风湿、通经络,赤小豆利水行血。

适应:表有余邪未尽,里蕴湿热而身发黄.

六、补益之剂

1. 壮阳益气汤

歌诀:壮阳益气淫羊藿,首乌马鞭宜相缀。

　　　　还有山龙白鱼柯,阴阳双萎不可缺。

处方:淫羊藿 50g,何首乌 5 钱,马鞭草 8 钱,穿山龙 50g,白鱼柯 8 钱。水煎服。

功能:羊藿首乌壮阳补肾、敛精气、马鞭草推陈出新,穿山龙强腰脊、补筋骨,白鱼柯和中补气。

适应:脾肾不足,腰膝乏力,遗精崩带,阳痿阴虚等证。

2. 黄芪益胃汤

歌诀:黄芪益胃土木香,香附陈皮半夏将。

　　　　更以寒草与甘草,调中养胃甚为良。

处方:黄芪仔 50g,香附子 3 钱,土木香 3 钱,陈皮 2 钱,半夏 2 钱,寒草 4 钱,甘草 1 钱。水煎服。

功能:土木香香附调气宽中,陈皮半夏益胃化食,寒草温中,黄芪仔补气,甘草和中。

适应:胃气虚寒冷滞,呕吐,泄泻。

3. 仙鹤养阴汤

歌诀:仙鹤养阴有精姜,土参短剑共一方。

　　　　久年咯血或微喘,阴虚肺萎服之良。

处方:仙鹤 50g,黄精姜 8 钱,土人参 8 钱,短七星剑 50g。水煎服。

功能:仙鹤草补血止血,黄精姜平补肝肾,土人参润肺益阴止嗽定喘,短七星剑清肺止咳。

适应:肺痨咳血,喘嗽阴虚,肺萎声呷。

4. 养营滋肾汤

歌诀:养营滋肾土人参,鼠刺并同天门冬。

　　　　更以麦冬南五味,滋阴定喘效无双。

处方:土人参 50g,老鼠刺 50g,天门冬 50g,麦冬 5 钱,南五味 3 钱。水煎服。

功能:土人参润肺养营,老鼠刺宁嗽定喘,天冬滋养肝肾,麦冬清心益肺,五味敛肺气而定喘。

适应:肝肾虚弱,咳嗽出血。

5. 还真丸

歌诀:还真丸用黄精姜,福参淫羊藿同襄。

　　　　首乌再合牛奶子,阴阳不足服之康。

处方:黄精姜 50g,牛奶仔 50g,淫羊藿 50g,福参 8 钱,制何首乌 8 钱。

制法:以上五味研为细末,水泛为丸如绿豆大,每服3钱,米泔或淡盐水汤送下。

功能:黄精姜平补肝肾,羊藿壮补元阳,牛奶仔补血,福参补气,何首乌益精髓补筋骨。

适应:气血不足,形槁肢羸,饮食不进,津液枯竭,面色青黄。

6.复元饮

歌诀:复元饮用养心草,首乌福参同甘草。

　　　　强筋益以入骨丹,肾虚乏力功能保。

处方:养心草50g,何首乌5钱,福参8钱,土甘草3钱,水煎服或加入骨丹5钱。

功能:养心草补血而镇喘,首乌平补肝肾,福参助阳益阴,甘草调和诸药,入骨丹舒筋活血,强筋骨利关节。

适应:虚劳不足之咳嗽,或劳伤血后引起肺喘等症。

7.参芪益气汤

歌诀:参芪益气土高丽,黄芪甘草陈皮齐。

　　　　脾肾两虚关节病,心神恢复有何虞。

处方:黄芪子50g,土高丽8钱,建陈皮3钱,土甘草3钱。水煎服。

功能:黄芪补气固表,高丽参大补元气,陈皮化气健脾,甘草调和诸药。

适应:瘦弱少气,腰脚酸痛,多溺遗精,目视不明等症。

8.补肺山棕汤

歌诀:补肺山棕福参并,加入麦冬更养阴。

　　　　土参又能补肺气,润燥健脾并清金。

处方:山棕100g,福参50g,麦门冬5钱,土人参5钱。

功能:山棕润肺止咳,福参健脾补气,麦门冬养阴益肺,土人参可润肺气。

适应:肺阴不足,痰火咳嗽喘息,虚痨肺损等症。

9.鼠刺固金汤

歌诀:鼠刺固金百部同,麦冬黄独立其功。

　　　　清金更以云霓剑,咯血肺痨疗效崇。

处方:老鼠刺一两5钱,百部5钱,黄独8钱,麦冬5钱,云霓剑50g。水煎服。

功能:鼠刺宁咳定喘,百部杀虫镇咳,黄独止嗽镇咳,麦冬养阴益肺,云霓剑宣肺止咳,止血杀菌。

适应:结核性咳嗽,唾血,小儿百日咳。

10.益胃汤

歌诀:益胃汤中土良姜,甘草高丽土木香。

　　　　更以陈皮理逆气,脾虚胃冷力能匡。

处方:土高丽参8钱,土良姜3钱,土木香4钱,建陈皮2钱,土甘草2钱。

功能:高丽参大补元气,良姜温胃止痛,土木香以行滞气,陈皮理气健脾,甘草调和中气。

适应:脾胃虚寒腹胀满作痛。

11. 健脾汤

歌诀:健脾汤里用道能,橡叶陈皮助气行。

　　　再以良姜同土茯,胃阳虚冷力能填。

处方:道能 50g,香橼叶 8 钱,陈皮 2 钱,土茯苓 5 钱,土良姜 3 钱。

功能:道能健脾胃,香橼叶理气宽胸化痰,陈皮理气健脾燥湿化痰,土茯苓利水解毒,土良姜除客食积绞痛于胃脘。

适应:虚寒作满,食欲不振,心腹绞痛。

七、理气之剂

1. 清金汤

歌诀:清金汤用麦门冬,竹叶七星与茅根。

　　　凤尾灯心平两火,肺经咳血可回春。

处方:七星剑 5 钱,麦门冬 5 钱,凤尾草 3 钱,鲜灯草 4 钱,白茅根 7 钱。水煎服。

功能:七星剑清肺排脓,麦门冬清心润肺,鲜竹叶清热,凤尾草平肝,鲜灯草清心火而利水,白茅根肺热而止血。

适应:肺热咳嗽吐脓。

2. 昙花清肺饮

歌诀:昙花清肺有土参,竹叶银花星剑增。

　　　佐以平肝叶下珠,消蒸定喘并生津。

处方:石昙花 5 钱,鲜竹叶 5 钱,金银花 3 钱,七星剑 5 钱,叶下珠 5 钱,土人参 5 钱。水煎服。

功能:石昙花平肝清肺生津,鲜竹叶清热利水,金银花解热杀菌,七星剑清肺止咳排脓,叶下珠平肝清热明目,土人参润肺生津。

适应:肺痨潮热咳嗽咯血。

3. 六合汤

歌诀:六合汤中鲜竹叶,车前凤尾云苓偕。

　　　枝根萹蓄凉心肾,诸般淋火力能排。

处方:鲜竹叶 5 钱,凤尾草 5 钱,栀子根 5 钱,车前草 3 钱,萹蓄 4 钱,土茯苓 3 钱。水煎服。

功能:鲜竹叶清热,凤尾草平肝,栀子根凉心肾、泻三焦郁火,车前草利水,扁蓄通淋利浊杀菌,土茯苓渗湿利水。

适应:热淋尿血。

4. 七仙饮

歌诀:七仙饮用老鼠刺,百部春花甘草继。

　　　仙鹤七星清咽热,肺痈咯血力能制。

处方:七星剑5钱,仙鹤草5钱,百部3钱,老鼠刺4钱,小春花5钱,甘草1钱。水煎服。

功能:七星剑清肺止咳排脓,仙鹤草止血,百部杀菌镇咳,老鼠刺清金止咳,小春花平肝润肺,甘草调和诸药。

适应:肺痈吐脓,咳嗽声哑唾血。

5. 泻心汤

歌诀:泻心汤里土黄连,凤尾黄花白芍联。

　　　平木更加叶下珠,可清脏腑与肠炎。

处方:土黄连3钱,凤尾草5钱,叶下珠5钱,鲜黄花5钱,土白芍3钱。水煎服。

功能:土黄连调胃厚肠、泻火除湿,凤尾草平肝止痢,叶下珠清热明目,鲜黄花解毒杀菌,土白芍平木止痛。

适应:肠热赤痢,里急后重,脏燥便血。

6. 七圣清金汤

歌诀:七圣清金野猴蔗,麦冬石韦鼠刺也。

　　　山棕甘草栀子根,专医咯血吐脓者。

处方:石韦5钱,野猴蔗4钱,麦门冬5钱,老鼠刺5钱,山棕草5钱,山栀子根5钱,土甘草1钱。水煎服。

功能:石韦镇咳化痰,野猴蔗润肺祛嗽,麦门冬清心肺,老鼠刺镇咳祛痰,山棕草润肺止嗽,山栀子根凉心肾,土甘草调和诸药。

适应:肺结核,咳血吐脓。

7. 竹叶肃金汤

歌诀:竹叶肃金四味汤,天冬短剑六月雪。

　　　清咽平肝泻心火,肺痈肺萎力能匡。

处方:鲜竹叶5钱,天门冬3钱,六月霜1钱,短七星剑3钱。水煎服。

功能:鲜竹叶清肺热,天门冬滋阳润燥,六月霜泻火退肺热,短七星剑肃肺镇咳、止肺痈脓血。

适应:肺萎干咳,失音,或肺痈吐脓。

八、祛风之剂

1. 穿骨饮

歌诀:穿骨饮合穿山龙,豨莶麻草不留行。

　　　　搜风祛秽疗骨节,风毒流注功力宏。

处方:穿骨虫 5 钱,穿山龙 50g,王不留行 5 钱,豨莶草 50g,野麻草 50g。

功能:穿骨虫搜风活血,穿山龙补筋骨利关节,豨莶草祛风湿,王不留行行血通经而止痛,野麻草杀菌消炎。

适应:久年风气,关节炎,风毒流注。

2. 健步虎养丸

歌诀:健步虎养制为丸,二藤二仔福参全。

　　　　更以首乌补肝肾,功能扶弱步履强。

处方:淫羊藿 200g,虎头蕉 50g,何首乌 250g,鸡屎藤 200g,宽筋藤 400g,牛奶仔 250g,福参 200g,黄芪仔 250g。研末 水泛为丸常吞。

功能:淫羊藿壮阳补肾健筋骨,虎头蕉搜风活血。何首乌补肝肾而养血补血,鸡矢藤祛风湿,宽筋藤祛风湿,牛奶仔大补气血,福参健脾补气,黄芪仔补虚劳,健筋骨。

适应:劳损神经衰弱,筋骨疼痛,步复艰难。

3. 萎痹汤

歌诀:萎痹汤中豨莶草,马鞭羊藿首乌夥。

　　　　健筋逐湿补肝肾,除痿通经力能保。

处方:豨莶草 100g,马鞭草 5 钱,淫羊藿 50g,何首乌 5 钱。水煎多服。

功能:豨莶草祛风湿,马鞭草通经除污、祛痹,淫羊藿壮阳补肾健筋骨。

适应:半身不遂肢节萎痹。

4. 愈风汤

歌诀:愈风汤中风不动,双钱并合梧桐根。

　　　　血压高成关节痛,老年风湿服之康。

处方:风不动 5 钱,梧桐根 5 钱,双金钱 5 钱。水煎服。

功能:风不动舒筋止痛,梧桐根祛风活络,双金钱镇痛祛风。

适应:老年关节疼痛,或患高血压眩晕。

5. 宣痹汤

歌诀:宣痹汤中木莲根,独活橄榄再同襄。

　　　　活血消炎除风湿,下焦麻痹效昭彰。

处方:木莲根 5 钱,独活 3 钱,橄榄根 50g。水煎服。

功能:独活搜下焦伏风,木莲根祛关节肿痛,橄榄根行气活血。

适应:下肢关节麻木疼痛。

6. 奔篱饮

歌诀:奔篱饮中泊壁下,瓜子白茄只四味。

　　　疏风活络消肿胀,产后祛风尤良剂。

处方:木槿根50g,泊壁下5钱,白茄根5钱,瓜子金根5钱。水煎服。

功能:木槿根祛风湿疼痛,泊壁下活络强筋骨,白茄根解散风毒,瓜子金根镇痛祛风。

适应:产后关节痛风或肢节浮肿。

7. 五根汤

歌诀:五根汤中五种根,萱叶刺蕉天竺将。

　　　流水一般关节痛,若能频服定安康。

处方:萱草根150g,七叶根150g,苦刺根150g,黄天竺根50g,芭蕉根250g。水煎常服。

功能:萱草根祛风湿痛,七叶根凉血舒筋,苦刺根渗湿解热,黄天竺根舒筋镇痛,芭蕉根舒筋定痛。

适应:流火风,筋急拘挛,走注疼痛。

8. 三根饮

歌诀:三根饮里三般根,芭蕉栀子商陆襄。

　　　关节痛风相通用,下肢炎肿力尤专。

处方:芭蕉根250g,山栀子根150g,商陆根150g。水煎服。

功能:芭蕉根清热舒筋定痛,山栀子根导三焦湿热、消关节肿痛,商陆泻火利水。

适应:下肢关节炎肿痛。

9. 清风饮

歌诀:清风饮用石楠藤,萎根金雪更相联。

　　　泻火搜风兼定痛,舒筋活血且消炎。

处方:青风藤5钱,石楠藤50g,栝楼根5钱,金雪球5钱。水煎服。

功能:青风藤搜风消炎定痛。石楠藤舒筋祛风定痛,栝楼根清热泻火、消关节炎,金雪球祛风湿热痛。

适应:血热,筋急骨节疼痛。

10. 独胜汤

歌诀:独胜汤应分外看,只需三两入骨丹。

　　　加入猪蹄黄酒炖,气衰血竭也能安。

处方:入骨丹150g。

功能:入骨丹舒筋活血,利关节,强筋骨。

适应：老年气血虚弱,骨节酸痛乏力。

11. 四藤汤

歌诀：四藤汤用四般藤,石楠忍冬宽筋藤。

　　　　更以南蛇治风湿,舒筋并定关节疼。

处方：石楠藤 8 钱,忍冬藤 50g,宽筋藤 8 钱,南蛇藤 8 钱。水煎服。

功能：石楠藤养肾气而疗脚弱,忍冬藤清热毒驱风湿,宽筋藤祛风湿而舒筋,南蛇藤透骨逐风健筋骨。

适应：风湿性关节痛。

12. 预风汤

歌诀：预风汤肝穿骨草,五路白共灵仙草。

　　　　搜风镇痛疗关节,产后弥月两般可。

处方：穿骨草 5 钱,三白草(五路白)50g,威灵仙 3 钱。水煎服。

功能：穿骨草搜风镇痛,三白草除关节酸痛,威灵仙宣风通气。

适应：治产后患痛风关节酸痛,一在满月之日,服之可预防。

13. 祛湿搜风汤

歌诀：祛湿搜风风不动,羊角藤与商陆根。

　　　　逐风渗湿消炎肿,关节痛风服之康。

处方：白花风不动 5 钱,羊角藤 5 钱,商陆根 100g。水煎服。

功能：白花风不动逐风渗湿,羊角藤驱风湿热,商陆根消炎肿以镇痛、导火湿而下行。

适应：关节风湿肿痛。

九、祛寒之剂

1. 雀舌温中汤

歌诀：雀舌温中祛冷夸,红糖炙草姜姆柴。

　　　　逐寒止喘增龙骨,厥逆寒邪服之差。

处方：雀舌草(寒草)8 钱,姜姆柴 5 钱,白龙骨 5 钱,炙草 2 钱,红糖 4 钱。水煎服。

功能：寒草理寒邪,姜姆柴温中去寒,白龙骨宣风寒止喘咳,炙草温养中气,红糖健中。

适应：温中散寒。

2. 胡颓汤

歌诀：胡颓汤中却冷确,良姜陈夏白龙骨。

　　　　寒邪致呕兼下泄,健胃调中此可托。

处方：胡颓子(醶瓠柴)5 钱,高良姜 4 钱,白龙骨 8 钱,清半夏 2 钱,盐陈皮 2 钱。水煎服。

功能：醶瓠柴理寒邪止呕吐,高良姜暖胃散寒、止痛消食,白龙骨去风散寒,陈皮理气健脾,半夏燥湿化痰。

适应:外感寒邪,内挟冷滞,呕吐痰涎。

3. 胡荽膏

歌诀:胡荽膏治久疟专,马鞭草叶与生姜。

　　　　合成捣烂敷寸脉,痰疟脾虚力可匡。

处方:地胡荽(鲜)5钱,马鞭草叶5钱,生姜2钱。

功能:地胡荽民间用之截疟,马鞭草破血通经杀虫,生姜散邪。以上3味共捣为泥膏在未发疟前2h敷于两手脉"太渊"穴。

适应:久疟不止。

4. 鸡椒汤

歌诀:鸡椒汤是治寒疝,橘核条香炙夏参。

　　　　却冷生姜安胃枣,清涎上涌服之堪。

处方:山鸡椒3钱,一条香4钱,桔核仁2钱,清半夏2钱,生姜1钱,红枣3钱。水煎服。

功能:山鸡椒理疝定痛,一条香温中行气,橘核仁理气治疝,半夏燥湿化痰,生姜枣和胃。

适应:寒疝作痛及胃冷呕吐清涎。

5. 黄果汤

歌诀:黄果消疝理气汤,义瓠鹿草荔枝核。

　　　　温中却冷兼健胃,寒气诸疝效相当。

处方:黄皮果5钱,义瓠叶5钱,鹿含草5钱,荔枝根7钱。水煎服。

功能:黄皮果化气消疝,义瓠叶理中祛寒,鹿含草健胃,荔枝根消疝止痛。

适应:疝气及胃肋胀痛等症。

6. 温中饮

歌诀:温中饮用土高丽,炙草干姜鹿草齐。

　　　　补气温中兼健胃,中虚腹痛此为奇。

处方:土高丽5钱,炙土甘草2钱,干姜5分,鹿含草5钱。水煎服。

功能:土高丽补气血,炙甘草和中气,干姜暖肠胃,鹿含草补脾肾。

适应:中虚腹痛,腹冷,洞泄等症。

十、清暑之剂

1. 银荷饮

歌诀:银荷饮宜用伤暑,苦蓼千斤灯草侣。

　　　　益以木香调诸气,暑天烦渴此方使。

处方:银花4钱,鲜荷叶8钱,白苦蓼8钱,千斤坠3钱,土木香1钱,鲜灯草3钱。水煎服。

功能:金银花清热解毒,千斤坠行水镇痛,鲜荷花清暑热,白苦蓼祛热邪,土木香理气止痛,鲜灯草清火利尿。

适应:伤暑腰痛,发热烦躁口渴。

2. 祛邪复生汤

歌诀:祛邪复生鸭脚掌,土参蒲竹二香响。

　　　更加百部与菔子,体羸痰迷神复养。

处方:鸭脚掌 8 钱,鲜竹叶 8 钱,福参 5 钱,土藿香 3 钱,土川蒲 1 钱,土木香 2 钱,莱菔子 3 钱,百部 5 钱。水煎服。

功能:鸭脚掌避疫祛邪,鲜竹叶退热利水,福参补气益心神,川蒲开窍豁痰,莱菔子化痰,土木香理气通窍,土藿香祛四时不正之气,百部止咳杀菌。

适应:体虚伤暑后引起痰迷心窍,精神恍惚,肌热不解。

3. 蓼荷饮

歌诀:蓼荷饮用紫苏叶,甘草蒲香白根协。

　　　暖湿风寒均可用,四时感冒也堪涉。

处方:白苦蓼 5 钱,鲜荷叶 3 钱,白根草 4 钱,蒲香 3 钱,紫苏叶 3 钱,土甘草 1 钱 5 分。水煎服。

功能:白苦蓼祛热邪,鲜荷叶清暑退热,白根草祛风邪,蒲香理邪气,紫苏叶疏散风寒,土甘草调和诸药。

适应:伤暑口渴,头痛肌热,感冒风寒等。

4. 清暑解肌汤

歌诀:清暑解肌有香薷,银花鸭掌芍苧侣。

　　　避温散暑和脾胃,肌热头痛也可除。

处方:香薷叶 3 钱,金银花 4 钱,鸭脚掌 5 钱,土白芍 3 钱,野苧根 8 钱。水煎服。

功能:香薷叶辛散暑邪,忍冬花清热解毒,鸭脚掌避疫祛邪,土白芍和木止痛,野苧根止痢解毒。

适应:暑热下痢,腹痛口渴,肌热头痛。

十一、治痢之剂

1. 马苋汤

歌诀:马苋汤中用冰糖,白根甘草野苧根。

　　　宽肠润燥疗风热,暑湿伏邪力能匡。

处方:马齿苋 100g,白根草 5 钱,野苧根 5 钱,冰糖 5 钱,甘草 2 钱。水煎服。

功能:马齿苋凉血清热、消肠炎,白根草祛风消暑,野苧根清肠止痢,冰糖补中调味,甘草调和诸药。

适应:暑热,挟湿,腹痛,泄泻,赤白痢疾。

2. 清肠饮

歌诀:清肠饮治下焦好,马苋土甘凤尾草。

里急腹痛赤白痢,腹痛肠火此方可。

处方:凤尾草100g,马齿苋100g,土甘草2钱。水煎服。

功能:凤尾草清肠热、凉血痢,马齿苋消肠炎止热痢,土甘草和药解毒。

适应:肠热下痢,里急后重,便血等。

3. 捧珠汤

歌诀:捧珠汤内野麻草,金线葫芦龙芽夥。

下痢腹疼兼里急,太阴为病可用保。

处方:玉碗珠100g,龙牙草100g,寒草5钱。水煎服。

功能:玉碗珠杀菌止痢,龙牙草敛血止痢,寒草祛风寒。

适应:寒热腹痛下痢。

4. 固肠丸

歌诀:固肠丸用金石榴,倒生麻与土甘调。

久痢虚寒或脾泄,肠炎热痢不须求。

处方:金石榴50g,倒生麻5钱,土甘草2钱。水煎服。

功能:金石榴涩肠固脱,倒生麻杀菌止泻,土甘草调中和药。

适应:久痢不止及脾虚泄泻。

5. 芒槿汤

歌诀:芒槿汤能治久痢,野苎木槿石榴花。

龙牙草共冰糖入,痢疾致脱亦可治。

处方:野苎根50g,木槿花5钱,龙牙草3钱,白石榴花5钱,冰糖5钱。水煎服。

功能:野苎根泄热通利,木槿花清热消肿,龙牙草收敛止血,白石榴花涩肠止痢,冰糖暖中和药。

适应:热痢日久不差。

6. 鬼连汤

歌诀:鬼连汤治湿热因,土兹木香冰糖并。

病痢腹痛兼里急,缠绵服此便身轻。

处方:鬼针草50g,建黄连2钱,土云苓5钱,土木香3钱,冰糖5钱。水煎服。

功能:鬼针草散热解毒,建黄连燥湿厚肠,土云苓渗湿,木香调气,冰糖缓中和药。

适应:湿热,下痢,里急后重。

7. 三珍饮

歌诀:三珍饮用玉碗珠,白菜岳同仙鹤草。

　　　　凉血清热兼和血,肠炎赤白痢可保。

处方:玉碗珠 6 钱,白菜岳 7 钱,仙鹤草 5 钱。水煎服。

功能:玉碗珠,白菜岳有清肠,凉血,解毒,杀菌之功。仙鹤草有和血敛血之能。

适应:赤白痢,肠炎,便血。

十二、痈疡之剂

1. 消毒饮

歌诀:消毒饮用蒲公英,薄荷牛蒡六角仙。

　　　　忍冬花同天花粉,阳毒初起此为先。

处方:蒲公英 50g,六角仙 50g,薄荷 1 钱半,牛蒡子 3 钱,忍冬花 5 钱,天花粉 5 钱。水煎服。

功能:蒲公英清热解毒,六角仙解毒消肿,薄荷清风消肿,牛蒡子疏散风热,忍冬花清热解毒,天花粉排脓消肿。

适应:阳毒初起,锨热肿痛。

2. 托里土黄芪汤

歌诀:托里黄芪何首乌,龙芽鱼腥两草俱。

　　　　痈疡诸毒难溃敛,疮疾流连一旦驱。

处方:黄芪仔 50g,何首乌 5 钱,鱼腥草 5 钱,龙牙草 50g。水煎服。

功能:黄芪仔护卫托疮,何首乌补养血气,鱼腥草散热消疮肿,龙牙草凉血清热。

适应:痈疽化脓难溃及溃后疮口难收。

3. 拈痛汤

歌诀:拈痛汤中土木香,牛奶仔共栝楼根。

　　　　土苓六仙再加入,痈疡气滞服之康。

处方:牛奶仔 50g,土木香 30g,栝楼根 30g,六角仙、土茯苓各 20g。水煎服。

功能:牛奶仔补血养血,木香调气止痛,栝楼根排脓消肿,六角仙解毒消肿,土茯苓利湿解毒。

适应:气血凝滞作痛。

4. 清营养卫汤

歌诀:清营养卫鱼腥草,首乌黄精百根草。

　　　　气血两亏疮塌陷,生肌活血用之好。

处方:鱼腥草 5 钱,百根草 5 钱,何首乌 3 钱,黄精姜 5 钱。水煎服。

功能:鱼腥草散热消痈肿,百根草除邪助脓,何首乌补气养血,黄精姜托毒生肌。

适应:痈疽已成脓溃迟滞,因气血不足不能助其腐化。

5. 四仙饮

歌诀:四仙饮中野青仔,蒲公英与六角仙。

更大黄加入成四味,清火解毒更消痛。

处方:野青仔3钱,蒲公英3钱,六角仙3钱,土大黄3钱。水煎服。

功能:野青仔解毒消肿,蒲公英清热解毒,六角仙消痛排脓,土大黄泻血分实热。

适应:疔疮阳毒初起,未脓者消,已脓者溃。

6. 消炎汤

歌诀:消炎汤中土大黄,漏芦牛蒡公英良。

更以甘草和诸药,除丢妊娠消炎专。

处方:土大黄3钱,土漏芦3钱,牛蒡子4钱,蒲公英5钱,土甘草2钱。水煎服。

功能:土大黄泻血分实热,土漏芦清热解毒,牛蒡子疏散风热,蒲公英清热解毒散结,土甘草和中解毒。

适应:痄腮,乳痛及毒邪壅盛大便秘结者。

7. 七圣饮

歌诀:七圣排脓有射干,土梗银花甘草班。

毛藤六仙天花粉,痈疡初起消不难。

处方:射干3钱,土桔梗2钱,金银花3钱,土甘草2钱,天花粉3钱,六角仙3钱,白毛藤5钱。水煎服。

功能:射干清火解毒,土桔梗除痛排脓,银花清热解毒,花粉排脓消肿,六角仙消痈排脓清热消炎,白毛藤消肿定痛,土甘草和中解毒。

适应:疮疡初溃掀赤肿痛未减。

十三、经产之剂

1. 金草固金汤

歌诀:金草固金汤力奇,参乌甘草土黄芪。

补养土斛鹿衔草,漏下劳伤有何疑。

处方:土高丽参3钱,何首乌4钱,土甘草1钱,养心草5钱,金樱根5钱,土石斛3钱,土黄芪3钱,鹿衔草4钱。水煎服。

功能:土高丽参补气益血,何首乌平补肝肾,甘草和中,养心草养血宁心安神,金樱根补肾固精,土石斛补胃养阴,土黄芪补中益气,鹿衔草补脾肾。

适应:妇女月经无定及崩漏,赤白带下,体虚眩晕。

2. 调经汤

歌诀:调经汤里用马鞭,牛膝香陈威灵仙。

再以红糖与黄酒,通经定痛快如拈。

处方:马鞭草5钱,土牛膝5钱,香附3钱,陈皮2钱,威灵仙5钱,黄酒200g,红糖5钱。水煎服。

功能:马鞭草破瘀通经,土牛膝破血通经,香附理气解郁,陈皮调中理气,威灵仙通经祛风寒湿痹,黄酒助药行血,红糖温中补虚。

适应:妇女经闭瘀血凝滞,腰腹酸痛恶寒食少。孕妇忌服,体虚不宜。

3. 紫金止带汤

歌诀:紫金止带汤力灵,陈皮甘草四味并。

妇女脾经有挟湿,赤白带下此为珍。

处方:紫苜莉根100g,金樱根5钱,陈皮2钱,土甘草2钱。水煎服。

功能:紫苜莉根祛湿热带下,金樱根补脾肾固精,陈皮理气调中,土甘草和中解毒。

适应:妇女湿热赤白带下。

4. 紫芪定经汤

歌诀:紫芪定经汤力宏,首乌益母福参朋。

补中更有白鱼柯,妇女血充月事行。

处方:紫苜莉(胭脂头)8钱,土黄芪5钱,何首乌5钱,福参5钱,益母草5钱,白鱼柯5钱。水煎服。

功能:紫苜莉渗利湿热,黄芪固表补虚,何首乌补肝肾定眩晕,福参补中气,益母草行瘀调经,白鱼柯补中益气。

适应:妇女经期不定,赤白带下,体羸眩晕。

5. 快信汤

歌诀:快信汤中马鞭草,龙芽牛鼻同甘草。

加以红糖尤破瘀,定痛调经效果保。

处方:马鞭草5钱,龙牙草5钱,牛插鼻5钱,土甘草2钱,红糖5钱。水煎服。

功能:马鞭草破血调经,龙牙草收敛止血,牛插鼻通气滞而行水,甘草调和诸药,红糖温中补虚。

适应:妇女月经不调,脐腹绕痛。

6. 姜姆柴汤

歌诀:姜姆柴汤产后益,肺风益母义金橘。

恶寒舌白兼咳嗽,佐以红糖更合式。

处方:姜姆柴8钱,益母草50g,肺风草5钱,义金橘3钱,红糖5钱。水煎服。

功能:姜姆柴祛寒邪,益母草活血调经,肺风草祛风止咳,义金橘理气解郁,红糖补虚温中。

适应:产后感冒,畏寒,咳嗽,痰多。

7. 红根汤

歌诀:红根汤内白龙骨,寒草肺风同合作。

　　　仙鹤甘草黑芝麻,伤风便秘用的确。

处方:红根仔5钱,白龙骨4钱,寒草5钱,仙鹤草5钱,肺风草4钱,黑芝麻3钱。水煎服。

功能:红根仔解散烦热,白龙骨祛风散热,寒草祛风散寒,仙鹤草凉血止血,肺风草祛风定嗽,黑芝麻补宜肝肾、祛风养血润燥。

适应:产后感冒,发热,畏风,咳嗽,便秘。

8. 参芪汤

歌诀:参芪汤用大红枣,牛奶仙鹤同甘草。

　　　提气生津补气血,脱肛下血服之好。

处方:福参5钱,黄芪仔5钱,牛奶仔8钱,仙鹤草4钱,土甘草2钱,红大枣3钱。水煎服。

功能:福参补气生津,黄芪仔炙补阳虚血脱,牛奶仔大补元气,土甘草炙补中,红大枣温补虚。

适应:产后脱肛,下血液,伤口渴。

9. 瓠柴汤

歌诀:瓠柴汤内用姜枣,土葛陈皮同甘草。

　　　产后伤风并下痢,若兼腹痛功更好。

处方:瓠柴100g,土葛根4钱,生姜1钱5分,红枣5钱。水煎服。

功用:瓠柴祛产后伤风,生姜发表散寒,大枣补中益气调和营卫,土葛根解肌退热。

适应:产后伤风,发热及腹痛下痢。

10. 益母汤

歌诀:益母汤疗产后佳,红糖寒草义瓠柴。

　　　伤风发热兼头痛,破瘀逐寒效堪夸。

处方:益母草50g,义瓠柴5钱,寒草5钱,红糖5钱。水煎服。

功用:益母草活血调经,瓠柴祛产后伤风,寒草祛风散寒,红糖温中补虚。

适应:产后伤风,风寒,发热,肢体酸痛。

11. 羊耳汤

歌诀:羊耳汤用代茶好,伤风更以益胡草。

　　　若需生化引红糖,四味合煎风邪保。

处方:羊仔耳 50g,葫芦草 5 钱,益母草 10 钱,红糖 5 钱。水煎服。

功用:羊仔耳以祛风寒,葫芦草祛风散寒,益母草活血调经,红糖温中补虚。

适应:经期伤风感冒。

12. 破血通经汤

歌诀:破血通经目中讨,马鞭龙芽两般草。

　　　　症瘕更用牛托鼻,消瘀通经威灵好。

处方:马鞭草 5 钱,龙牙草 5 钱,牛托鼻 50g,威灵仙 3 钱。水煎服。

功用:马鞭草破血通经,龙牙草敛血止血补虚,牛托鼻破瘀下行,威灵仙宣风通气。

适应:妇人血滞,经闭不通,腹中撮痛。

13. 益血留行汤

歌诀:益血留行用灵仙,首乌赤芍并定经。

　　　　通经行瘀增营血,酸痛晕眩诸症枯。

处方:威灵仙 5 钱,王不留行 5 钱,定经草 4 钱,何首乌 5 钱,土赤芍 4 钱。水煎服。

功用:威灵仙祛风湿通经络逐痰饮,王不留行通经行血催生下乳,定经草温经止痛,何首乌补肝肾敛精气,土赤芍散瘀活血止痛。

适应:妇人血瘀气滞,经水过期失行。

14. 高丽坚经汤

歌诀:高丽坚经汤力补,甘蔗牛奶仙鹤草。

　　　　更以炙草和中气,固土运脾红大枣。

处方:土高丽 5 钱,仙鹤草 5 钱,甘蔗 8 钱,炙甘草 2 钱,红枣 3 钱,牛奶仔 5 钱。水煎服。

功用:高丽参补元气益血生津,仙鹤草敛血止血补虚,牛奶仔补血,炙草温中,红枣补脾益气调和营卫。

适应:思虑伤脾,气虚不能摄血,经水淋漓不断。

15. 金樱汤

歌诀:金樱汤用产后奇,仙鹤福参土黄芪。

　　　　止血运脾红糖蔗,能疗崩后人昏迷。

处方:金樱子根皮 50g,仙鹤草 50g,甘蔗 150g,红糖板 50g,炒福参 20g,炙土黄芪 50g。水煎服。

功用:金樱根皮炒用止泻血及崩中带下,仙鹤草敛血止血补精气,甘蔗止血补虚,红糖板行瘀止血补虚,福参补脾润肺,黄芪炙则补阳虚止血脱。

适应:损伤冲任,经水崩漏不止。

16. 福参导化引

歌诀:福参导化有山姜,白芍红糖与木香;

补气养肝平气喘,健身消化奔篱花。

处方:福参 8 钱,山姜 5 钱,奔篱根 2 两,土白芍 3 钱,木香 2 钱,红糖板 5 钱。水煎服。

功用:福参补脾润肺,山姜(黄精)补脾润肺生津,奔篱根化气消肿,土白芍柔肝止痛养血敛阴,木香行气,红糖健脾。

适应:产后血虚气逆咳嗽四肢浮肿。

17. 抑经汤

歌诀:抑经汤里炒荆芥,白芍首乌甘草带。

仙鹤麦冬并参芪,月信妥行此方暨。

处方:炒荆芥 2 钱,土白芍 3 钱,土甘草 2 钱,熟首乌 2 钱,麦冬 3 钱,福参 5 钱,仙鹤草 5 钱,土黄芪 5 钱。水煎服。

功用:炒荆芥理血疏风,土白芍柔肝止痛养血敛阴,土甘草和诸药,熟何首乌补肝肾敛精气,麦冬润肺生津,福参补脾润肺,仙鹤草敛血止血补虚,土黄芪补气固表。

适应:血热妄行产后血渗大小肠。

18. 益孕饮

歌诀:益孕饮中有福参,紫苏陈芍木香增。

首乌花粉同甘草,理气化痰胎孕生。

处方:福参 5 钱,土白芍 2 钱,陈皮 1 钱,甘草 2 钱,天花粉 3 钱,紫苏叶 2 钱,木香 1 钱 5 分,首乌 5 钱。水煎服。

功用:福参补气益阴,土白芍柔肝止痛养血敛阴,陈皮理气健脾,花粉降火生津止咳润燥,苏叶发散风寒、理气宽胸解郁化痰安胎,木香行气,何首乌补气敛精气。

适应:胎气不和胸腹满闷腰胁作痛。

19. 疏肝饮

歌诀:疏肝饮用金扁柏,土芍更加天青白。

补肾平肝两枣肉,调经疏郁并益血。

处方:金扁柏 7 钱,土白芍 2 钱,木管天青地白 4 钱,石枣肉 5 钱,酸枣肉 3 钱。水煎服。

功用:金扁柏解郁疏肝,土白芍柔肝止痛养血敛阴,木管天青地白疏肝益肾,石枣肉平补肝肾,酸枣肉敛汗益阴。

适应:疏郁益肝养血定经。

十四、婴儿之剂

1. 定痉汤

歌诀:定痉汤中小春花,麦冬灯草桑叶加。

日红凤尾黄头入,镇痛保婴效堪夸。

处方:小春花 4 钱,麦冬 3 钱,鲜灯草 4 钱,凤尾草 3 钱,白千日红 2 钱,黄草头 5 钱,冬桑叶 2 钱,水煎加冰糖服。

功用:小春花平木息风,麦冬清肺解烦,鲜灯草导心火,千日红平肝降火,凤尾草、黄草头泄胃肠蕴热,桑叶散风清热凉血。

适应:风热发痫。

2. 平木饮

歌诀:平木饮中有爵床,车前竹叶千日红。

　　　健身利尿鸭跖草,肝热夜啼可通尝。

处方:鲜竹叶 5 钱,爵床(六角仙)5 钱,车前草 2 钱,鸭跖草(竹竹菜)3 钱,白千日红 2 钱。水煎服。

功用:竹叶清上焦烦热,六角仙清热解毒,车前草利尿清热,竹竹菜清热利水,白千日红平肝降火。

适应:小儿素体肝热,夜啼,小便短赤。

3. 小儿调味汤

歌诀:小儿调胃用竹枳,白芍南楂薄荷侣。

　　　炊夏车前疗痰火,婴儿风积可处理。

处方:鲜竹茹 4 钱,枳壳 1 钱,南楂 2 钱,薄荷 1 钱,清半夏 1 钱,土白芍 2 钱,车前草 2 钱。水煎服。

功用:竹茹清热凉血除烦止呕,枳壳宽中下气破积,南楂消积,薄荷疏散风寒,半夏燥湿去痰,白芍柔肝止痛养血敛阴。

适应:感冒风热消化不良宿食腹满。

4. 回春汤

歌诀:回春汤内小春花,急惊慢惊效堪夸。

　　　定痫平肝亦宁咳,小儿百病此为嘉。

处方:小春花 1 两 5 钱,冰糖 5 钱。水煎服。

功用:小春花平木息风,

适应:小儿惊痫癫狂,肝热夜啼,咳血百日咳,热淋眩晕赤痢等症。

附录二

部分中医药学理论浅谈和杂病论文选

第一节　部分中医药学理论浅谈

一、《唯象中医学》是振兴中医之光

《唯象中医学》以下简称《唯学》，它是二十世纪八十年代末期，我国大陆兴起的一项医学开放巨系统研究工程。它在中国伟大科学家钱学森教授倡导和支持下，由中华中医药学会委托南京邹伟俊老师牵头，在条件极端艰苦的情况下，靠自力更生，奋发创新，把我国古老的传统中医药学，现代中医，其他各学科综合起来，综合集成到唯象中医学研究中，是中医振兴之光。

（1）《唯学》是古今中外多学科知识融合后的重新集结。《唯学》源自古代《易学》思想，它的理论核心是把传统中医，现代中医，西方医学及相关自然科学知识，熔于一炉，形成新兴的中医理论体系。还是一项开放的巨大医学系统工程，这样形成的医学，就是《唯象中医学》。它源于传统中医，又高于传统中医，它吸收了西医的营养，但又比西方医学更具系统性。同时它的社会职能被广泛拓宽，它不仅能医治人的机体性疾病，还着眼于医治人的心灵创伤，更着眼于改革社会病态，普及众生。因此《唯学》是中医，中西医结合，西医 3 大医学发展的必然之路，在我国实现中医振兴，实现中华医学，最终实现人体科学的总目标。

（2）建立《唯学》离不开中医多学科研究。中医学在古代《易学》天、地、人 3 才思想影响下形成的人体观，必须要有一个与之相适应的人体研究方法，中医学才能不断发展。中医几千年来，一致在沿用多学科知识来认识人体生命观，自古就是开放式的多学科研究体系，如古代哲学、古代气象学、古代物候学、古代数学、古代地理学、古代生态环境学、古代心理学、古代美学、古代军事学等等，这些古代多学科基础，都融合在中医学之中，使中医学成为博大精深的理论体系。

（3）《唯学》离不开古代诸子百家，《易学》是中国古代自然科学的源头活水。我国的诸子百家是在《易学》基础上发展起来的各种学派，这些学派从不同角度和方面丰富发展了

《易学》科学体系,共同构成了中华古代文明,中医虽然在百家之列,但它又与百家争鸣的学派有明显的互相渗透吸收关系。在两千多年前,中医就吸收了我国诸子百家的学术思想,如道家、儒家、墨家、阴阳五行家、农家、兵家、法家等各家学派思想。

中医学它不仅有极高的医疗保健技术水平,还包含有古代丰富的传统人文思想,显示了中医文化之美。

(4)《唯学》发展离不开人天观。《唯学》在易医学说指导下,医疗实践经验不断提高和发展的同时,又受到了一个不可忽视的医学自然调节,使中医医疗经验带有实践性。人天观是指天时、气候、环境和疾病谱的变化对历代医学学术思想的形成和影响关系。历代医家的临床实践又是这种关系的纽带和桥梁,医家只有通过临床实践,才能深刻体验到天时、气候、疾病谱变化,才能获得新的医学经验,医学才能发展。

(5)《唯学》是中医现代化的第一步,在钱学森教授的开放式巨系统工程理论指导下,认为科学的哲学是科学,只有科学的才是现代化的。中医理论是思辨式的论述,也即是恩格斯所说的《自然哲学》,不是自然科学,也就是概括性的科学原则来总结阐述,综合集成,不然就对不上号。由此将引导一场科学革命。

总之,《唯象中医学》是振兴中医之光,是中医现代化的必由之路。

(本文发表在全国首届唯象中医学学术研讨会论文集论文,1989 年 4 月 12 日~16 日江苏南京。)

二、《唯象中医学概论》书名浅议

考康熙字典"名"有名称、名字,表达之义。它既是名词,又是量词。量有容纳之义。古书名好似是囊括书容量的器物,小则装之不下,大则盛之不满,不相对称,名不副实。

当认真读《唯象中医学概论》(以下简称《唯论》)后,似嫌书名太小了,不能完全表达作者医著精华和先进的学术思想。

一部《唯论》,看它的过去是《周易》《内经》《难经》,以难懂的文言文,医古文来阐述医理知识。看它的现在是《唯象易医学》,当代断代的《新黄帝内经》,用易懂的白话文、现代语总结阐述医理。

值得称道的是书中把现代检查系统归类到中医理论中。现代科技新成果,又不是西医独创的,西医拿来发展西医学术,中医为什么不能拿来发展中医学术呢? 西医的望触叩听检查诊疗技术,中医为什么不能有望闻问切查五诊合参诊疗技术呢? 这是作者为中医设计了一个新型的"诊断平衡仪",并把"阴平阳秘"这一名词翻译成理化检查正常值数字化,作为定盘星,针对平衡仪显示牌的中心。诊断疾病时,平衡指针指向定盘星的左边,低于某数字的为气虚不足;指针指向定盘星的右边,高于某数字时为火热有余症;指针指向显示牌中心定盘中心,称为"阴平阳秘"的正常值。这些检查项目和数字的精确计算,克服了传统医学的模糊性,达到数字化,标准化,电子信息化。这一更新,把传统的辨证论治与现代理化检查系统融会贯通,结合一体,也就是把定位定性的科学发展到定量分析科学时代。

"阴平阳秘"这一名词,千百年来,人们把它藏在《黄帝内经》书里面,医学家们把它天天念在口头上,如今在邹伟俊老师的"诊断平衡仪"上,变成了判断把握气血、脏腑、阴阳是否中和的恒心,真正发挥了临床诊断疾病的新的光辉。

这个"诊断平衡仪"的出现,好似中医学的一盏明灯,照亮了中医学理论体系中新的信息论,控制论,黑箱论。换句话就是它是中医学由宏观世界通向微观世界的必由之路。这就是邹老师为振兴中医谱写的新光辉篇章,它的横空出世,标志着中医新时代的到来。

邹伟俊老师以谦虚之笔,在《唯学》结束语中称其为《概论》,是唯象中医学的一个轮廓,大概,与其说是一个"大概"的轮廓,不如说它是一个进步的、开放的巨系统轮廓。所以,笔者愚见,将本书的基础理论部分编为教材的第一本书,改名为《唯象易医学》。理由如下:

(1)《易经》是本书的理论源泉,含有《周易》象、数、理、预之象的4大要素的易学理论。遵钱学森教授的系统科学指导,认为中医学目前还处在"知其然的现象"研究阶段,是初级阶段。因此,要取"唯象"冠名前,表达中医的实质"基因"和新的灵魂。

(2)《内经》是本书的理论框架,一部《唯论》,它万变不离其宗,不仅在本书中看得见《内经》的影子,而且在《内经》的基础上有新的突破,大的发展,全面创新,远远超出了《内经》时代的规模。凡读过《唯论》的人,没有人不承认它是现代中医的"百科全书","划时代的中医文献"。现代科学技术下产生的新的断代医学经典(即《新黄帝内经》)。《黄帝内经》是过去医家之宗经,《新黄帝内经》是今后中医家的指路明灯,《内经》的医学理论体系成为《唯象易医学》的框架系统。

(3)现代科学体系和现代医学被广泛吸收在《唯象易医学》之中。现代科学理论,科技系统,新老三论,西方科技新思潮,第三次工业革命等等。现代科学理论,现代医学被广泛吸收在《唯论》体系中,成为《唯象易医学》解释、翻译中医学的语言工具。它是传统知识和现代知识2种科学理论思想结合的产物,它既异于传统中医,又不同于传统西医,是新的东西,新作品,新结晶,新的断代医学集大成。

总之,《易经》是源头,《内经》是基础,现代科技新成果是工具,唯象中医学才能这样诞生。钱学森教授预言,唯象中医学研究将引发新的科学技术革命。以上3条仅是笔者学习邹伟俊老师的《唯论》后的浅见,与老师,同道商磋。

(本文选自全国第二届唯象中医学学术研讨会论文集论文,原文有修改1990年3月7日~19日浙江,奉化区,溪口镇)

三、创立唯象中医学基础理论新模式——诞生《唯象易医学》的设想

在中医多学科研究和易医学研究基础上所形成的唯象中医学,将易医学说摆在首要位

置,成为唯象中医学的理论模型。纵观近些年关于易学和易医学方面的研究论文,有很多认识上的混乱,须重新反思和统一认识。根据《唯象中医学概论》的要求,我们认为完善唯象中医学新模式,创立《唯象易医学》的时机也来到了。下面提出我们的初步设想。

(1)给易学以正本清源,还它原来面貌,即抓住易学系统精魂,形成新周易系统,使人们易于入门。

(2)重新统一编著《唯象易医学》,给人们以最系统的理论指导,这有利于唯象中医学理论的建设。

(3)唯象太极学说:用《唯象中医学概论》中设计的三体太极图模型来总结唯象中医学系统。

(4)关于《唯象易医学》的阴阳五行干支学说:将易经阴阳五行干支学说与《内经》有关内容结合起来,精炼升华为唯象中医学的易医学说框架系统。

(5)关于《六十四卦》:六十四卦应图文对照,用统一的卦爻辞、注释、串讲、暗语,力求本于上古三易原貌,完成唯象中医学的"象、数、理、预"模型系统。

(6)将《黄帝内经》打乱重新排列组合,总结阐述成全新的唯象系统理论,既保持《内经》精魂,又利于用现代语言表达唯象中医学的易医学说。

(7)将全部的马克思主义哲学,新老三论,西文哲学新思潮,以及其他相关的科学新成果,统一在太极模型图中,翻译成易医学说语言,作为《唯象易医学》的相关原理。

(8)《唯象易医学》的认识论,方法论原理。

(9)《唯象易医学》的系统科学纵横原理。

(10)《唯象易医学》的思维原理。

(11)《唯象易医学》的其他相关原理。

(12)《唯象易医学》的理论意义和临床价值评估。

(13)《唯象易医学》对当代科学文化的挑战。

(14)《唯象易医学》应用大系简述。

以上是我们关于唯象中医学研究的建议和设想。目的是想用总结阐述,综合集成的方法,建立一个新的《唯象易医学》,这对唯象中医学理论的建设有重要的意义,结束众家所谓的"唯象中医学理论模型框架"之争,以利于走向同一的道路和加速唯象中医学研究步伐。

(本文发表在首届全国唯象中医学学术研讨会论文集论文,1989 年 4 月 12 日~16 日于江苏南京)

四、《秦巴中草药资料汇编》写在前面和编写说明

中草药学—包括中药学(国家公开法典式的)和草药学(散见民间没有在国家高等学府公开讲授)2 方面。

草药学在我国有几大民间草药中心(如南方草药以云南、四川、广东、广西为主,西方草药如陕甘青宁新,北方草药如黑吉辽的长白山脉,东方草药以沿海省份为主但不最著名,民族草医草药如藏医药、维哈草医药、蒙古草医药、壮医药等为最著名)。且各自药源多,种类齐全,临床各科所见病证都有相对应的草药治疗,以一些慢性病、疑难病、癌症等为最专长,自成体系。

"三大神山"——千百年来,我国民族民间医药人员在采药治病当中,由于对气候、地质、地貌、物候、人文景观、宗教等认识不足,加之交通运输工具的落后,对出现和发生的突然变化防御能力差。因此对一些山就恐惧性的神秘化,这当中道佛门徒和采药人员发现长白山、太白山、峨眉山这三座山上草药种类齐全,山中突然变化现象多,加之药物治病效果神奇,故这三座大山被尊称为"三大神山"。登神山求仙拜佛或采药到了一定海拔高度就有另外一套对说语言,故而更显神秘化。

陕西的民族民间医药更是发展快,各地区都有地方性药物志,省内早就有《陕西中草药》问世并广为民族医采用,秦岭巴山药源更丰富,太白山最为代表,名贵药材"七药"因历史悠久而闻名。各地区各市县都有草医草药人员,他们对人们生命健康也起着不可估量的作用。那么,这些草医草药人员是如何认识草药气味归经?怎样掌握草药功效性能用药法度禁忌证据?治病又是用什么理论体系做指导呢?有理论体系指导或是纯粹的师传口授经验医疗呢?

一些公认的疑难杂病、慢性病、癌症……在现代医学家们束手无策毫无办法让病人等死的情况下,病人是等死还是求生呢?生之路又在哪里?人的天性是来世不易,求生欲望人人有之。所以病人自己或家属好友到民族民间医药人员面前求医,"死马当活马医","九死一生,起死回生",万病回春的病例时有耳闻,目睹自己治不好的病人用上草药而病愈者有之,这对那些从高等医府走出,用现代化医疗技术武装起来的医务人员有感触吗?我们资底虽低但后学之徒,"既病三年便谓天下无方可用",简直是山重水复疑无路,如何提高疗效用草药呢?拓宽视野,涉足草药,访道民间拜名师,登山采药乐融融,识别性味和功效,临证用之果如神。真有柳暗花明又一村之感也。今不揣寡陋将思虑之一得书录于后,如若您掩卷稍思或许有点点之味,则是我们之宏愿矣!

(1)中医学理论体系在草药学中一线贯通,草药学理论来源于中医学理论体系一脉相承。整体观念和辨证论治也是草药学的灵魂。具备中医学理论体系的人员学习草药如鱼得水,得心应手,学习草药的人员必须扎实学习中医学理论体系,打好基本功。

(2)中医、西医、草医、中药、草药、西药是世界上用药物治病的3种强大手段,应三结合,创新发展,即中西草3结合。

(3)继承完善提高草药学理论体系,再创立规范的统一的草药学、方剂学,临床应用各学科等指导人们用药,利于草药知识的普及推广,利于草医师临床疗效的提高。

　　为了上述几个不成熟的观点,我们做了些尝试,手头所见的这本暂定名的《秦巴中草药资料汇编》只是资料汇编大杂烩而已,但其中有些是我们的思路:

　　(1)亲自上山采药识别真假草药,药的产地不同质量不同,不同产地草药功效威力大小不同,增加兴趣。实践中学理论,遇到这味药就学这味药的气味归经功效主治用法及注意,整理老师所讲知识回家应用临床,观察病情变化,增强对草药的学习信心。

　　(2)反复实践,扩大药物范围,力争临床各科病证都有相应草药治疗,总结归纳系统化。

　　(3)能者为师,多处学习,药农、草药师到处都有,虚心学习,不可自以为是妄自尊大,每位草医药人员都有独到的一面或几方面,那才是真正的精华所在。

　　(4)走人间正道,封建迷信、歪理邪说、神秘化的伪科学坚决不学不用,不以点点草医药技术坑蒙拐骗,把草药的神秘化和江湖习俗彻底改变过来,草医药人员之间希望能改掉关闭自守、保守落后、互相诋毁、制造矛盾的作风,团结互助,互帮互学,互相交流、共同提高。

　　(5)草药性味功效的学习临床灵活应用不是一日速成,必须下苦功夫,劳心劳力博闻强记。所以我们复印了前面几种草药学专著的编写体例。《陕西中草药》是以功效分类编写药性的,与《中药学》教材大学课本一致。《太白中草药》和《秦巴天然药物志》是按用药部位编写药性的。本资料汇编是按临床科目编写药性的。这一大群草药能治疗这一科目的病证。总之学习时应互相参照对应比较。临床各科中每一病又分几种证型的对应治疗尚在进一步探讨中。

　　(6)草药后面汇编了几本书的成果,都写有出处,书名,页码。其中《笔记》指师传口授的部分。

　　(7)本资料汇编是我们在太白中草药科研开发中心冯宗林、殷玉玺老师指导下完成的,不敢有贪己之功,在此表示敬谢。我们只是整理汇编而已。

　　(8)草药治病更远不止上述分类的几方面,涉及我们临床各科各病各证型之中,所以本资料只是初步开头,更精细部分尚需努力。

　　(9)本汇编只是偏重于陕西范围的草药,特别是秦岭巴山以太白山为主的草药,带有纯粹的地方性草药性质但自成体系。全国草药当参考全国各地的省地区的药物志和《全国中草药汇编》,庆幸的是陕西草药独具地方特色自成一派有完善的理论体系。

　　(十)本资料汇编只是第一集,其余科系病证的药性汇编等待整理。

　　(本文是勉县秦巴神农中草药风湿病研究所现更名为勉县泰康颈腰病研究所,1999年10月编写的《秦巴中草药资料汇编》编写说明)

五、《类风湿关节炎医案精选—娄氏虚邪瘀理论治顽痹启录》娄玉钤院长
　　为本书写的序言

　　类风湿关节炎属中医"顽痹",尽管近些年来在中西医诊疗方面取得了不少进展,但目前

仍属世界范围内的疑难病。汉中陈君从当代中医名家医案的角度,试图探讨其诊疗规律,目的是想给本病提供一个可信的诊疗方案,从而达到理想的疗效。

由于名老中医学家资源非常有限,能有幸跟随名老中医药学家侍诊研读、抄方等学习机会少之又少,然而中医药学的精华又掌握在这些少数名老中医药学家手中,名老中医药学家的学术精华又隐藏包含在他们的临床医案当中,所以对于普通临床医生来说,名老中医学家的医案成了难得的学习资料。"医案"是临床医家诊疗实践的真实再现,反映了临床医家诊治疾病的思路,是辨色察脉辨证论治的精华,体现临床医家个人经验及临床技巧法门,最能反映他们异病同治,同病异治,因人而异的具体化、个性化、灵活性的诊疗特色,也是吸收成功与失败经验教训,启发后学者从点滴积累到系统整理提高,总结归纳辨证论治规律的基础,极其珍贵,如同皇冠明珠。然而,这些类风湿关节炎的医案属不同医家,辨证方法不同,诊疗思路各异,将其收集在一起显得庞杂无序,学习、研读起来越来越吃力。

风湿病(痹病)"虚邪瘀"理论是全国名老中医药专家娄多峰教授对风湿病总体规律的认识,获中华中医药学会科技成果奖,被全国高等中医药院校规划教材、创新教材等全面采纳。类风湿关节炎是风湿病的一种病,当不越"虚邪瘀"规律。陈斌、陈兆茹等临床一线医师在诊疗之余,把当代名老中医药学家诊治类风湿关节炎的医案尽力收集、整理,并运用"虚邪瘀"理论将其分类归纳,便于对这些医案由简单到复杂、由单一到全面的系统学习。以期有章可循,有法可依,按图索骥,由浅入深,渐登大雅之堂。所选医案求真求精、实事求是,内容字字珠玑,案案经典,弥足珍贵。尤为难得的是,作者在多年来运用娄氏风湿病"虚邪瘀"理论诊疗类风湿关节炎、研读各家类风湿关节炎医案方面有自己的体会和新见解,并结合当代最新中药药理成果,确有独到之处,是类风湿关节炎的诊疗得到了丰富和发展。

《类风湿关节炎医案精选——娄氏虚邪瘀理论治顽痹启示录》的出版是中医风湿病学专科专病特色治疗的一次有意义的实践,有利于推动学科建设,造福患者,乐向同道推荐陈君之大作。

六、《中国整脊学》是中医药现代化研究的典范学科

探讨中医药现代化创新体系研究《中国整脊学》是典范学科。方法:从方法学、创新理论体系、临床标准化、数据量化指标、治疗技术规范安全、科学化信息化等方面来阐述《中国整脊学》符合中医药现代化研究系统工程的要求。结果:《中国整脊学》吸取中国文化根源《易经》、儒释道、天人合一、道法自然的方法学精髓,结合中国医学自身的特点,创新性提出脊柱劳损伤病新理论体系,一圆一说二论贯穿在《中国整脊学》的解剖、生理、病因、病理、诊断、治疗、疗效、愈后的全过程,椎曲论的数据化量化指标成为《中国整脊学》科学化信息化的金标准!重大科学理论问题和关键技术方面有所突破。结论:《中国整脊学》是中医药现代化的典范学科!

（一）邹伟俊教授唯象中医学研究吹响了中医药现代化的号角

二十世纪八十年代末期，由中华中医药学会内科学组邹伟俊教授牵头，在伟大科学家钱学森教授倡导和支持下，我国大陆兴起了一项医学开放巨系统研究工程。钱老认为，人体是开放性的和有意识的复杂巨系统的新医学（即人体科学）概念。人体科学（即生命科学）包括3大部分，即气功、特异功能和唯象中医学。唯象中医学研究分两步走：第一步遵钱老系统科学指导，认为中医学目前还处在"知其然的现象"研究阶段，是初级阶段；第二步是"知其所以然"研究阶段，是高级阶段。

唯象中医学是指承认当今医学处于唯象境界（唯象是指在外在条件与内在规律中变量相互作用产生的结果，而并不深究其内部细节。因其有明确的变量和可供验证的规律，即变量之间的关系，故唯象理论高于经验）的认识前提下，力求用中国的易经思想，（包括易经三才哲学和阴阳五行象数思维方法）综合集成，融合吸纳古今中外的医学知识（包括中西医学体系）及相关的古今多学科知识所形成的大医学体系人体科学（即生命科学）。

钱老预言，中医药现代研究可能引起医学的革命，而医学的革命可能要引起整个科学的革命。唯象中医学研究将由中国的中医引发一场新的世界科学技术革命。理论上突破了气功和特异功能的一系列问题，利于科学的阐述，中医药现代化研究已经吹响了号角，现在《中医药法》已颁布，中国人研究中医药现代化的春天已来临，中医药现代化研究提升到了国家战略高度，一部新的"黄帝内经"即将诞生！

（二）中医药现代化研究《中国整脊学》是成功的典范学科

中国整脊学就是运用中医原创思维研究人体脊柱系统功能解剖、运动力学，用手法为主的中医疗法调整气血、筋骨，使气血协调并恢复或改善脊柱力学平衡，以防止脊柱劳损病的学科。《中国整脊学》是中医药现代化研究成功的典范学科，以中医整脊标准化建设带动了脊柱大医学诊疗革命！

1.《中国整脊学》的研究方法学体系已确立

《中国整脊学》在中国易学思维、儒释道思维、天人合一、人天观、道法自然的影响下，根据中医药学自身的特点，在整体观念和辨证论治等认识论、方法论特点的指导下，综合集成了当代中医骨伤学、脊柱医学、生物力学、解剖学、运动解剖学、生物医学、信息科学、系统科学、复杂科学等研究方法，建立面向未来发展的大医学体系（即人体科学）的子系统，与中医药理论融合衍生和临床诊疗特色相适应的方法学体系已确立，即"一圆一说二论"的方法学体系。

（1）用有机论思维研究脊柱运动力学，提出"脊柱四维弯曲体的圆运动规律"。

（2）用系统思维研究脊柱机能解剖学，创立"椎曲论"

（3）用整体思维研究，提出"圆筒枢纽学说"和"脊柱轮廓平行四边形平衡理论"。

2.《中国整脊学》创新理论体系建设已完善

（1）从脊柱疾病诊疗的误区中，用系统思维研究脊柱机能解剖学，创造性提出"椎曲论"。

现代医学在70年前对脊柱病的病因病理认识，认为椎间盘是导致腰腿痛的唯一原因，手术摘除扩术成为最终的技术手段。虽然椎间盘学说为很多脊柱伤病人解除了痛苦，但导致的系列并发症，后遗症是现代医学无法解决的。例如：病人出现椎间隙变窄，椎体塌陷；腰椎侧弯，椎曲异常不及时纠正，继发多个椎间盘突出退变的连锁反应；手术创伤和出血引起的椎管内外瘢痕组织增生和粘道；手术破坏了脊柱的稳定性，引发脊柱滑移；手术破坏了脊柱的生物力学，从而继发创伤性骨组织、纤维组织结构又形成骨增生；全椎板或半椎板切除后，后方软组织突入椎管内与硬膜粘连；脊柱融合术后引起的椎板增厚；手术不慎，椎管内遗留碎骨块等等。这一系列手术并发症、后遗症已经不断出现在临床报道中。

这就需要医学界重新反思总结经验，中国中医学更是义不容辞，韦以宗教授肩负起了学术理论创新的使命。

韦以宗教授为代表的中医整脊学团队，运用尸体解剖、动物实验、X线照片动态观察和临床分析，从2个方面对脊柱椎间盘进行解剖和研究。一是椎间盘自身有没有运动力学结构？二是椎间盘为什么会"突出"？生物力学研究表明，在脊柱运动过程中是靠肌肉和神经的协同作用，椎间盘以复杂的方式承担负荷，腰椎的屈曲伸展及侧屈可对椎间盘产生拉伸和压缩应力，而腰椎旋转椎间盘的受力主要为剪切应力。椎间盘作为富含水的组织，在整个运动阶段中像一个垫子一样垫在椎体间，椎间盘只是具有流体静力学的功能，起到储存和传递负荷的作用。

韦以宗教授研究表明：椎间盘流体静力源自椎曲的形成。椎间盘的生长发育源自脊索，当体节形成，脊索细胞残留形成髓核，在整个脊柱发育过程中，均稳定于椎体之间至出生后6个月。在这个生长发育阶段，所有的髓核均是静态阶段。当儿童6个月开始坐立，腰曲出现，至1周岁站立行走，颈曲出现，颈腰曲的出现，椎间隙出现原来新生儿时髓核的空间，此空间逐渐充盈水分，髓核开始具备在椎体运动下产生流动静力，由此可见椎间盘自身没有动力结构。

韦以宗教授的研究再次证实椎体运动是椎间盘突出的主要动力。髓核及其连接上下椎体的纤维组成的椎间盘是紧密连接上下椎体的，因此，椎体的任何运动都可带动椎间盘的运动，也就是说，没有椎体的移动，椎间盘是不能自主突出的。

（2）用有机论思维研究脊柱运动力学，创新性提出"脊柱四维弯曲体的圆运动规律"。

按照《易经》的理论，宇宙运动的基本规律是圆运动规律。太极、二仪、四维、八卦等都是圆运动规律的高度概括。《黄帝内经》受《周易》理论的指导，它对人体的认识，无论是四时、四气、营卫气血、升降浮沉、经络流注等都是周而复始的圆运动。对人体脊柱运动的4个方向8个活动度，脊柱骨关节的四维组合，脊柱轮廓的四维结构和脊柱的四个弯曲，都是围绕一个轴心的"圆运动"。

韦以宗教授从我国传统的有机论思维,创新性提出"脊柱四维弯体的圆运动规律"。

(3)用整体思维研究,提出"圆筒枢纽学说"和"脊柱轮廓平行四边形平衡理论"。

整体观和系统论思维都是有机论思维方法。中医传统的整脊技术,利用脊柱整体的"体相",而不局限于以局部的组织形态解剖基础。传统整脊手法里的牵引、旋转、侧板、悬吊、过伸、屈曲等都是通过观察"体相",利用头颅、胸廓、骨盆 3 个"圆筒"作为力的启动点施法的。为此,利用现代解剖学和生物力学,通过对椎体关节突夹角测量,论证了颅椎枢纽关节、颈胸枢纽关节、胸腰枢纽关节和腰骶枢纽关节对相邻椎体的调控作用,为整脊手法的规范化提供了科学依据。

根据脊柱 4 个弯曲力作用线的方向,按照牛顿第三定律,脊柱的轮廓可按几何图形绘成平行四边形。临床上腰曲加大,颈曲也随之加大;腰曲变直,颈曲也反弓;腰骶角絮乱,寰枢关节也错缝;脊柱运动力学的客观规律,是按平行四边形的数学规则调整的。

3.《中国整脊学》规范化的临床研究已成熟

(1)韦以宗整脊手法的研究:正脊骨法是中医整脊治疗颈腰痛常用方法和主要技术。推拿主要作用是复位骨关节的错位,试图达到"骨正筋柔"。临床上对于疾病早期、病情较轻和年轻的患者可通过推拿,得到"筋柔骨自正",通过正骨达到"骨正筋柔";而病程较长、病情较重、年长的患者,不一定能达到此目的,或者一时得到效果,不久又复发。特别是对一些重症,如颈曲变小类颈椎病、颈腰椎间盘突出症、颈腰椎管狭窄症、腰椎滑脱症及青少年特异脊柱侧弯症,传统的手法治疗就有困难了。而通过中医整脊取得 90% 以上的有效率。

以创新的中医脊柱运动力学理论为指导,韦以宗教授运用整体方法论整合中医传统疗法,提出"理筋、调曲、练功"3 大治疗原则;"正脊调曲、针灸推拿、内外用药、功能锻炼"4 大疗法以及"医患合作、动静结合、筋骨并重、内外兼治、上病下治、下病上治、腰病治腹,腹病治脊"8 大策略的中医整脊治疗学。

(2)椎曲论的数据化研究:韦以宗教授依据前人的观点,通过动态下 X 线照片观察和动物实验,得出结论:人体站立行走后由于腰大肌的牵拉作用形成了腰曲,腰曲出现后,脊柱轮廓为适应平行四边形结合的此规律,在前后纵韧带应力作用下,逐步出现了颈曲,也就是颈曲出现此腰曲要晚。脊柱的功能解剖决定了人体的结构,腰大肌是形成腰曲的主要动力肌肉。通过颈腰椎曲改变类型的调查研究,参考国内外有关椎曲测量方法,创立运用几何学弓形面积测量法,将椎曲改变分为 5 级标准,使椎曲论进入数据化研究时代,量化指标使《中国整脊学》进入科学时代,脊柱伤病治疗发生了根本性的革命。椎曲论是《中国整脊学》的核心和灵魂,也成为脊柱伤病诊疗的生理基础、病理基础、诊断依据、治疗目标、疗效评定标准、预防复发的标准、椎曲论贯穿在脊柱伤病的始终。

(3)四维牵引调曲操作规范化研究

根据中医对脊柱的认识是整体观、系统论和动态观,脊柱劳损病主要病因是椎骨关节错位,局部的错位在直立行走动态下,继发整体的旋转移位发生椎曲改变,椎间盘突出压迫神经,严重的椎管狭窄或椎体滑脱。导致椎骨移位的主要原因是支撑腰椎的四维肌力,一是腰大肌为前二维,一是竖肌为后二维,这前后各二组肌力,构成的四维肌力的失衡造成腰曲的稳定和运动功能是依靠起于所有腰椎的横突前缘,止于下肢股骨小转子的两侧腰大肌,以及起止于骶髂,所有腰椎横突后缘的双侧竖脊肌的支持力和运动力完成的,前后左右各一的腰大肌、竖脊肌组成腰椎的四维结构。在正常生理状况下,四维肌力平衡则腰曲正常,活动功能也正常,一旦病理改变四维肌力不平衡,则腰曲就异常,出现神经刺激或一侧肌肉损伤。因此要恢复2组肌肉的四维平衡肌力和恢复出现曲度是治疗的目标。

韦以宗教授在古代中国骨伤治脊柱伤病经验基础上,结合尸体解剖,动物实验,临床分析经验总结分析后,创新发明"四维整脊治疗仪"并制定了严格的器械操作规范。

(4)《中医整脊常见病诊疗指南》的行业标准化研究制定:2007年开始,学会启动中医整脊学科的行业标准化研究工作,2012年10月由学会向全社会发布。得到学术界的欢迎,3年余印刷5次,发行量近3万册,居中医系列指南发行量之首。2015年3月国家中医药管理局下达了《指南》15个病的制修订工作,公开征求意见;今年拟报26个病的制修订。

4.《中国整脊学》平台建设和国内交流

(1)人才培养和学科教材建设:国家中医药管理局继续教育委员会自2003年起,将韦以宗教授研究的"中国整脊学"列入国家级继续教育项目,在全国举办"中国整脊高级研修班至今办班70期,共培训了4150多名整脊医师。各省市自治区办班106期,培训医生4550人;全国开展中医整脊科诊疗的中医院(只具备四维整脊牵引床)325家,从事诊疗的医生有约2380人;具备整脊科的中医院进修医师680人;根据《中国整脊学》改编《高等中医药院校教材整脊学系列》共三册(已纳入十三五规划项目)。开设整脊的高等教育,已经培养六届大学生6766人,硕士学位研究生1039人。

(2)中医整脊分会成立:2006年9月24日,中华中医药学会在北京人民大会堂召开"中华中医药学会整脊分会成立大会暨《中国整脊学》首发式"后,学会成立后每年均组织1次全国性学术交流年会,召开共11次大会,出席代表2000多人次,交流学术论文400余篇,各省市自治区召开整脊学术交流大会4次,出席的学者千余人。

(3)国内社会效应:整脊分会成立后,先后派出专家扶持各地10余家中医院开展整脊专科,全国约有300多家二甲以上中医院开展整脊专科,进行整脊临床诊疗,中医整脊科的建立,已经上升到政府行为,在十三五计划内,全国大部分的中医院将逐步建立中医整脊专科。

5.《中国整脊学》面临的机遇和挑战

(1)面临的战略机遇

1)健康观念的转变使《中国整脊学》的国际市场需求不断增长,随着经济社会的发展和现代科技的进步,人类生存环境、生活水平发生了巨大变化,人类疾病谱、医学模式和医疗模式也正发生重大转变,人类对健康的认识不断提高,对健康的追求日益增强,传统医药的过饥市场不断扩大,贸易额逐年增加。迅速增长的国际需求,为《中国整脊学》提供了巨大的市场发展空间。

2)《中国整脊学》正受到世界各国政府和国际组织的重点关注各国医疗费用的日益增长,现代医学仍然对许多重大难治性疾病良策不多,国际社会已经意识到传统医药,特别是中医药的健康观念、医疗实践的有效性与现代医学的结合将可能成为人类提供医疗卫生保健新模式。《中国整脊学》在这种需求面前显示出了强大的优势,受到了世界各国政府和国际组织的重点关注。WHO 强调,传统医药在实现"人人享有卫生保健"方面能够发挥重大作用。

3)现代科技发展为《中国整脊学》的发展提供了新的支撑,21 世纪以生命科学、生态科学、信息科学、复杂科学和系统科学为前沿的世界科学技术迅猛发展,自然科学与人文科学间的交叉、渗透、融合,导致新兴学科不断产生。现代科技的发展给《中国整脊学》基本原理、核心理论及关键技术的重大创新提供了方法和手段。有效利用国际先进科学技术,解决《中国整脊学》发展中的关键科学技术问题,将对人体科学(即生命科学)及整个科学的发展产生重要影响。

4)中医药国际合作基础已经形成中医药在数千年的医疗实践中,积累了浩瀚的古典医籍文献与信息资源,蕴藏着世界上独有的、巨大的人类生命科学信息,是世界重大的科技成就之一。新中国成立后,随着我国国民经济不断发展和综合国力的不断提高,尤其是近 10年来中医药现代化行动的开展,中医药现代化受到社会各界和海内外的热切关注和支持,中医药现代化水平明显提高。中医药基础研究、产品开发和标准化研究等方面都取得了显著的进展,中医药创新能力明显增强,形成了一定数量有疗效、有市场的知名品牌和若干具有发展潜力的中药企业,建设了一批中药现代化基地,现代中药产业颇具规模,中医药医疗、科研、教育和生产体系已经形成。

(2)问题和挑战:

1)《中国整脊学》的科学内涵尚未被现代社会普遍理解和接受由于历史、文化背景和思维方式的差异,中医学与现代医学有着显著的不同特点。《中国整脊学》的一圆一说二论,理筋、调曲、练功 3 大治疗原则,4 大治疗措施,8 大治疗策略,10 大整脊骨手法,18 式练功法,椎曲分级量化标准等系列化原则,尚未得到现代社会的正确评价和应用。《中国整脊学》的科学内涵未被现代社会广泛理解和接受。

2)具有《中国整脊学》特点的国际标准规范尚未形成与现代西药和植物药相比,《中国整脊学》的安全性、有效性的研究及其评价标准和方法更为复杂。具有《中国整脊学》特点、被国际社会普遍认可的标准规范尚未建立,《中国整脊学》在大多数国家还没有法律法规保障,未能进入医药保健主流市场,未能成为维护人类健康的现实有效的卫生资源。

3)《中国整脊学》现代化水平的提高需要新的技术和方法,为了满足人们对《中国整脊学》不断增长的需求,必须要调动和利用国际资源,开展水平高、带动性强、能够解决制约《中国整脊学》发展关键问题的国际合作,把《中国整脊学》的独特优势与当今世界先进科技结合起来,为大幅提升《中国整脊学》的国际地位和竞争力,推动中医现代化和国际化提供技术和方法学的支撑。

4)防止发达国家试图抢占《中国整脊学》的主导权,随着中医药巨大市场潜力和医疗科研价值在世界范围内重新得到重视,以中医药为重点的传统医药领域科技、产业和标准的国际竞争正在全球范围内展开。

《中国整脊学》也一样,防止发达国家利用资金和技术优势,在不断加大对《中国整脊学》的研究开发力度的同时,开始加强对《中国整脊学》标准和规范的控制,防止试图抢占《中国整脊学》的主导地位。

(三)中医药现代化研究在我国已成方兴未艾之势

中医药现代化发展战略研究已提升到国家战略位置高度上。中医学不断被泛化,多学科交叉、渗透、融合,医学新学科不断出现和逐渐完善,多学科研究和唯象中医学研究使我国中医药现代化研究已成方兴未艾之势。

《中国整脊学》方法学体系已确立,创新理论体系建设已完善,临床规范标准化研究已成熟,椎曲论数据化量化指标的研究使脊柱伤病诊疗进入了科学化时代,学科平台建设和人才培养不断巩固和扩大,使脊柱伤病诊疗进入了信息化时代。《中国整脊学》符合国家中医药现代化发展战略研究的要求,也符合钱老指导和支持下的人体科学(即生命科学)研究思路。利于走向同一的道路和加快中医药现代化研究步伐!振兴中医药、发展中医药不再是空话套话,中医药现代化研究《中国整脊学》是成功的典范学科,是振兴中医的一道新曙光!

第二节　部分杂病论文选

一、益智定慧丸治疗中学生综合征 63 例

(一)一般资料

本组 63 例中,男 28 例,女 35 例;年龄,最小 11 岁,最大 21 岁。病程最长 6 年,最短 1 个月。全部为中学生。

诊断依据:①神疲无力,沉默寡言,性格多于内向;②易患感冒,口、鼻、舌易生疮,情绪易波动,听课注意力不集中,记忆力减退,反应有些迟钝,学习成绩忽高忽低;③头痛脑鸣,头昏目眩,心悸怔忡,腰膝酸软,面白无华,五心烦热,自汗盗汗,失眠多梦,善太息,胸胁胀满,饮食无味,大便干燥,小便黄赤,舌红苔薄白,脉沉细或弦数等一系列症状。

凡具备上述中任意 2 条或 2 条以上者,即可确诊为"中学生综合征"。

(二)治疗方法

全部服用益智定慧丸。

1. 药物组成:人参 12g,紫河车 20g,鹿角胶 12g,巴戟天 12g,益智仁 20g,阿胶 12g,制首乌 15g,旱莲草 20g,炙龟板 20g,茯苓 20g,朱砂 1g,菖蒲 15g,远志 12g,茯神 30g,酸枣仁 12g,柏子仁 12g,五味子 12g,合欢花 30g,大黄 12g,白芥子 30g,木香 12g,炙甘草 12g。

2. 诸药共研细末,炼为蜜丸,每丸 10g,日服 3 次,每次 1 丸,温开水送下。

3. 加减法:素体亏虚者,加黄芪 20g,当归 15g;思虑过度者,加陈小麦 60g,大枣 20 枚;饮食失节者,加鸡内金 15g,六曲 60g;精气耗伤者,加枸杞 20g,黄精 30g;痰浊闭窍者,加金礞石 6g,贝母 6g;瘀血阻络者,加三七粉 6g,丹参 15g;肝气郁结者,加柴胡 6g,香附 10g,佛手 10g。

(三)治疗结果

治愈,自觉症状消失,心脑健康,精力充沛,成绩稳步提高,58 例;好转,症状、体征基本消失,心脑健康,精力充沛,成绩提高但不稳定,5 例;无效,症状有所减轻,心脑基本健康,精力较充满,成绩波动大。一料药丸服 2 周为 1 个疗程,最短 1 个疗程,最长 3 个疗程,平均 2 个疗程。

(四)典型病例

杨×,男,18 岁,高三学生。1990 年 12 月 3 日初诊。

头昏脑鸣、四肢无力、梦遗盗汗、口鼻舌易上火生疮已 1 年余,伴见腰膝酸软、失眠多梦、五心烦热、易感冒等症,性格变为内向型。见其面白无华,大便干燥,舌淡苔薄白,脉沉细。学习成绩由 2 年来一直在班前 5 名落为前 25 名。常口鼻舌上火生疮、感冒,用抗生素和抗感冒药治疗,服药有效,药停复发。每天以奶粉、麦乳精等补品辅助治疗,但效果甚微。诊为"中学生综合征",以思虑过度、精气耗伤为主。

用本药丸加减内服 2 个疗程,全身症状消失,心脑健康,情绪稳定,精力充沛,成绩稳步提高,毕业后考上重点大学。随访至今,未见复发。

(五)临床总结

(1)"中学生综合征"与现代医学的脑神经衰弱、营养不足、贫血、脑神经官能症等病类似,属祖国医学"虚证"范畴。其病因,或禀赋不足、素体亏虚,或忧郁思虑、烦劳太过,或饮食失节、营养不良,或用药不当、耗伤精气,或痰与瘀血等病理产物作祟等,可致脏腑亏损,气血阴阳不足、久虚不复。故当益智定慧为主,兼以解除致虚原因,饮食与调摄结合的治疗原则。

(2)方中,紫河车、鹿胶、阿胶、炙龟板,峻补精血、填精补髓、益智健脑;人参、炙甘草、蜂蜜,大补元气、补脾益肺、和药缓峻;巴戟天、益智仁,补肾阳、固精气、益肝肾;白芥子、菖蒲、远志、茯苓,祛痰开窍、醒脑明目;炙龟板、旱莲草,滋阴益肾、养血补心、安魂养神;朱砂、茯神、酸枣仁、柏子仁、五味子、合欢花,敛心气、宁心神、解郁除烦;大黄,清热泻火、活血化瘀;木香,升降诸气、引药入三焦。诸药合用,气血双调,阴阳双补,脏腑安和,标本兼顾,益智定慧。

(3)智力是人们认识客观事物并运用已掌握的知识解决实际问题的能力,而不是单一的功能,中医学将这种能力称为神,分属五脏和脑所主管。这种心脑合一的理论,得到了现代科学的证实。本文病例总结表明,益智定慧丸能使人体精、气、血、津液功能生化正常,懦养各脏腑组织器官而使之维持正常功能活动。这样就可使人们头脑聪明、博闻强记,睿容智慧。

(本文选自(《中医函授通讯》)1992 年,第四期. 第 38 页。本文 1996 年获第三届世界传统医学大会优秀论文三等奖)

二、益智定慧丸与中学生综合征

近年来,随着教育的深化改革,升学就业成为人们关心的热门话题。青年学生在升学就业的人生第一大关面前,无不摩拳擦掌,激烈拼搏,各显神通。表现出自己的聪明智慧。都愿早日步入高等学府为今后成名成家奠定基础。

中学阶段更显得特别重要而突出,在这十年寒窗苦读的时候,一些学生,特别是初二、初三、高二、高三即将面临考试战场的部分同学们,由于整天埋头于书堆里,在信息变幻的当今世界中,来自社会、家庭、学校的压力以及自己日增一日的年龄和身体的生长发育等因素,强大的思想包煎熬着大脑,身体慢慢变得疲倦无力,不愿与人交谈说话,使其易感冒、口鼻舌易上火生疮,思想情绪易波动,听课注意力不集中,记忆力减退,反应有些迟钝,学习成绩忽高忽低;神疲无力,沉默寡言,性格内向;头痛脑鸣,头昏目眩,心悸怔忡,腰膝酸软,面白无华,五心烦热,自汗盗汗,失眠多梦,时时叹息,胸胁胀满,饮食无味,大便干燥,小便赤黄,舌红苔薄白,脉沉细或弦数等一系列症状。

我们在复习中医治养结合体系和技术,学习近代医学益智益寿理论和实践,特别是当代世界著名科学家钱学森教授预言:"二十一世纪将是世界范围内的智力战"之后,人们不约而同地将目光移动在益智与益寿的研究中。我们在人体科学研究会二级分会唯象中医学研究会会长邹伟俊先生的指导下,运用中医治养结合原则,将治未病、治已病、自然疗法具体的灵活运用。在中草药,西药中精心选用了具有益气养心,安神除烦,补脾润肺,健脑益智,耳聪明目,祛痰开窍,滋肾养阴,填精补髓,挟助正气,增强机体免疫能力等功效的药物配制加工成"益智定慧丸",用以治疗符合上述一系列症状而定病名的"中学生综合征",亦即相当于西医所谓的脑神经衰弱、脑神经官能症、营养不良、贫血等病,取得了理想的效果,通过对 63人的门诊病例总结总有效率达 97.3%,实是目前治疗"中学生综合征"的良药。

本医疗临床经验总结,得到辽宁中医学院教授《中医函授通讯》杂志主编杨连生老前辈多次修改和反复验证,决定在他主编的杂志上向国内外公开发表。

为了将治疗与养生,益智与益寿这一疗法普及深入,也愿这一科研项目取得更大社会信誉和临床反复验证,我们热忱地想和中学生广交朋友,为您做点医疗保健指导,解忧除烦,开阔思维,聚集精力,以使头脑冷静清晰,生活学习有节律和规律,取得最佳学习效果。

本药丸思路新颖,配方严谨,选料纯正地道,制作加工精细,价格合理,系纯天然药材,2料药服 20d 为 1 个疗程,一般在正确指导下服 1~2 疗程后可见明显效果,无任何毒副作用。

三、"解酒汤"治疗轻度酒精中毒 32 例

1987~1991 年,笔者自拟"解酒汤"治疗轻度酒精中毒 32 例,疗效满意,现总结如下。

(一)一般资料

本组 32 例中,男 30 例,女 2 例;因怒而发泄愤恨饮酒致醉者 14 例,酒席上呈强,多饮致醉者 16 例,其他原因饮酒致醉者 2 例;年龄最大 62 岁,最小 15 岁;病程最长 2d,最短 2h。临床表现口鼻之气酒味熏人,语无伦次,打骂戏闹,烦躁口渴,满面潮红或白或青,头晕脚轻,视物模糊,胸腹满闷,或恶心呕吐。舌淡苔腻,脉滑数或弦数。

(二)治疗方法

全部服用"解酒汤",其组成为:葛根 12g,葛花 20g,白扁豆花 10g,茶叶 15g,甘草 15g,绿豆 60g,滑石 18g,橘皮 12g,茯苓 12g,白蔻仁 6g,苏梗 6g,大黄 9g。水煎服,1 剂/d,分 3 次服。加减法:怒气不减者加桔梗 12g,木香 6g;哭闹无常者加番泻叶(后下)3g,牛膝 12g;恶心呕吐者加藿香 9g,半夏 6g;食少纳呆者加鸡内金 15g,神曲 15g,谷芽 10g。

(三)治疗结果

痊愈(服药 1 剂,临床症状及体征全部消失)30 例,占 96.6%;显效(服药 2 剂,临床症状明显减轻)2 例,占 3.4%。服药最多者 2 剂,最少者半剂。平均 1 剂。

(四)病案举例

王某,女,34 岁,农民,已婚。1991 年 3 月 8 日诊。其夫中午外出约 3h,回家后,见妻在床,泪流满面,胡言乱语,满脸潮红,酒气熏人,地上有呕吐物。苔腻脉滑数。因与丈夫争吵,饮白酒半斤致。处方:葛花 12g,甘草 15g,绿豆 16g,橘皮 12g,滑石 18g,茯苓 12g,茶叶 12g,大黄 6g,(后下)木香 6g,藿香 10g,神曲 15g,水煎,频服。1 剂而愈。

(五)体会

(1)酒精中毒是一种人为的常见病多发病,任何年龄、季节均有发生。由于条件所限,一些基层医院对此症多无应对好办法,只得任其用民间土单方法自救。我们在综合多种方法基础上,自拟"解酒汤",用中药治疗,避免了西药的催吐、洗胃等急救技术对人体所致的胃气损伤和精神折磨。

(2)"解酒汤"着眼点在于治疗轻度酒精中毒,有昏睡和呼吸抑制症状者当配合西医急

救措施处理,且效果理想,人们乐意接受。

(3)脾胃乃一身气机升降枢纽,升降正常,才能使"清阳出上窍、浊阴出下窍"的功能处于"阴平阳秘"中和态。故通利解毒、升降气机,和胃醒脾成为主要治则。

(4)现代医学认为,酒精进入人体后,其浓度以肝、脾、肾为最高,解毒主要在肝胆,排泄途径主要是经过肾脏,一部分随粪便排出。用中药治疗,一是调整各个脏器的功能,利于毒邪排泄;二是加速人体内部的新陈代谢,增强肝脏疏泄解毒功能。

(本方选自1992年(《河北中医》全国基层中医中西医结合学术研讨会特辑上册1992年增刊)第193页)

四、自制拔毒膏治疗疔毒恶疮267例

(一)临床资料

本组男78例,女189例,年龄8~66岁,病程:急性1~3d;慢性2~36年。发病部位:颜面疔35例,手指疔128例,对口疔30例,廉疮40例,附骨疽26例,流痰8例。

(二)治疗方法

拔毒膏外贴,2d换药1次,急性病2周1疗程,慢性病2月1疗程。配合清热解毒剂内服。

拔毒膏。药用斑蝥25个,红娘子25个,蕲蛇1条,蜈蚣4条,全蝎10g,穿山甲16g,僵蚕12g,铜绿6g,胆矾6g,生地20g,槐米30g,紫草10g,当归15g,松香15g,樟脑3g,朱砂1g,乳香10g,没药10g,樟丹200g,麝香1g,冰片3g,香油900g。

制法:先将穿山甲、蕲蛇、蜈蚣、全蝎、僵蚕入油中炸枯捞出;入当归、紫草、乳香、没药炸枯捞出;入胆矾、铜绿、斑蝥、红娘、松香炸枯捞出,过滤油;将过滤后的药油熬至滴水成珠,加樟丹成熟后,入樟脑、朱砂、麝香、冰片搅匀,离火待冷,放罐中埋土去火毒,摊敷料上外用。

(三)治疗结果

本组病例急性病经1疗程,慢性病经2疗程治愈。疗效判定:结果痊愈者267例,占96%。

(四)体会

疔毒恶疮是一种急慢性化脓性炎症,病因不外乎过食醇酒炙炸,脏腑积热,火毒积聚,或针刺、竹木刺等扎伤感染而得。治宜清热解毒,以毒拔毒之法。急性病症更应配温病三宝内服,防走黄危证。本方主用虫类之毒药,以毒攻毒,拔毒外出,祛腐生新。一切急慢性疔毒恶疮,外贴之无不神效。用药期间,要忌口或静脉补充水、糖、电解质。本法外用,未出何明显毒副作用。

(本文选自1994年《中医药研究与临床论文集》,第255页)

五、"冻疮液"治疗ⅠⅡ度冻疮 300 例

笔者在家传验方基础上,自制"冻疮液"治ⅠⅡ度冻疮 300 例,取得极满意效果,现介绍如下。

(1)临床资料 300 例中,男 188 例,女 112 例;年龄最小 3 岁,最大 89 岁;属Ⅰ度冻疮者 208 例,Ⅱ度者 94 例。

(2)药物组成附子 5g,干姜 5g,细辛 3g,川乌头 10g,草乌头 5g,艾叶 10g,麻黄 5g,桂枝 10g,防风 10g,当归 10g,红花 5g,苏木 5g,白胡椒 5g,花椒 10g,辣椒 10g,樟脑 10g,冰片 3g,75% 酒精 300mL。

(3)制用方法将诸药入酒精瓶中浸泡,每 d 搅 2 次,7d 后用。用时再摇匀,放 5min 后用棉球蘸药液涂疮面上,用手指擦皮肤发热为度,这样反复涂擦。3 次/d,或擦药后在火上烤更佳。

(4)注意事项ⅢⅣ度冻疮有感染化脓者不宜使用,药物霉变后不宜使用。

(5)疗效标准痊愈:用药 1～5min 痒、痛尽止,1～5d 诸症消失;有效:用药后痒、麻、肿、痛等症状显著减轻;无效:用后诸症无明显改善。

(6)治疗结果 300 例中痊愈 293 例,有效 6 例,无效 1 例,总有效率 99.5%。

(7)验案举例余某,男,16 岁。1987 年 2 月 10 日初诊。双手足背痒痛麻肿未破 1 月,红紫相间,活动受限。有冻疮史 10 年,每年发作。改用本法治疗 2d,痒麻尽止,再 1 周诸症消失。随访 3 年未见复发。

(本方选自 1992 年(《河北中医》全国基层中医中西医结合学术研讨会特辑下册 1992 年增刊)第 300 页)

六、祖传疔毒膏治疗疔疮验方

(1)疔疮(已溃未溃均可)

(2)百草霜(细末)60g,松香(桑木灰煮白如玉)120g,制乳没粉各 15g,铜绿(研粉)60g,白蜡 120g,芝麻香油 150g。

(3)铁锅 1 个,先将香油放入煮得滴水成珠,稍黄色,即依次下白蜡、乳没粉、松香粉、铜绿粉、百草霜粉,候滚透搅匀待冷成膏。用时将膏搓成条子做成小丸或小饼,重约 3g,放在黑膏药中心敷疔头上。

(4)祖传六代,累用累效。

(5)疔毒膏以未溃消疔、已溃拔疔,速效止痛为神奇功效;见疔疮不用刀割,将疔毒膏放在黑膏药上出黄水即愈为其专长。用药期间忌鱼腥发物、烈酒辣椒,若辨证内治其效更捷。

(本文选自 1994 年《当代中医师灵验奇方真传》,第 703 页)

附录三

部分新闻报道

一、《历经磨难终不悔》——记普济堂诊所医师陈斌

去年 12 月,勉县普济堂诊所青年医师陈斌的论文"腰椎双连椅单人坐位定点旋转复位法",被国家中医古籍出版社出版的《中国中医诊疗特技精典》一书录用,并被专家评审委员会评为优秀论文一等奖。

1985 年 7 月,一心要考上中医学院的陈斌因榜上无名,一度悲观、失望、迷茫,甚至想过了却此生。在亲友的支持下,他到叔父所在的勉县骨伤科医院学医。中医理论知识的博大精深,使他萌发了上学的念头。1987 年 7 月,他自费到河南张仲景国医大学学习骨伤专业。3 年后他以优异成绩毕业回乡在勉县何营乡西寨村开了一个诊所。由于收费合理,治愈率高,仅 1 年门诊就达 1 万多人次。

1992 年 12 月,他将诊所搬到人口集中的何营乡贾旗村,大展医术才华。他治疗骨折、脱位,颈、肩、腰、腿痛,皮肤病远近闻名。他一边门诊,一边自学,结合医疗实践撰写论文。他先后到西安红会医院、中华全国骨伤科学会骨伤科提高班和柳州市中医院进修骨伤科,并在 2 年时间里发表 15 篇论文。其中 4 篇论文获省级优秀论文奖,6 次参加国家级学术研讨会,并被吸收为全国唯象中医学研究会会员。

陈斌医师加入了当今医学界的一枝奇葩—针刀医学会,将针刺疗法的针和手术疗法的刀融为一体,将 2 种器械治疗优势结合,解决了一些过去治疗学上无法解决的难题,使骨伤治疗领域进一步拓宽。

(本文 1995 年 2 月 10 日被〈汉中日报〉新闻报道,1998 年又被四川人民出版社奉明泉主编的《跨世纪之光》一书录用,见第 546 页。)

二、周家山镇陈斌"潜心医理治骨病"

勉县周家山镇青年陈斌在 2 度高考落榜后,矢志学医为乡邻解疾苦,10 年潜修骨伤科医理,先后在国家、省级刊物上发表论文 23 篇,其中 6 篇获奖,被中国中医学会、针刀医学会吸收为会员。

自 1987 年起,陈斌 3 年里自费学完了河南张仲景国医大学骨伤专科后,又赴中国中医研究院骨伤科研究所等地研修中西结合的针刀疗法。1993 年,他在勉阳镇贾旗村开设针刀治疗骨伤专科门诊,几年来,已治愈骨折、脱位、颈肩腰腿疼患者逾万人。

(本文 1997 年 4 月 1 日被《汉中日报》新闻报道)

三、"落榜不落志"——记自学成材青年陈斌

曾两度高考落榜的勉县周家山镇青年农民陈斌差点被抛到人生的谷底。然而,他执着的信念和锲而不舍的奋斗精神使他改写了命运的安排。高考受挫后,他只身来到河南张仲景国医大学自费学习骨伤专科。远离家园,生活艰苦,但陈斌一头扎入学海,废寝忘食地钻研。3 年后,他以优异的成绩毕业并赢得与其志同道合的河南籍同学陈兆茹的爱情,一并回到勉县开设了"普济堂诊所"。由于服务热诚,收费合理,治愈率高,仅一年门诊就达万人次。

从 1991 年起,陈斌将重点放在软组织受伤引起的各种疼痛、颈椎病、骨质增生、关节炎等多发顽疾上,在参加陕西中医成人函授学习的同时,每年抽出数月奔赴国内知名的广西柳州市中医院,中国中医研究院骨伤科研究所和长城医院等地研修现代西医外科和中医针刺技术,向中医及骨伤治疗领域展开理论与实践的纵深探索。4 年时间,他先后在国家和省级刊物上发表论文 23 篇,其中 6 篇获奖,他撰写的"腰椎双连椅单人坐位定点旋转复位法",被载入国家中医古籍出版社出版的《中医诊疗特技精典》一书,并被评为一等奖;陈斌提出的"中学生综合征"病名并以此研制的"益智定慧丸",在 1996 年 3 月 28 日北京召开的第三届世界传统医学大会上荣获优秀成果奖。他 8 次被邀参加全国学术研讨会,现在是中国中医学会、针刀医学会会员。

孜孜不倦的钻研使陈斌医术突飞猛进,一些骨折、脱位、颈、肩、腰、腿疼、皮肤病患者慕名前往求医。去年 12 月,长沟河 1 名 46 岁的农妇多年患腰痛病,四处求医无效,她来到普济堂诊所试诊后,陈斌诊断为"第三腰椎横突综合征",便采用了针刀松解术剥离疗法,一周后该农妇惊奇地感觉多年的症状消失,上门致谢时很是激动;朱家河乡 1 位 20 多岁的青年全身脱皮,令人望而生畏。住院治疗毫无转机,万念俱灰时,经人介绍来到普济堂,陈斌诊断为牛皮癣,采用中医配方药丸,3 月疗程使其银屑自行脱落,还了这位青年英俊的本来面目。

33 岁的陈斌初露锋芒,渐有名气,但从不为钱所动。他公开承诺:对边远山区经济困难的患者和残疾人、孤寡老人实行义诊。几年来,他接待这类患者上千人次,免收费用近万元。

(本文 1997 年 8 月 2 日被《汉中日报》新闻报道)

四、难舍的风湿疼痛病情结——记勉县风湿疼痛病医院院长陈斌

陈斌,男,1963 年生,中医骨伤大专、中医本科。勉县周家山镇周家山村丁家沟人。勉县秦巴神农中草药风湿病研究所所长、勉县风湿疼痛病医院院长,汉中市中医学会理事。先后

在国内参加60多次专业技术培训和进修,用中医微创针法技术在风湿免疫病、疼痛病、颈肩腰膝痛、软伤、关节病、骨病等的临床研究和诊疗方面独具特色。

风湿病方面:陈大夫针对该病病因复杂的症情提出了"三多一全论"即"多角度、多层次、多系统、全方位整合调治"的学术观点,得到了国内同行的认可,用于临床效果显著提高,正在不断总结完善和升华。

颈肩腰膝方面:陈大夫不断吸纳国内新成果,提倡"三位一体疗法"即"中医微创闭合性松解针法技术,现代整脊正复手法,中西药民间草药等综合运用于一体"的疗法,调节人体生物力学平衡,不伤神经不伤大血管无后遗症无副作用无并发症的绿色疗法,对各型颈椎病、各种腰椎病、手术失败综合征、颈腰椎椎管狭窄症、髋关节股骨头缺血性坏死、膝关节骨性关节炎、膝关节慢性滑膜炎等的治疗效果显著提高,避免了部分病人做大手术动大刀、高费用、高风险的担心。

针对中学生这一特殊的生理病理生长期,在国内首创"中学生综合征"这一病名并用于临床,提出"益智健脑、聪慧开窍、心脑合一"的理论,1997年研制的"益智定慧丸治疗中学生综合征"获第三届世界传统医学大会国际优秀成果奖,在国内引发了研究中学生的又一热潮。

1994年"腰椎双连椅定点旋转复位法"被《中医诊疗特技精典》一书录用并获一等奖:1997年"松解复正疗法治疗神经根型颈椎病""针刀松解术和韦氏正筋疗法治疗肩周炎60例"2篇论文获首届世界中医骨伤科联合会成立大会优秀论文奖。1999年"秦巴神农风湿二号定痛膏治疗风寒湿痹300例"获汉中市第六届科学技术协会举办的自然科学优秀论文奖,2005年"神农顽痹汤治疗类风湿关节炎"和"微创松解术治疗膝关节骨质增生"等3篇论文在汉中市中医药学会第六次会员代表大会上交流并被选为汉中市中医药学会理事。2006年7月"微创松解术与海麦迪克腔注治疗膝关节骨性关节炎"获全国首届中医微创学术大会优秀论文奖。2008年7月参加了第四届国际针刀学术交流大会,并有2篇论文入选。2009年4月"中医微创松解术和中草药治疗类风湿并发股骨头坏死31例"获第二届全国针刀学术年会优秀论文,为股骨头坏死的治疗用非手术疗法开辟了另一条蹊径。2010年2月"中医微创松解术与中草药治疗类风湿伴膝关节创伤性滑膜炎30例"和"钩针刀治腋臭36例"2篇论文获汉中市人民政府第八届自然科学优秀学术论文奖。2010年6月《中国社区医师杂志》第十六期140至141页再次国内公开发表"中医微创松解术和中草药治疗类风湿并发股骨头坏死31例"。

近年来有50余篇论文在省级以上刊物发表和交流,其中有10篇获优秀论文奖,有16篇被大型医书录用,有6篇获国际医学论文奖,勉县人民广播电台、勉县电视台、汉中日报、汉中电视台曾多次新闻报道过。

陈大夫还热爱公益性事业,资助出版由张春文老师主编的勉县第一本大型画册《三国胜地勉县之文物古迹》一书,受到各界好评。

有人说陈大夫:您看白内障失明患者对用眼科金针拨障术立即让病人告别黑暗重见光明;您看骨折患者时手术切开钢板固定没几天病人就活蹦乱跳行动自如;您看心脏跳动乱濒临死亡的患者时只要手术起搏器装上病人就立即起死回生心跳正常……这多么露脸有名有位。您再看当今社会中学毕业生去读医学大专院校的人越来越少了,医学这碗饭门槛高、要求严、高精险、低回报行业,就业艰难,一辈子在刀尖上过日子。您为啥要选择风湿病、疼痛病这种难治性慢性坏死的癌症专业呢? 这种病人随便吃点药都能缓解对付,人家各种办法用遍了、大小医院跑遍了,专家名医访遍了,不到急性发作病情危重便不来找您,您说您又有啥比别人高明的办法和特殊的绝招来扭转乾坤呢? 搞不好病人方方面面不满意,找您的称不够出力不讨好,做善事不一定得好报,好钢用不到刀刃上,一辈子在走钢丝中过日子,您为啥要为自己为他人活的这样苦这样累呢?

陈大夫说:我既然选择了中国的中医学,更选择了别人不愿看不敢治的慢性疼痛病专业,我就已走上了一条不归路,您让我改行,我又能去干什么行当? 我只有多吃些苦,多下些功夫,多方拜师学好技艺,苦命人多吃苦。只要用我的点点本领,当能给病人解除痛苦,病人和家人高兴时我也跟着乐和;当我解除不了病人痛苦,病人和全家人烦恼心急上火时我也跟着烦恼心急上火。自恨人间病道多,更恨人间医道少,只缘病家学医道,人间医道医病道,病来如山倒,病去如抽丝,但愿世间人无病,何惜架上药生尘。

这就是陈大夫人生的矛盾和矛盾的人生,这就是陈大夫一生中难舍难解的情结——风湿病啊! ——疼痛病啊!

(本文出自郭军喜主编的原《汉中风云广告,消费指南勉县版》2009 年 5 月 26 日总第 78 期,现改名为《时空快讯勉县版》。)

五、为风湿疼痛病人"而生"——记勉县风湿疼痛病医院院长陈斌

自强的血汗能催开生命的玫瑰,奋进的人生会树立时代的丰碑。而人生的完美与否,并不在于你是否有着健全的肢体。因为人不仅先靠肢体站立,从而帮助他们再次树立精神世界的人是新时期最可爱的人。我们身边的陈斌就是这样的人。

1985 年 7 月,历经十年寒窗,一心要上中医学院的陈斌最终榜上无名。极度的悲观、失望,一度让他丧失了对人生的向往。同年光明中医函授大学中医骨伤科函授学院在韦以宗教授的倡导下向全国招生,他便毅然决然的报名参加函授学习。在亲朋好友的支持下,年底,他到叔父所在的勉县骨伤科医院拜师学艺。中医的博大精深,使他又萌发了上学的念头。1987 年底,陈斌自费到河南南阳张仲景国医学院学习骨伤专科,整整 3 年,他不仅以优异的成绩完成了各项学习,而且熟读了近 100 本中医书籍。回到家乡,他在原何营乡贾旗村开了一个小诊所,由于收费合理,治愈率高,一年门诊就达 1 万多人次。

然而，一次偶然的行医，让他改变了最初的梦想，从而潜心钻研风湿疼痛病的治疗。

那还是 90 年代初，一位来看手指骨折的病人，向他讲起了 18 年来，因为患风湿病，下肢严重变形，关节疼痛非常厉害，病重时连床也不能下，到处求医，债台高筑的悲惨遭遇。

晚上，上床休息的他，想起白天病人的诉说，久久不能入睡。眼望着窗外明月，不禁思绪万千，闭上眼睛，那位被类风湿病折磨得憔悴不堪的患者的痛苦情形又浮现在眼前。"勉县已有一座非常好的骨伤专科医院，治疗水平在陕南都很领先，而风湿疼痛病还是一个空白。既然行医是为了病人，那我更应该为更多的病人而生。"

脊柱伤病（即颈肩腰膝痛）、风湿病患者在世界医学界也是令人棘手的难题，被称为"不死的癌症"。因为病人到头来大多身落残疾，失去劳动力，甚至活动能力，生活不能自理，苦不堪言。有多少类风湿患者被折磨的痛不欲生，又有多少个家庭为求医治病而债台高筑，可谁又来把此重任担当呢？想到这里，他再也躺不住了，拉亮电灯，在书海里找寻起来，他要寻求一条治疗风湿疼痛病的捷径。

他翻阅了所有能够找到的医学资料，从《黄帝内经》《难经》《本草经》到医圣张仲景的《伤寒杂病论》，孙思邈的《千金方》及现代的《基础免疫》《基因遗传》等大量医学书籍，无不涉猎。为研究一个处方，他推敲对照，定出一个方案，又一方案，写了撕了，撕了再写；为尽快提升自己的医疗水平，他含泪关闭了生意非常兴隆的诊所，远赴全国各地求教名师。10 年来，先后参加 40 多次专业技术培训和进修。

"功夫不负有心人"，经过多年的潜心钻研，陈斌院长在国内较早用中国整脊学创始人韦以宗教授的新理论新技术作指导，把现代中医的各种针具针法微创松解术融合到中国整脊学的 3 大治疗原则（即理筋、调曲、练功）中去，成为"理筋"治疗的一部分，探索出了独特的治法，治疗脊柱伤病（即颈肩腰膝痛）取得了显著的疗效。2010 年 11 月他写的"中医微创松解术配合韦以宗四维牵引调曲法治疗腰椎管狭窄症 20 例"被中华中医药学会整脊分会第六届全国学术研讨会评为优秀论文二等奖，得到了专家们的一致好评，同时他当选为中华中医药学会整脊分会第二届全国委员，医院被评为"推广中医整脊新理论新技术先进单位"。在同行业中处于领先水平，并以其费用低、创伤小、疗效好、绿色自然、安全可靠、不伤神经、不伤大血管、无后遗症、无副作用，避免了部分病人做大手术开大刀，高费用、高风险的担心。陈院长针对风湿病的复杂性、多变性、危害性在治疗各种风湿类疾病方面，把"个体化、人性化"融入其中，在国内提出"三多一全论"即"多角度、多层次、多系统，全方位整合调治"的学术观点，得到了同行的认可，综合采用专方专药内服外用，大大提高了疗效，缩短了疗程。1992 年针对中学生这一特殊的生理病理生长期，在国内首创了"中学生综合征"这一病名并用于临床，提出"益智健脑、聪慧开窍、心脑合一"的理论，在国内引发了研究中学生的又一热潮。

陈斌的研究成果，不仅获得了广大脊柱伤病（即颈肩腰膝病）、风湿病患者的赞誉，也得到了社会的广泛认可。

1994 年"腰椎双连椅定点旋转复位法"被《中医诊疗特技精典》一书录用并获一等奖。1997 年"松解复正疗法治疗神经根型颈椎病""针刀松解术和韦氏正筋疗法治疗肩周炎 60 例"2 篇论文获首届世界中医骨伤科联合会成立大会优秀论文奖。1999 年"秦巴神农风湿二号定痛膏治疗风寒湿痹 300 例"获汉中市第六届科学技术协会自然科学优秀论文奖,2005 年"神农顽痹汤治疗类风湿关节炎"和"微创松解术治疗膝关节骨质增生"等 3 篇论文在汉中市中医药学会第六次会员代表大会上交流并被选为汉中市中医药学会理事。2008 年他又参加了第四届国际针刀学术交流大会,并有 2 篇论文入选。2010 年 3 月《中国社区医师》杂志第十六期 140 至 141 页在国内公开发表"中医微创松解术和中草药治疗类风湿并发股骨头坏死 31 例"获第二届全国针刀医师学术年会优秀论文奖,为股骨头坏死的治疗用非手术疗法开辟了另一条蹊径。

"何必词镌顽石上,路上行人口似碑。"正是他对风湿疼痛病的独特疗效,使得陈斌远近闻名。他每天都以饱满的热情接待来自县内外的患者,读阅四面八方的来信。他看到自己的汗水没有白流,心中暗自高兴。但他没有过多的沉溺于这一成功的喜悦之中,他深知,这才仅仅是个开端,前面的路还很长很长……

正如他在一首自勉诗中写道:

抗风愈湿路难行,苍茫寰宇觅志同。

为究奥理寻古圣,寒夜秉烛至五更。

苦修光阳为良药,不求一朝得虚名。

毕生心血攻疼痛,一颗丹心献众生。

让我们在这里为他真诚的祝福,祝愿陈斌院长和他的"勉县风湿疼痛病医院"越走越远,越走越好。

(本文摘自《汉中日报》通讯员宁波武贤)

六、继承国医传统探索创新疗法——记勉县风湿疼痛病医院院长陈斌

今年 49 岁的陈斌,是勉县风湿疼痛病医院院长,中华中医药学会整脊分会理事,中华中医微创医学专家委员会常务委员,世界中医骨伤科联合会理事兼常务理事,《韦以宗整脊手法图谱》副主编,《中国整脊学》编委,《类风湿关节炎医案精选——娄氏虚邪瘀理论治顽痹启示录》主编,陕西脊柱长安联盟理事。1985 年,陈斌报考了光明中医函授大学中医骨伤科函授学院,在韦以宗教授门下拜师学艺。1987 年,陈斌自费到南阳张仲景国医学院学习骨伤,3 年后,以优异成绩毕业的他回到家乡开起了小诊所,由于收费合理、医术高明,一年门诊就达万余人次。90 年代初,一心钻研中医风湿疼痛病的陈斌决定关闭诊所,远赴全国各地求教名师。十年来,先后参加 40 多次专业技术培训和进修。功夫不负有心人,经过多年

潜心钻研,陈斌在传统的基础上探索出了一套独特的疗法,为治疗脊柱伤病(即颈肩腰膝痛)取得了显著的疗效。

从医多年的陈斌多次发表论文,获奖无数,得到业内人士一致好评。他的论文《针刀松解术与韦氏正筋疗法治疗肩周炎 60 例》曾被世界中医骨伤科联合会评为尚天裕科学奖科技进步奖;论文《中医微创松解术配合以宗四维牵引调曲法治疗腰椎管狭窄症 20 例》《松解理筋四维整脊调曲牵引法治疗腰椎前滑脱 60 例》曾先后被中华中医药学会整脊分会评为中国整脊学优秀论文奖二等奖、一等奖。2013 年 8 月,他被中华针刀医师学会评为"中国针刀医学专家"称号。

"原来顶多拖着走 20m,现在在大门外面走 2 圈没问题!"59 岁的患者石桂平是勉县茶店镇人,患有 3 节腰椎间盘突出、2 节腰椎管狭窄,西医医生诊断后说需要做手术,没想到在这里,通过陈斌的综合治疗方案,入院短短 12d,石桂平的病情就好转了很多。在勉县风湿疼痛病医院,像她这样的例子不胜枚举,还有很多外地患者专程不远百里求医问药。

在陈斌的带领下,发展势头强劲的勉县风湿疼痛病医院近年始终在同行业中处于领先水平,并以其疗效好、费用低、创伤小、绿色自然、安全可靠、不伤神经、不伤大血管、无后遗症、无副作用,避免了部分病人做大手术开大刀,高费用、尚风险的担心,获得了患者的认可。

(《汉中日报·百姓周刊》本报记者刘利 2014 年 1 月 28 日第 147 期 B01 版)

七、勉县骨伤病大夫陈斌改进治疗方式方便患者

本报讯(记者王汉喜)近日在河南省登封市嵩山少林寺召开的第十届世界中医骨伤学术交流会上,勉县风湿疼痛病医院院长陈斌的论文《整脊疗法治疗脊源性跟痛症》获得大会二等奖。我国中医骨伤病专家、上海中医药大学原校长施杞教授对陈斌在理论方面的创新突破给予了高度评价,认为陈斌在中医整脊学理论指导下,经过大量的临床治疗,创立了针对性很强的新病名,为中医教科书增添了新内容。

人体的脏器几乎都受脊椎的脊髓发出的脊神经和脊柱旁的交感神经所支配,可以引起脏器出现病变,临床上将这类病谓"脊源性疾病"。我市 40～60 岁的肥胖人群中,引起足跟局部疼痛者多见。此病给病人工作、生活带来诸多不便,且不易治愈,在医学界被称为"顽症"。陈斌的诊治方法,就是运用中医整脊结合松解理筋法,对此病首次提出,凡久治不愈,反复发作的跟痛症,应先查病源、抓住主要矛盾,首先检查脊柱,提示与脊源性疾病相关。陈斌和他的团队以此理论对确诊为脊源性跟痛症的 30 例患者,在中医整脊学整体观念指导下,灵活运用"理筋、调曲、练功"3 大治疗原则,取得了满意的疗效,治愈率达到 96% 以上。陈斌 20 多年的中医治疗骨伤骨病的实践中,十分重视理论和实践的纵深探索。2010 年,他撰写的《中医微创松解术配合以宗四维牵引调曲法治疗腰椎管狭窄症 20 例》被中华医学会整脊分会第六届全国学术研讨会评为优秀论文二等奖,得到了专家一致好评,他本人当选为

中华中医药学会整脊分会第二届全国委员,《腰椎双连椅单人坐位定点旋转复位法》,载入国家中医古籍出版社出版的《中医诊疗特技精典》,先后有50余篇论文在国家和省级刊物发表出版,6篇获奖。

陈斌的研究成果以费用低,创伤小,疗效好深受广大患者欢迎和信赖,避免了大部分病人做大手术的高风险,他创立的"三多一全论"即"多角度、多层次、多系统、全方位整合调治"的学术观点和规范疗法,得到了中医药国家级权威机构的认可。

(本文选自《汉中日报》2014年6月13日第13512期A2版)

八、陈斌论文获大奖

近日在江苏省召开的中华中医药学会整脊分会第十次学术年会上,勉县风湿疼痛医院院长陈斌等人撰写的《中医微创配合整脊调曲治疗脊源性眩晕症63例疗效观察》论文获得一等奖。陈斌同时被中华中医药学会针刀医学分会当选为第五届学术委员会委员。中华中医药学会整脊分会会长韦以宗教授认为陈斌的研究为人类整脊治疗学提供了新思路。

所谓整脊治疗学,就是把当前临床上内科、骨科学、针灸科、推拿治疗颈腰病的方法进行整合,用整体方法论应用到颈腰椎病的治疗上来。勉县风湿病病医院院长陈斌,其家族行医七世,在长期的临床治疗中,对陕南多见的风湿类疾病的治疗良方收集分类,积累了丰富的治疗经验。陈斌的获奖论文针对颈脊源性眩晕症的发病率日益提高,且呈现的年轻化发展趋势,提出如何治疗颈脊源性眩晕症热点问题。我国著名工程院院士葛宝丰、著名脊柱外科学家施杞、贾连顺教授认为90%以上的颈腰椎病患者不需要开刀做大手术,韦以宗教授总结提出的"理筋、调曲、练功"三大治疗原则符合高端专家提出的治疗原则,并取得了满意的疗效,有利于缓解当前群众"看病难、看病贵"的社会问题。

(本文选自《汉中日报·百姓周刊》2014年12月19日第13645期BCX3版)

九、志存济世的"非常名医"

在等级规格森严,排列座次分明的汉中医疗界,陈斌院长和他的勉县风湿疼痛病医院,最多排在中下游,但在勉县,乃至陕南长期倍受风湿病、腰腿疼痛折磨且久治无效的患者心目中,陈斌就是他们苦苦寻觅的名医、救星!1月14日,记者在陈斌的医院随机调查,调查结果如下。

张佑平,女,39岁,家住宁强县燕子贬镇寄刀沟村,患类风湿7年,求医问药遍及西安、汉中各大医院,病情总是反反复复,严重时两脚不敢站地。慕名来到勉县风湿病疼痛病医院时,膝盖肿得像个罐罐。陈斌接诊后认为,该病为外受风寒湿邪侵袭,内因肝肾气血虚弱,以滋补肝肾、益气健脾、育阴养血为基本准则。药用当归、丹参、鸡血藤等。经过一个多月住院治疗,病人膝关节积液消失,诸症状明显缓解。送记者下楼时,步履轻盈,行走自如。54岁的齐玉珍,勉县武侯镇钟楼村人,患类风湿病 6 年,手指、足趾肿胀变形,下肢胀麻积液,行走不便,久治无效。西医诊断为类风湿关节炎。陈斌诊断为:顽痹。属寒湿闭阻。治以散寒祛湿,活血通络。准备出院的病人在叙述断断续续的医治过程时,笑逐颜开,对陈斌院长的妙手慈心赞不绝口。

陈斌多年的行医生活中,经他治愈的病人无计其数,但他并不贪功。他说,风湿病是常见病,多发病,也是难治病。病因与环境有关是不争的因素。汉中地区相对秦岭地势低下,四季类似江南,是风湿病的多发地带。为了找到一条用中药治疗风湿病的有效途径,陈斌拜国家中医药管理局中医药标准化专家委员会委员、世界中医骨科联合会执行主席、中华中医药学会整脊分会主任委员韦以宗教授为师,把国内治疗风湿病泰斗、河南风湿病医院娄多峰教授创立的虚邪瘀治顽痹系统工程理论融汇在临床中,历经 20 多年,终于探索出了治疗风湿病,包括颈肩腰腿病的独特疗法。其间,陈斌 2 次参加"中国整脊学高级研修班"学习,不断总结临床心得,在各类医学杂志和学术会议上发表论文 50 多篇,16 篇被国家大型医书录用,有 6 篇获国内外医学成果奖。

陈斌奉行"志于道,游于艺"的人生哲学,行医余暇,他精选了国医大师们多年在治疗风湿病、骨伤骨病、颈肩腰腿疼痛方面积累的临床验方,编著了《类风湿关节炎医案精选》,现已正式出版问世,这部系列丛书共分 4 册,洋洋百万方,是陈斌多年共存济世的心血之作。

明朝国医大师张介宾有句名言:"天下病,我能愈之,人亦能愈之,非难病也。病之难者,斯非常所能疗,必有非常之医,而医可疗非举之病。"

陈斌这个家族七世行医,世代传承,在定军山下悬壶济世,造福一方,在笃行"非常之医"的路上踏出了一串深深的足迹,他未来的路可能更难走,但坚持走就是功德无量。我意为。

(本文选自《汉中日报·百姓周刊》2015 年 1 月 16 日 B04 版,本报记者王汉喜)

十、为了梦想不懈前行——一位风湿疼痛病专家的自学成才史

"知识,成就梦想;实干,成就梦想;拼搏,成就梦想。"就像这广告词说的一样,陈斌不懈地努力着、拼搏着,就为了心中的那个梦。1985 年 7 月,一心要上中医学院的陈斌四度落榜。残酷的高考一次又一次无情地打击着这个充满梦想的青年。然而,落榜的陈斌没有倒下,没有放弃,执着的信念和锲而不舍的奋斗精神鞭策着他艰难向前。在叔父的帮助下,他来到勉县骨伤科医院从最基本的医学常识学起,当起了学徒。年底,恰逢光明中医函授大学中医骨伤科学院在全国招生,陈斌毅然报名参加函授学习。

内心的强大动力驱使着陈斌不断索取新知识。1987 年,他又自费到河南张仲景国医学院学习骨伤专科。背井离乡的日子里,他废寝忘食,一头扎进学海,攻读各种医学典籍。3 年后,以优异的成绩完成学业。

回到家乡,在亲戚朋友的资助下,陈斌在县城开了一个小诊所。由于收费合理,治愈率

高,头一年门诊量就超过 1 万人次。这个成绩远远超出了陈斌的预想,着实让他高兴。1991年,一次偶然的门诊经历,让陈斌亲眼见到了被风湿疼痛病折磨得痛不欲生的患者,行走不便,甚至失去劳动力。看在眼里,急在心里的陈斌暗暗将重心转移到风湿疼痛病的研究和治疗上。在坐诊中,他对风湿疼痛病患者的病例一一记录,查阅所有的医学资料书籍,从古籍医书《黄帝内经》到现代医书《中医诊疗特技精典》,无不涉及。陈斌每年还抽出数月奔赴中国中医研究院骨伤科研究所、河南风湿病医院等地进修学习现代西医外科、中医针灸针刀和风湿病学。

孜孜不倦的钻研使陈斌的医术突飞猛进,一些骨折、颈肩腰腿痛患者慕名前往求医。针对风湿病的复杂性、多变性、危害性,他把"个体化、人性化"的特点融入治疗中,提出了"多角度、多层次、多系统、全方位整合调治"的学术观点,得到了国内同行的认可,用于临床,效果显著提高。在颈肩腰腿痛治疗方面,把现代中医的各种针具针法微创松解术的精华融合到"理筋"原则中去,探索出了治疗脊椎伤病的独特疗法,深受患者好评。长沟河镇一名多年腰椎间盘突出患者,四处求医无果,来到陈斌诊所后,被诊断为"第三腰椎横突综合征"。陈斌采用针刀松解微创疗法,1 周后该患者多年的疼痛症状消失。

坐诊之余,陈斌潜心专研,对各种病例认真分析,将理论与实践紧密结合,先后在国家和省级刊物发表论文 50 多篇,他提出的"中学生综合征"病名并以此研制的"益智定慧丸"在1996 年第三届世界传统医学大会上荣获优秀成果奖,30 次被邀请参加全国学术研讨会。

随着陈斌医术的提升,名气逐渐远传,前来就诊的患者越来越多。2005 年底,他投资近百万元创建了一所风湿疼痛病医院,建院时公开承诺,对边远山区贫困患者和孤寡老人实行减免优惠。十多年来,共向 200 余名患者减免医疗费用近 5 万元。此外,每年组织医院职工到张家河、漆树坝等偏远山区乡镇免费义诊 3 次。

从医近 30 年,陈斌作为一名医生,诊断病人超过 10 万人次;作为一名医学者,是中国中医学会、针刀医学会会员,家中收藏各类医学书籍摆满了 5 个书架,总价超过 3 万多元,著作医书 5 本,尤其是去年底收集、整理公开出版的《类风湿关节类医案精选——娄氏虚邪瘀理论治顽痹启示录》,结合临床各种病例,运用"虚邪瘀"理论将风湿类各种病痛系统地分类归纳,既是医疗同行借鉴的学习资料,又是患者病情自行对照的有力帮手。

路漫漫其修远兮。我们有理由相信陈斌的路会越走越远,越走越宽,梦想一定会实现!

(本文选自《汉中日报》2015 年 1 月 29 日第五版社科版)

十一、做合格政协委员、参政为民写人生

陈斌,男,生于 1963 年 11 月,现年 55 岁,勉县第十二届政协委员,农工党勉县总支部委员,勉县秦巴神农中草药风湿病研究所所长,勉县博爱中西医结合医院原院长,勉县周家山镇周家山村村民。这位朴素的民营医院基层中医大夫,用自己的专业技术和深厚的中医知

识,在县域卫生战线上默默奋斗……

(一)医德仁心救病难,学海艰辛敢为先

他高中毕业后,一边继承家传的风湿骨病治疗技术,一边自学自费读完中医大专、本科;一面考取执照开办中医诊所,一面又到多处三甲医院学习国内最新的风湿骨病治疗技术。当别人用秦巴中草药治愈了他治不了的慢性难治病后,于是遍访民间草医草药专家,拜师学习太白中草药治病精要,虽历经磨难,但对太白中草药情有独钟,与人合著编写《太白中草药精华和验方》一书。太白中草药临床应用自古以来是民间草医草药人员秘不外传的绝招,陈斌他把自己到处拜师学习太白中草药精华毫不保留地,公开了自己的经验和心得,他使学习秦巴中草药的人少走弯路,有经验可以借鉴,这是多么难能可贵敢为人先的精神境界。

(二)潜心医理除风湿,颈肩腰腿难舍情

风湿病、颈肩腰腿痛在世界医学界是令人棘手的难题,被称为"不死的癌症"。因为病人到头来大多身落残疾,丧失劳动能力,生活不能自理,多少家庭债台高筑,因病致贫,因病返贫。汉中地区这些病又是高发病,为了寻找一条治疗风湿骨病的好疗法,他购买了二千多册近五万多元的各种医学书刊,为研究一个处方反复实践,为制定一个方案反复对照,为验证自己的方案,到全国各地求教名师。在河南风湿病医院进修学习后,在实践中针对风湿病的复杂性、多变性、危害性,把个体化、人性化融入其中,在国内提出"三多一全论",即"多角度、多层次、多系统、全方位整合调治"的学术观点,得到了同行的认可,综合采用专方专药膏方内服外用,大大提高疗效,彰显了中医药特色。他在诊余时间,收集整理国内名家的治疗经验和成功医案,用八年时间编著并公开出版国内第一部针对类风湿关节炎这一难治病的医案精选即《类风湿关节炎医案精选——娄氏虚邪瘀理论治顽痹启示录》一书,得到了国内同行的赞誉。使学习类风湿关节炎的同行少走十年以上的弯路,把复杂的类风湿关节炎简单化系统化处理。

在北京光明骨伤医院,拜首都国医名师、全国骨伤名师、中医整脊学创始人韦以宗教授为师,把中医的各种针具针法微创松解技术融合到中医整脊学的"理筋"原则中去,探索出了独特的中医治疗方法,并用在自己的医院科室大胆实践,在难治性脊柱劳损伤病即颈肩腰腿痛的治疗中显示了强大的优势,在同行业中处于领先水平。他利用业余时间,把自己临床对颈肩腰腿痛的诊疗经验,反复总结提炼,主编《颈肩腰腿痛》一书由陕西科学技术出版社公开出版发行,已有五百多名不同层次级别的大夫学习掌握他的颈肩腰腿痛诊疗经验并从中受益。近3年他2次被中华中医药学会"精准扶贫——中医整脊义诊行"选为"一带一路中医整脊义诊专家团成员",在新疆呼图壁县中医院和贵州省第二人民医院义诊义治各1周的事迹,得到了中华中医药学会颁发证书表彰。

(三)点滴积累汇成果,参政为民写人生

近3年来,他组织编写的风湿骨伤病中医特色疗法系列丛书,即风湿病、骨伤病、筋伤病、颈肩腰腿痛、太白中草药精华和验方 6 本书即将由陕西科学技术出版社出版。他还担任《韦以宗整脊手法图谱》副主编、《中国整脊学》第三版副主编、《脊柱亚健康保健学》编委。被中华中医药学会针刀分会聘为全国委员,中华中医药学会整脊分会聘为常务理事,世界中医药学会联合会脊椎健康专业委员会聘为常务委员。在国内公开发表论文 60 多篇,多篇获得优秀论文一等奖和二等奖。勉县政协选送《政协委员撷英》栏目和勉县统战部选送的《统战之窗》栏目都详细报道了他的先进事迹。得到了《汉中日报》、汉中电视台、县广播电视台等多次新闻报道。

为扶贫帮困,多做社会公益事业,他在这方面做了不了努力,带领全院职工为报答社会各界的关心支持,2017 年在立集村、三国文化广场、黄家沟农村连续 3 年参加县委宣传部组织的文化 3 下乡宣传启动仪式,在同沟寺村、钦家坝村参加县科协组织的科技三下乡宣传活动,在堡子沟村参加县卫计局精准扶贫并出资帮助村委会改善办公设施,在八一锌业职工医院参加农工民主党勉县总支部义诊活动,在红星村参加农工民主党勉县总支、民革勉县总支、县科技局、县卫计局组织的大型健康扶贫义诊活动,在周家山村参加县委宣传部和农工民主党勉县总支大型健康扶贫义诊活动,在柳营村参加医卫界县政协委员健康扶贫大型义诊活动。2018 年 2 月 28 日,参加勉县县委政府在同沟寺镇举办的 2018 年勉县文化科技卫生三下乡科技之春宣传月活动启动仪式。6 月份参加农工党汉中市委会勉县总支在新铺社区联合开展第十一届中国环境与健康宣传周"大型"义诊活动。6 月份同时参加农工党汉中市委会勉县总支联合组织的红军长征陕南战役新铺湾战斗红色纪念调研活动。8 月份参加勉县检察院 12309 检查服务中心揭牌仪式。10 月份参加勉县检察院农工党勉县总支联合调研茶店镇马黄岭村中药材种植调研活动。代表农工党勉县总支整理调研报告《关于勉县茶店镇马黄岭村中药材种植调研报告》。6 月 15 日参加勉县博爱医院,"博爱送香粽,关爱环卫工"活动,给全县环卫工人送上可口的粽子和节日祝福。7 月 15 日参加博爱医院深入张家河镇茅坝坪村开展健康扶贫义诊活动。7 月 30 日参加勉县云雾寺风景区开园健康扶贫义诊活动。10 月份参加博爱医院在漆树坝镇张家桥村健康扶贫义诊活动。

在义诊地点宣传常见病、流行性传染病、风湿病、颈肩腰腿痛的健康防病知识,免费做彩超诊断,量血压、测血糖、心电图检查,免费发放药品及中药膏贴等近 3 年总计价值 8 万多元。在县统战部统一领导下,团结其他民主党派人士,多次献爱心义诊义治公益活动,2017 年和 2018 年连续两届在全县两会上受到大会表彰。

(四)做合格政协委员,为梦想不忘初心

作为县农工民主党党员委员、县第十二届政协委员,汉中市新的社会阶层人士联谊会理事和勉县新的社会阶层人士联谊会副会长,他积极履行政协职责,关心社会热点难点问题,及时反映社情民意,提出"关于如何提高基层中医药人员临床应用秦巴中药的提案",得到了县上有关部门的高度重视。在 2017 年 5 月参加县政协组织的部分委员到城固县、佛坪县、勉县考察中药材产业化生产调研情况,结束后又代表农工党勉县总支部写了《关于开展中药材产业化发展情况调研报告》。写出了《关于村民出行支援国家重点建设项目国家重点建设项目不忘村民出行安全的提案》《关于原勉县水泥厂县城家属区旧楼改建的提案》《关于树立马黄岭村为勉县中药材产业化种植模范典型的提案》等10多篇政协提案,经县政协的安排,引起了相关部门的高度重视。

总之,他从一个普通的高中生,在父辈指导下,在家传医术基础上自学中医,拜民间草药人员为师,拜国内著名医学大家为师,立志成为一名社会认可的医务人员。从开办诊所到创办民营医院,始终把个人成长和医院发展紧密结合,把员工利益、社会利益和个人得失放在正确位置,把自己的成长放在党和国家的发展需要上来,把自己取得主要成绩不断回馈报答给社会,积极参与扶贫帮困、义诊义治、热心做社会公益事业,免费捐赠物资药品,严格按照政协委员职责要求自己,虽历经磨难情洒草药,风湿骨病难舍情结,不懈前行梦想成真,参政为民不忘初心!

(本文选自《勉县电视台·统战之窗》2018年)

十二、继承中医特色疗法,为风湿病患者解忧——陈斌医著《颈肩腰腿痛》出版

本报讯勉县博爱医院院长、副主任医师陈斌"博学笃志",在临床、科研、教学岗位工作30多年间,发表论文60余篇,编著了国内第一本类风湿关节炎医案,即《类风湿关节炎医案精选——娄氏虚邪瘀理论治顽痹启示录》,今年岁末,新著《颈肩腰腿痛》即将由陕西新华出版传媒集团的陕西科学技术出版社正式出版。新著融会贯通中国骨伤学、中国整脊学、针刀医学、中国风湿学等临床学科,把颈肩腰腿痛从认识到实践到诊疗手段提高到了一个新的高度。

勉县博爱医院是在原风湿疼痛医院的基础上发展起来的以治疗疼痛、风湿为主的综合性医院,是省慈善总会指定的爱心单位。建院30多年来,以陈斌为主的专家技术团队,针对疼痛风湿病的复杂性、多变性、危害性,在国内业界率先提出了"多角度、多层次、多系统、全方位整合调治"的学术观点,积累了大量疼痛风湿等骨病方面的临床经验,特别是采用小针刀微创及整脊牵引调曲疗法治疗肩腰腿疼及特发性脊柱侧弯等疾病处于国内领先水平。医院先后荣获省骨病规范化诊疗示范单位,中华医学会骨病分会会员单位,全国医药卫生系统先进集体,勉县卫生系统先进单位称号,受到社会的广泛好评,在川北、陇南、陕南地区患者中享有极好的口碑。

陈斌就读于光明中医函授大学骨伤科学院,在河南张仲景国医学院、陕西中医院和宁夏医科大学多次深造,对针刀等各种微创技术博采众长,尤其在治疗既往需手术的腰椎滑脱症、腰椎管狭窄症积累了丰富的临床经验,其论文曾获中华中医药学会整脊分会优秀论文一等奖。

(本文选自《汉中日报》2018年12月30日第3版)

参 考 文 献

[1]陕西太白县革命委员会卫生局.太白中草药[M].1970

[2]陕西省革命委员会卫生局商业局.陕西中草药[M].北京:科学出版社,1971

[3]李世全.秦岭巴山天然药物志[M].西安:陕西科学技术出版社,1987

[4]全国中草药汇编编写组.全国中草药汇编[M].北京:人民卫生出版社,1976

[5]宋小妹,刘海静.太白七药研究与应用[M].北京:人民卫生出版社,2011

[6]穆毅.太白本草[M].西安:陕西科学技术出版社,2011

[7]沈丕安.现代中医免疫病学[M].北京:人民卫生出版社,2003

[8]沈丕安.中药药理与临床应用[M].北京:人民卫生出版社,2006

[9]沈丕安.红斑狼疮中医临床研究[M].北京:人民卫生出版社,1997

[10]穆毅.何子翼.太白山本草[M].西安:陕西科学技术出版社,1993

[11]韦以宗.现代中医骨科学[M].北京:中国中医药出版社,2004

[12]民间草药百草汤头歌诀.百度:个人图书,闲品落花收藏,2011

[13]吕兰薰,顿宝生,赵和熙,等.中药药理与临床新用[M].西安:陕西人民出版社,2001

[14]韦以宗.中国整脊学[M].北京:人民卫生出版社,2006

[15]娄玉铃.中医风湿病学[M].北京:人民卫生出版社,2010

[16]路志正.焦树德.实用中医风湿病学[M].北京:人民卫生出版社,1996

[17]娄玉铃.中国风湿病学[M].北京:人民卫生出版社,2001

[18]陈斌,陈兆茹,陈宣蓉,等.类风湿关节炎医案精选——娄氏虚邪瘀理论治顽痹启示录
[M].西安:陕西科学技术出版社,2014

[19]王永炎,严世芸.实用中医内科学[M].北京:人民卫生出版社,2009

[20]张伯臾.中医内科学[M].上海:上海科学技术出版社,1999

[21]罗元恺.实用中医妇科学[M].上海:上海科学技术出版社,1994

[22]汪育仁.中医儿科学[M].上海:上海科学技术出版社,1985

[23]张子述.中医眼科学简编[M].西安:陕西科学技术出版社,1989

[24]顾伯华.实用中医外科学[M].上海:上海科学技术出版社,1985

[25]顾伯康.中医外科学[M].北京:人民卫生出版社,2007

[26]赵柄南,张志礼.简明中医皮肤病学[M].北京:人民卫生出版社,2014

［27］裴景春.中医五官科学［M］.北京:中国中医药出版社,2009

［28］中国中医研究院广安门医院.朱仁康临床经验集皮肤外科［M］.北京:人民卫生出版社,2005

［29］王德鉴.中医耳鼻喉科学［M］.北京:人民卫生出版社,2008

［30］广西中医骨伤科研究所.韦以宗整骨术［M］.南宁:广西民族出版社,1989

［31］陈斌,王雷空,田新宇,等.颈肩腰腿痛［M］.西安:陕西科学技术出版社,2018